运动伤病的预防与康复治疗

陈杰 任爽 朱敬生 主编

中国纺织出版社

图书在版编目（CIP）数据

运动伤病的预防与康复治疗/陈杰，任爽，朱敬生主编．—北京：中国纺织出版社，2018.1
ISBN 978－7－5180－2167－3

Ⅰ．①运… Ⅱ．①陈… ②任… ③朱… Ⅲ．①运动性疾病－损伤－预防（卫生）②运动性疾病－损伤－康复 Ⅳ．①R873

中国版本图书馆CIP数据核字（2015）第274589号

责任编辑：汤浩　　　　　　　　　责任印制：储志伟

中国纺织出版社出版发行
地　　址：北京市朝阳区百子湾东里A407号楼　邮政编码：100124
销售电话：010－67004461　　传真：010－87155801
http：//www.c－textilep.com
E－mail：faxing@c－textilep.com
北京虎彩文化传播有限公司　　各地新华书店经销
2018年1月第1版第1次印刷
开　　本：787×1092　1/16　印张：21.5
字　　数：532千字　定价：76.50元

凡购本书，如有缺页、倒页、脱页，由本社图书营销中心调换

前　言

建国 60 多年来，经过政府和人民的共同努力，我国体育事业取得了很大成就。自觉进行体育锻炼活动逐渐为人们所认同并得到实践，群众性体育活动蓬勃开展，参加体育活动的人数不断增加，人民体质与健康状况有了很大改善。体育在提高人民整体素质，促进社会主义精神文明和物质文明建设方面发挥着越来越显著的作用。

2014 年 10 月，国务院印发的《关于加快发展体育产业促进体育消费的若干意见》提出，营造重视体育、支持体育、参与体育的社会氛围，将全民健身上升为国家战略。然而在体育事业不断发展、人们的体育锻炼热情不断高涨的现状之下，我们应该注意到，对体育伤病的认识不足是阻碍人们健康正确地进行体育锻炼活动的巨大障碍。缺少应有的运动医学知识、治疗意识与未掌握正确的急救方法，使众多的锻炼者受到了更多的伤痛困扰，造成了或多或少的损失，甚至为身体的健康埋下了隐患。

为了广大体育爱好者及体育专业学生在运动伤病方面的学习与治疗需求，我们撰写了《运动伤病的预防与康复治疗》，以指导人们在体育锻炼实践中正确地处理发生的伤病情况，以及加强预防意识，更好地进行安全、健康的体育锻炼。

本书遵循科学性、创新性的原则，以内容实用、全面、针对性为最大目标，对运动损伤与运动性疾病方面的内容进行全面的总结与分类介绍。第一章是运动伤病总论，从理论角度对运动伤病的概念与发生原因进行分析；第二章是运动伤病的预防措施，介绍了运动前应做到的预防措施；第三章是运动伤病常用急救处理方法，主要介绍了各种突发伤病现象的应对办法；第四章是运动伤病常用治疗方法，介绍了具有代表性的运动伤病治疗方法的适用情况与具体原理方法；第五到七章是运动损伤的治疗，从人体部位进行划分，对各类运动损伤进行详细介绍，并提供治疗方法；第八章是运动性疾病的治疗，对常见的各种运动性疾病的原理与治疗方法进行了详细的说明；第九章是运动员伤病康复措施，介绍了一些对于运动伤病康复有良好效果的锻炼方法及按摩、运动处方的知识，便于读者更快地恢复健康。

本书内容分类清晰明了，语言简约明确，并配插图以进行更详细的示意讲解，既适用于体育院校教师、教练在专业训练中作为参考，也可指导普通体育爱好者进行日常体育锻炼活动。

本书由陈杰、任爽、朱敬生共同编写完成，具体分工如下：
陈杰（郑州大学体育学院）第二章、第四章、第九章；
任爽（郑州大学体育学院）第一章、第六章、第八章；
朱敬生（郑州大学体育学院）第三章、第五章、第七章；
最后由陈杰、任爽、朱敬生进行串编、统稿与定稿。

为了本书内容更加完善，在撰写的过程中参考和引用了大量的参考文献和研究成果，在此表示由衷的感谢，并感谢所有对本书给予支持的各界人士。由于作者的水平有限，书中难免会出现错误和瑕疵，敬请各位专家和读者提出宝贵意见，以便日后修订和完善。

编　者
2015 年 10 月

目　　录

第一章　运动伤病总论	(1)
第一节　运动损伤概述	(1)
第二节　运动性疾病概述	(4)
第三节　运动伤病产生的根本原因	(6)
第四节　运动训练若干问题的生理学分析	(8)
第二章　运动伤病的预防措施	(20)
第一节　运动损伤的预防措施	(20)
第二节　身体功能运动损伤预防的训练方法	(22)
第三节　运动性疾病的预防措施	(31)
第四节　运动过程中的医务监督	(33)
第三章　运动伤病常用急救处理方法	(52)
第一节　急救概述	(52)
第二节　常见运动损伤急救办法	(53)
第三节　常见运动性疾病的急救办法	(65)
第四节　伤员搬运的注意事项	(72)
第四章　运动伤病常用治疗方法	(74)
第一节　中药治疗	(74)
第二节　针灸疗法与拔罐疗法	(78)
第三节　小夹板固定法与石膏绷带固定法	(97)
第四节　封闭疗法与物理疗法	(98)
第五节　牵引疗法与手术疗法	(99)
第五章　头颈、躯干部运动损伤的治疗	(102)
第一节　颈部运动损伤	(102)
第二节　肩部运动损伤	(105)
第三节　胸腹部运动损伤	(124)
第四节　腰背部运动损伤	(128)
第六章　上肢运动损伤的治疗	(140)
第一节　臂部运动损伤	(140)
第二节　肘部运动损伤	(143)
第三节　腕部运动损伤	(155)
第四节　手部运动损伤	(165)

— 1 —

第七章　下肢运动损伤的治疗 ……………………………………………………… (170)
第一节　髋、股部运动损伤 ………………………………………………… (170)
第二节　膝关节运动损伤 …………………………………………………… (178)
第三节　小腿部运动损伤 …………………………………………………… (193)
第四节　足踝部运动损伤 …………………………………………………… (201)

第八章　常见运动性疾病的治疗 …………………………………………………… (211)
第一节　过度紧张 …………………………………………………………… (211)
第二节　运动性疲劳 ………………………………………………………… (213)
第三节　运动性贫血 ………………………………………………………… (218)
第四节　运动性心律失常 …………………………………………………… (220)
第五节　运动性晕厥 ………………………………………………………… (224)
第六节　运动性猝死 ………………………………………………………… (228)
第七节　运动性哮喘 ………………………………………………………… (232)
第八节　运动性头痛 ………………………………………………………… (234)
第九节　运动性腹痛 ………………………………………………………… (236)
第十节　肌肉痉挛 …………………………………………………………… (239)
第十一节　运动性低血糖 …………………………………………………… (242)
第十二节　运动性蛋白尿 …………………………………………………… (244)
第十三节　运动性中暑 ……………………………………………………… (246)
第十四节　游泳性中耳炎 …………………………………………………… (249)
第十五节　溺水 ……………………………………………………………… (250)
第十六节　运动性冻伤 ……………………………………………………… (253)
第十七节　血管运动性鼻炎 ………………………………………………… (255)
第十八节　运动性血尿 ……………………………………………………… (257)
第十九节　运动性月经失调 ………………………………………………… (259)

第九章　运动员伤病康复训练措施 ………………………………………………… (262)
第一节　肌肉骨骼康复训练的原则与方法 ………………………………… (262)
第二节　肌肉骨骼常见病损的康复 ………………………………………… (271)
第三节　按摩与康复 ………………………………………………………… (279)
第四节　运动处方 …………………………………………………………… (301)

参考文献 ……………………………………………………………………………… (335)

第一章　运动伤病总论

第一节　运动损伤概述

在体育健身运动和竞技体育过程中发生的各种损伤，统称为运动损伤。运动损伤属于运动医学，是医学学科的重要组成部分。其服务对象主要分为三大部分：一是专业运动员和集训运动员；二是舞蹈、戏剧、杂技演员等文艺工作者；三是从事体育健身活动的广大人民群众。因此，运动损伤学的任务是：既要防治专业运动员和集训运动员与文艺工作者在运动中出现的运动损伤，又要防治广大人民群众在健身过程中出现的运动损伤。同时，还要研究运动损伤的发病规律，从而提高运动成绩、延长运动寿命等。

随着现代科学技术特别是现代医学的不断进步，运动损伤的治疗也得到了很大的发展，出现了许多新的技术、方法及诊治手段。因此，研究运动损伤的病因病理、发病规律、治疗方法、康复手段和预防措施等，能够不断完善运动损伤学科建设，不断创新诊治技术，不断提高临床疗效，有利于进行正确的身体锻炼，避免外伤；有利于改进运动条件、体育教学训练方法和提高运动成绩；有利于更好地增强体质、增进健康。

一、运动损伤的分类

运动损伤的分类方法很多，为有利于分析研究运动损伤，有利于运动损伤的诊断和治疗，一般将运动损伤归纳为以下七类。

（一）根据运动损伤组织的种类分类

根据运动损伤组织的伤种不同，可分为肌肉肌腱拉伤及断裂、关节韧带扭伤及断裂、挫伤、四肢骨骨折、颅骨骨折、脊柱骨折、关节脱位、脑震荡、神经损伤、内脏破裂等。

（二）根据运动损伤的轻重程度分类

（1）轻伤：伤后未丧失工作能力的称为轻伤。

（2）中等伤：伤后失去工作能力24小时以上的，需要在门诊治疗的称为中等伤。

（3）重伤：伤后需住院治疗的称为重伤。

这种分类方法能够比较准确地了解作者受伤的情况，适用于统计机关、学校、企业、农村和社区开展群众体育健身运动中的运动损伤情况。

（三）根据运动损伤发病的缓急分类

（1）急性损伤：遭受一次直接或间接暴力而造成的损伤，称为急性损伤。其临床特点是发病急、病程短、症状骤起。

（2）慢性损伤或过劳伤：局部长期负担过度，由微细损伤积累而造成的损伤称为慢性损伤或过劳伤。其临床特点是发病缓、病程长、症状渐起。

（四）根据运动能力丧失的程度分类

（1）轻度伤：受伤后仍能按训练计划进行训练的称为轻度伤。

（2）中度伤：受伤后不能按训练计划进行训练，需停止患部练习或减少患部活动的称为中度伤。

（3）重度伤：受伤后运动能力丧失，完全不能进行训练的称为重度伤。

这种分类方法能够比较准确地了解创伤后果和提出预防措施，适用于集训队、业余体校、体育院系和艺术团体。

根据北京运动医学研究所统计，在运动中严重的损伤很少，轻中度损伤居多。大多数是肌肉、筋膜、肌腱、腱鞘、韧带和关节囊伤等，其次是肩袖损伤、半月板撕裂和髌骨软骨病。

（五）根据运动损伤后皮肤或黏膜的完整性、有无创口与外界相通分类

（1）开放性损伤：若伤部的皮肤或黏膜破裂，创口与外界相通，有组织液渗出或血液自创口流出，称为开放性损伤，如擦伤、刺伤、裂伤和开放性骨折等。

（2）闭合性损伤：伤后的出血积聚在组织内，皮肤或黏膜仍保持完整，无伤口与外界相通，称为闭合性损伤，如挫伤、肌肉拉伤、关节韧带扭伤、闭合性骨折和关节脱位等。

（六）根据运动损伤的病程分类

（1）急性损伤：指瞬间遭受直接暴力或间接暴力造成的损伤，称为急性损伤。

（2）慢性损伤：指局部过度负荷，多次微细损伤积累而成的劳损，或因急性损伤处理不当转化成的陈旧性损伤，称为慢性损伤，如髌骨劳损、疲劳性骨折等。

（七）根据运动技术与训练的关系分类

（1）运动技术伤：该创伤与运动技术特点密切相关，少数为急性创伤，如投掷时肱骨骨折、肌腱断裂等，多数为过劳伤。

（2）非运动技术伤：该创伤多为意外伤。

二、运动损伤的发病规律及特点

从人体解剖学可知，人体组织器官如肩、肘、踝、膝、腕、腰等，各有不同的解剖特征和生理特点。从体育角度来看，每一个运动项目都具有各自的特殊技术要求和运动特点（与该解剖部位的易伤弱点有关）。由于人体组织器官的解剖特点，以及运动项目本身的特殊技术要求这两个潜在原因，导致了不同的运动项目容易引起人体某些部位的损伤，成为运动损伤的常见病与多发病。因此，熟悉人体解剖特征，了解人体生理功能，掌握运动项目的技术特点，研究运动损伤的发病规律，对于诊断、治疗和预防运动损伤具有重要意义。

（一）田径

肩、肘和腰部是投掷标枪最易遭受损伤的部位，容易导致肩袖损伤、肱骨干骨折、肘内侧副韧带损伤、骨关节病、急性腰扭伤及腰部肌肉筋膜炎等（新兵或学生军训投掷手榴弹，最易遭受损伤的部位和导致的损伤与投掷标枪相同）。膝是投掷铁饼最易遭受损伤的部位，容易导致髌骨劳损、髌骨软骨病等。在短跑和跨栏时，大腿后部肌肉容易发生拉伤。中长跑运动员和马拉松运动员易发生胫腓骨疲劳性骨折和膝外侧疼痛等。

（二）球类

膝、踝关节和手指等是篮球运动最易遭受损伤的部位，容易导致髌骨劳损、半月板损伤、踝关节韧带损伤和手指扭挫伤等。肩、指、膝和腰等是排球运动最易遭受损伤的部位，容易导致肩袖损伤、肱二头肌长头肌腱腱鞘炎、手指扭挫伤、髌骨劳损、腰部肌肉筋膜炎等。踝、大腿和膝部是足球运动最易遭受损伤的部位，容易导致踝关节扭伤、足球踝、大腿肌肉拉伤及挫伤、膝关节韧带和半月板损伤等。肘部是网球、羽毛球和乒乓球运动最易遭受损伤的部位，容易导致肱骨外上髁炎（网球肘）等。

（三）体操

肩、腰、膝和腕部是体操运动最易遭受损伤的部位。容易导致肩袖损伤、肱二头肌长头肌腱腱鞘炎等；腰部肌肉筋膜纤维炎、腰椎棘突骨膜炎及椎板骨折；膝部髌骨劳损、半月板损伤和膝伸（屈）肌腱腱鞘炎；腕部指屈（伸）肌腱腱鞘炎等。

根据北京运动医学研究所对运动损伤的统计分析，可以看出不同运动项目有其不同的损伤好发部位及常见病与多发病，如图1-1、图1-2所示。

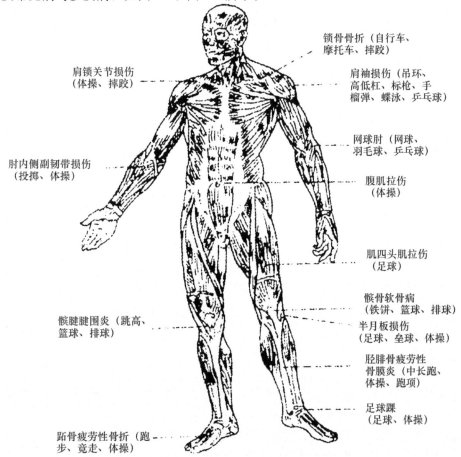

图1-1　常见运动损伤及其发病规律（腹侧）

— 3 —

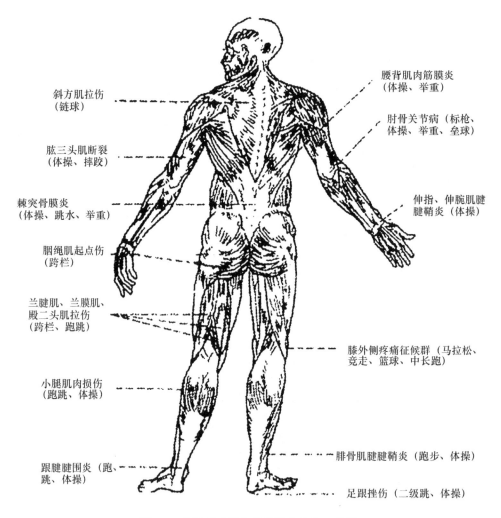

图 1-2 常见运动损伤及其发病规律（背侧）

第二节 运动性疾病概述

运动性疾病顾名思义就是与运动密切相关的疾病。亦可以说是体育运动参加者易患的疾病。据国外资料统计运动性疾病约有 200 种，但最常见的仅十几种，其中有过度疲劳、运动性血尿、运动性蛋白尿、胃肠功能紊乱、运动性贫血、肌肉痉挛、中暑、冻伤、溺水、游泳性中耳炎等。

一、运动性疾病的特点

运动性疾病在理论上属内科疾病，但其自身的特点已自成体系，属运动医学与体育保健学专门研究的内容，现将其主要特点叙述如下：

（1）运动性疾病与体育运动密切相关，其发病的主要原因是从事体育运动时的运动负荷量和负荷强度过大，超出了身体所能承受的限度，有害于健康而发生运动性疾病。它不是由病原体引起的疾病，所以它不传染，如常见的运动性疾病，过度紧张和过度疲劳就是由于一次或多次超出身体所能承受的运动负荷所致。另外在诊断运动性疾病时，除掌握临床检查资料外，还要着重了解患者从事体育运动情况，包括运动史、训练内容、训练日记、运动成绩、生活制度及运动时心理状态等，必须将这些材料综合分析才能作出较准确的诊断。如诊断过度疲劳时就应着重了解患者的运动情况。又如诊断运动性血尿可安排诱发试验，也就是重复发生血尿的运动训练的内容观察其是否再次发生血尿。再如对运动性贫血患者可用停止训练观察其血液化验变化来诊断。

运动性疾病的预防和治疗更与体育运动密切相关。科学地安排运动负荷是预防运动疾病的首要措施。治疗时也要首先从调整运动量和运动强度着手，因为它即是发病的原因又是预防和治疗的重要因素。如过度训练初期，只要调整训练计划，适当地减轻运动量和调整训练内容，做到劳逸结合，则可取得较好治疗效果。又如对运动性血红蛋白尿只要变换体位（不在直立体位下运动）就可自愈。游泳和自行车运动项目一般不会出现血红蛋白尿。总之运动性疾病从病因、诊断、治疗到预防，都与体育运动密切相关。

（2）运动性疾病的症状和临床表现，一般人与高水平专项运动员在生理机能方面有显著差异，如耐力项目运动员中普遍存有窦性心律过缓或心脏肥大，这是系统的、科学的训练结果；而一般人出现的心动过缓就要请医生诊治。这就要求体育卫生工作者、教练员、教师要善于区分正常的生理机能变化和病理变化，善于根据体育运动参加者的不同水平从而区别对待。

（3）运动性疾病与一般内科疾病极易混淆，如在运动现场体育运动参加者发生腹部疼痛，不能就认定为"运动中腹痛"，首先应考虑是否为"急腹症"，只有排除了"急腹症"后再确诊是"运动中腹痛"，否则易发生误诊。又如运动性血尿或运动性贫血，也必须排除因疾病引起血尿和贫血后，才能诊断为运动性血尿和运动性贫血。这就向体育卫生工作者和教练提出了一个要求，不但要有运动性疾病的知识，还应具备一般疾病诊断知识，否则在运动现场是很难作出正确诊断的，更谈不上采取合理的措施了。

二、运动性疾病的发生规律

（1）大运动量（连续的、长时期的大强度练习或连续的比赛）以后，运动性疾病的发生率明显增加。优秀运动员在竞技状态的最佳时期，其自身免疫力都是低下的，这时不但运动性疾病易发生，一般流行性疾病，传染病也易发生，已有统计资料报道说明，运动员患肝炎、肺结核、感冒及呼吸道疾病的发病率并不比一般人低。

（2）伤、病后重新开始参加体育活动或运动训练，发病率明显增高，这是因为伤、病期间停止运动，内脏器官功能显著下降，过去可以承受的运动负荷，现在可能无法承受，再加上重新开始练习，情绪一般都比较激昂，机能恢复一时跟不上，势必会引起疾病的发生。

（3）情绪过于激动、过于悲伤等心理状态异常的时候，应特别注意疾病的发生。例如，马拉松比赛中的猝死多发生在终点或接近终点200m处，这和心理因素有关，运动者看到终点在望，心情过于激动或情绪松弛下来，结果意外发生了。又如，某省女子篮球队在一场关键比赛中失败，教练发怒，惩罚全体队员再跑1500m，队员在失败情绪的影响下，结果半数以上队员发生不同程度的运动中腹痛。

三、运动性疾病分类

运动性疾病分类方法很多，为了有利于研究运动性疾病，有利于运动性疾病的诊断和治疗，一般将运动性疾病归纳为以下三类。

（一）根据运动性疾病发病系统分类

由于运动性疾病所在的组织系统不同，可分为循环、呼吸、消化、泌尿、造血和内分泌系统疾病等。如循环系统的运动性心律失常、运动性高血压等；呼吸系统的运动性哮喘、血管运动性鼻炎等；消化系统的运动性腹痛、运动性胃肠道症候群等；泌尿系统的运动性血尿、运动性蛋白尿等；造血系统的运动性贫血等；内分泌系统的运动性月经失调等。

（二）根据运动性疾病的病因分类

（1）精神情志因素：如过度紧张等。

（2）物理化学因素：如运动性中暑、运动性冻伤、溺水和肌肉痉挛等。

（三）根据运动性疾病发病的轻重缓急分类

（1）急危重症：如运动性晕厥、运动性猝死、溺水等。其临床特点是发病急，病程短，症状骤起。

（2）慢性疾病：如运动性疲劳、运动性贫血、运动性月经失调等。其临床特点是发病缓，病程长，症状渐起。

第三节 运动伤病产生的根本原因

一、发生运动伤病的诸多原因

（一）全身性疲劳的原因

亦即身体机能能力、运动素质、动作控制能力、心理能力等全面下降，不能坚持正常训练时，仍然坚持按原训练计划执行力所不及的训练负荷，这就很容易发生各种运动损伤、运动性疾病，尤其是流行性疾病很容易通过机能下降，免疫能力下降，趁"虚"而入，感染流行性感冒、消化道感染等各种疾病。

（二）局部性疲劳的原因

在各个运动项目中的某些主要运动环节，或者某些身体或个人薄弱的身体运动环节，长期承受超负荷的过大刺激，又得不到充分的恢复调整，导致局部机能能力下降，再继续施行以往的或更大的负荷时，无法承受而致伤，有些是局部能力下降，而整体能力仍然较好，技术战术训练中，因跟不上整体能力的需要而致伤；身体全面机能状态不佳时，局部运动环节疲劳反应最明显，最易致伤。

（三）注意力不够集中，情绪不高

情绪不高、兴奋性不高、注意力不集中就会导致身体各运动环节不能充分协调发挥出最大力量，动作技术亦不能协调一致，不能完成动作技术所需的速度、高度、重量等负荷强度因素和组数、次数、时间等负荷量的因素而致伤的，这也是运动实践中常见的致伤致病原因之一。

（四）准备活动不充分

进行大强度为主的大负荷训练前，必须有一个准备活动的过程。若准备活动的时间不足，动作数量不够，强度、难度不够，或每项练习之间的间隔时间过长或过短，均不能达到体能动员、磨合、适应的要求。

（五）动作技术不合理，用力不协调

合理的动作技术不但可以充分发挥人体的最大运动能力，而且各运动环节的骨骼肌肉还能组成合理的动作结构、用力时机、用力顺序、用力大小、用力方向等，预防某一部分负担过大、用力不协调、用力不平衡而受运动伤害。在运动实践中，因技术存在或发生明显不合理，导致运动创伤的实例，尤其是在青少年运动员中是十分常见的现象。

（六）外部环境的变化

场地、器材、气温、湿度、灯光、观众、裁判以及一些不可测突发因素，致使运动员不习惯、难以适应，或思想情绪受到影响，进而直接或间接发生运动创伤也是常见的诱因。

（七）运动负荷上的原因

不合理的运动负荷是导致运动病伤大量发生的主要原因之一，负荷强度与量的组合搭配不合理；负荷强度和负荷量的变化不合理，如同时提高负荷强度和负荷量等，均易导致运动伤病的发生。

（八）训练安排方法不合理

这更是发生运动伤病常见的主要原因之一，如训练方法安排没有因人而异，少年运动员采用成人化的训练方法；训练计划中的多年、全年、阶段的训练周期、运动负荷大小、恢复性训练，运动负荷的动态变化及组成等不合理；伤病或其他原因长期中断训练后，恢复训练时，急于上训练负荷，尤其是急于上大强度负荷（易患急性伤病）等。

（九）各项竞技能力发展不平衡

有的是技能明显不足，有的是心理素质上不相适应；体能能力中有的是机能能力较差，有的是力量不足，或是柔韧性、协调性明显很差，身体各部分力量中，有的是腰力特别差，有的是腿力甚至是肩带上肢力量明显不足等，这些弱势因素在上大强度或比赛时，尤其是在机能下降、状态低下时，往往成为运动创伤主要的和多发的部分。

（十）生活规律的变化

生活管理、作息制度及卫生习惯上的原因，这方面的要求和习惯受到干扰和破坏，人体机能变化、身体状态变化的一般规律遭到破坏，致使训练负荷、训练方法的针对性不强，调控难度大，不到位，甚至不灵，这就很容易导致运动伤病的发生。

二、发生运动性伤病根本原因的分析论证

（一）不合理的运动负荷是发生运动伤病的直接原因

（1）没有根据身体状态及时调整运动负荷性质、大小、节奏等。

(2) 不合理的训练安排。

(3) 训练方法不合理。

(4) 准备活动不充分。

(5) 没有根据运动员的身体素质、身体部位发展的实际情况，即发展不平衡性安排训练负荷，致使某种优势素质，某个优势身体部分感到负荷适宜或偏小，而某些弱势素质或弱势身体部位则感到负荷过大，甚至承受不了而致伤。

（二）运动负荷是运动创伤疾病的间接原因

(1) 全身性疲劳或局部疲劳是致伤致病的直接原因，而间接原因是运动负荷上的问题。

(2) 注意力不集中，精神涣散，情绪偏流动，或相反冷漠、下降，自信心下降，动作技术感知能力下降，反应、兴趣、智力等心理智力能力下降，是导致运动性伤病的直接原因，其间接原因大都是不合理的运动负荷导致心理智力能力下降的必然结果。

(3) 技术上的问题是导致运动创伤的最普遍最常见的原因之一，但间接原因也是不合理的运动负荷所造成。

(4) 比赛的场地、器材、气候、裁判、观念等因素的不利影响或不可预测因素也是致伤常见的直接原因。但若能及时准确地评估出上述不利因素对竞技能力的影响大小，采用与竞技实力相适应的运动负荷，尤其是负荷强度，受伤的可能性也可减到最小程度。

(5) 还有运动员受家庭、社会、训练比赛压力、个人情感的变化，训练休息不正常，管理制度不严格等的影响，也会引起身体状态不规律的变化，若能及时准确评估这些不利因素对身体状态的影响大小，采用相适应的合理的运动负荷，也会大大减少运动伤病的发生。

第四节　运动训练若干问题的生理学分析

运动训练的本质是对人体施加一定的生理负荷刺激，引起机体各器官系统在生理功能与形态结构方面产生一系列有规律的良好适应，达到增强体质和提高运动能力的目标。在日常训练中，由于各种认识不足造成的安排疏忽，很容易引起运动伤病的发生，不利于运动员的健康锻炼发展。本节从生理学角度对运动训练原则、训练课各阶段的特征、运动训练效果的生理学评定以及过度训练、停训与恢复训练四个方面进行分析，有利于科学地认识运动训练，合理安排训练过程，有效预防运动损伤与运动性疾病。

一、运动训练的基本原则

训练是个系统化的过程，在运动训练实践中，为更好地安排训练计划，产生最佳的训练效果，人们逐渐发现和总结出一些在运动训练中必须遵循的基本原则。这些原则是运动生理学基础知识、基本理论和一些科研新成果的应用和转化，因此，对这些运动训练原则进行生理学分析，有助于在正确认识和理解其理论依据的基础上，在科学训练中对其进行正确的掌握、应用和发展。

（一）渐增超负荷原则

渐增超负荷原则是指在训练中采用的生理负荷量与强度应该超过已经适应的负荷进行训练

的原则。所有的运动训练方案都必须遵循渐增超负荷原则，才能取得理想的训练效果。渐增超负荷原则的生理学依据是建立在人体对训练负荷的适应规律基础上的"超负荷"原理。"超负荷"并非指超过本人所能承担的最大负荷，而是指在训练中给予训练者以相应量度的负荷。为了提高运动能力，根据人体功能适应规律，该负荷应超过平时习惯负荷或大于之前通过训练后已经适应的负荷。这种较大的负荷会对机体产生较强或新的刺激，引起机体产生由开始的不适应到一定时期训练后的适应性变化。负荷刺激过小，引起机体不适应程度较小，最后产生的适应性变化也较小；负荷刺激过大，对机体刺激过大，超出了机体的适应范围，不但不能提高运动能力，而且会发生运动损伤、过度训练与过度疲劳等病理性改变，甚至缩短运动寿命。

在运动训练过程中，为了不断提高运动能力，在适应原负荷的基础上，必须逐渐地增加运动负荷，使机体经常在超负荷的条件下训练，产生新的生理适应。由于原有负荷被人体适应后，其生理刺激将不能再引起机体产生更高水平的适应，此时，若不再逐渐增加负荷的量和强度，人体的运动能力就不能继续提高。因此，无论是力量训练、无氧训练，还是有氧训练，训练量的安排都要遵循渐增超负荷原则。例如，一个青年进行力量训练时，起初尽最大努力只能将50千克重的杠铃卧推10次，经过两周力量训练后，卧推的重复次数提高到了15次。根据渐增超负荷原则，他应该适当增加杠铃的负荷，所以他将杠铃增加了2.3千克，使其重复次数重新回到10次。经过两周训练后，重复次数又增加到了15次，他再次增加杠铃的负荷，保证最大重复次数还是10次后，继续训练。

(二) 专门性原则

专门性原则是指在运动训练中，采取的练习项目、强度、频率、时间、手段与方法等应与训练的目标或专项的要求相一致。该原则的生理学依据是急性运动后的生理反应和长期训练后的生理适应均决定于该运动的种类、运动量和运动强度等因素的特异性。根据专门性原则，训练方案必须围绕专项的主要生理特点安排训练内容，才能获得专门的训练适应。例如，为了提高肌肉爆发力，一个铅球运动员并不应该重视长跑训练或慢速度、低强度的阻力训练。因为这些训练并不能满足他爆发力发展的需求。

不同运动项目对身体功能有不同的需求，其相对应的训练内容也应不同。从生理学角度分析，任何形式的负荷只能作用于人体特定的器官或系统，引起特定的功能与结构的变化。通常以无氧供能为主的项目，如短跑，应选择强度大、持续时间短的练习；以有氧供能为主的项目，如长跑，应选择强度中等、持续时间长的练习。另外，不同活动部位和动作结构的训练，对神经系统协调能力、运动单位的募集以及局部肌肉代谢特征的影响也不同。对肘关节而言，引体向上主要作用于肱二头肌等屈肌，俯卧撑则主要作用于肱三头肌等伸肌。在运动技能的转换中，动作结构相似时，前一动作可能对后一动作产生良好的影响；动作结构差异明显时，前一动作可能对后一动作产生负面影响。

(三) 可逆性原则

可逆性原则是指运动训练可以提高人体的运动能力、增强各器官系统的功能，但又会因训练的终止而逐渐下降复原，即这种变化是可逆的。如果运动训练水平下降或停训，所获得的训练效应会出现退化现象，如果长期停训甚至可能会使所获得的训练效应完全失去，下降到只能满足日常生活需要的水平。

运动训练使人体体质增强和运动水平提高的生理学本质是一个积极的"刺激—反应—适应"的动态变化过程。运动条件反射的生理学本质表明，运动训练对人体产生的条件刺激如果不加以强化，条件反射就会逐渐减弱或消退。人体在运动训练中获得的功能与结构方面的变化是可逆性的，即可逆性原则。

依据可逆性原则，如果要长期保持人体在训练中获得的良好变化，防止因中止训练后出现可逆变化，就必须坚持健身锻炼与运动训练的经常性和持续性，在训练方案中还必须包含维持运动效应的训练内容。

（四）区别对待原则

区别对待原则指运动项目、强度、频率、时间、手段与环境的选择应根据运动员的个人条件与实际情况来确定，即运动训练方案的确定应针对性别、遗传、健康与初始水平等个体差异制订，具有特异性。

制订运动训练方案时，首先要根据性别差异区别对待。有专家认为，在体能训练方面，女子与男子对相同的训练计划具有相似趋向的反应，体能训练的一般方法也适应于女子，但不意味着应与男子进行等量和等强度的训练。其次在健身锻炼与运动训练中，应该充分认识到不同人群、不同个体的健康水平存在显著的个体差异，且由于训练的起始水平不同，人体的身体素质与器官系统的功能水平也不同。在运动项目、强度、频率、时间、手段与环境的选择上，更应该根据对象的情况具体问题具体分析，科学地制订各阶段、各时期的运动处方和训练计划，使其符合训练对象的个体需求与发展。另外，在健身锻炼与运动训练中，还要考虑不同阶段的训练目标和要求以及训练者动态的生理功能状态。

（五）适时恢复原则

为了获得优异成绩或较好的身体素质，许多运动员往往想克服自身的惰性，恨不得每天都进行刻苦训练，但是结果却事与愿违，最终导致训练的不适应现象发生。其原因是违背了适时恢复原则，即要及时消除训练中产生的疲劳，并通过生物适应过程产生超量恢复和提高机体能力的生理学原则。

适时恢复原则的生理学依据是人体功能能力和能量储备的"超量恢复"机制。人体运动技能的增强是通过各个系统、器官、组织甚至细胞对运动刺激产生逐步适应，并经历长期的工作、疲劳、恢复、超量恢复以及消退等多个阶段的循环来实现的。

周期安排原则是指周期性地组织运动训练过程的训练原则，也就是依照训练者机体的生物节律，循环往复、逐步提高地安排训练内容和负荷量度。周期安排原则的确立是在上述原则的基础上提出来的，其生理依据与人体对训练负荷的适应规律、"超负荷"原理以及"超量恢复"等多个生理机制有关。

人体运动能力的提高，明显表现出周期性的特点，只有通过积极的恢复周期来消除心理和生理等方面的疲劳后，训练者才能再次承受大的运动量刺激，促进运动状态的再次提高。另外，每个人都有自己的生物节律和身体状态的变化规律，所以安排训练时必须充分考虑每个人的实际情况。按照周期性原则，训练要周期性地按准备期、竞赛期、过渡期循环往复地进行，不断地波动式提高运动员的训练水平。根据比赛日程将年度训练计划（年周期）依次分解为大周期、中周期和小周期，小周期又分为若干节训练课，使多年训练的总目标逐渐分解和落实为年度目标、大周期目标、中周期目标、小周期目标和每节训练课目标，便于进行训练效果的及时评定和反馈。

根据比赛的不同，1个大周期多为3~12个月，1个中周期多为1个月左右，1个小周期多为1周左右。例如，经典的力量和爆发力训练的大周期为半年，共包括5个阶段（中周期）：第一阶段的主要特点是运动量大而强度较低，重复次数和组数较多。中间的三个阶段最为关键，其运动量逐渐减少，而运动强度逐渐增加。最后一个阶段通常为一个主动恢复阶段，采取轻阻力训练或一般活动来促使身心完全恢复。主动恢复后，再循环进行第二个大周期（表1-1）。

表1-1 经典的力量和爆发力训练周期

变量	肌肉肥大期	力量发展期	爆发力发展期	最大肌力发展期	主动恢复期
组数	3~5	3~5	3~5	1~3	一般活动或轻阻力训练
重复次数	8~20	2~6	2~3	1~3	
强度	低	高	高	很高	
持续时间/周	6	6	6	6	2

二、运动训练的基本要素

（一）运动持续时间和运动强度

运动持续时间，即一次训练期间内从事运动所花费时间的长短。运动强度是指单位时间内移动的距离或所消耗能量的大小。运动强度反映运动时的剧烈程度，是构成运动量的因素之一。从生理学的角度看体育锻炼和运动训练的效果与运动强度有十分密切的关系。有氧运动训练中常用最大摄氧量百分比、最高心率百分比和梅脱（METs）来表示个人的相对运动强度；无氧运动训练中常用速度，力量训练中常用最大重复次数（RM）来表示。

在有氧运动训练中，每次训练的持续时间都对训练效果有明显的影响。有氧耐力训练产生效果最低限度的时间是心肺功能适应运动的最低时间，一般为5分钟。运动持续时间的长短与运动强度成反比（表1-2）。

表1-2 运动时间与强度的组合

时间/min	低强度训练/（%VO_{2max}）	中强度训练/（%VO_{2max}）	高强度训练/（%VO_{2max}）
5	70	80	90
10	65	75	85
15	60	70	80
30	50	60	70
60	40	50	60

注：强度是指相当于最大摄氧量的百分比。

（二）练习次数和训练频度

练习次数指一次训练中的重复次数。训练频度指一周的训练天数。在力量训练中，练习次数和训练频度的安排受训练目的、运动形式和练习者身体训练水平等因素的影响。研究表明，对初次参加运动训练者，隔天训练的效果比每天训练效果好。每天进行力量训练者，训练10次后，肌肉力量可提高47%，而以同样训练负荷进行隔天训练，经过10次训练后肌肉力量可提高77.6%。举重等以发展肌肉最大肌力为主要目的的运动，其运动强度应足够大，一般接近或达到肌肉的最大负荷能力，练习组数不低于3组，训练频度则可适当减少，每周1~2次即可。以发展肌肉体积线条和爆发力为主要目的的运动，如健美，其运动强度应适当降低，但练习组数和频度则相应增多；以发展肌肉耐力和提高内脏功能水平为主要目的的运动，其运动强度更低，练习次数相应较多，练习频度亦可有所增加。运动者负荷量大小和身体恢复情况可作为决定训练频度的主要依据。

（三）运动量

运动量包括运动强度和运动持续时间两个因素，是二者的乘积。对某一运动项目而言，三者之间的关系是"运动量＝平均运动强度×运动持续时间"。而在一段时间（如1周或1月）内训练的运动总量除了运动强度和运动持续时间外，还要考虑这段时间的训练频度，即"运动总量＝（平均运动强度×运动持续时间）×训练频度"。无论是体育锻炼还是运动训练，都存在一个合理安排运动量的问题，锻炼效果的好坏，也往往取决于运动量的大小。如果运动量过小，则达不到提高相应器官功能的目的，锻炼效果甚微；如果运动量过大，不仅达不到提高运动成绩或增强体质的目的，往往还会对运动成绩或锻炼者的健康产生不利影响。

三、训练课各阶段的生理学分析

一次运动训练按照训练的时间顺序与特征，通常分为准备活动、基本部分与整理活动三大阶段，各阶段的任务、目的、内容与手段不同，人体发生的生理功能的变化也不同。

（一）准备活动

准备活动，也叫热身运动，指在比赛、训练和体育课的基本部分之前有目的地进行的身体练习。从生理学角度要求，适宜的准备活动可为即将来临的运动训练、剧烈运动或正式比赛作好功能上的准备。

1. 准备活动的生理作用

准备活动的生理作用主要表现在三个方面：第一，适度提高中枢神经系统的兴奋性，增强内分泌腺的活动，促进参与活动的有关中枢之间的协调，使正式训练或比赛时的生理功能迅速达到适宜状态。第二，预先克服内脏器官的生理惰性，增强氧运输系统的功能，使肺通气量、摄氧量和心输出量增加，从而有效地缩短进入工作状态的时程，使机体在正式运动开始时能尽快发挥最佳的工作能力。第三，使体温适度升高，从而提高机体代谢水平，并有效地预防运动损伤。体温的适度升高可提高代谢酶的活性和机体代谢水平；加快神经传导速度和肌肉收缩速度；使氧离曲线右移，促进氧合血红蛋白的解离，有利于运动时肌肉的氧供应；降低肌肉的黏滞性，增强肌肉弹性和伸展性，预防运动损伤；增强皮肤血流，有利于散热，防止正式练习时体温过高；调节不良的赛前状态。

2. 准备活动的安排

准备活动包括一般性准备活动与专门性准备活动。一般性准备活动通常采用慢跑、伸展性练习与各种徒手或器械操等一般性身体练习。运动训练前，应当先进行一般性的准备活动，如走、跑、跳、徒手操及游戏等活动。在进行某些身体局部负荷量大的技术动作训练时，必须增加一些专门性准备活动，以保证运动时直接使用的肌肉能有适合的肌肉温度和血液供应，保持较好的神经肌肉控制（图1-3）。

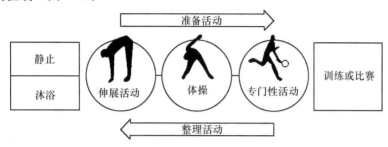

图1-3　准备活动与整理活动的顺序

准备活动的内容和特征应该与训练者自身的特点以及专项特征、性质或本次训练课的内容相一致。根据即将进行的教材内容的特点和需要，在一般性身体练习之后可选择相似的模仿练习进行专门性准备活动。例如，在篮球训练和比赛前做运球、传球、投篮或某些简单的战术配合等准备练习。一套好的准备活动，应包括上肢、下肢、跳跃和专项练习，动作的顺序应是从上肢到下肢或从下肢到上肢，总之要充分热身，把躯体各个关节都活动开，使身体尽快进入最佳状态，以适应剧烈运动。

一般认为，准备活动的强度以45％最大摄氧量、每分钟心率100～120次时间10～30分钟为宜，并根据运动项目的特点、季节、气候、训练者的训练水平及个性特点等因素加以调整，通常以身体发热或微微出汗为宜。准备活动与正式练习的时间间隔一般不超过15分钟，在一般的体育教学训练课中以2～3分钟为宜。若准备活动与正式练习之间的间隔时间过长，其痕迹效应则消失。实验证明，准备活动后间隔45分钟其痕迹效应全部消失。

（二）基本部分

基本部分是运动训练课的主要部分，是对人体施加有效生理负荷刺激，引起人体各器官系统结构与功能产生适应性变化的阶段。

1. 运动负荷与运动负荷域

运动训练负荷刺激的强度与机体出现的反应与适应的程度密切相关，过强的刺激如果超过人体所能接受的生理范围，机体就不能适应甚至导致损伤；过弱的刺激则会大大延长适应过程；只有在生理范围内的适宜刺激，才能加快机体的适应过程，使其在形态结构与功能方面产生预期的适应性改变或称良好适应。

从运动生理学角度看，运动负荷就是人体在练习中所达到的生理负荷量，涉及运动强度、时间、密度和数量等因素。由于训练者的年龄、性别、体质、健康状况和训练水平不同，同一数量强度的练习作用于不同机体，对其来说可能是不同的运动负荷。例如，对某甲可能是中等的生理负荷量，而对某乙则可能是大的生理负荷量。因此，不宜笼统以完成练习的数量、强度、时间等来衡量每个人的运动负荷。

运动负荷域是指在运动训练课中，适宜运动负荷的低限至高限的生理范围，包括运动训练的强度、时间、密度与数量四个基本因素。在一次运动训练课中，四者之间相互关联、相互影响，在其他因素基本相同的情况下，某一因素的变动均会影响该次练习所给予人体的生理负荷的变化。

2. 运动训练的适宜生理负荷量

生理范围内运动负荷的高限与低限差别很大，在一次训练课中，就其增强体质和提高运动技术的效果来看，机体的生理负荷量在生理范围内偏于高限或中限以上为宜，生理负荷量的评定是一项复杂细致的工作。

运动训练的适宜生理负荷量的生理意义主要表现在三个方面：第一，生物机体内物质能量代谢的超量恢复规律，即恢复过程的强度、超量恢复的大小和持续时间等，取决于消耗过程的强度，在生理范围内，肌肉活动量越大，消耗过程越剧烈，随之而来的超量恢复就越明显。第二，运动条件反射的生理本质表明，条件反射建立的快慢与神经系统活动的"强度法则"有关，即刺激强度小，条件反射建立慢，在生理范围内给以较强的刺激（良性刺激），条件反射建立快。第三，机体抗疲劳、消除疲劳和加速恢复的能力需要在经历疲劳时的生理变化中才能适应和提高。运动实践中常用心率控制训练的生理负荷量，但由于年龄、训练水平、身体素质与健康水平等因素的影响，运动心率具有明显的个体差异，因此，在训练中应根据训练者与项目的实际情况确定。在儿童青少年的业余运动训练中，更要注意适宜生理负荷量的掌握。

3. "极点"与"第二次呼吸"

在运动训练过程中，运动强度较大、持续时间较长时，训练者可能会出现"极点"或"第二次呼吸"现象。

（1）"极点"及其产生的原因

训练者进行强度较大、持续时间较长的剧烈运动时，由于运动开始阶段内脏器官的活动不能满足运动器官的需要，常会产生一些令人非常难受的生理反应，如呼吸困难、胸闷、头晕、肌肉酸软无力、动作迟缓不协调，甚至不想再继续运动，这种功能状态称为"极点"。

"极点"产生的原因是由于内脏器官的功能惰性大，运动开始时每分摄氧量水平有所提高，但仍不能适应肌肉活动对氧的需求，造成体内缺氧或供氧不足、乳酸堆积和血液pH向酸性方面偏移。机体内环境的改变不仅会影响神经肌肉的兴奋性，还会反射性地引起呼吸系统和循环系统的活动紊乱。这些功能失调的强烈刺激传入大脑皮层，使动力定型暂时遭到破坏，出现"极点"状态。

（2）"第二次呼吸"及其产生原因

"极点"出现后，依靠坚强的意志品质和调整运动节奏继续坚持运动，这些不良的生理反应便会逐渐减轻或消失，此时呼吸变得均匀自如，动作变得轻松有力，训练者能以较好的功能状态战胜"极点"，继续运动下去，这种状态称为"第二次呼吸"。

"第二次呼吸"产生的原因是随着运动的持续进行，内脏器官的惰性逐步得到克服，吸氧水平逐渐提高。另外，"极点"出现时，运动速度暂时下降，致使运动时每分需氧量减少，机体缺氧状态逐步得到缓解，内环境得到改善，呼吸系统和循环系统的功能活动增强，动力定型得以恢复，人体各种功能活动开始进入稳定状态。

（3）影响"极点"与"第二次呼吸"的因素

"极点"反应的强弱和"第二次呼吸"出现的早晚与运动项目的特点、运动强度，以及训练者的训练水平和运动前的功能状态等因素有关。一般来说，运动强度较大和持续时间较长的周期性运动项目（如中长跑），"极点"的反应较明显，训练水平越低，"极点"出现得越早，反应越强烈，"第二次呼吸"出现得也就越迟。

减轻"极点"反应的措施：良好的赛前状态和适当的准备活动都能预先克服内脏器官的生理惰性，从而减轻"极点"的反应程度；"极点"出现时，应继续坚持运动，并注意加深呼吸和适当控制运动强度，这有助于减轻"极点"的反应和促使"第二次呼吸"的出现。

（三）整理活动

整理活动，也叫缓和运动，是训练者在完成训练任务后进行的一些中小强度运动或练习。整理活动在运动训练的安排中非常重要，可以减少运动后低血压的发生。同时，这种运动性恢复比完全静止性的恢复更能有效地促进疲劳的消除，具有积极的生理意义。

研究结果表明，在大运动量训练后进行轻微的活动（走步或慢跑），血液中乳酸的消除比完全休息要快。有专家建议采用相当于 50％～60％训练强度的专项运动进行放松整理的效果更佳，能够使运动肌群积极参与乳酸的清除，得到积极性恢复。虽然目前还没有可用于不同运动项目的专门性整理活动的方案，但从原则上讲，整理活动和准备活动的内容是相类似的，不过其安排的顺序要颠倒过来，即训练或比赛结束后以专门性整理活动开始，接着进行慢跑、伸展性练习与各种徒手等一般性身体练习。

四、训练效果的生理学评定

训练效果的生理学评定是指经过一段时间的体育课或训练课后对学生或运动员的生理功能所产生的适应性变化进行评定。运动训练效果的生理学评定旨在检测体育教学、运动训练和健身锻炼计划的合理性，科学地评价学生的身体发育及运动员的训练水平，为提高教学质量和训练水平提供生理学依据。

（一）安静状态下训练效果的生理学评定

人体有许多功能系统，与运动关系较密切的是呼吸系统、循环系统、神经系统。因此，在运动负荷刺激下，这些系统所表现的生理适应性最为明显。评价安静时训练效果的常用生理指标有基础心率、肺活量、动脉血压和反应时。这些指标测量简便易行，适用于中学体育教学和课余运动训练的效果评价。

1. 基础心率

在运动实践中常用基础心率作为了解和评价运动员对负荷的适应状况的指标。清晨起床前、清醒、空腹、静卧时的心率称为基础心率。在正常情况下，基础心率是相当稳定的，身体健康，功能良好时，基础心率更为稳定，且随运动水平的提高而有平稳下降的趋势。通常安静时窦性心率范围是每分钟 60～100 次，而经常参加体育锻炼者安静时的心率则低于这一范围，基础心率低，则心率储备高，心血管功能潜力大。与成人相比，少年儿童基础代谢率高，所以基础心率也较高，并且随着年龄的增长而下降，在应用基础心率作为评定运动效果的指标时，要考虑少年儿童的年龄特征，才能作出正确的评价。

2. 肺活量

肺活量是反映呼吸系统功能的有效指标，经常参加体育锻炼的青少年呼吸系统发育良好，在安静时所测定的肺活量不论是绝对值还是相对值都较大。时间肺活量反映肺通气功能的顺应性，肺通气顺应性取决于呼吸肌的收缩力和通气阻力两方面因素。因此，时间肺活量可以用来评定呼吸肌的收缩速度和力量。连续五次肺活量测定（每次间隔30秒）是用于评定呼吸肌的耐力，如果连续五次的测试结果稳定在高水平或渐渐增高，表明呼吸肌耐力较好，反之，则较差。

3. 动脉血压

动脉血压是反映心肌收缩力、大动脉弹性、中小动脉阻力及心血管反射的综合指标。经常参加体育锻炼者心脏功能好，心肌收缩力较强，平均动脉压较高，同时，由于心血管调节功能增强，体位变化时动脉血压变化不大。在评定时应考虑到部分青少年在青春发育期表现为动脉血压暂时性升高的"青春期高血压"现象。

4. 反应时

反应时是从接受刺激到机体作出反应的时间。反应时的长短与感受器的灵敏程度、中枢神经系统的兴奋水平、运动技能熟练程度等因素有关，经常参加体育锻炼的青少年反应时明显缩短。

（二）定量负荷时训练效果的生理学评定

安静状态下，体育锻炼对身体功能的良好影响并不能完全显示出来。因此，不能客观、全面地评定体育锻炼效果，在评定训练效果时应施加一定的运动负荷，而且最好是活动强度不大的定量负荷。

定量负荷是一种限定了运动强度和运动时间的运动试验条件下的负荷。定量负荷的运动强度一般为中等强度，约为自己最大能力的60%（运动时心率约为每分钟170次），运动时间长短依据运动强度而定，一般强度越大，则运动时间越短，反之，则越长。常用的定量负荷试验有30秒20次起蹲、联合功能试验、台阶试验、身体做功能力试验（PWC170试验）以及习惯的体育锻炼方式等。安静时评定训练效果的生理学指标大多数可用于定量负荷后的生理学评价，如心率、血压、肺通气量、恢复时间等。

在定量负荷时，不同训练水平的运动员的生理功能反应也不同，因而可为身体适应的评定提供参考。有训练的人由于各器官功能增强，所以在定量负荷对的生理反应比训练不足的人低，工作开始时的功能动员快，运动过程中能量消耗较低而呈现稳定状态，运动后恢复时间缩短（图1-4）。

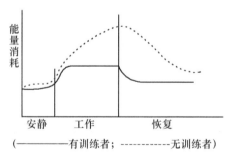

图1-4 有训练者和无训练者定量负荷时能量消耗之比较

极量负荷时，要求充分发掘机体功能的潜力，机体各器官生理功能指标均达到个体自身最高水平。有训练的与无训练的青少年在极量负荷时的生理功能表现相差甚远。有训练者由于各器官生理功能水平高、功能储备潜力大，在极量负荷时各项生理指标均能达到较高限度，这是有训练者机体适应的重要表现。因此，在极量运动负荷后，反映训练程度的主要特点可归类为动员快、潜力大、恢复快。

极量负荷时的生理学评定的主要指标有最大通气量、最大心输出量、最大摄氧量、氧脉搏等。

五、过度训练、停训与恢复训练

运动实践表明，经常参加运动训练者不可避免地会出现伤病和过度训练等不良现象。训练者所从事的训练负荷和强度越大，训练或比赛越频繁，伤病和过度训练出现的概率也越大。出现伤病和过度训练后，应该及时地安排停训，等待伤病治愈或情况好转后再进行恢复训练。

（一）过度训练

1. 过度训练的概念

过度训练是指训练者长时间训练或过大的运动强度后，训练负荷超过了身体所能耐受的强度和适应能力，而导致的身体疲劳和功能下降，不能在两周内恢复的状态。过度训练是训练与恢复、运动与运动能力、应激与应激耐受力之间的一种失衡状态。

2. 过度训练的主要表现和生理机制

过度训练所表现的各种症状称为过度训练症候群（OTS）。不同训练者之间的过度训练症候群呈现高度的个体化特点，给判定带来一定困难，但一般表现为以下特征：运动能力下降是过度训练症候群最明显的特征，表现为肌肉力量、协调性和最大工作能力下降；安静时心率、血压升高，体位性血压降低及体位性心率升高；食欲降低及体重下降；肌肉僵硬；偶发的恶心；睡眠质量下降、失眠；抵抗力下降，易患感冒、呼吸道感染等。

过度训练是继发于运动训练的应激反应，其生理机制尚不完全清楚。研究提示，过度训练与植物性神经紊乱、内分泌功能改变和免疫功能下降密切相关。

3. 过度训练的预防

过度训练可以通过以下手段与方法进行预防：第一，训练者功能状况的测定，即定时对训练者安静和运动后心率以及血乳酸、血红蛋白等生化指标进行测定。第二，注重训练者的主观感受，即要求训练者每天认真记好训练日记，对自我感觉（疲劳、睡眠、兴奋性和不适感等）、压力或不愉快的原因以及伤病的发生等详细记载，加强训练者的自我监控。第三，科学安排训练，即训练负荷不要过大，大强度训练后，应安排较小的运动训练作为调整。同时合理进行营养补充，耐力性训练者应特别注意运动后补充糖类，力量性训练者应该补充足够的蛋白质。

（二）停训

训练者由于伤病、旅行和休息等原因减少或中止运动训练，可造成以前训练所获得的功能和结构的良好变化部分或完全消失，运动成绩也随之下降，这种现象称为停训。长时间减少训练或完全停训会对生理功能和运动能力产生不良影响。

1. 停训对心肺功能的影响

运动训练可以提高循环系统和呼吸系统的功能。研究发现，停止训练则会使已提高的心肺功能下降。观察发现，未经系统训练的受试者在恢复训练后10天就已恢复到卧床前水平，而训练有素的训练者则需要40天左右才能完全恢复到停训前水平，即训练水平越高的训练者对于减少或停止训练更为敏感。此外,在比赛结束后完全不运动的训练者在新赛季开始后很难恢复到原有的竞技状态。

停训导致的心肺功能下降比同一时期出现的肌肉力量及肌肉耐力的下降更为明显。德林沃特(Drinkwater)和霍瓦斯(Horvath)观察了8名女子径赛运动员停训3个月后,其最大摄氧量平均下降15.5%。训练频率和时间减少至原运动负荷的三分之一时,有氧工作能力才会明显下降。从保持训练效果的角度考虑,保持训练强度对于维持有氧工作能力的作用更为明显。因此,希克森(Hickson)等建议,为保持较高的最大摄氧量水平,训练强度至少应保持在70%最大摄氧量。由于耐力运动水平一旦下降,需要相当长的训练时间才能恢复到原有的巅峰状态,所以停训的训练者应尽早恢复耐力训练,以减少心肺耐力水平的下降。

2. 停训对肌肉力量和功率的影响

虽然训练者在停止训练的最初几个月就会出现肌肉力量和功率的下降,但与骨折时肢体固定数周相比,其变化并不明显。肌肉萎缩所导致的肌肉力量下降可能是由于肌肉体积减小和水分丧失所致。肌肉在相对不活动时,所接受的神经刺激频率下降,影响了正常的肌纤维募集,因此,募集肌纤维的能力下降也可能是停训造成肌肉力量下降的原因。

一般来讲,训练者停止训练后,肌肉力量可以保持6周。如果每10~14天训练一次,肌肉力量可以保持更长的时间。研究发现,维持肌肉力量也需要一个阈刺激,才能保持通过训练所获得的力量、功率和体积,这对于伤病训练者保持肌肉力量有着十分重要的意义。在最初恢复的前几天,训练者可以用受伤的肢体做少量的运动,特别是简单的等长训练对伤病训练者的恢复是非常有效的。

3. 停训对肌肉耐力的影响

在停训两周后,肌肉的耐力开始下降,目前尚不清楚是肌肉变化还是心肺功能变化在引起耐力下降中所起的作用更大。停训时,肌糖原含量发生变化,竞技游泳运动员和未训练者停训4周后,游泳运动员的肌糖原含量下降至与未训练者基本相同的水平。有研究发现,在停训期,肌肉组织的毛细血管供血量下降,从而影响肌肉的氧运输,造成肌肉氧化能力下降。血乳酸和pH的变化可用来评价训练者停训后肌肉的生理变化。

4. 停训对速度、灵敏和柔韧性的影响

训练对于速度和灵敏所产生的影响作用相对较小,可以通过少量的训练维持最佳速度和灵敏素质。但这并不是说停训对短跑运动成绩没有影响,因为短跑成绩不仅取决于速度和灵敏,在实际训练过程中,训练者往往花费大量的时间提高动作质量,调整竞技状态,而不是仅仅提高速度和灵敏。停训期间训练者的柔韧性下降很快,使训练者更容易导致运动损伤。因此,全年的训练计划中应经常安排柔韧性练习,比赛期间的训练也应包含伸展性练习。

(三)恢复训练

恢复训练是指一段时间不运动后重新开始训练。恢复训练的效果主要受身体功能水平以及停训时间长短的影响。如前所述,训练水平越高的训练者由于停训而遭受的功能损失往往越大,恢复到原有训练水平所需要的时间也越长。

停训2~3周可以对训练有素者造成不良影响。研究表明,停训可使肌肉氧化酶的活性下降13%~24%、运动至力竭的时间下降约25%、最大摄氧量下降约4%。在恢复训练15天后,仅最大摄氧量恢复到了原有水平，氧化酶活性未见提高。虽然运动至力竭的时间有所提高，但仍比原有水平低9%，这表明即使是时间很短的停训也会造成高水平训练者生理功能的明显下降。为加快肢体固定后肌肉功能的恢复，应使训练者在肢体固定时做适当的关节运动，以减小肌纤维横断面积的下降幅度，保持氧化酶的活性不变。在肌肉固定期间，用电刺激固定肌肉，可以防止肌肉有氧能力的下降并防止肌纤维萎缩。

与力量训练相比，解除肢体固定后每天进行20~60分钟的骑车运动可以加快肌肉有氧能力的恢复并提高膝关节的运动幅度。

第二章 运动伤病的预防措施

第一节 运动损伤的预防措施

一、预防运动性损伤的意义

积极预防体育健身运动和竞技体育过程中发生的运动性损伤，对于广泛开展体育健身运动和竞技体育，包括体育教学和运动训练都具有非常重要的意义。有利于更好地增强广大人民群众身体素质，促进身心健康；有利于促进广大青少年学生德智体美全面发展、健康成长，从而更好地为祖国服务；有利于切实加强竞技体育，提高广大运动员的专业技术水平和运动成绩。如果不坚持预防第一的方针，不重视运动性损伤的预防，不采取积极的预防措施，就可能发生各种运动伤害事故。无论是对于个人的学习、工作和生活，还是对家庭、社会、国家都会带来不应有的损失。同时，也严重影响体育健身运动的普及和竞技体育的开展。

二、运动性损伤的预防原则和具体措施

预防是避免运动性损伤的最根本办法，对减少运动性损伤的发生，避免伤害事故，保证运动训练和比赛正常进行，具有积极的意义。运动性损伤的预防原则和具体措施如下。

（一）加强思想教育

平时要牢固树立"安全第一"的思想，加强体育健身运动和竞技体育的安全教育。在体育教学、运动训练和比赛中，认真贯彻以预防为主的方针，克服麻痹思想，发扬良好的体育道德风尚。

（二）合理安排教学、训练和比赛

要根据参加体育健身运动和竞技体育者的年龄、性别、健康状况和运动技术水平，对技术动作的重点和难点，特别是对易发生损伤的技术动作要做到心中有数，并采取相应的预防措施。在训练工作中，要加强全面训练和基本技术教学，特别要加强身体素质的训练，全面提高身体素质，正确掌握基本技术。身体素质不好的人不宜从事专项训练，这是减少运动损伤的重要环节。

在学校体育工作中，要选用适合学生身心特点的各种锻炼方法，全面提高学生的身体素质；加强基本技术教学，使学生正确掌握跑、跳、投掷、攀登、爬越等动作要领，发展学生的活动能力，尤其要注意少年运动员和女运动员的运动量。少年儿童不宜过早进行专项训练，不宜参加过多的比赛，或过早追求出成绩。即使是运动成绩较好的少年儿童，也应在全面训练的基础上结合专项训练，不宜过早地或片面地进行专项训练，也不要过早地要求他们出成绩。应当指

出,运动量安排过小,机体的运动能力不易提高;运动量安排过大,容易产生疲劳,或使运动器官局部负担过重,导致全身机能下降、协调性差,容易产生运动性损伤。

合理安排运动量,特别要注意运动器官负荷量和伤后的体育锻炼。运动量、运动强度和动作难度必须与学生的身体水平相适应。要避免单一的训练方法,防止引起局部运动器官负荷过大。对少年儿童要遵守循序渐进、因人而异、个别对待的原则、逐渐增加运动负荷。在学习新动作时,要做到示范准确、先易后难、由简到繁。从分解动作到完整动作的教学,要严格根据学生的身体状况来决定练习的强度和重复练习的次数。

(三)认真做好运动前的准备活动

在训练、比赛或体育课前,应根据训练内容或比赛情况、个人身体状况、气候条件等来确定准备活动的内容。准备活动分为一般性准备活动和专项准备活动。尤其要注意做好运动中负担较大和易伤部位的准备活动,可以选择适当的力量性和伸展性练习活动。认真做好准备活动,严禁不做准备活动就进入正式训练或比赛。

要根据学生的特点、气候条件和教学训练或比赛情况决定准备活动量。一般情况下,准备活动以感到身体发热、微微出汗为宜。天气寒冷或运动持续时间较短,对身体兴奋性较低、锻炼基础或训练水平较高的人来说,准备活动的强度可稍大一点,时间可稍长一点。反之,天气炎热或运动持续时间较长,对年龄小、锻炼基础较差的人,准备活动的强度宜小,时间宜短。尤其要注意曾受伤部位的准备活动。一般情况下,准备活动结束距正式运动的时间以 1~4min 为宜。在运动中当间歇时间过长或教学训练转项时,都要补做一般准备活动或专项准备活动。

(四)加强易伤部位的力量训练和伸展性练习

循序渐进地进行和加强易伤部位或相对较弱部位的功能训练。例如,可以采用"站桩"的方法,增强股四头肌的力量和髌骨功能,以预防髌骨劳损;加强腰背肌和腹肌力量训练,有助于防止脊柱过伸而造成腰部损伤;加强股后肌群的力量和伸展性练习,可以有效地预防股后肌群拉伤等。

(五)加强保护和自我保护

体育运动中适当的保护或帮助,可以增强运动员完成技术动作的信心,避免意外事故的发生。保护在竞技体操中尤为重要。体操是一项复杂多变、空中动作较多的项目,很容易发生技术错误或失手跌下。特别是少年儿童,他们肌肉力量弱、判断和控制能力差,在进行器械体操练习特别是学习新动作时,都应该有人做好保护和帮助。体育运动参加者应掌握各种自我保护方法。如当身体失去平衡时,应立即向前或向后跨出一大步,以保持身体平衡;当人体快要跌倒时,要立即低头、屈肘、团身,以肩背部着地顺势做滚翻动作,而不可直臂撑地;当从高处跳下时,要用前脚掌先着地并同时屈膝,以增强缓冲作用等。学会正确使用各种防护用具(如护腕、护膝、护掌、护踝、支持带等)可以减少损伤的发生。

(六)建立医生、教练员和运动员三结合的训练制度

在预防和治疗运动性损伤中,必须建立健全医生、教练员和运动员三结合的训练制度,经常组织学习讨论有关体育理论和运动性损伤的基本知识,使大家掌握运动性损伤的发病规律和防治措施。

（七）加强管理、树立牢固的安全意识

要认真做好运动场地、器械设备和个人防护用具的管理和安全卫生检查，及时维修损坏的场地设备。禁止穿着不合适的服装和鞋子参加运动。平时要加强体育健身运动和体育保健知识的宣传和教育，增强自我保健意识，牢固树立体育卫生的观念。

第二节　身体功能运动损伤预防的训练方法

运动损伤预防，作为身体功能训练体系中重要的组成部分，与传统损伤预防存在很大的不同。见图 2-1 和图 2-2。

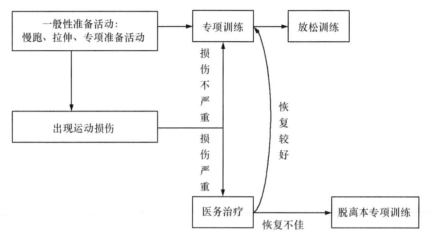

图 2-1　传统运动损伤预防模式示意图

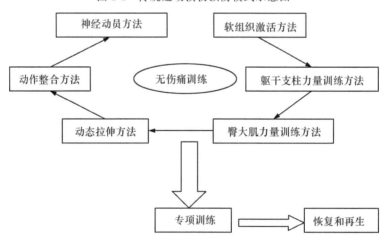

图 2-2　身体功能训练运动损伤预防模式示意图

马克思主义唯物辩证法告诉我们：发展的实质是新事物的产生和旧事物的灭亡，并提到：新事物是在旧事物的"母体"中孕育成熟的，它既否定了旧事物中消极腐朽的东西，又保留了旧事物中合理的、仍然适合新条件的因素，并添加了旧事物所不能容纳的新内容，这使得新事

物在本质上优越于旧事物。同样，作为在传统训练基础之上，发展起来的身体功能训练也具备"新事物"在本质上的优于"旧事物"传统训练的特点，对于身体功能运动损伤预防训练与传统损伤预防训练之间的不同点，详见表 2-1。

表 2-1 身体功能运动损伤预防训练与传统损伤预防训练差异分析表

不同点	身体功能运动损伤预防训练	传统损伤预防训练
重视程度不同	很重视，将运动损伤预防作为不可分割的、独立的训练组成部分	不是很重视，基本称为：准备活动或者热身运动
训练流程不同	由6个部分组成，各部分相互独立，却又环环相扣，即运动损伤预防训练＝软组织激活→躯干支柱力量训练→臀大肌力量训练→动态拉伸→动作整合→神经动员	其准备活动的组成部分，比较单一，也相对稳定。即准备活动＝慢跑→拉伸→专项准备活动
对待运动员带伤训练的态度不同	整个训练过程属于"无伤痛训练"，运动员带伤训练，只会引起损伤情况加重	片面强调体育拼搏精神。"轻伤不下火线"，运动员损伤情况不严重时，依旧进行专项训练
机体动员的范围不同	通过相关练习，积极动员机体的神经、肌群以及神经-肌肉协同工作能力	通过热身活动，主要使肌群为专项活动作好准备，较少涉及神经动员
准备活动的目的不同	身体功能运动损伤训练的目的，不仅是一种简单的热身，而且是以 FMS 有针对性改善人体运动能力，优化动作模式，提高动力论传递效率，锻炼深层次肌群力量。简言之，身体功能运动损伤预防训练，不再是简单的"热身"，而是在它的基础上，进行有针对性的"锻炼"	传统训练中准备活动的目的：主要是"热身"，克服肌肉"惰性"，对其进行拉伸，使其满足专项训练的需要。简言之，传统训练中的准备活动，主要是"热身"
针对性不同	具有很强的针对性，因为有个性化 FMS 测试结果，每一组成部分都有明显针对性	较少具有针对性，期望通过统一的准备活动达到"将机体全部活动开"的效果，而且较少有个性化设计，期望"放之四海而皆准"
出现时间不同	在传统损伤预防训练的基础上，为了解决传统热身活动的不足，发展变化而来，出现较晚	出现时间较早，而且发展较为缓慢

身体功能运动损伤预防训练主要包括 7 个组成部分：软组织激活方法，躯干支柱力量训练方法，臀大肌力量训练方法，动态拉伸方法，动作整合方法，神经动员方法以及训练中的一些损伤预防方法。

一、软组织激活方法

（一）软组织激活的生物学基础

筋膜是指包在肌肉外边的结缔组织，浅筋膜又叫皮下筋膜，位于皮下，对深层的肌肉、血管、神经具有保护功能。深筋膜位于浅筋膜深面，形成肌间隔，约束肌肉牵引方向，保证肌肉或肌群的单独活动。肌肉不能直接连接在骨骼上，必须通过筋膜附着连接在骨骼关节上，对肌肉起到固定作用。

身体功能训练相关理念认为：在进行动作准备时，不仅仅要"准备"图12中的"2"——肌肉部分。大多数肌肉附着点为致密的结缔组织，里面血液、神经较少，不容易在一般的热身活动时有效激活。例如，像两个人摇大绳一样，如果两个摇绳的人将绳子拽得很紧，绳子是很难摇起来的，即使摇起来对摇绳人的手磨损也是非常厉害的。而比喻中的"绳子"类似进行热身活动时主要活动的肌肉，简简单单只是对中间部分进行拉伸，虽然能够进行日常训练，但久而久之，肌肉附着点得不到有效的刺激与唤醒，会发生磨损，从而引起各种肌腱炎等运动损伤的出现。

根据筋膜解剖能发现人体作为一个整体的证据，从胚胎学意义上讲，所有结缔组织都源自中胚层，各层基本上是划分整个有机体的一层包裹，覆盖器官和肌肉，并组成人体皮肤。人体的筋膜系统是一个整体，通过垒球、按摩棒、泡沫轴等器械对软组织进行激活，还可以使淋巴系统受到相应刺激，促进淋巴回流。

（二）软组织激活常用的训练器械及使用方法

身体功能训练中的软组织激活，大部分依靠运动员自身对自己进行激活动员，这样可以很好的动员机体本体感觉，把握刺激的力度，着重对机体"紧张"部位有效唤醒，节省训练资源。常用的器械有按摩棒、垒球、泡沫轴、花生球等。

（三）常用的软组织激活方法

1. 足底激活

动作规格：

将垒球放于左脚的足弓最高处，重心缓慢移到左脚上，轻轻用左脚推动垒球，使垒球在脚下前后、左右小范围移动，或者做顺、逆时针转动。然后换脚做。

动作要领：

寻找足底本体感觉比较紧张部位进行按压、滚动，可通过控制重心的移动，来控制刺激的力度。

2. 跟腱激活

动作规格：

将扳机放于左脚跟腱下，右腿直腿叠放在左腿上（左脚脚尖自然向上），上体正直，两臂直臂支撑于髋侧，将身体支撑离开地面。靠手臂的力量，推动左脚在扳机上前后小范围移动。移动几次后，同样方法换脚做。

动作要领：

下肢移动幅度不要太大，主要是对跟腱部位激活；动作过程中，注意脚尖自然向上，因为过分勾/绷脚尖的时候，会使跟腱处于绷紧的状态。

3. 小腿肌肉梳理

动作规格：

坐在体操垫上，右腿伸直，左腿自然弯曲，双手持按摩棒与左腿小腿处，做上下滚动。移动几次后，同样方法换右腿做。

动作要领：

按摩棒移动幅度向前，不能移动到跟腱部位；向后，不能移动到膝盖正下方。若想要增加刺激强度，可以换成用垒球做。

4. 大腿后侧肌肉激活

动作规格：

将泡沫轴放于左腿大腿下方，右腿直腿叠放在左腿上，两臂直臂支撑于髋侧，将身体支撑离开地面，靠手臂的力量，推动左腿在泡沫轴上前后移动。移动几次后，同样方法换右腿做。

动作要领：

移动幅度向前，不能超过膝盖正下方；向后，不能到达臀部正下方。

5. 大腿内侧肌肉激活

动作规格：

将泡沫轴按照与躯干平行的方向，放于左侧大腿下方。利用身体右侧的力量，使泡沫轴左右移动，向身体外侧移动，不超过膝盖；向身体内侧移动，不超过腹股沟。移动几次后，同样方法换右腿做。

动作要领：

激活训练时，身体重心要向被训练部位移动，增加刺激强度。

6. 大腿外侧肌肉激活

动作规格：

将泡沫轴放于左脚大腿下方，左手屈臂支撑，靠左肩的力量，使身体在泡沫轴上整体前后移动。移动几次后，同样方法换右侧做。

动作要领：

泡沫轴移动位置向下，不超过膝盖；向上，不超过髂前上棘。

7. 大腿前侧肌肉激活

动作规格：

将泡沫轴放于左腿大腿前侧。移动几次后，同样方法换右腿做。

动作要领：

泡沫轴移动位置向下，不超过膝盖；向上，不超过髂前上棘。

8. 臀大肌激活

动作规格：

两腿自然屈腿并齐，左腿折叠自然放在右腿上，将垒球放于左侧臀大肌下，双手于体后直臂支撑，将臀部支撑离开地面，重心放在左侧臀部位置，缓慢寻找痛点，并在痛点位置做前后、左右移动。移动几次后，同样方法换右侧做。

动作要领：

激活哪一侧，重心必须移到相应的侧面。

9. 腰背部梳理

动作规格：

坐于体操垫上，双脚自然屈腿脚尖向前，将泡沫轴放于体后腰背部。上体后仰，双手抱头，躺在泡沫轴上，依靠双脚蹬伸使泡沫轴在腰背部前后滚动。

动作要领：

泡沫轴移动位置向后，不超过颈椎部位；向前，不超过腰椎。动作过程中，双手抱头，双肘自然放于体侧。双肘方向不可向前，那样的话，会造成腰背部肌肉处于紧张状态，影响效果。

10. 双球激活

动作规格：

将双球放于骶髂关节处，缓慢做腹背运动；完成次数要求后，将球放于肩胛骨下沿，两臂直臂体前做前后方向的交替上举动作；完成以上位置次数要求后，将球放于肩胛骨上沿，两臂在胸前缓慢进行张开、交叉抱手的动作。

动作要领：

准确寻找到痛点，缓慢进行练习。

11. 胸大肌激活

动作规格：

将球放于锁骨肩峰端下侧，左手屈肘，左臂做前伸后收动作。

动作要领：

寻找到痛点，在痛点处，缓慢做前伸后收动作。

12. 肩侧部激活

动作规格：

将泡沫轴放于左肩侧部，依靠右腿的蹬伸，使泡沫轴在肩侧小范围滚动。

动作要领：

动作过程中，臀部离开地面，将重心压在肩侧部。

二、躯干支柱力量训练方法

传统力量训练是一个单关节、单层面的训练，没有强调整体动力链，很难达到体育运动需要的身体各环节整体协调工作，所以可以看到很多练习健美的身体是不适合竞技体育的。很多体育运动项目力量不仅仅来自躯干，而是来自躯干支柱整合发出的，如果要实施躯干支柱力量训练，一方面要强化一些动作，另一方面要限制一些动作，就是做一个动作时避免其他肌肉的代偿作用，加强躯干支柱的稳定性更容易取得成绩，如足球、美式橄榄球、速度性项目。躯干支柱主要包括双肩、躯干、髋部，躯干支柱力量主要强调的是肩、躯干、髋部整合在一起发力。

常用的躯干支柱力量训练方法：

（一）俯桥

动作规格：

俯卧于体操垫上，两腿并齐，脚尖向下，两臂肘撑于胸前，臀大肌收紧，使膝、髋、肩关节在一条直线上。

动作要领：

臀大肌一定要收紧，不要勾头。

（二）侧桥

动作规格：

单臂手肘支撑，要求踝、髋、肩在一条直线上，不能勾头含胸、屈髋，同时腹背部收紧，注意勾起脚尖。

动作要领：

动作过程中，不能屈髋，臀部收紧。

（三）背桥

动作规格：

脚跟支撑，肩部着地，髋部向上顶起，要求臀肌、腹肌收紧，并注意勾脚尖。

动作要领：

勾脚尖，臀大肌收紧。

三、臀大肌力量训练方法

臀大肌是人体最大的一块肌肉，但是我国传统的体能训练中对它的锻炼不是很重视，导致我国运动员不大会利用臀大肌发力。身体功能训练认为臀大肌非常重要，能够吸收人体落地时地面给予的方向冲压，臀大肌收紧，能够帮助下肢能量向上有效传递，有利于维持核心稳定性以及保持腹部一定的"腹部压"。臀大肌力量不足，会引起膝关节以及骶髂关节等周围关节，出现"代偿"现象，加大周围部位负荷，进而引起运动损伤。

常用的臀大肌力量训练方法：

（一）迷你带原地单/双膝内外旋

动作规格：

基本动作准备姿势，膝关节内收，外展，外展时不得超过身体矢状面。

动作要领：

保持基本功能动作准备姿势，腹部、臀部收紧。

（二）迷你带正向/背向行进间走

动作规格：

基本动作准备姿势开始，左右脚依次前/后行约一脚距离。

动作要领：

两脚前后走时，每一步向前或向后距离不能太大，超过对侧脚半脚掌即可。

（三）迷你带侧向走

动作规格：

基本动作准备姿势开始，右腿向左蹬地，左腿向左侧迈腿，身体重心左移且保持在一个水平面上，右脚积极跟进后并保持基本动作准备姿势。

动作要领：

移动时，重心要平稳，两肩不能前后晃动。

四、动态拉伸方法

动态拉伸训练在训练中，不仅能起到对韧带、肌肉的拉伸作用，还能提高对身体的控制能力，而且能够有效加强运动员本体感受，增加运动员的专项动作幅度，有效对身体易损伤部位进行拉伸，比静力性拉伸负荷要大。通过动态拉伸训练，希望达到有效拉长肌肉，加强关节活动范围、增强连续动作的能力,增加肌肉间协同工作能力的目的。

常用的动态拉伸方法:

(一) 上步后提腿拉伸

动作规格:

左腿上步,直臂上举左手,右手提起右脚,右脚膝关节垂直朝下。拉伸 1~3s 后,换右脚做。

动作要领:

脚尖指向正前方,两膝尽量靠近。

(二) 上步提膝拉伸

动作规格:

上右腿,抱左腿成"角斗士"动作,左手轻轻提左膝向身体靠近。

动作要领:

动作过程中,上体正直,支撑脚脚尖向前。

(三) 前/后弓步拉伸

动作规格:

站立姿势开始,单腿向前/后跨步,下蹲,呈弓步(膝关节以及后腿髋、膝关节皆呈 90°),前腿的异侧臂上伸,保持身体正直并做侧拉伸。

动作要领:

膝关节不着地,臀大肌收紧。

(四) 弓步侧蹲

动作规格:

站立姿势开始,侧跨步臀部后坐,保持脚尖和膝关节向前且膝关节不超过脚尖。

动作要领:

双脚脚尖向前,一腿伸直,另一条腿膝关节不超过脚尖。

(五) 后撤步交叉蹲

动作规格:

站立姿势开始,单脚向后侧方跨小半步,保持双脚不移动,髋部转至正方向然后下蹲。注意体会臀大肌拉伸。

动作要领:

髋轴一定向前。

(六) 手脚走

动作规格:

站立姿势开始,直腿体前屈,双手提前屈并交替前行。脚固定,双手前爬至最大幅度呈俯卧支撑,然后双脚交替小步走向双手方向,注意脚踝弹动蹬地,至开始姿势结束。

动作要领:

双手向前伸至个人最远距离,手脚靠近时,越近越好。

(七) 最伟大的拉伸

动作规格：

向前一步呈弓步，前腿膝盖不可超过脚尖，后腿伸直，臀肌收紧，上体保持正直；拉伸髋关节，另侧手着地，同侧屈肘下压，肘向脚后跟方向用力贴近；同侧手臂向身体上方翻转，转动脊柱，直臂外展指尖向上；双手扶地，推起，重心后移，前腿向后蹬直脚尖勾起，上体向前腿贴近，拉伸腿后肌群；前腿屈膝，上体直立至弓步位置。

动作要领：

动作过程中，臀大肌收紧。

(八) 燕式平衡拉伸

动作规格：

单腿支撑，异侧腿与臀、肩呈直线，双臂侧举，脚尖向下脚跟向后蹬伸，臀肌、背肌收紧（注意支撑腿弯曲，臀部不要向上翻转）。

动作要领：

髋轴平行于地面，注意勾脚尖。

五、动作整合方法

动作整合是在动态拉伸的基础上，进行比较快速和更加动态的人体协同工作练习。它在肌肉有效拉长的基础上，通过神经动员肌肉快速协调的做收缩、舒张练习，有效地对肌肉进行"预热"，使其为专项训练中的一些爆发力练习、快速伸缩复合练习等训练内容作好准备。但因为整合幅度较小，移动范围不是很大，可以起到很好的损伤预防作用。同时，通过动作整合训练可以提高训练运动员能量传输能力，纠正运动中的能量泄漏现象，发展运动员在运动中维持"直线传输"的能力。

常用的动作整合练习方法：

(一) 踏步

动作规格：

大腿高抬与地面平行，然后快速下落，交替腿进行。

动作要领：

上体正直，抬脚时，脚尖不可朝下。

进阶练习：

在踏步的基础上，每次脚用力下蹬同时借助地面反弹的力量，快速做一个小的垫步跳，形成快速击地的小跳，可进行原地和向前的练习。

(二) 高抬腿侧走

动作规格：

站立姿势开始，左脚蹬地将身体向左侧推动出去，同时高抬左腿，屈膝勾脚向左迈出，快速下落，同时右腿用力蹬地推动身体。

动作要领：

注意腿的蹬伸，蹬起高度越高越好。

进阶练习：

在高抬腿侧方向走动作的基础上，每次脚用力下蹬，借助地面反弹的力量，快速做一个小的垫步跳，形成快速击地的小跳。

六、神经动员方法

神经动员训练是身体功能损伤预防训练区别于传统损伤训练一个重要的部分。通过神经动员训练能够快速激活人体神经系统，短时间内提高神经系统兴奋性以及神经肌肉快速传导能力。传统"热身活动"，很重视肌肉的唤醒激活，但较少涉及神经的动员。事实上，作为运动的人体，在进行热身活动时要进行全面的、深层次全方位的"机体准备"。这样，才能全方位的预防运动损伤。

常用的神经动员方法：

（一）原地双脚踏跳

动作规格：

基础功能动作姿势，双脚同时快速点地，身体保持稳定。可以按照训练安排进行原地、前后、左右等多方向的移动。

动作要领：

脚掌一定要离开地面，踏起高度不用太高，要尽可能的快。

（二）双脚踏跳前后移动

动作规格：

同"原地双脚踏跳"的方法，踏跳过程中整体身体做前后移动。

动作要领：

要尽可能的快，同时保持基本动作姿势。

（三）双脚踏跳左右移动

动作规格：

同"原地双脚踏跳"的方法，踏跳过程中整体身体做左右移动。

动作要领：

要尽可能的快，同时保持基本动作姿势。

（四）原地单脚交替跳

动作规格：

基础功能动作姿势，双脚同时快速交替点地，同时双臂自然缓慢摆动，身体保持稳定。可以按照情况进行原地、前后、左右及多方向的移动。

动作要领：

双脚依次点地，脚尽可能的快，双臂的摆动要尽可能的慢。

（五）原地快速转髋

动作规格：

基础功能动作姿势，保持上体姿势不变，下肢快速蹬地转髋，左脚在前。同样方法，回位后换右脚向前。

动作要领：

上体保持不动，下肢迅速转髋，转动过程中，保持基本姿势。

七、训练中的一些损伤预防方法

身体功能运动损伤预防训练，不是一个封闭的、对立的训练体系，它能够贯穿于身体功能训练课的始终。只要是运动员在做动作，就有可能受伤，相应的就有损伤预防措施。

在身体功能训练中，有两种比较明显的损伤预防理念。

（1）在进行有关身体功能的力量训练时，教练不会直接给运动员加大负荷。相反，会花费很长一段时间对其中的一些力量练习的基本动作模式加以练习。在正确的动作模式下，进行相关的力量练习。所以，在练习之初，都是做些不加负荷或者小负荷的力量练习，但对动作模式要求很严格；随着运动员动作模式的基本定型，再加大力量、大负荷的练习。

（2）在进行有关身体功能的力量练习时，每进行完一次力量练习，后面都会安排针对力量时主要发力部位的拉伸练习，形成一种"训练→拉伸→再训练→再拉伸"的模式。原理是：当运动员在进行大强度练习时，相应发力部位肌肉由于乳酸堆积等原因，相应部位的肌肉纤维会出现"打结""撕裂"等情况，如不及时拉伸恢复，会影响下一组力量练习。通过做一些针对主要发力部位的拉伸，能够促进主要发力部位的乳酸向身体其他部位扩散，对"打结"部位肌纤维进行有效梳理，利于运动员进行下组练习。

另外，在运动员进行一些身体功能的大力量练习时，有些相应的保护措施。其保护措施不是看运动员完成练习有些"吃力"的时候，就出面安全卸掉器械；而是，在帮助运动员完成自己能力范围内的练习，保护者只是保护练习者免受伤害，练习者才是主体，要以完成练习为目标。例如，在运动员进行卧推练习时，保护者站在杠铃前，当练习者推不起杠铃时，双手正握杠铃中间，在帮助练习者安全举到胸前后，放手。当练习者快举不起来时，保护者双手向上抓住杠铃中间，帮练习者完成这一次后，放回卧推架。在运动员进行卧推哑铃时，见练习者推起费力时，则在手腕处给予帮助。

第三节　运动性疾病的预防措施

一、预防运动性疾病的意义

医学的任务主要有两项：一是预防疾病；二是治疗疾病。预防重于治疗。积极预防运动性疾病，对于广泛开展体育健身运动和竞技体育，包括体育教学和运动训练都具有非常重要的意义。做好运动性疾病的预防工作，有利于更好地增强广大人民群众身体素质，促进身心健康；有利于促进广大青少年学生德智体美全面发展，健康成长，更好地为祖国服务；有利于切实加强竞技体育，提高广大运动员的专业技术水平和运动成绩。否则，在体育健身运动和竞技体育过程中，如果不坚持预防第一的方针，不重视运动性疾病的预防，不采取积极的预防措施，就可能发生各种运动性疾病。无论是对个人的学习、工作和生活，还是对家庭、社会、国家都会带来不应有的损失。同时，也严重地影响体育健身运动的普及和竞技体育的开展。

二、运动性疾病的预防原则和措施

预防是避免运动性疾病最根本的办法。对于减少运动性疾病的发生，避免伤害事故，保证运动训练和比赛正常进行，都具有积极的意义。运动性疾病的预防原则和措施如下：

（一）合理安排教学、训练内容

根据参加体育健身运动者、运动员的年龄、性别、健康状况和运动技术水平，采取相应的预防措施。全面训练是进行各专项训练的基础。因此，在训练工作中，要加强全面训练和基本技术教学。要加强身体素质的训练，全面提高身体素质，正确掌握基本技术。全面身体训练水平不够，或身体素质不好的人，不宜从事过多训练，这是减少运动性疾病的重要环节。运动量、运动强度和动作难度必须与运动者的身体水平相适应，应避免突然增大运动量，尤其不要突然加大运动强度，以防引起体力不支而造成的身体异常状态，引发运动性疾病。

（二）加强医务监督，定期进行健康体检

人从健康到疾病要经历一个完整的发生和发展过程，一般来说，是从处于低危险状态到高危险状态，再到发生早期改变，出现临床症状。在被诊断为疾病之前，有一个时间过程。在急性传染病中，这个过程很短。在慢性病中，这个过程可以很长，往往需要几年甚至几十年的时间。其间变化多数并不被轻易察觉，各阶段之间也无截然的界限。在被诊断为疾病之前，进行有针对性的预防、干预，有可能成功地延缓、阻断，甚至逆转疾病的发生和发展进程，从而实现维护健康的目的。

应定期对经常参加体育活动与专项运动的人进行健康检查。尤其在参加重大比赛前，应进行补充检查。对于身体有病（包括较重的损伤或内科疾病）或体检不合格者，不能参加比赛。伤病初愈的人在征得医生和教练员的同意后，才能继续参加训练，不能贸然进行大量运动。对患有慢性病的人，更要加强医学观察和定期或不定期的体格检查。

运动员自身要做好自我保健工作，身体若有不良反应，应认真分析原因，必要时可请医生作医学检查，平时多进行自我监督。

自我监督应在医生的指导下进行，包括一般观察与特殊观察。

（1）一般观察：每天清晨测量脉搏，记录自我感觉。每周测一次体重及心血管机能。密切观察饮食、睡眠情况，随时注意有无头晕、疲乏感等。如果清晨的脉搏数逐日增加，自我感觉不良，成绩下降，机能试验时脉搏的恢复时间延长，表明人体功能不良，应请医师作进一步的检查。女运动员要做好经期监护工作。

（2）特殊观察：根据不同运动项目的特点和运动性损伤的发生规律，特别要注意观察运动器官的局部反应，如局部有无肿胀、发热，肌肉有无酸痛、僵硬，关节有无肿痛等。

（三）改善日常不良生活习惯，注意饮食健康

许多人在剧烈运动后，常有肌肉发胀、关节酸痛、精神疲乏之感，就买些鸡、鱼、肉、蛋

等大吃一顿，以为这样可补充营养，满足身体需要。其实，此时食用这些食品不但不利于解除疲劳，反而对身体有不良影响。美国一位病理学家经过长期研究指出：只有体液呈弱碱性，才能保持人体健康。正常人的体液呈弱碱性，人在运动后，感到肌肉、关节酸胀和精神疲乏，其主要原因是体内的糖、脂肪、蛋白质大量分解，在分解过程中，产生乳酸、磷酸等酸性物质，这些酸性物质刺激人体组织器官，使人感到肌肉、关节酸胀和精神疲乏。而此时若单纯食用富含酸性物质的肉、蛋、鱼等，会使体液更加酸性化，不利于疲劳的解除。判断食物的酸碱性，并非根据人们的味觉，也不是根据食物溶于水中的化学性，而是根据食物进入人体后所生成的最终代谢物的酸碱性而定。酸性的水果一般都为碱性食物而不是酸性食物，鸡、鱼、肉、蛋、糖、米等味虽不酸但却是酸性食物。所以，人在运动后，应多吃些富含碱性的食物，如水果、蔬菜、豆制品等，以保持人体内酸碱度的基本平衡，不仅可以尽快消除运动所带来的疲劳，并能保持人体健康，降低运动性疾病的发病概率。

在日常生活中，也要改善不良生活习惯，如规律作息时间等，使身体机能大大提高，更加有利于运动性疾病的预防工作。

第四节　运动过程中的医务监督

医务监督是指用医学和生理学、生物化学方法，对从事体育运动的人（包括运动员）的身体进行全面检查和观察，评价其发育水平、训练水平和健康状况，为体育教师和教练员提供科学训练的依据，保证运动训练顺利进行并取得较好成绩的一种手段。简言之，即在医学观察下合理科学地进行体育运动，以期达到保证健康，预防运动伤病，提高运动技术水平的目的。

现代训练的一个中心问题是如何科学地进行大运动量训练。大运动量训练是赶超世界先进水平的重要途径之一，为了科学地进行大运动量训练就必须运用医学和生理学的指标，结合运动员的自我医务监督及教练员的实践，观察、监控机体对大运动量训练的反应，为大运动量训练提供科学的依据。

竞技体育是对人体机能极限的开发，随着体育运动竞赛更加激烈地发展，因而训练的强度也会逐渐增加，疲劳与恢复的矛盾也必将更加尖锐。运动员出现疲劳、过度疲劳甚至运动伤害的可能也相对增加。因此，做好运动员的医务监督工作是合理安排训练的需要，是保证运动员的健康、提高竞技能力的需要，也是贯彻"公平竞争""以人为本"的奥运精神的需要。

一、运动医务监督常用指标的意义与应用

运动员身体机能评定是一个多指标、多层次、多因素的综合评定体系。可根据评定的目的和测试对象的年龄、运动专项、训练水平等具体情况选择测试指标，并依据运动生理、生化原理，对测试结果作出客观、全面、科学的综合评定，从而科学地指导运动训练过程和提高训练效果。多年来，国内外运动生理、生化学者对评定运动员身体机能的指标和方法进行了大量的研究，推出了很多行之有效的生理、生化指标和方法。目前，适用于运动员身体机能评定的生理、生化指标涉及心血管、内分泌、免疫、氧转运及利用、骨骼及软组织损伤、物质能量代谢及代谢调节能力、神经系统等多个方面，评定方法的可靠性和准确性也越来越高。

综合评定时应根据评定的目的、项目特点、运动员训练水平等情况，以及测试条件来选择

和确定指标。各项生化指标应具有自身的独立性，能从不同的侧面较敏感地反映运动负荷或机能的变化；还应具有最佳的指标组合，既简单实用，又可相互补充，以便较全面地评价。例如，血乳酸值能够评定运动负荷强度；血尿素值能够评定负荷量和机能状态；而心率、尿蛋白值等既与负荷强度有关，又与负荷量有关，还与身体机能状况有关。如果同时采用心率、血乳酸值、尿蛋白值、血尿素值等多项指标进行综合评定，既可较为全面地评定运动负荷的大小，又可客观地了解机体对负荷的适应和恢复情况。因此，通过多项生理生化指标的测试与分析，能够较为客观地诊断运动员的机能状态，对科学安排训练、预防过度疲劳和运动损伤的发生具有重要的作用。

（一）脉搏

人们发现在运动过程中，在一定范围内脉搏和吸氧量与人体的做功能力呈线性相关。因此，运动过程中脉搏的快慢能反映运动强度的大小；安静状态下，脉搏可反映机体的恢复程度。运动实践中，人们常把脉搏作为反映运动机能状态的窗口，广泛使用。

1. 安静时脉搏

经过系统训练的耐力项目运动员，常出现窦性心动过缓的现象，即安静时脉搏低于每分钟60次，这在多数情况下是机能状况良好的表现，是对长期系统训练的适应。我国优秀运动员窦性心动过缓发生率为55.29%，运动员安静时心率最慢可达每分钟37次。运动员安静时心动过于缓慢时，应注意与病态窦房结综合征相区别。

2. 晨脉

晨脉即基础脉搏，是清晨起床前清醒状态下卧位的脉搏数。其特点是较为稳定，且随训练年限延长、训练水平提高而适当减慢。如果基础脉搏突然加快或减慢，常常提示身体过度疲劳或有疾病存在。此外，应特别注意有无间歇，是否匀称，如出现间歇应及时查明原因。

3. 运动中的心率

运动中监测心率主要用于判断机体的疲劳程度和控制运动强度。

（1）判断机体的疲劳程度。定量负荷时、在完成规定的成套动作时，运动员心率较平时明显增加，说明运动员的机能水平下降或机体已经疲劳。

（2）控制运动强度。用心率控制运动强度，要因人而异，根据训练目的不同而有所不同，如是发展速度还是发展耐力，是发展无氧耐力，还是发展有氧耐力。具体应用方法如下：

①在重复训练中根据脉搏的变化调整强度。重复训练中常要求运动员在规定的时间内完成同样的距离。使运动的强度保持在一定范围内，在一定时间内完成一定的距离时，运动员的脉搏数值也应当相对稳定。如果脉搏数值下降，说明运动机能水平提高，可将强度增加促使运动水平不断提高。反之，脉搏数值上升则说明机能水平下降，或强度过大，应根据运动员的具体反应不断调整运动强度。

②在耐力训练中调整或控制运动强度。各国运动医学、运动生理学的研究证实，要提高运动员的心肺机能水平和 VO_{2max} 水平，训练强度必须达到一定的阈值，如达到一定的乳酸阈值、心率阈值。换言之，这一阈值可以反映在心率上。

比如，我国运动生理学专家用遥测心率的方法，对国家级优秀中长跑运动员越野训练中跑时的心率进行测量后发现，男子心率为 26～26.6b/10s；女子为 27～28b/10s。一些学者报道，心率低于 150b/min 的强度进行训练不会提高 VO_{2max} 水平。瑞典生理学家 Astrand 认为，当运动强度接近无氧阈时，即吸氧量接近最大值又不引起体内乳酸过多时，对提高有氧能力效果最好，其心率相当于 160～170b/min。

4. 运动后心率

在定量负荷后的规定时间内测定运动员心率的恢复速度，也可反映运动员的疲劳程度。身体机能良好时运动员的心率恢复较快，而疲劳或过度疲劳时则恢复速度减慢。

（二）血压

血压是大动脉血管内血液对血管壁产生的侧压，它是由心室射血和外周阻力两者互相作用的结果。也是反映运动员机能状态及疲劳程度的常用指标。

1. 晨血压

身体机能良好时，晨血压较为稳定。若安静血压比平时升高 20% 左右且持续两天以上未恢复，往往是机能下降或疲劳的表现。

2. 运动状态下血压

一般情况下，收缩压随运动强度的加大而升高，舒张压不变或有轻度的上升或下降。

但出现以下情况说明运动员机能下降或疲劳：运动时脉压增加的程度比平时减少，出现梯型反应，出现无休止音，运动中出现无力型反应。

（三）最大吸氧量（VO_{2max}）

1. 概念

最大吸氧量是指在极限肌肉活动情况下，呼吸循环功能达到最高水平时，单位时间所能摄取和利用的最大氧量。

最大吸氧量是反映人体在极量运动负荷时心肺功能水平高低的一个主要指标，也是评估运动员身体工作能力的重要依据，在运动医学中广泛地应用。运动员最大吸氧量测定方法可分为两类：第一类是直接法。直接测定法又可分为运动场上测定法和实验室测定法。第二类是间接法。间接法是利用自行车测功计、活动平板、台阶实验等进行亚极量负荷后，根据其吸氧量、心率等数值推算最大吸氧量的方法。一般认为，训练有素的高水平运动员应尽量用直接测量法，青少年、老年人、心肺病患者或受其他条件限制的患者，则多采用间接测定法。目前，常用的最大吸氧量间接测定的方法有：Astrand 推测法、PWC170 法、12 分钟跑等。

2. 最大吸氧量的评定

最大吸氧量受多种因素，诸如民族、性别、年龄、遗传和训练等的影响。一般说来，男女儿童在青春期前最大有氧能力无明显差别。性成熟后女子的最大吸氧量是男子的 70%～75%；18～20 岁男女青年最大吸氧量达到顶峰，以后逐渐下降；65 岁的老人，最大吸氧量只相当于 25 岁青年人的 75%。就运动员而言，从事耐力项目的运动员的最大吸氧量比从事其他项目的运动员高。

最大吸氧量的绝对值和相对值对于不同项目有不同的意义。最大吸氧量的绝对值对于划船运动员的重要性比相对值要大；相反，对于长跑运动员来说，最大吸氧量的相对值可能更有意义。

3. 提高人体有氧代谢能力的训练方法

（1）问题的提出

每周锻炼几次、练多长时间才能保持和增进健康？什么样的训练最合适？由于机能水平的提高受多种因素的影响，而且身体对训练的适应性反应又极为复杂，因此对这类问题很难做统一的回答。

现就运动的次数、强度、时间及活动方式对提高人体有氧代谢能力的影响，以及提高人体有氧代谢能力的训练方法，简要归纳如下：

运动形式。大肌肉群能参与周期性的、较长时间的、有一定强度的、有氧代谢为主的活动。如跑步、游泳、划船、骑自行车等。

训练强度。最大心率的60%~90%，或最大吸氧量的50%~85%。

持续时间。持续时间取决于训练的强度大小。一般在15~60min。非运动员以中低强度、较长时间的活动为宜，以免出现危险。

（2）理论依据

如前所述，最大吸氧量受多种因素的影响。就训练而言，人体有氧能力的提高，取决于训练的次数、强度、持续时间、运动方式与起始的健康水平。为此有人对一些有争议的问题曾提出如下看法：

①最大吸氧量通过训练只能提高5%~25%。其他75%~95%主要是受遗传因素的影响，但个别人通过训练则可提高25%以上。如何解释这种现象呢？这些情况通常是因为总体重和脂肪重量的下降，按每分、每公斤体重毫升计算最大吸氧量，就会有明显的提高；另一个原因可能是由于起始健康水平太低，因此锻炼后没有较大的提高。

②最大吸氧量的提高与训练次数有关。实验证明，每周至少要保持3次的训练，如果每周少于2次训练，最大吸氧量的变化不显著。

③要想改进身体的组成，使去脂体重（净体重）的比例增大，每周训练不能少于3次，每次至少持续20min，所消耗热量每次应接近300kcal。如果每周训练4次，则每次消耗热量应接近200kcal。

④提高最大吸氧量的最低阈值。应为"最大心率储备"的60%左右（50%的最大吸氧量）。最大心率储备是指最大心率与安静时心率之差，再加上安静时的1/2的心率。

⑤持续训练是保持训练效果的重要因素。如果停止训练2周，工作能力不会显著下降，停止训练4~12周，已提高的健康水平可下降50%。停止10周至8个月后，健康状况就会回到训练前的水平。

⑥初次练跑每周3次以上，每次超过30min，有可能引起足、膝的损伤，为此可选用不同的项目交替练习。

⑦最近研究表明，年龄不是耐力训练的障碍。中老年人最大吸氧量的变化与青年人相似，只是年龄大的人需要更长的时间才能适应训练。尽管最大吸氧量有随年龄增大而下降的倾向（可能是总体重和脂肪重随年龄而增加），但有材料证明，耐力训练可以改变这种倾向。

⑧力量训练不能提高最大吸氧量。最近的试验表明，采用中等负荷的循环力量练习，每组重复10~15次，组间休息15~30s，最大吸氧量没有或仅有很小变化。

⑨短期训练不能提高人体的有氧适应能力，最少需要10~20周才能见效。对成年人来说，每周训练不应少于2次，每次不应少于10min，否则，不能起到保持和提高健康水平的作用。

（四）血红蛋白（Hb）

测定血红蛋白是评定运动员机能状态的常用方法之一。

1. 血红蛋白的生理作用

(1) 运输气体（O_2；CO_2）；

(2) 缓冲血液的酸碱平衡；

(3) 调节血液中的氨基酸浓度；

(4) 吸附代谢产物。

2. 评定血红蛋白值标准

WHO 标准：女子 Hb<120g/L；男子 Hb<130g/L。

中国标准：女子 Hb<105g/L；男子 Hb<120g/L。

近年来有学者提出，运动员在训练和竞赛阶段，Hb 水平不能满足氧运输的需要就应考虑为运动性贫血，或亚理想 Hb，即运动员的 Hb 低于氧运输所需的理想水平。

3. 注意事项

(1) 国内外的研究发现，不习惯运动的人在开始训练阶段，由于血浆容量增加可引起相对性贫血（pseudoamenia），也称高血浆容量反应。一般认为，高血浆容量反应伴随血红蛋白、红细胞压积浓度的相对下降，不是真正的贫血。因为单位体积内血红蛋白、红细胞压积虽有下降，但总血量增加，血红蛋白总量仍然是增加。机体通过增加心排血量来代偿血红蛋白、红细胞压积的相对下降，以保证组织的供血、供氧。同时血红蛋白、红细胞压积相对降低可刺激、动员红细胞生成素系统，加速红细胞生成，以维持其血液中血红蛋白、红细胞等分的动态平衡。

(2) 运动员在大运动量训练的开始阶段也会出现 Hb 水平下降，而这种下降是红细胞破坏增加所引起的。若继续坚持训练，多数运动员随着对大运动量心率的适应，Hb 回升，运动成绩明显提高。但也有少数运动员的 Hb 持续下降，这可能与运动量、运动强度增加过快有关，也可能与过度训练及其他疾病有关，要及时查明原因。如无其他疾病存在，只要调整运动量、降低运动强度，适当注意营养，运动员的血红蛋白就会较快恢复。

(3) 运动员血红蛋白水平过高时也应考虑到其不利的影响。

(4) 铁储备下降的监测。铁储备开始下降表现为血清铁蛋白（SF）值低于 $12\mu g/L$，运铁蛋白饱和度（TS）、红细胞游离原卟啉（FEP）和 Hb 水平正常。血清铁蛋白是诊断体内缺铁及铁负荷过多的一项最敏感、最特异的指标。缺铁性贫血前期，血清铁蛋白可以表现异常降低，并且储铁下降是血清铁蛋白降低的唯一原因，它测定方便，灵敏度高，成为群体普查的重要手段。国内外以血清铁蛋白值<20ng/mL 作为储铁耗尽或明显降低的标准。

多年来对运动性贫血，特别是缺铁性贫血的研究多局限于血色素的测定，认为血红蛋白指标是评定体内是否缺铁的灵敏指标，这个观念是错误的。因为机体由缺铁发展到缺铁性贫血是一个延续过程，体内出现缺铁性贫血之前已有不同程度的缺铁，但血红蛋白值可能是正常的，此时的缺铁具有隐蔽性，用血红蛋白值并不能检测出体内是否缺铁。

缺铁性贫血表现为血红蛋白浓度明显下降（<120g/L）。缺铁性贫血阶段各项指标的阳性率为：血清铁蛋白 95.5%～96.2%，红细胞游离原卟啉 76.9%，运铁蛋白饱和度 50%～76.9%，血清铁 34.6%～60%。最好选择两项以上指标组合可提高检出率，血清铁蛋白和红细胞内游离原卟啉两项指标的组合检出率可高达 100%，漏检率为 0%。因此，在评价运动员是否贫血时，要同时观察血色素（Hb）水平和血清铁蛋白的含量。研究报道，如果血色素（Hb）较低，而血清铁蛋白正常时，运动员的贫血相对比较容易纠正；如果血色素（Hb）较低，而血清铁蛋白也

耗竭时，说明储备铁已消耗殆尽，在这种情况下运动员的贫血往往需要相当长的时间（半年至一年）才能纠正。

（五）尿蛋白

正常人每日尿中排出蛋白质总量在 150mg 以下，一般排出量为 40~80mg。安静状态下，运动员的尿蛋白含量与一般常人无差别。运动引起尿蛋白质增加的现象，称为运动性蛋白尿。运动性尿蛋白中蛋白质主要来自血浆蛋白，如安静时尿蛋白中血浆蛋白含量为 57%，运动后可增至 82%，运动后尿蛋白比安静时增加，可多达 100 倍不等。运动后尿蛋白增加的原因是运动时肾上腺素、去甲肾上腺素、肾素-血管紧张素系统和激肽释放酶分泌增加，使肾血管收缩，血流量减少，肾小球毛细血管压上升，滤过分数增加，使肾小球滤过较大分子量的蛋白质增多；运动时肾小管的重吸收已处于饱和状态，同时对某些小分子量的蛋白质分泌加强，所以，运动性尿蛋白是肾小球-肾小管混合性尿蛋白，但以肾小球尿蛋白为主。

应用尿蛋白这一指标评定运动员的机能状态时应注意以下几点：

1. 尿蛋白和运动量的关系

运动后尿蛋白的数量与运动量有关，尤其与强度关系最大，因而可由尿蛋白出现的数量来评定运动量，特别是评定运动强度。在大运动量训练过程中，开始运动员身体不适应尿蛋白的排出量增多，如继续坚持一阶段训练后，在完成相同强度的训练时尿蛋白的排出就会减少，这是运动员机能状况适应的表现；如尿蛋白不减少反而增加时，则可能是运动员身体状态不良的表现，应酌减运动强度或运动量。

2. 尿蛋白和身体机能的关系

运动性蛋白尿有较大的个体差异，有些人在运动后易出现，而且排出量较多，另一些人则不易出现，即使出现数量也较少与训练水平关系不大，这种差异可能和遗传因素有关。但这种个体差异的表现仍具有一定特点，即同一个体在完成相近的运动量或相同项目的比赛时，尿蛋白的数量相对稳定。当训练水平提高时，尿蛋白的数量就减少；当身体机能下降时尿蛋白的排出数量就增加，故当尿蛋白的排出量在运动后突然增加时（3~4 倍），有可能是运动员身体机能下降造成的，要及时查明原因。因此，应用这一指标评定运动员机能状态时，宜在每天训练课后取尿系统观察。

3. 尿蛋白和运动环境及年龄的关系

有研究报道，在低温环境中运动时尿蛋白的阳性率增高，如冬游。此外，高原训练、低氧分压也可刺激尿蛋白的分泌增加。就年龄而言，尿蛋白的出现率有随年龄的增加而降低的趋势。

4. 运动性尿蛋白与病理性尿蛋白的区别

运动性尿蛋白是生理现象还是病理现象，目前仍是一个有争议的问题。一般认为，运动性尿蛋白属于良性、机能性尿蛋白。但当运动后尿蛋白的排出增加时，首先要明确诊断是否有泌尿系统疾病，排除疾病因素后，才能考虑下一步的安排。

运动性尿蛋白与病理性尿蛋白的主要区别如下：

（1）运动性尿蛋白与运动训练有密切关系，运动性尿蛋白出现在训练后的第一次尿中，且在运动后数小时内消失，一般不超过 24 小时。

（2）运动性尿蛋白出现时，运动员多数没有不良感觉，且预后良好。

(3) 病理性尿蛋白的出现与运动训练关系不密切，即使在安静状态也有尿蛋白，而且运动后排出增加，具有持续性、长久性的特点。

(4) 病理性尿蛋白存在时，患者除有尿蛋白外，还伴有不良感觉及症状，如血尿、管型尿、浮肿、高血压等。

（六）血乳酸

乳酸是糖代谢（无氧糖酵解）的重要产物。肌肉活动时其生成率和运动项目、训练水平、运动强度、运动持续时间、糖原含量、环境温度以及缺氧等因素有密切关系。组织中产生的乳酸经过弥散进入血液后，在运动时通过氧化、糖异生作用以及汗尿排泄也能消除一部分，所以在运动过程中某一瞬间的血乳酸浓度可能是生成率和排泄率的代数和。激烈运动后整个恢复过程中上述排泄机制加强，血乳酸的恢复曲线呈双项指函数形式到安静时的水平。在运动后5分钟左右出现血乳酸峰值。目前，血乳酸指标主要用于有氧代谢能力的评定，在这种情况下需要得到一条负荷强度-血乳酸浓度曲线，曲线右移表示有氧代谢能力高，反之表示有氧代谢能力低。

在绘制负荷强度-血乳酸浓度曲线时，通常采用连续或间断性逐级递增负荷试验，起始强度因运动员的运动项目、训练水平和性别不同而异，这样进行5～6级负荷试验。在自行车测功计上起始功率可选定60W（女）和90W（男），每递增一级是30W或50W。

在活动平板上起始速度可选10km/h，每递增一级是2km/h（坡度为5%）。每级负荷持续时间不少于3分钟，每级负荷后即刻取动脉耳血化验（或手指血）测定血乳酸值，从而可描绘负荷强度-血乳酸浓度曲线。一些学者把4mmol/L血乳酸值对应的负荷强度看作有氧向无氧代谢的转换点，称无氧阈。

（七）血尿素

蛋白质和氨基酸等含氮物质在分解代谢中，先脱下氨基，氨在肝脏转变为无毒的尿素，经血液循环至肾脏排出体外。正常人其生成和排泄处于平稳状态之中，故血尿素保持相对稳定。成人安静时血尿素值为28～40mg/mL。运动时肌肉中能量平衡遭到破坏，蛋白质及氨基酸的分解代谢加强，尿素生成增多而使血中含量升高，其数量可增高达10%～100%。一般在30分钟以内运动时血尿素变化不大，超过30分钟的运动血尿素含量才有较明显的增加。身体对负荷的适应性越差则运动生成的尿素就越多。

运动引起血尿素升高的主要原因是：

(1) 丙氨酸-葡萄糖循环加强。运动在30分钟以上时，骨骼肌中蛋白质参与供能加强，肌肉中支链氨基酸（亮氨酸、异亮氨酸、缬氨酸）脱氨基，碳链被氧化，氨基与丙酮酸反应生成丙氨酸，通过血循环在肝中丙氨酸再脱氨基而生成尿素，致使血尿素增加。

(2) 运动使肌肉中酶因老化分解加强，其分解代谢最终产物尿素增多。

(3) 长时间激烈运动，肌肉能量平衡遭破坏使ATP不能迅速合成时而生成AMP。AMP在肌肉中易脱氨基生成IMP（次黄嘌呤核苷酸），氨转变为尿素，使血尿素量增加。加之运动时排汗增加，尿排泄减少，血液浓缩，造成血液尿素量增加更为明显。

蛋白质分解代谢加强，不仅发生在不适应的运动时，还会延续到运动后休息期，所以常表现为运动后次日或第2～3天还保持较高的分解代谢，经休息后可以恢复，但恢复速度和运动员训练程度及机能状态有关。如果血尿素水平运动后升高，次日晨恢复至正常或比原来水平低些，说明身体对负荷适应；如果血尿素水平在训练期晨起时停留在升高水平或连续几天升高，说明身体尚未恢复，对运动量不适应；如果运动员在训练开始不适应，或对环境不适应（如高原训练），开始几天晨起血尿素水平升高，但在其后的训练中，身体逐渐适应后，血尿素水平又会逐渐下降到原水平。

因此，血尿素在评定机能状态时，可概括出三种变化类型：（1）训练期中晨起时血尿素含量不变；说明运动量小，对身体刺激不大；（2）训练期开始晨血尿素水平上升，然后逐渐恢复至正常。说明运动量足够大，但身体能适应；（3）训练中晨血尿素水平逐日上升。说明运动量过大，身体不能适应。因此，训练期可每天或隔天，或大运动量训练后次日晨测定血尿素水平评定身体机能状态。一次训练课后，血尿素值超过 50mg 时为运动量过大，要注意调整运动量。

（八）睾酮

睾酮是体内主要的促合成代谢激素之一，它除了维持男子性功能和副性特征外，还刺激组织摄取氨基酸，促进核酸与蛋白质的合成，促进肌纤维和骨骼生长，刺激促红细胞生成素分泌，增加肌糖原储备，维持雄性攻击意识。

1. 清晨安静状态下血总睾酮测定

首选指标，主要反映训练后 HPG 轴功能恢复情况。其特点是直接、简便、快速。在强化训练阶段做定期（如一个月）或不定期的检查是必要的。

血睾酮值的个体差异较大，仅以某一次的测值与正常人的参考范围作对比来判断高低是不够全面的，注意积累资料进行自身的纵向比较更为有意义。一般认为，在不受任何药物干扰的情况下，当运动员增加训练量后血睾酮值低于这个训练周期开始时的 25% 持续不回升应进行调整。

2. SHBG（血中性激素结合球蛋白）测定

首先通过 SHBG 的测定，结合血总睾酮的测值全面了解血中有生物活性的睾酮量。另外，女性的雄激素分泌不具有 LH 与性腺之间的反馈调节，卵巢分泌的雄激素一定程度上是通过 SHBG 的合成量与激素代谢廓清率来调控的，因此，女性测定 SHBG 还能反映出机体对睾酮的调控情况。

3. 清晨安静状态下血黄体生成素（LH）和尿促卵泡素（FSH）测定

当血睾酮水平较低时，如果伴有 LH 和/或 FSH 无明显变化或降低，表明垂体功能有所下降；如果 LH 与 FSH 升高提示无垂体功能的下降。

以上是运动医务监督的常用指标。可用于运动医务监督的医学指标还有很多，选用时一定要根据训练的需要、运动项目的特点、时间、地点、检测条件进行选择。必要时可增加机能评价方面的检测，并将生理、生化指标与机能评价结果一并进行分析，以便更准确地了解和判断运动员的机能状态，更科学合理地安排训练。

二、运动员的自我监督

（一）自我监督的意义

人是高度发达、高度完善的有机体。训练过程中，各种来自肌肉、呼吸、内脏及心血管系统等各方面刺激都会传到大脑。大脑分析综合了传入的信息，对其本身工作能力、机能状况、疲劳程度必将作出相应的反映，不论机体的机能下降、疲劳或恢复，都会从主观感觉以及客观检查中反映出来。所以有人把主观感觉称为"自我内在的呼声"，如 RPE（自我疲劳程度感受）。自我监督正是利用主观反应及简单的医学指标对运动员的健康状况、身体状况进行观察的方法，是综合医学观察的重要内容之一。自我监督指标的变化，对判断运动员的机能状况、疲劳程度，有重要参考价值。

（二）自我监督的内容

自我监督的内容包括主观感觉和客观检查。

1. 主观感觉

（1）运动心情

运动心情是反映运动员有无训练欲望的指标，训练欲望取决于运动员身体的机能状况。运动员身体机能正常时，精神饱满、体力充沛，渴望训练。如果健康状况不佳或发生了过度训练时，就出现心情不佳、厌烦训练的征象，尤其恐惧参加紧张训练和比赛。可根据具体情况在自我监督表中记录，如渴望训练、厌烦训练、恐惧训练等。

（2）不良感觉

不良感觉是反映运动中或运动后，除疲劳（如乏力、肌肉酸痛）以外的其他不正常感觉，如异常的疲劳，感到恶心甚至呕吐、头晕，以及身体某些部位疼痛等。身体机能正常时，自我感觉良好，无不适感觉。如果出现不良感觉，说明机能下降、体力不佳或患有疾病。

观察运动员在训练过程中的不良反应，有利于教练员及时发现问题，尽早查明原因，并采取相应措施。不良感觉的具体内容，可根据具体情况填写。

（3）睡眠

睡眠状况是反映神经系统功能状态的指标。当训练负荷过大超过机体的负担能力时，首先反应在神经系统方面。早期主要表现为睡眠模式的改变。好的睡眠状态是入睡快，醒后精力充沛。如果入睡迟、夜间易醒、失眠，睡醒后仍感疲劳，表明训练负荷超过机体的负担能力，或机体已疲劳，需要调整。在自我监督表中可填写良好、一般、入睡迟、夜间易醒、失眠等。

（4）食欲

食欲是反映中枢神经系统是否疲劳的较敏感指标之一。体育运动时能量消耗大，所以运动后食欲良好。如果运动后不想进食，食量减少，并在一定时期内不能恢复食欲，检查未有其他发现时则表明中枢神经系统已疲劳。此阶段机体的胃肠消化和吸收机能下降，运动员身体机能和健康状况也较低。自我监督表中应填写食欲、食量等情况。

（5）排汗量

运动时排汗量的多少与运动量大小、训练程度、饮水量、空气温度、湿度、衣着厚薄，以及神经系统状况有密切关系。排汗量有比较明显的个体差异，不同个体间比较意义不大。观察排汗量指标时，应特别注意夜间睡眠是否有出大量冷汗的现象。睡眠中出大量冷汗，中医称为盗汗，是身体疲劳或自主神经系统功能紊乱的表现，也可能是内脏器官患病的征象，应加以注意。自我监督表中应填写排汗量一般、较多或明显增多，夜间出冷汗等。

2. 客观检查

（1）脉搏

测脉搏时除注意频率外，还应注意节律。晨脉对了解身体机能变化有重要意义。训练时期，若每分钟晨脉比过去减少或无明显改变，节律齐，表明运动员身体机能反应良好，有潜力；若每分钟比过去多 12 次以上，表明机能反应不良，可能与疲劳未消除或机体状态不良有关。如果晨脉数比过去明显增加，且长期未恢复到原有水平，可能是早期过度训练的反应，应做进一步检查。

如果发现脉搏节律不齐或有停跳现象，可能是心脏机能异常征象，应采用心电图等方法做进一步检查。

（2）体重

体重训练时期，体重出现"进行性下降"现象，并伴有其他异常征象（睡眠失常、情绪恶化等）时，可能为过度训练或身体有慢性消耗性病变（肺结核、甲亢、热能不足等）的表现。

（3）运动成绩

运动成绩长期未增长或下降，可能是身体机能状况不良的反映，也可能是早期过度训练的表现。

（4）肌力检查

机体良好时，肌力不断增加或稳定在一定水平上，如果肌力明显下降则说明运动员疲劳。肌力的测定可根据具体情况选择不同的方式。例如，握力、背力及计算机测力等。

除上述几种客观指标外，还可根据设备条件和专项特点定期测定其他的生理指标。但总体上说，运动员自我监督的指标不宜过多，自始至终应贯彻简便易行，客观有效的原则。只有这样自我监督，工作才能长期坚持下去，才有意义。

（三）自我监督的形式

自我监督可以用专门的自我监督表记录，也可逐日把各项指标写在日记中。推荐的形式应当是把自我监督作为训练日记的一部分。训练日记应当包括以下内容：训练内容、训练时间、运动强度、运动中的体会收获、存在的问题，同时记录机体对训练的反应。这样做的目的是将训练安排与身体反应有机地结合起来观察，更便于教练员发现问题总结经验。

自我监督也可以表格的形式进行记录，如表 2-2 所示。

表 2-2 自我监督表　　　　年　月　日

主观感觉类			
运动心情	□渴望训练	□厌恶训练	□一般
不良感觉	□恶心 　　□眩晕	□胸痛	其他_____
睡眠	□良好	□入睡困难	□失眠
食欲	□良好	□不佳	□减少
排汗量	□一般	□增多	□盗汗
客观检查类			
脉搏	_____ b/30s	节律	搏_____ b/30s
体重	_____ kg		
肌力（握力）	_____ kg		

自我监督表填写的内容，如食欲、睡眠，都是前一天和当日清晨的情况。自我监督表中的某些内容，如晨脉、自我感觉、食欲等，必须每天填写。有的指标如体重，可以一周或半月测一次。自我监督工作是系统的运动训练医务监督工作的一部分，是教练员与运动员之间交流的有效渠道，也是提高训练水平、提高教练员执教水平的基础工作。

三、比赛期间的医务监督

医务人员应争取参与竞赛日程的讨论，进行赛前体格检查，检查场地器械、宿舍条件、饮食卫生、生活制度及防病措施的执行情况，开展卫生知识宣传，组织场地急救工作，包括赛前、赛中、赛后的医务监督。

（一）赛前医务监督

（1）坚持赛前体检制度。如发现有感冒、发烧、过度疲劳、心动过速、心脏听诊有病理杂音、心电图有异常改变、外伤未愈或各种内脏器官的病变期，一律不允许参加比赛。

（2）医务人员要协助教练员做好比赛日程安排。制订计划时要充分考虑气候条件。

（3）做好赛前场地、服装的检查工作以及对饮食、救护配备的准备工作，以保障运动员的安全和比赛的顺利进行。

（4）赛前的膳食安排和调配应与比赛项目、能量消耗的特点相适应，并合理安排一日三餐的时间。

（5）此外还应注意起程时间的安排，以便有效地克服时差反应，旅行途中及时处理各种疾病和晕车、晕船；到达目的地后合理安排生活制度，并监督运动员执行。

（二）赛中医务监督

（1）做好赛中意外损伤的急救工作。例如，运动中腹痛、中暑、低血糖、肌肉痉挛，手部、膝部、踝部关节韧带扭伤等。

（2）做好赛中的饮料供应工作。

（三）赛后医务监督

（1）做好体格检查。根据运动项目的特点，在赛后的一定时间内测定某些生理、生化指标，如脉率、血压、体重、尿蛋白、心电图以及心功能实验等，观察机体的恢复情况，若发现异常改变，分析原因及时处理。

（2）调配膳食。比赛时体内消耗很大，应合理安排膳食，促使其尽快恢复。比赛后2～3天仍应注意补充营养，但切忌暴饮暴食。

（3）注意休息。赛后休整期内，要遵守各项生活制度，保证睡眠时间，使机体得到充分的休息。

四、日常训练的疲劳消除

（一）疲劳的概念

1982年第五届国际运动生物化学会议将疲劳定义为："机体生理过程不能持续其机能在一特定水平上和/或不能维持预定的运动强度即为疲劳。"我国运动生理学教材中将疲劳定义为："人体工作或运动到一定程度，组织器官甚至整个机体工作能力暂时降低的现象。"国际田径联合会主编的运动医学手册中将疲劳定义为："机体不能维持原有的运动强度。"由此可以看出，运动性疲劳有两个基本特点：其一，疲劳是由运动引起的，而不是其他原因，如疾病、营养、环境等因素；其二，疲劳是一种暂时的现象，经过休息、进食，疲劳是可以消除的。因此，疲劳是一种生理现象，疲劳是一种保护性抑制，疲劳可以防止机体进一步地衰竭。

（二）疲劳产生的机制

人为什么会产生疲劳是个复杂的问题，它涉及人体的各器官系统，是体育科学工作者一直关注的问题，至今许多问题尚未得到解决，归纳起来主要有以下几种学说。

1. 能源物质耗竭学说

人们观察发现，肌肉活动至疲劳时能源物质如ATP、CP等含量下降。因此，认为疲劳是由于这些物质耗竭而引起的；但也有人对此提出质疑，因为疲劳多发生在能源物质耗竭之前。

2. 疲劳物质蓄积学说

有人发现，肌肉或血液中的某些物质随着疲劳程度的加深而含量增加，如乳酸、丙酮酸、酮体增高。因此认为，疲劳是疲劳物质蓄积造成的。

3. 内环境失调学说

运动加剧了供氧与需氧的矛盾，由于人体在剧烈运动时供氧相对不足，能量物质氧化不全，乳酸、丙酮酸、氢离子浓度增加，使体内的pH值下降。当体内pH值下降到一定水平，细胞内外的水分、离子浓度就会发生变化，人就能继续从事一定强度的运动。此外，运动中大量出汗，体内的水分、盐分大量丢失，血浆渗透压升高都会促使内环境失调，因而促进了疲劳的发展。

4. 中枢神经保护性抑制学说

不少学者认为，无论是体力或脑力的疲劳，均是大脑皮层保护性抑制的结果。运动疲劳时，神经中枢（大脑）中ATP、CP水平明显降低，糖原含量减少。1970年后陆续有人报道，在疲劳时大脑中的一种抑制性递质γ-氨基丁酸水平升高。近年来，在运动性疲劳的研究中人们发现，机体疲劳时血液色氨酸和支链氨基酸（BCAA）浓度比值改变，影响脑中某些神经递质的前体（苯丙氨酸、酪氨酸和色氨酸）进入脑组织，色氨酸可转变为5-羟色胺，而5-羟色氨的浓度升高可激发倦怠、食欲不振、睡眠紊乱等疲劳症状。

5. 突变理论

这种理论认为，疲劳时运动能力的衰退形如一条链，其中的一个或几个环节断裂就会产生运动能力的下降，即能量供应不足，兴奋和收缩耦联机制破坏，力量丧失出现疲劳，以免出现衰竭。

6. 神经内分泌失调学说

运动可引起机体的一系列变化，其中显著变化是肾上腺素、肾上腺皮质激素分泌增多，使体内的分解代谢过程加强。大量的研究证明，运动性疲劳时内分泌失调是导致运动能力下降的主要因素，而内分泌失调的主要表现是神经内分泌系统的机能下降，结果使机体的机能水平下降，运动耐力水平下降，疲劳提前出现。

（三）疲劳程度的判断

人体是个完整的有机的统一整体，运动后产生的疲劳也是综合性的，它不仅反映在能量物质消耗、生理机能下降方面，而且也表现在心理方面。因此，判断机体的疲劳程度及人体恢复状况也应是全面的、综合的。判断机体的疲劳程度时常用以下方法：

1. 观察法

有经验的教练员可通过观察运动员的外在表现进行判断，如情绪上的变化、语言的多少、注意力集中的程度、皮肤的颜色、出汗的情况、眼神及反应能力等。

2. 动作技能分析法

当人体疲劳时动作的协调性受到严重干扰，动作乏力，身体的控制能力下降，错误动作增多，动作的准确性、平衡能力、动作的稳定性都会减弱，特别是在完成精细动作时的失误增多。

3. 生理机能检查法

人体的机能状态可从多项生理指标中反映出来。检查时可根据脉搏、血压、肌力、呼吸肌耐力、心电图、视觉闪光临界频率阈值等指标的变化对运动员的疲劳程度进行判断。此外，通过心血管系统的运动负荷实验也可判断运动员的恢复程度。

（四）消除疲劳的方法及手段

加速机体恢复是采用大运动量训练的重要前提，因此研究加速身体恢复的措施已成为当前的热门课题。目前研究的方法很多，但主要有以下几方面：

1. 加强运动员与教练员之间的交流

训练有素、事业心强的优秀运动员，常常处于训练最佳状态与训练过量的边缘。为了察觉过度训练的早期信号，及时采取措施有效预防过度训练，有洞察力的教练员与运动员之间密切的交流是必要的。运动员的自我监督是教练员与运动员进行交流的重要环节和方式。训练过程中，运动员必须详细记录对训练的主观反应和感觉，还应记录其他有关因素，如睡眠的时间和质量、营养及其他应激因素等，这将有助于发现导致精神疲劳的原因。

2. 贯彻最适宜训练负荷的原则

运动员最适宜负荷取决于多种因素，如遗传特性、生活方式、健康状况、训练水平等。对于怎样或何时调整训练的量没有绝对的规则，但应注意以下几点：

（1）注意调整训练的节奏，遵守循序渐进、系统、全面的训练、区别对待的原则。

（2）合理安排生活制度。

（3）伤后、病后应进行积极治疗，不宜过早恢复训练和比赛。

（4）长年坚持适当的有氧训练。众所周知，有氧训练是其他一切训练的基础。有氧训练可以改善神经系统的调节能力，提高运动员的心肺机能，改善全身的血液循环和物质代谢，提高运动员对训练的承受力，提高运动员的抗疲劳能力和对外界环境的适应能力，还能加快疲劳性消除的速度。

3. 合理安排训练，积极消除疲劳，促进恢复

恢复是一个过程，而这一过程是自运动一开始就起始的。因此，恢复要贯穿于整个训练过程中，从准备活动起到整理活动止，从一堂课到下一堂课，从一周到多周，从周到月，从月到年，以至多年训练过程均需要做出周密的、科学的安排。合理的安排运动训练是促进恢复的重要环节。

此外，训练中还应避免下列高危险的训练模式，因为这种模式的训练易引起运动员疲劳，甚至出现过度疲劳。

(1) 没有使机体得到充分地恢复，连续参加比赛或参加一系列比赛，比赛间隔时间过短。

(2) 突然增加训练量或（和）训练强度，而不是循序渐进。

(3) 使用单一的训练模式易使运动员的局部负担量过重。

(4) 训练过程中，旅行过度、睡眠不足、营养不良或教练员与运动员之间关系紧张等。

4. 进行整理活动

整理活动是消除疲劳、促进体力恢复的一种良好方法。教练员、运动员应给予足够的重视。剧烈运动后进行整理活动，可使心血管系统、呼吸系统仍保持在较高水平，这有利于乳酸的清除，内环境的平衡与稳定，有利于运动后血液的再分配，避免因局部循环障碍而影响代谢过程使恢复过程延长。整理活动有利于肌肉的放松，有利于及时消除肌肉疲劳。

整理活动包括慢跑、游戏、放松练习及各肌群的伸展练习。

慢跑的作用是使呼吸循环水平继续保持在较高水平，使肌肉继续保持较好的灵活性及弹性，并为牵伸练习创造必要的条件。在此基础上，进行较系统的全身主要肌群的牵伸练习。运动后做伸展练习可消除肌肉痉挛，改善肌肉血液循环，减轻肌肉酸痛和僵硬程度，尽快消除肌肉疲劳，这对预防运动损伤的发生也有良好的作用。长期系统地进行牵伸练习有助于保持肌肉的良好功能，提高肌肉的爆发力，防止肌肉的退行性变化。

牵伸练习时，首先应确定要牵伸的肌群在运动过程中哪些部位最累、肌肉负荷最重，就应对哪些肌肉进行牵伸。

牵伸时应搞清楚这些肌肉的起止点，并将有反应的肌肉（酸痛、酸胀的肌肉）逐渐伸展到可以承受的幅度。牵伸后保持30~60秒，间歇1分钟，重复2~3次为1组。

牵伸练习应注意以下几点：

第一，要注意区别肌肉的酸痛和肌肉拉伤。如运动过程中局部出现剧烈疼痛，或有撕裂样的感觉则可能是肌肉拉伤。此时，必须尽快终止运动进行必要的急救处理，不能再继续做牵伸练习。如运动后肌肉疲劳或肌肉酸胀但没有明显的痛点，则应进行肌肉的伸展练习。在伸展的过程中肌肉酸胀会逐渐减轻、缓解。

第二，开始进行静力牵伸练习时，伸展的幅度要适当。在持续牵伸的过程中，如已感到肌肉放松可逐步加大牵伸的幅度，直到可能的最大幅度为止。

第三，静力牵伸练习最好在慢跑或快走后进行。慢跑或快走后组织温度相对较高，肌肉伸展性和弹性较好，而黏滞性较低，此时进行牵伸练习可取得较好的效果。

第四，牵伸练习后应对牵伸的肌肉适当地进行揉捏、抖动，有利于消除牵张引起的不舒适感觉。

5. 重视活动性休息

休息有两种方式：一种是静止性休息，另一种是活动性休息。为了加速身体的恢复，应很好地使用这两种休息方式。不少运动员疲劳后只注意静止性休息，而不了解活动性休息对加速机体恢复的意义。从能量代谢的角度来看，当运动至疲劳后，如果恢复过程中能进行轻微活动，肌肉和血液中乳酸的消除比运动后静止性休息要快得多。根据巴甫洛夫高级神经活动学说，利用负诱导机制亦可说明活动性休息有助于加速恢复。比如，进行以下肢为主的运动，大脑皮层中支配下肢的神经细胞就会在运动中长期处于高度兴奋状态，如果在运动后适当交换肢体活动的部位，能使运动神经细胞轮流工作，通过负诱导的作用就会使疲劳的神经细胞更快的恢复工作能力。为活动性休息安排的练习，强度要小，时间要短，这样既不会消耗过多的能量，也不会使已经疲劳的神经中枢的抑制更深，有利于加速恢复。

6. 提高睡眠质量

睡眠是消除疲劳、恢复体力的好方式。睡眠时大脑皮层的兴奋过程降低，体内分解代谢处于最低水平而合成代谢过程则相对较高，这有利于体内能量的蓄积。

成年运动员在平时训练期间每天应有8~9小时的睡眠时间，在大运动量和比赛期间睡眠时间应适当延长。青少年运动员的睡眠时间应比成年运动员长，必须保证每天10小时睡眠。如果上、下午都安排训练，中午应有适当午睡（1.5~2小时）。

7. 水疗

热水疗法能扩张血管，促进血液循环与新陈代谢，加速代谢废物的排泄使汗腺分泌增加，消除皮肤污垢、汗液及脱落的表皮，放松肌肉，安抚神经，使机体柔软、欲睡，促进食欲。所以训练后，运动员选择不同方式的热水疗法是加快恢复的基本手段。

（1）淋浴。最简单的手段是淋浴，它不仅具有水温的作用，还有水的机械作用。

（2）盆浴。盆浴或浸浴普遍受运动员欢迎。方法简单，全身放松效果也好。一般先在热水中浸浴10分钟，然后淋浴。热冷水交替浸浴，促进代谢的作用比热水沐浴更好。

（3）涡流浴。涡流浴是将水像洗衣机一样搅动（强度可以调节），造成明显的水温与水流冲动刺激，又可称为水按摩。

（4）脉冲式水力按摩浴。脉冲式水力按摩浴是在特殊澡盆内进行的。使用时肢体躯干部位相对应设置多个喷头，水的压力可达3个大气压，能选择强度及部位，对需放松的肌肉自动喷射。

水温为42±2℃为宜。时间为10~15分钟，勿超过20分钟。训练结束30分钟后，才可进行冷热水浴。冷水温为15℃，热水温为40℃。冷水淋浴1分钟，热水淋浴2分钟，交替3次。

（5）桑拿浴。又名热空气浴或芬兰式蒸气浴。桑拿浴是在特制的小木屋内用电炉加热空气，造成一个高温干燥的环境。除具有镇静和使肌肉、关节组织充血作用外，还可促使大量排汗。摔跤、举重等运动员常用此方法赛前减重。进行桑拿浴的方法如下：

①在54~71℃环境中，停留10~20分钟。

②在100~120℃环境中，停留5~7分钟。反复4~5次。每次间隔时间用冷水淋浴10~15秒钟，或用温水淋浴2.5~3分钟。结束后在更衣室内休息5~7分钟。

（6）蒸气浴。将蒸气通入特制小屋或关闭的房间内，造成一个高温、高湿的环境。其作用与桑拿浴类似，但较桑拿浴易造成身体疲劳。方法如下：在40.5~46℃环境中，停留20~30分钟。

8. 按摩

训练或赛后按摩又称恢复按摩或放松按摩，这是大强度训练或赛后必不可少的内容。方法分为自我按摩、互相按摩、医生按摩或器械按摩等。

（1）自我按摩。除了背部以外几乎全身均可自我按摩、自我放松。按摩手法同其他按摩相同，主要有按、摩、揉、捏、推、压、拍等几种。还有穴位自我按摩、脚底按摩等。

（2）互相按摩。在没有医生按摩的情况下，运动员相互按摩是个好办法。洗澡时可用皂液做自我或相互按摩，使皮肤润滑，阻力减小，手法也容易，边洗边活动边按摩，不仅达到放松身心的目的，还可强壮肌肉。

（3）医生按摩。医生按摩有气功按摩、经穴按摩及放松按摩。

（4）器械按摩。如带式按摩机、滚动按摩器、按摩床等。器械按摩尽管相比医生按摩存在许多不足之处，如机械动作单纯，模仿人的按摩手法只限于揉、捶、滚动、抖、压，单调死板、缺乏生气；但也有其优点，如机械有力、动作的力量一致，无论在训练场地、训练中和训练后都可使用，费用也较低。

9. 理疗

（1）红外线

分近红外线与远红外线两种。近红外线穿透人体组织较深，穿透力可达1cm，能直接作用到皮肤的血管、淋巴管、神经末梢及皮下组织。远红外线多被表层皮肤吸收，局部光浴可改善神经与肌肉的血液供应和营养。

（2）蜡疗

蜡疗热容量大，导热性小，几乎无对流现象，有很大的蓄热性能，而在冷却过程中可放出大量热能。石蜡用于治疗有两种作用：一是温热作用，皮肤能耐受60～70℃的石蜡而不被烫伤；二是机械压迫作用，对肌腱挛缩有软化、松解作用。总之，蜡疗可以防止淋巴液渗出，减少水肿，促进渗出液吸收，扩张毛细血管，增加血管弹性。

（3）热、电、磁治疗

均可促进血液循环加速疲劳的消除，同时对运动损伤有治疗作用。

（4）倒挂疗法

射击运动员在训练中大多数处于立姿、卧姿或跪姿，长时间使脊柱受压，椎间盘受压，久而久之不易恢复常态。倒挂的功能是使椎间盘复位，恢复椎间盘正常弹性，治疗椎间盘突出症；调整脊柱形态（如在倒挂情况下加以按摩则效果更好），纠正不良姿势，促进血液循环，帮助呼吸，放松关节，放松肌肉、消除肌肉张力、消除背痛、消除疲劳、改善肺部供血、促进全身状况的改善。

10. 吸氧

利用高压氧舱在2～2.5个标准大气压下吸入高压氧的效果已得到初步证实。高压氧可使血氧含量增加，血液二氧化碳浓度下降，pH值上升，提高组织氧的储备量，对训练引起的极度疲劳、肌肉酸痛、僵硬、酸碱平衡失调等有明显疗效。特别对拳击、摔跤、柔道等头部常受到撞击的运动员，有减轻头疼、头晕，改善睡眠的效果。

负氧离子也可用来消除疲劳。有人观察负氧离子结合播放音乐消除机体疲劳的效果较明显，具有提高背肌肌力，改善心肺功能。提高血红蛋白浓度等作用。

11. 音乐疗法

从生理角度看，音乐作为一种声音刺激，可通过机体的反射作用迅速产生一系列生理和心理反应。不同性质的音乐对人体的作用是不同的，节奏快而有力的音乐能增强心脏功能，改善血液循环；节奏鲜明的音乐还可使人的精神振奋，心跳加快，心肌张力增加；节奏缓慢、单调重复的音乐则使人松弛，并有催眠镇静的作用；旋律优美的音乐能使人的心情愉快、平静，有助于消除运动员的情绪紧张及焦虑。此外，音乐还具有改善注意力，增强记忆力，提高人们对环境适应力的作用。

12. 心理恢复

心理恢复是通过调节大脑皮层的机能达到消除疲劳的目的。气功、意念放松练习、自我暗示等都属于此类方法。

这类方法的共同特点是能增强抵抗能力；能帮助"放松"消除紧张状态，使交感神经系统的活动减弱，血管紧张素分泌系统发生变化，调节血压，使血液循环加快、皮温升高、红细胞和血红蛋白有所增加，白细胞吞噬能力提高，血皮质醇减少；通过脑电图检查证实，对大脑皮层起保护性抑制作用；气功可使骨骼肌放松，心跳减慢，耗氧量减少。

13. 药物及营养补剂

为了尽快消除疲劳，可适当应用一些营养补剂。如低聚糖、蛋白粉、蜂王浆等；也可根据具体情况适当选用某些中药，如黄芪、刺五加、人参、三七、鹿茸等，这些均有调整中枢神经系统功能、扩张冠状动脉、补气壮筋等作用，对消除疲劳有一定效果。

五、体育教学中的医务监督

（一）健康分组

体育课教学内容和方法要因人而异，合理安排与人体生理负荷相适应的运动量。根据学生的年龄、性别、健康状况、发育状况、机能水平、身体素质和基本的运动能力，进行健康分组。一般分为基本组、准备组和医疗体育组。

1. 基本组

基本组由身体健康，发育良好，功能正常，或发育与健康状况有轻微异常，但功能检查结果良好，且有一定锻炼基础的学生构成。基本组的教学要求，其根据是国家教育部制定的学校体育教学大纲，要求学生达到《国家体育锻炼标准》，鼓励学生加入学校体育代表队和参加比赛。

2. 准备组

准备组由身体发育和健康状况有轻微异常，但功能检查结果无明显改变，平时参加体育活动较少的学生构成。准备组的教学要求，可按国家教育部制定的体育教学大纲进行，但进度宜慢，活动强度宜小，中间休息时间宜长。准备组的学生不宜参加激烈的训练和剧烈的比赛，通过体育锻炼标准的期限也要适当延长。

3. 医疗体育组

医疗体育组由发育或健康状况有明显异常（如脊柱畸形、小儿麻痹后遗症、先天性心脏病等）或身患重病刚刚康复，或身体存在严重的永久性缺陷，不宜参加一般的体育活动的学生构成。医疗体育组的教学培养方案，由体育教师和医生共同研究制订。医疗体育组的学生考核标准要降低，学习期限适当延长。医疗体育组应多开设医疗体育课程，禁止参加激烈的体育活动。

基本组、准备组和医疗体育组的学生可以互相转组。经过一段时间的锻炼后，准备组的学生功能水平提高后，可转入基本组。医疗体育组的学生，可转入准备组或基本组。如果有不适应基本组或准备组教学要求的学生，应转入医疗体育组。

4. 体育运动的禁忌疾病

（1）体温升高的疾病，如感冒、咽喉炎、肺炎等。

(2) 各种内脏疾病（如心、肺、肾、肝、胃、肠等）的急性期。

(3) 有出血倾向的疾病，如肺结核咯血，伤后有出血危险，消化道出血不止等。

(4) 化脓性疾病，如脓肿、甲沟炎等。

(5) 月经过多或严重痛经的发作时期。

(6) 恶性肿瘤。

（二）运动场地设备的医务监督

建立健全运动场地、器材设备的检查制度。运动场地设备的医务监督，主要包括以下几个方面：

(1) 认真做好运动场地的管理和安全卫生检查，及时维修损坏的场地设备。检查训练场地有无坑洼或障碍物、室内场地是否灰尘太多、游泳池水是否清洁；检查跑道是否平整，是否太硬太滑，沙坑是否过硬，或沙坑内是否有砖头石块等；检查坑沿是否高出地面，踏跳板是否与地面平齐等；检查爬绳、爬竿、跳箱、单双杠等固定器械有无年久失修的潜在危险；检查地面是否有厚度足够、大小适宜的海绵垫，海绵垫之间相互衔接得是否严密等；投掷场地应有明显的标志。

(2) 认真做好体育运动器械的维护。检查体育运动器械安装是否牢固，接头是否松动或锈蚀，或放置位置是否欠妥；检查器械表面是否光滑或有裂缝。运动器械的高低、大小或重量是否符合锻炼者或运动员的年龄、性别、生理特点。

(3) 检查室内体育馆的通风、照明、空气的温度和湿度等。

（三）体育教学课中的医务监督

加强体育教学中的医务监督，有利于改进教学工作和提高教学质量，有利于预防运动性损伤和运动性疾病，增强学生体质。

1. 课前检查

(1) 体育教师要以人为本，因人施教。在上体育课前和课间休息时，要认真做好场地器材设备的卫生监督和安全保障工作。充分了解学生健康状况，要根据健康分组进行体育教学，特别是要了解体弱多病学生的身体情况。建立学生健康档案，建立女生经期登记卡等。

(2) 检查有无必要的防护用具（如护腕、护踝、护膝、护腰等），运动时的服装和鞋袜是否符合运动卫生要求等。教育学生不要穿易滑的塑料底鞋上体育课。运动服装不要过于肥大或过紧，以宽松合适为宜。禁止将胸花、别针、小刀、铅笔等尖锐锋利的物品放在衣服口袋里，以免刺伤身体。

2. 课中检查

要密切注意学生的神色形态变化。在剧烈运动或教学比赛时，要注意观察学生的动态表情，如出现异常现象，应及时采取急救措施。要善于从学生的语言、笑声、叹息或呻吟中，了解学生情绪和疲劳程度。通过询问，了解学生的主观感觉。测定学生脉搏，可及时评估运动量和运动负荷的大小，进而观察学生身体变化情况等。

3. 课外体育活动的医务监督

(1) 早锻炼的医务监督

早锻炼的运动量和运动强度不宜过大，以身体发热、微有出汗，脉搏150次/分以内，锻炼时间在 20~30 分钟为宜。运动项目以广播体操、慢跑、气功、太极拳等为主。冬季锻炼务必注意防冻保暖。雾天尘埃多，要注意呼吸卫生，讲究呼吸方法。

（2）课间操的医务监督

课间操的运动量要适当控制。可选择轻松愉快的运动项目，如广播体操、韵律操、眼保健操、素质操、武术操、游戏或跳集体舞等。做眼保健操，手法要规范，穴位要准确。

（四）体育教学组织的医务监督

学校应该建立医务监督组织，由学校附属医院或卫生院（所）负责。明确健康教育老师或专职医生负责学生体育教学、运动训练或比赛的医务监督工作。设有体育院系的学校，可以开设运动医学专业，培养运动医学人才，开展运动医学的教学和科学研究。

第三章 运动伤病常用急救处理方法

第一节 急救概述

对在运动训练、比赛或健身过程中出现的意外或突发伤病事故进行紧急的、临时性的处理，称为运动伤病的现场急救。运动性疾病与损伤的急救处理非常重要。迅速而正确的急救，不仅能抢救患者的生命、减轻痛苦和预防并发症，而且为下一步治疗创造良好条件。如处理不当，轻者可延误病机，加重病情，增加患者的痛苦；重者可危及生命。因此，急救人员一定要牢固树立以抢救生命为第一要义的观点，密切观察有无危及生命的病情，密切关注生命体征（体温、脉搏、呼吸、血压），对运动伤病进行迅速、准确、有效的处理。运动损伤的急救包括包扎、骨折急救、关节脱位急救等，运动性疾病的急救包括心肺复苏术、抗休克、止血等。此外，伤员的搬运也是急救过程中非常重要的组成部分。

一、现场急救的准备工作

仔细检查比赛路线，召开教练员和运动员座谈会，宣传急救知识，使运动员学会和掌握自救与互救的方法。设置急救点及其数量，救护车辆的配备及游动路线，各种急救物品的需求及后方医院的联系及准备等。

二、现场急救的组织工作

建立制度，明确职责，医务工作者或保健人员负责急救工作。应根据不同的运动项目、比赛、训练和运动性疾病发生的特点等情况，采取不同措施。对大型比赛特别是易发生严重创伤或运动性疾病的比赛项目，如摩托车、公路自行车比赛等，更应做好现场急救的组织工作。

三、现场的急救程序

（一）明确初步诊断

明确初步诊断是确定急救措施的前提，主要内容如下：

1. 首先是收集病史，扼要了解病情，迅速询问患者的自我感觉、伤后处理及病情变化。
2. 就地重点检查内容，包括：
（1）患者有无呼吸道阻塞、呼吸困难、发绀、异常呼吸等现象；
（2）患者有无休克、伤口、外出血及内出血等；
（3）患者神智状态、有无胸腹部损伤、有无脊髓周围神经损伤及肢体瘫痪等；
（4）患者肢体有无肿胀、疼痛、畸形及功能丧失等。

（二）急救处理

根据以上检查结果作出初步诊断后，迅速采取相应的措施进行处理。同时，根据病情决定是否把患者安全地转送到有关医疗单位。

第二节　常见运动损伤急救办法

一、包扎

包扎是利用绷带、三角巾或石膏绷带等材料，在急救中暂时固定骨折或受伤的关节，支持或悬吊肢体，使患者保持舒适体位，减轻痛苦的一种方法。包扎应用广泛，具有止血、防止或减轻伤部肿胀、保护创口、预防或减少感染、固定创面敷料以及保持夹板位置等作用。

（一）包扎要点和注意事项

1. 绷带的使用

绷带必须清洁干净，严禁使用未经洗净灭菌的旧绷带。在包扎或解除包扎时，不能将绷带拖在地上。不能使用潮湿的绷带，因为潮湿绷带可刺激皮肤并造成感染，干燥后出现收缩而导致包扎过紧，影响血液循环。

2. 创面换药

包扎前应先进行创面换药，擦干附近皮肤。对腋下、乳下、腹股沟、耳后等皮肤皱褶处，可先撒滑石粉，并垫以纱布或棉垫。骨隆突处亦应以棉垫保护。

3. 固定位置

包扎时应尽可能不要改变患者的位置，使患者坐卧舒适。如做固定或制动性包扎，应注意肢体的功能位置。

4. 包扎技巧

包扎应做到动作熟练，轻快柔和，不要触碰伤口，以免加重损伤或疼痛，并应根据肢体的形态，灵活地运用各种包扎法，使包扎平整、合适。

5. 包扎顺序

应从远心端向近心端进行包扎。包扎开始时常做环形两周固定，以后每周压力要均匀。松紧适中，过紧会影响血液循环，过松则起不到包扎的作用。每周绷带应遮盖前周绷带宽度的1/2或1/3，以充分固定并节省绷带，并随时注意整齐美观。包扎至最后，末端一般用胶布固定。如无胶布，可将末端纵形剪开或撕开，打结固定。固定结应打在肢体的外侧，切忌固定在创面敷料上、骨隆突处或患者坐卧时压着的地方。在包扎肢体时，要外露指（趾）端，便于观察血液循环情况。

6. 解除绷带

解除绷带时，应先剪开固定结或胶布，然后顺绷带包扎的反方向，用两手互相传送松解，不要拉得很长或拖在地上，以免弄脏。紧急时或绷带已被伤口分泌物浸透且干涸时，可用剪刀剪开以解除绷带。

(二)包扎方法

1. 绷带包扎法

(1) 环形包扎法:环形缠绕,下一圈将上一圈完全遮盖(图 3-1)。用于包扎额部、手腕、颈和小腿下部等粗细均匀的部位,以及开始与结束时做固定带端。

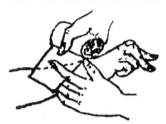

图 3-1　环形包扎法

(2) 蛇形包扎法:斜形延伸,各周互不遮盖(图 3-2)。用于需要由一处迅速延伸至另一处的固定,或做简单固定用。

(3) 螺旋形包扎法:螺旋状缠绕,每周遮盖上周的 1/3 至 1/2。用于径围一致的部位,如前臂、上臂、大腿下段和手指等肢体粗细差不多的部位(图 3-3)。

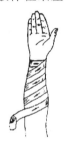 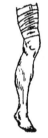

图 3-2　蛇形包扎法　　图 3-3　螺旋形包扎法

(4) 反折螺旋形包扎法:包扎时以环形包扎法开始,然后用一拇指压住卷带上缘,将其上缘反折(注意要避开伤处)并压住前一圈的 1/2 到 2/3,每圈的折线应互相平行。用于包扎前臂、大腿和小腿等肢体粗细相差较大的部位(图 3-4)。

(5) "8"字形包扎法:包扎方法有两种,一是从关节中央开始的包扎法;二是从关节下部开始的包扎法。以关节为轴心,上下交叉缠绕成"8"字形,每圈向内遮盖其上圈的 2/3 至 1/2 (图 3-5)。用于肢体径围不一致的部位或屈曲的关节如肩、肘、髋等部位。

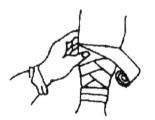
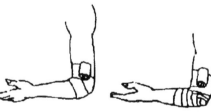

图 3-4　反折螺旋形包扎法　　　　图 3-5　"8"字形包扎法

(6) 人字形包扎法：交叉缠绕成"人"字形，每圈遮盖上圈的 1/3 至 1/2，用于残肢端、头部等（图 3-6）。

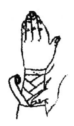

图 3-6　人字形包扎法

(7) 头部包扎法：将三角巾的底边置于前额，顶角朝向头后正中，然后将底边从前额绕至头后，在枕后交叉再绕至前额打结，最后把顶角拉紧并向上翻转固定（图 3-7）。

图 3-7　头部包扎法

2. 三角巾包扎法

本方法适用于急救临时处理或战地救护。三角巾又名三角带，用本色棉布制成，用边长 85～100 厘米的正方形布，对角剪开即成为两块三角巾。三角巾包扎法包扎迅速简便，适用于躯体各部。

(1) 大悬臂吊带：大悬臂吊带将三角巾摊开，一角绕过伤员颈部与另一底角打结，将患臂置于三角巾中，再将顶角自肘部折转，以别针固定，包扎肘部。用于前臂骨折等上肢损伤，但锁骨和肱骨骨折不能用（图 3-8）。

(2) 小悬臂吊带：小悬臂吊带可将三角巾折成长条，系结挂在患者颈上，以悬吊受伤的手臂。将三角巾叠成四横指宽的宽带，其中央置于伤肢前臂的下 1/3 处，两端在颈后打结。用于锁骨和肱骨骨折（图 3-9）。

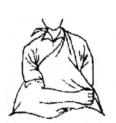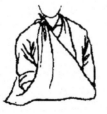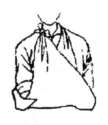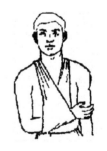

图 3-8　大悬臂吊带　　　　　　　图 3-9　小悬臂吊带

二、软组织损伤的急救

软组织损伤主要是指肌肉、韧带、筋膜、腱鞘、关节软骨、关节囊及滑液囊等组织的损伤，分为急性软组织损伤与慢性软组织损伤。慢性损伤是因急性损伤处理不当，逐渐演变而成，也可因局部组织长期负荷过重，细微损伤的积累，最终造成劳损。

软组织损伤分为闭合性软组织损伤和开放性软组织损伤两大类，以前者多见。闭合性软组织损伤（挫伤、拉伤、扭伤等），是指在外力作用处的深部组织有不同程度的损害，甚至可并发内脏器官的损伤，但损伤部位的皮肤或黏膜没有明显的创面或伤口与外界相通。开放性软组织损伤（擦伤、挫裂伤和刺伤），是指在外力作用部位的皮肤或黏膜的完整性遭到破坏，伤口与外界相通。

（一）闭合性软组织损伤的急救

临床表现主要有：伤部组织出血、肿胀，局部红、肿、热、痛，功能障碍等。急救主要是止血、消肿、制动、止痛、冷敷、加压包扎和抬高伤肢等。

1. 挫伤

挫伤多发于大腿、小腿、头部等处，其次是胸腹部和睾丸等部位。挫伤多见于篮球、足球、体操、武术等运动项目。

（1）临床表现

主要有疼痛、肿胀、出血、瘀斑或由于血肿而出现波动感、功能障碍等。少数患者伴有继发感染化脓，或继发钙质沉着化骨，导致化骨性肌炎。挫伤重者可影响血液循环，导致局部肌肉的缺血性挛缩，出现肢体末端青紫肿胀、麻木、发凉、运动障碍等。

（2）急救处理

①冷敷：损伤后马上用自来水冲洗伤处 5～10min，有条件的可直接用冰块冷敷受伤部位。

②外敷：一号新伤药，适当加压包扎。

③镇痛：疼痛甚者，可口服磷酸可待因 0.03～0.06g，或肌肉注射哌替啶 50～100mg。

④局部痛点注射：1% 利多卡因 5～10mL，泼尼松龙 25～50mg，维生素 B_{12} 2mg，当归注射液 2mL，混合后局部痛点注射。注射遇骨膜时，退针 0.15 厘米，将混合液做扇形注射。一次治疗不愈者，可隔 2 天重复注射。

上肢挫伤，用冷敷及压迫包扎，利用悬带休息。下肢挫伤，抬高患肢，静卧床上，然后冷敷及压迫包扎，以减少出血及肿胀。睾丸挫伤应以三角带吊起，卧床，局部冰敷。胸腹部挫伤见休克者，首先是抗休克。股四头肌及小腿腓肠肌部严重挫伤，多伴有严重的出血，如肿胀不断加重或严重影响血液循环，应考虑手术切开，取出血块，找出出血的血管，进行结扎。

2. 拉伤

拉伤是指在外力的直接或间接作用下，肌肉猛烈主动收缩或被动过度拉长所引起的肌肉损伤。肌肉拉伤发生率高，约占各种损伤的 25%。大腿后群肌肉是拉伤的高发部位。腰背肌、腹直肌、小腿腓肠肌、上臂肌也是拉伤的易发部位。拉伤多见于短跑、跨栏、跳远、体操等运动项目。

（1）临床表现

主要有局部疼痛、肿胀、压痛、功能障碍等。如肌肉断裂，患者多有撕裂感，随即失去控制相应关节的能力，可在断裂处摸到凹陷。由于断裂的肌肉收缩，在凹陷附近可摸到膨大的肌肉断端。

（2）急救处理

肌肉未断裂者，处理方法与挫伤相同。肌肉断裂者，应加压包扎，固定伤肢，必要时尽早手术治疗。

3. 扭伤

扭伤是在间接外力作用下，关节超常范围的活动而造成异常扭转，导致关节囊、韧带和关节附近其他结构的损伤。扭伤轻者韧带部分纤维断裂，重则韧带纤维完全断裂，甚至引起关节半脱位或完全脱位。以踝关节和膝关节扭伤多见，其次是腕、肘、指、腰、肩关节。扭伤多见于球类和田径等运动项目。

（1）临床表现

主要有疼痛、肿胀、皮肤青紫和关节活动障碍等。

（2）急救处理

以冷敷、加压包扎和固定为主。

注意事项：闭合性软组织损伤，切忌伤后马上搓、揉受伤部位，或用热水浸泡伤处、用电烤灯烤伤处等。否则，会加重病情，延长损伤组织的修复时间，严重者可能留下功能障碍。

（二）开放性软组织损伤的急救

开放性软组织损伤的处理原则是保护伤口、及时止血，然后再处理伤口。如有必要，应争取在6～8小时内进行清创缝合术，防治感染，预防破伤风。

1. 擦伤

擦伤是皮肤受到外力摩擦，皮肤的表皮层或真皮层受损脱落，被擦破出血或有组织液渗出。擦伤病情轻，在外伤中最常见，约占运动性损伤的16％。擦伤多见于篮球、排球、足球、田径、体操、拳击等运动项目。

急救处理方法：

（1）轻度擦伤

创口较浅、面积小的擦伤，可用生理盐水洗净创口，创口周围用75％的酒精消毒，局部擦紫药水，不用包扎，暴露在空气中即可痊愈。

（2）中度擦伤

创伤面积稍大，创面有异物污染的，可用生理盐水或过氧化氢冲洗伤口，用75％的酒精消毒伤口周围，局部擦碘酒或紫药水，不用包扎，暴露在空气中即可痊愈。擦伤位于关节附近的，经消毒处理后，多采用消炎软膏或多种抗菌素软膏搽抹，并用无菌敷料覆盖包扎。

（3）重度擦伤

重度擦伤是摔倒时沙粒、炭渣、碎石等嵌入皮肤后形成。是擦伤中最严重的一种，又称刺花。首先用生理盐水或2％的硼酸水冲洗局部。如果创面中嵌入有沙粒、炭渣、碎石等，要用生理盐水冲洗干净，必要时可用消毒的硬毛刷子轻轻刷洗，清除异物。创口可用过氧化氢、创口周围用75％的酒精消毒，然后用凡士林纱条、消毒敷料覆盖创口，并包扎。如果创面中嵌入异物多，疼痛剧烈者，可在1％普鲁卡因局部麻醉下，进行清除。若创口较深、污染较重者，按常规肌肉注射破伤风抗毒素1500国际单位，并用抗菌素治疗。感染的伤口应每日或隔日换药。处理得当，一周左右即可痊愈。

2. 挫裂伤

挫裂伤是皮肤受到外力的强烈刺激，皮肤的完整性遭到破坏，皮下组织等亦有不同程度的损伤。挫裂伤的伤口形状不规则，边缘不整齐，有不同程度的出血和污染。多见于篮球、足球等对抗性强的运动项目，以头面部皮肤撕裂伤最为多见，如在抢篮板球时，被对方运动员肘部撞伤眉弓处的皮肤等。

急救处理方法：

（1）轻度挫裂伤

撕裂的伤口较小（创面长度在 2cm 以内），创面整齐、清洁，可先用无菌纱布盖住伤口加压止血，然后用 2% 的碘酒在伤口周围消毒，再用 75% 的酒精消毒后，将伤口对合好，用粘膏或创可贴粘合，再盖上消毒纱布，4～7 天即可去除敷料，伤口便可愈合。

（2）重度挫裂伤

撕裂创口较大，创面不整齐，受到污染者，则须清洁创面，止血，缝合创口。急救时，应先用生理盐水冲洗干净，然后用消毒敷料或清洁的布类覆盖伤口，适当加压包扎止血。如不能止血，应尽可能在靠近伤口处按规定缚以止血带，然后护送至有条件的医院，在 6～8 小时内进行清创缝合术。按常规做肌肉注射破伤风抗毒素 1500 国际单位，以作预防。对怀疑有化脓性感染者，应尽早使用抗菌素。

3. 刺伤

刺伤分为一般刺伤和复杂刺伤。一般刺伤是指刺伤不伴血管、神经和内脏器官等损伤者。复杂刺伤是指伴有血管、神经和内脏器官等损伤者。刺伤的特点是伤口小而深。肢体上的刺伤，可深达肌肉、骨膜，可伴有血管、神经损伤。躯干的刺伤，往往伤及内脏器官。刺伤的创底，常有异物污染。刺伤多见于武术、击剑等运动项目，也见于田径运动中钉鞋、标枪、滑冰冰刀切伤等。

急救处理方法：

（1）将创面及其周围的皮肤用 1/1000 新洁尔灭液消毒，用敷料覆盖，然后适当加压包扎，必要时进行彻底清创，预防感染和破伤风。

（2）如果被生锈铁钉等刺伤，先用生理盐水或过氧化氢冲洗伤口，除去异物，再进行消毒包扎。若出血较多，应立即进行临时止血。按常规肌肉注射破伤风抗毒素 1500 国际单位。

（3）合并血管、神经和内脏器官损伤者，应立即护送至医院救治。

三、关节脱位的急救

关节脱位是指构成关节的骨端关节面脱离正常的位置，发生关节功能障碍，又称脱臼。

（一）关节脱位的原因

关节脱位可由间接暴力或直接暴力（如跌仆、挤压、扭转、冲撞、牵拉等）所造成，其中以间接暴力所致者多见。关节脱位的发生与关节的解剖特点有内在的联系，和患者的年龄、性别、职业、体质等因素密切相关。如年老体弱，筋肉松弛者易发生下颌关节脱位；小儿因关节韧带发育尚不健全，常发生桡骨头半脱位；由于工作、活动环境的差异，成年人脱位多于儿童，男性多于女性。

(二) 关节脱位的临床表现

1. 一般症状

(1) 局部疼痛与压痛，活动时疼痛加剧。

(2) 局部肿胀。

(3) 关节活动功能障碍。

2. 特有体征

(1) 畸形。

(2) 关节盂空虚。

(3) 弹性固定。

通过 X 线检查可进一步明确脱位的程度、方向，以及有无合并骨折、陈旧性脱位、骨化性肌炎或缺血性坏死等。此外，脱位还可能牵扯和压迫邻近的神经和大血管并造成损伤。检查时应引起重视。

(三) 关节脱位的并发症

关节脱位除了上述症状外，因构成关节的骨端移位而引起的其他损伤，如节囊、肌腱和韧带等软组织损伤，常常出现脱位的并发症。

1. 早期并发症

(1) 并发骨折：骨折多发生于关节邻近的骨端或关节盂的边缘。如肩关节脱位常合并肱骨大结节撕脱性骨折，髋关节后脱位可合并髋臼后上缘骨折等。当脱位复位后，这些骨折片往往随之复位。若脱位合并骨干骨折（指同侧肢体）时，可先整复脱位，后对骨折进行处理。

(2) 并发神经与血管损伤：如肩关节脱位时，腋神经与腋动脉可受到压迫或牵拉损伤，但这种神经血管损伤所产生的症状，在关节复位后，功能可以逐渐恢复。

(3) 并发感染：少数开放性脱位如不及时清创或清创不彻底，可引起化脓感染。

2. 晚期并发症

(1) 关节僵硬与骨化性肌炎：关节脱位后局部血肿机化，关节周围组织粘连或瘢痕挛缩，导致关节活动受限，甚至关节僵硬不能活动。或因血肿机化并形成骨样组织而造成骨化性肌炎，多见于肘关节。

(2) 骨缺血性坏死：关节脱位时，关节囊和关节内、外的韧带遭受损伤，血管也受到损伤，破坏了正常的血液供应，导致骨的缺血性坏死。常见的有股骨头缺血性坏死等。

(3) 创伤性关节炎：脱位时关节软骨面受到损伤，造成关节面不平整，在活动或负重时，关节面不断遭受磨压而引起疼痛。创伤性关节炎多见于下肢负重的关节。

(四) 关节脱位的急救原则和注意事项

1. 抗休克

关节脱位或合并其他损伤时，患者由于大量失血或剧烈疼痛等原因而发生休克。急救时要注意预防休克，早期发现并及时处理（详见本章第六节）。

2. 复位

关节脱位后应尽早复位，对于肌肉不太紧张的新鲜关节脱位，可不用麻醉，运用牵引等手法即可复位。对体质较差，不能忍耐疼痛或肌肉丰满且过于紧张者，可适当进行麻醉，再做手法复位。

3. 固定

关节脱位经复位后，必须在一定时间内固定损伤肢体。用夹板和三角巾固定伤肢后，应尽快将患者转送医院。按脱位部位和损伤程度决定固定时间，一般固定 2～3 周。固定不宜过长，否则可引起关节及周围组织粘连而发生关节僵硬，影响关节功能的恢复。没有整复技术和经验的救护人员，不可随意复位，以免加重伤情，影响功能的恢复。

（五）练功活动

关节复位后，在固定期间，应多做伤肢肌肉的收缩活动。避免肌肉萎缩，防止关节僵硬，尽快地恢复关节的正常功能。解除固定后，即可活动锻炼受损伤的关节。

四、骨折的急救

骨折是指骨或骨小梁的连续性发生断裂，这是一种较严重的运动性损伤。在运动训练、竞赛或在体育健身运动中时有发生。发病率约占运动性损伤的 1.5%。

（一）骨折的原因

（1）直接暴力：骨折发生在暴力直接作用的部位，如足球运动员胫骨被对方猛踢而造成胫骨骨折。

（2）间接暴力：骨折发生在身体接触暴力较远部位，如跌倒时用手撑地，较大的支撑反作用力可能导致尺、桡骨干或肱骨髁上或锁骨骨折等。

（3）肌肉牵拉力：肌肉猛烈而不协调地收缩或韧带突然紧张，引起附着部的撕脱骨折，如股四头肌猛烈收缩引起髌骨或胫骨粗隆的撕脱骨折。

（4）积累性劳损：多次或长期反复的直接或间接作用力造成骨骼某点骨折，又称疲劳性骨折，如反复剧烈跑跳、训练过多引起腓骨下端骨折。

（二）骨折的诊断

出现外伤后，应根据暴力作用的部位及方向，问明疼痛点，同时解开衣服，观察是否有畸形或肿胀，并循骨干检查压痛，骨折的压痛限于骨折断端。如是软组织挫伤，其压痛范围较广、较轻。疑有骨折，应先按骨折急救处理，确诊则需用 X 线检查。X 线检查可了解骨折的具体情况，显示临床检查不易发现的损伤和移位等。X 线摄片应包括正、侧位，并且要包括邻近关节。有时还要加拍特定位置或健侧相应部位 X 线摄片，以便于对比。

（三）骨折的征象

1. 局部表现

（1）疼痛和压痛：刚发生骨折时，疼痛较轻，稍后即加重。肢体活动时疼痛加剧，触诊时骨折处压痛明显。

（2）局部肿胀和瘀血：骨折后骨及附近软组织的血管破裂出血，即发生肿胀。如是开放性骨折，周围软组织肿胀，甚至可在皮肤上产生张力性水泡，如是闭合性骨折则在其周围形成血肿。如血肿表浅，1～2 日后可出现紫色、黄色或青色的皮下瘀斑。

（3）功能障碍：患肢骨折后因疼痛、肌肉痉挛、肌肉失去骨杠杆的作用或周围软组织损伤等，使肢体功能部分或全部丧失。

(4) 畸形：因暴力作用或骨折后肌肉的痉挛性收缩等，造成骨折断端移位引起骨折肢体的缩短、侧凸成角、发生异态、变动、旋转畸形等。

(5) 异常活动和骨擦音：完全骨折后，在关节以外的地方出现异常的活动。当移动肢体时，在骨的断端可发出摩擦音，这是骨折特有的症状。检查时绝不能刻意去寻找异常活动或骨擦音，以免加重损伤和增加患者痛苦。

2. 全身表现

(1) 休克：多见于比较严重的骨折，如股骨骨折、脊椎骨折、严重的开放性骨折等。由于广泛的软组织损伤、大量失血或剧烈疼痛等，引起失血性休克或疼痛性休克。

(2) 部分患者有体温升高、口渴、便秘等症状。

(四) 骨折急救原则和注意事项

1. 抢救生命，预防休克

对严重骨折要密切观察患者情况，力争早期发现休克并及时处理。早期就地施用制动固定术，并注射吗啡止痛，但合并颅脑或胸腹部损伤者禁用吗啡。骨折部注射1％～2％普鲁卡因止痛较好。针刺人中穴、十宣穴或用50％的葡萄糖液静脉注射，吸氧，平卧保暖是升压和防止休克发展及治疗的简要措施。

2. 准确、快速固定骨折

为了避免骨折断端更多地损伤周围的软组织、血管、神经或内脏等，减轻患者疼痛，并便于转运，必须早期就地对骨折进行固定。夹板是常用的固定器材。如没有夹板，则应根据实际情况，就地取材，如树枝、木棍、木板、竹片、纸板、运动器材等，作为临时固定器材。如果连夹板或临时替代的固定器材也没有，还可用身体固定法，如上肢骨折可用布类将受伤的上肢固定吊在胸前，下肢骨折可将两腿捆在一起，起到临时固定的作用。应当指出，骨折患者未经固定处理，绝不能移动，以免加重损伤或合并并发症，甚至发生休克。

3. 先止血再包扎固定

如伤口出血，应先止血，再包扎伤口，然后固定骨折。如有伤口或有开放性骨折造成的出血，应根据具体情况采用适当的方法止血。应先洗涤伤口，再用消毒巾包扎，预防感染。争取在6～12小时内送达医院进行手术，并注射破伤风抗毒素1500国际单位，以预防破伤风。暴露在伤口外的骨折端，未经处理者，一定不要复回伤口内，以免将污物带入创口深处，应盖上无菌敷料包扎固定后，立即转送医院处理。

4. 夹板固定注意事项

(1) 长短宽窄合适，以能固定骨折上下两个关节为宜。

(2) 正确安放压垫和夹板，确保稳定骨位的作用。

(3) 夹板上要垫棉花，不可直接接触皮肤，以防皮肤被压伤。

(4) 固定夹板时，绷带缠在折断处上下段。

(5) 下肢骨折用夹板固定后，应与健康腿捆在一起再转运。

(6) 夹板固定要牢固，松紧适宜。过松会失去固定的作用，过紧则会压迫神经血管。四肢骨折固定时要露出指（趾）端，以便观察肢体的血液循环情况。包括观察肢体远程的皮肤颜色、温度、感觉以及手指或足趾的活动，脉搏强弱等。若发现指（趾）端苍白、发麻、发凉、疼痛或呈青紫色时，应马上松解夹板并重新固定。

（7）骨折整复固定后，应经常检查，随时调整束带的松紧度。

（8）定期进行 X 线检查，了解骨折对位和愈合情况。

（五）骨折急救的临时固定

各种骨折急救夹板使用法

（1）锁骨骨折：用"8"字包扎法或双环包扎法（图3-10）或T形木板固定法（图3-11）固定，患臂用三角巾或毛巾悬吊胸前。注意脉搏，如果太紧，出现脉弱，手绀紫等，则须放松。

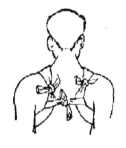 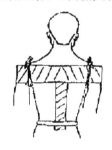

图 3-10　双环包扎法　　　图 3-11　T形木板固定

（2）肱骨下段骨折：固定方法有两种，一是直角夹板法（图3-12），二是躯干固定法（图3-13）。如无夹板可将上臂固定在躯干上，则取两块合适夹板，分别置于伤肢外侧和内侧，用叠成带状的三角巾在骨折的上下两端将夹板固定，再用小悬臂吊带将前臂挂起，最后用三角巾把伤肢绑在躯干上加以固定。

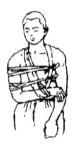　　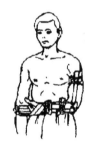

图 3-12　直角夹板法　　　图 3-13　躯干固定法

（3）尺骨鹰嘴骨折：肘关节伸直，在前面从上臂到手放一直夹板以防肘屈。用两条绷带固定夹板，一条绑在上臂，一条绑在前臂，再用一条宽带子经前臂绕躯干在对侧作结固定（图3-14）。

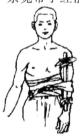

图 3-14　尺骨鹰嘴骨折固定

（4）前臂骨折：拇指朝上，肘关节屈成直角，前臂前后部放置夹板。夹板的长度应超过肘和手腕，用两条带子固定，一条在骨折处上端绕 2 圈作结，一条在手腕处进行"8"字形捆扎，在背侧作结。再用大悬臂吊带将前臂挂于胸前（图 3-15）。

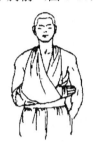

图 3-15　前臂骨折固定

（5）指骨骨折：用压舌板放在指的掌侧，然后用胶布固定（图 3-16）。

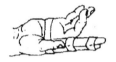

图 3-16　指骨骨折固定

（6）手腕部骨折：患手握棉花团或绷带卷，将垫夹板置于前臂和手的掌侧用绷带缠绕固定，最后用大悬臂吊带将患肢挂于胸前（图 3-17）。

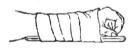

图 3-17　手腕部骨折的临时固定

（7）股骨骨折：用两块长夹板分别置于伤肢的内外侧，内侧夹板的长度从大腿根部至足跟，外侧夹板的长度从腋下至足跟，然后用 5～8 条宽带固定夹板，在外侧打结。

旁侧夹板固定法：先用一手握脚背，一手托脚跟，轻轻将脚向下拉，直到与健腿等长，如疼痛可注射吗啡。腿外侧及内侧各放一木板，外侧自腋下达足部，内侧自鼠蹊达足部。大腿骨折处上下方、膝下、小腿，分别以布带结扎作结于外侧固定（图 3-18）。

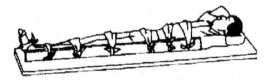

图 3-18　旁侧夹板固定法

托马氏夹板法：先将夹板的铁圈用棉花绷带包好，使其松软。用宽绷带或两块长方布悬在铁杆上，不要太紧。甲助手抬脚及小腿，乙助手抬骨折部位的上下段，慢慢套入铁环，使铁环低于坐骨。大腿安置在布带上。在膝及骨折上下段用绷带固定。足用"8"字绷带牵引，用小木棍绞紧。

（8）髌骨骨折：患者取半坐位，助手持患肢足跟将腿抬起，膝伸直，在腿后放一长夹板（长度以大腿到脚为宜），膝窝与足跟部垫一些棉花，用三条带子固定夹板。

(9) 小腿骨骨折：小腿骨折用两长夹板置于伤肢的内外侧，内侧夹板的长度从大腿中部至足跟，外侧夹板的长度从膝上至足跟，然后用4~5条宽带固定夹板，分别在膝上、膝下和踝部外侧打结（图3-19）。可以用托马氏夹板，或用侧夹板法固定，夹板可以稍短，自大腿至足即可。

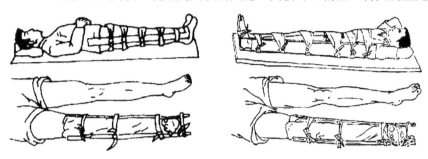

图3-19 小腿骨骨折固定

(10) 脊椎骨折

①颈椎骨折：颈椎损伤会发生上肢和躯干的高位截瘫，甚至影响呼吸造成死亡。搬运时必须使头部固定于伤后位置，不屈不伸不旋转，数人合力搬至平板上。颈的两侧用沙袋、纸板或卷叠的衣服固定，防止旋转（图3-20）。

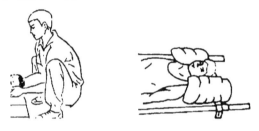

图3-20 颈椎骨折固定

②胸腰椎骨折：准备好硬板或担架置于患者体侧，一人稳住头，再由两人将患者推滚到木板上或担架上。注意胸腰椎骨折千万不能让患者弯腰，以防止脊髓受压迫。应将患者在摔伤的卧位姿势下抬到担架上（图3-21）。

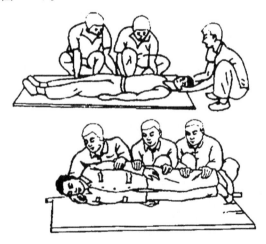

图3-21 胸腰椎骨折的搬运

③开放性骨折：首先要对伤口进行初步消毒，再用消毒纱布和绷带包扎伤口。如无消毒纱布和绷带，即用洁净的布类包扎，一来可以止血，二来防止伤口继续污染。如伤口出血很多，可参照出血急救处理。开放性骨折伤员经急救和固定后，应立即转送到医院。

第三节 常见运动性疾病的急救办法

一、出血的急救

健康成年人每千克体重大约有75mL血液。如急性出血达全身血量的20%，就会出现头晕、口渴、面色苍白、全身乏力等一系列急性贫血的症状。如出血量超过全身血量的30%，就会导致失血性休克而危及生命。因此，当运动性损伤或其他意外事故引起急性出血时，应立即急救止血。

常用的止血方法

临床上常用的止血法有抬高伤肢法、加压包扎法等。临时止血后必须迅速将患者送往医院治疗。

1. 压迫止血法

压迫止血法是最重要的、简便有效的方法。就是在出血点上直接加压（除大动脉破裂者外），可使血管闭塞，发生防御性血栓止血。常用的压迫止血点和止血法如下：

（1）颞浅动脉压迫止血点和止血法

颞浅动脉压迫止血点位于耳屏的前方，同侧耳珠前一指宽处。一手扶住患者额部或枕部，将头部固定，用另一手拇指压迫颞浅动脉压迫止血点，可用于同侧头额、颞部的临时止血，称为颞浅动脉压迫法（图3-22）。

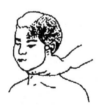

图3-22 颞浅动脉压迫法

（2）颌外动脉压迫止血点和止血法

颌外动脉压迫止血点位于同侧下颌角前约1.5cm处。一手将患者头部固定，用另一手的拇指在下颌骨的下缘与咬肌的前缘的交界处，将颌外动脉压迫止血点压迫于下颌骨上，可用于同侧面部的出血。常需将两侧动脉同时压住，才能止血（图3-23）。

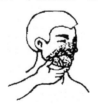

图3-23 颌外动脉压迫法

(3) 锁骨下动脉压迫止血点和止血法

锁骨下动脉压迫止血点位于锁骨上方、胸锁乳突肌外缘处。用拇指在锁骨上窝摸到动脉搏动处，即是锁骨下动脉，用力向后向下将动脉压向第一肋骨，可用于同侧臂的上部及肩部的临时止血（图3-24）。

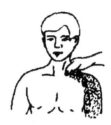

图3-24　锁骨下动脉压迫法

(4) 肱动脉压迫止血点和止血法

肱动脉压迫止血点位于肱二头肌内侧沟处。将伤臂稍外展和外旋，用手指在肱二头肌内侧沟处，将动脉压在肱骨上。也可在肘窝摸到该动脉搏动处，用拇指压迫，可用于同侧前臂和手出血的临时止血（图3-25）。

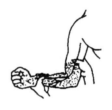

图3-25　肱动脉压迫法

(5) 桡动脉及尺动脉的压迫止血法

在桡腕关节处摸到桡动脉、尺动脉的搏动处，用双手拇指压迫，用于同侧掌、手背出血的临时止血。

(6) 股动脉压迫止血法

让患者仰卧，伤肢大腿稍外展和外旋，在腹股沟中点处摸到搏动后，用双手拇指重叠将股动脉压在耻骨上，用于同侧大腿、小腿出血的临时止血（图3-26）。

(7) 胫前、胫后动脉压迫止血点和止血法

用两手的拇指或一手的拇指、食指分别按压在内踝与跟骨间和足背横纹的中点，将胫前动脉和胫后动脉压向胫骨，可用于同侧足部出血的临时止血（图3-27）。

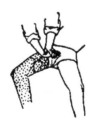 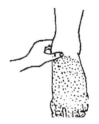

图3-26　股动脉压迫法　　　图3-27　胫前、胫后动脉压迫法

(8) 足背动脉的压迫止血法

用手指在第一跖骨基底部的背侧，伸拇长肌腱的外侧，摸到足背动脉搏动处，进行压迫，可用于同侧足部出血的临时止血。

2. 止血带止血法

止血带止血法适用于动脉出血。常用的止血带有皮管、皮带、气止血带。如无止血带，可用毛巾等物替代，最好不用绳索。用止血带止血时，应注意以下三点：

(1) 首先抬高患肢，再上止血带。止血带要尽可能靠近出血部位或伤口的近心端捆扎。先在肢体周围垫上软布后再进行绑扎。

(2) 掌握止血带使用时间。上肢出血时，止血带要扎在上臂，应避免在上臂的1/3处捆扎，以免引起桡神经损伤。下肢出血时止血带扎在大腿靠近伤口的近心端。上肢每隔30min、下肢每隔1小时必须放松一次止血带。每次放松时间2~3min，并暂时改用压迫止血法，避免引起肢体缺血而发生坏死。使用止血带的时间不宜超过3小时。缚后肢端应呈蜡白色，如果呈紫红色则提示绑扎过紧。

(3) 用止血带后要留有明显的标签，注明使用止血带的时间、部位、放松止血带的时间和重用止血带的时间等。

橡皮管止血带止血法：先在要用止血带的部位用三角巾、毛巾或衣服垫好，将止血带的一端留出一部分并用一手的食、中指夹住靠在垫物上。另一手将止血带适当拉紧拉长，绕肢体2~3圈（压在留出的那一部分止血带上）后，将残留端夹在食、中指间拉出即可（图3-28）。

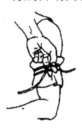

图 3-28 橡皮管止血带止血法

紧扎止血带止血法：在伤口处用绷带、三角巾等勒紧止血，其中第一圈绕衬垫，第二、第三圈分别压在前一圈的上面并适当勒紧，然后打结（图3-29）。这两种方法常用于四肢动脉出血的临时止血。

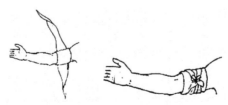

图 3-29 紧扎止血带止血法

3. 一般止血法

用于伤口表浅的出血，如四肢的毛细血管和小静脉出血，先将受伤的肢体抬高使出血部位高于心脏，降低出血部位的血压而减少出血。然后，可用冷开水或生理盐水冲洗局部，经过消毒后，撒上云南白药或纯三七粉，盖上消毒纱布，用绷带适当加压包扎。

4. 加压包扎法

用无菌敷料覆盖出血处，然后用绷带包扎，用于毛细血管和小静脉出血。

二、休克的急救

休克是指人体遭受体内外强烈刺激后，循环系统急剧紊乱，生命主要的营养血管灌流量急剧减少，发生的一种严重的病理状态或全身综合征。发生休克后应积极抢救。在运动性损伤和运动性疾病中，很少发生休克，偶见于跳水、摩托车、足球、篮球等运动项目。

（一）休克的常见原因及分类

根据休克的病因及病理生理特点，一般将休克分为低血容量性休克、神经源性休克、心源性休克、感染性休克、过敏性休克五种。在运动性损伤中常见的是低血容量性休克和神经源性休克。由于急剧的大量出血、失液、骨折、脱位、严重的软组织损伤或内脏破裂等，常可合并休克。疲劳、饥饿、寒冷、酷暑、剧痛、长时间使用止血带后突然松解等，都能诱发或加重休克。

（二）休克的临床表现

休克的病因各有不同，但病理变化是相同的。休克的病程可分为两个时期。

休克代偿期：失血未超过全身血量的20％时，由于机体代偿作用，患者中枢神经系统兴奋性提高，表现为精神烦躁、面色苍白、手足湿冷、心率加快、气促等，血压可正常或稍高。休克代偿期时间较短，易被忽略，但这是抢救休克的关键时期。如果处理得当，休克可以很快得到纠正。

休克抑制期：如休克代偿期处理不当，则进入抑制期。休克抑制期的主要表现有神志淡漠、反应迟钝，甚至出现昏迷、唇和肢端发紫、冷汗淋漓、脉细数、血压下降，并可出现进行性呼吸困难，咯出粉红色泡沫样痰等。

（三）创伤性休克的治疗

1. 现场急救

（1）安静休息：现场急救时，应迅速将患者的头和躯干抬高10°，下肢抬高20°，增加回心血量，改善脑部血流。安慰和鼓励患者，消除心理负担。

（2）止血止痛：如果有外出血，应立即止血。用加压包扎法或止血带止血；内出血患者，应尽早送到有条件的医院救治。骨折、脱位或软组织严重损伤者，除严重颅脑损伤外，剧烈疼痛时，可给予止痛剂，如肌肉注射吗啡5～10mg或哌替啶50～100mg。

（3）饮水和吸氧：神志清醒又无消化道损伤者，酌情给适当盐水或其他饮料，若需急诊手术则不宜饮水。如果有条件可以让患者吸氧。

（4）保暖和防暑：在不影响伤肢或伤口的情况下，尽可能将患者穿着的潮湿运动服脱去，并盖上毛毯或大毛巾以保暖。但不要加温，以免皮肤血管扩张，影响生命器官的血液灌注量和增加氧的消耗。在炎热天气时应注意防暑降温。

（5）保持呼吸道通畅：如果患者昏迷，要及时清除呼吸道的分泌物，如口、鼻、咽部的血块等。昏迷的患者，头应侧偏，并将舌牵出口外，以保持呼吸道通畅。必要时，可置鼻咽管吸氧。

（6）伤部的包扎和固定：开放性损伤的患者，应立即用无菌敷料或现场可以得到的毛巾或其他棉制品将创口敷盖包扎。对骨折患者应进行必要的急救固定。

（7）针灸急救：常用急救穴有人中、十宣、内关、百会、关元、气海、涌泉、足三里、太冲等。针刺时，应用大幅度捻转，强刺激手法。艾灸选百会、大敦、神厥、隐白、气海、关元等穴，以悬灸为主。

（8）中枢兴奋剂：可早期使用，虽然不能收到单独救治休克的效果，但有相辅相成的作用。可选用25%的安钠咖1mL、25%的尼可刹米1~2mL、1%的山茶碱1mL进行肌肉或静脉注射。

（9）普鲁卡因封闭疗法：颈、胸、肩损伤可以施行颈部迷走交感神经封闭。腹、髋及大腿的上部受伤，可行肾囊封闭。患者侧卧，在12肋与骶棘肌缘的交点刺入周围的脂肪囊，用药60~100mL。下肢的远程伤可用大腿环封。上肢远程伤用上臂环封。这些方法较简单，在场地急救站即可施行。

另外，在急救过程中应尽量减少搬动或移动患者，以免造成更大伤害。

2. 重点防治休克的措施

补充血容量：50%的葡萄糖液60~100mL，静脉注射。如条件允许，立即输全血300~600mL，或选用血浆、右旋糖酐、葡萄糖液等均可。还有吸氧、使用血管活性药物等。

三、心肺复苏术

复苏术是使心跳呼吸功能恢复的急救技术。由于遭到某些意外（如电击、溺水）或某些急危重症（如心肌梗死等）、一氧化碳或药物中毒、严重创伤和大出血引起的心跳和呼吸停止，称为"临床死亡"或"假死"。呼吸、心跳停止，导致血液循环停止。如不及时恢复，可引起全身组织器官缺氧，特别是脑、心、肾等重要器官的缺氧，导致脑水肿、急性肾功能衰竭，以及水、电解质严重紊乱等一系列的病理生理变化，进而至患者迅速的真正死亡。

（一）心脏复苏术

1. 胸外心脏按压

心脏按压是指对心脏进行有节律的、有效的挤压，用人工的方法代替心脏的自然收缩，达到维持血液循环的目的。患者突然昏迷，不能摸到颈动脉搏动，即可判断为心跳停止，必须立即就地抢救。

（1）基本方法

患者仰卧在地板上或床上，如果是钢丝床、席梦思等软床，应在床上垫木板。术者用一手的掌根部按在胸骨正中线的下半段，另一手压在该手的手背上，肘关节伸直，利用体重和肩臂力量向下做冲击性压迫，使胸骨下半段及其相邻的肋软骨下陷3~4cm，然后突然放松压力，胸壁自然弹回，使心脏舒张，每分钟为60~80次。同时，每挤压3~4次，做人工呼吸一次（图3-30）。如果施行得法，患者肤色、口唇转红润，散大的瞳孔开始缩小，可触及颈动脉或股动脉的搏动。能测到血压，上肢血压应在60mm汞柱为佳，并恢复自主呼吸，此时即可停止按压。如按压1min后心跳尚未恢复，应立即用1:1000肾上腺素1mL及异丙基肾上腺素1mL心内注射，然后继续按压或改用开胸心脏按压，并进行静脉输液。

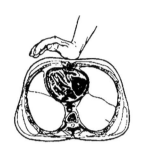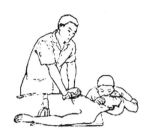

图 3-30 胸外心脏按压、口对口人工呼吸

(2) 注意事项

①只能用手掌根部加压于胸骨下半段,不应将手掌平放。

②按压与放松的时间应大致相等,舒张期不应过短,以免回心血量不足。

③加压方向应对准脊柱,不能有偏斜,否则易引起肋骨骨折。

④在进行心脏按压时,必须施行有效的人工呼吸,两者的比例为 4∶1。

⑤按压无效,应立即向心内注射 1∶1000 肾上腺素 1mL(在第四肋间胸骨左缘 1.5~2cm 处垂直刺入,抽得回血,即可注射)。如 5min 后,心脏仍无复跳现象,应立即改做开胸按压。

2. 胸内心脏按压

如胸外心脏按压无效或伴有胸腔积液,或是胸廓畸形的患者,应及时开胸做胸内心脏按压。皮肤简单消毒后,即沿左侧第四肋间自骨右缘到腋前线做弧形切口,依次切开皮肤、肋间肌及胸膜,迅速撑开肋骨,右手插入胸腔,了解心脏情况后,即进行心包外挤压心脏。在行胸内心脏按压的同时,须进行气管内插管加压人工呼吸。如按压无效,应使用心脏起搏器,刺激心脏复跳。

3. 动脉输血

动脉输血能引起心血管反射而促使心脏复跳,并迅速将血液灌注到冠状动脉和大脑。动脉输血一般与心脏按压同时进行。其方法是在腕部桡动脉处做穿刺,或切开插入粗针头,用加压输血器将血液加压输入。

(二) 呼吸复苏术

呼吸一旦停止,人体的氧供应断绝,很快危及生命,必须立即开始人工呼吸。人工呼吸是指用人工的方法,使空气有节律地进入和排出肺脏,供给足够的氧气,充分排出二氧化碳,维持正常的通气功能。人工呼吸前,应先使呼吸道通畅,如解开衣扣、清除口腔内异物及假牙;溺水者应迅速倒出呼吸道内的积水,用开口器撑开口腔,用舌钳将舌提出口外;卧位宜头向后仰并偏向一侧,尽量使气管伸直。

1. 口对口人工呼吸法

(1) 患者头部后仰,急救者站在患者左侧,以左手托起患者下颌,防止舌根后坠。

(2) 掰开患者口唇,盖上纱布数层,右手捏紧患者鼻孔。

(3) 急救者深吸气一口,从患者口部吹入,至患者胸廓上部升起,吹气时间要短,约占呼吸周期的 1/3。然后,放松鼻孔,让患者胸廓复原,使气自肺内排出,此时间约占呼吸周期的 2/3。

(4) 上述方法反复进行，每分钟吹气 16~20 次，并与胸外心脏按压同时进行。即心脏按压 4 次，人工呼吸 1 次（图 3-31）。

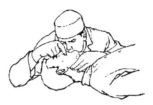

图 3-31　口对口人工呼吸法

2. 器械人工呼吸法

(1) 简易呼吸器法：简易呼吸器由呼吸囊、呼吸活瓣和面罩等构成。使用时将面罩紧盖于患者口鼻上，压迫气囊，将气体压入患者口鼻，放松气囊后让其自动恢复原状，此时，患者呼出的气体经另一排气口排出。此方法操作简单，通气效果良好（图 3-32）。

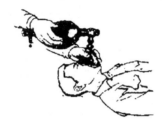

图 3-32　简易呼吸器法

(2) 气管插管法：此法是医院内抢救呼吸停止最常用的方法，即将合适的气管导管经口腔，在直视下做气管内插管，用气囊控制呼吸（图 3-33）。在紧急情况下，先做口对口呼吸法或简易呼吸器法，待气管插管器械准备就绪后，仍不能自主呼吸即应改用气管插管。此法能充分保证通气和供氧，对抢救极为有利，但导管留置时间不能超过 48~72 小时，需做长期人工呼吸抢救者，则进行气管切开术。

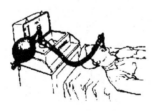

图 3-33　气管插管法

(三) 注意事项

(1) 在抢救过程中必须随时保持呼吸道通畅，并及时处理呼吸道阻塞，如托起下颌、防止舌下坠、勤清除呕吐物或分泌物等。

(2) 如继续有大量呕吐、呕血、咯血时，应及时做气管插管，吸尽呕吐物或血液，保证呼吸道通畅。

(3) 抢救中可同时应用针灸疗法和使用呼吸中枢兴奋剂。

(4) 应针对呼吸停止的原因积极处理，防治休克等并发症。随时注意有无心搏骤停，并作好抢救准备。

第四节 伤员搬运的注意事项

一、徒手搬运法

分为单人、双人和多人搬运法。适用于伤势轻和搬运距离较短的伤员。

(一) 扶持法

急救人员位于伤员的体侧,一手抱住伤员腰部,另一手握住其腕部,伤员的一手绕过急救人员颈后至肩上,两人协调缓行(图3-34)。本法适用于伤势轻、神志清醒而又能自己步行的伤员。

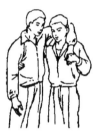

图 3-34　扶持法

(二) 抱扶法

急救人员一手托住伤员的背部,另一手托住伤员的大腿及腘窝,并将伤员抱起,伤员的一臂挂在急救人员的肩上(图3-35)。本法适用于伤势较轻、神志清醒,但体力较差或虚弱的伤员。

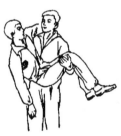

图 3-35　抱扶法

(三) 托椅式搬运法

两名急救人员面对面站立,各以一手互握对方的前臂,另一手互搭在对方的肩上,形成一个人工托椅。伤员坐在急救人员形成的人工托椅上,背部靠在急救人员的另一臂上,伤员的两手分别搭于两名急救者的肩上(图3-36)。本法适用于神志清醒、足部损伤而行走困难的伤员。

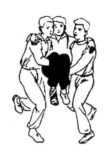

图 3-36　托椅式搬运法

(四) 卧式三人搬运法

三名救护人员同站于患者的一侧。第一人以外侧的肘关节支持患者的头颈部，另一肘置于伤员的肩胛下部，第二人用双手自腰至臀托抱伤员，第三人托抱伤员的大腿下部及小腿上部。三人行走要协调一致（图 3-37）。本法适用于身体较重、昏迷或肢体骨折后没有担架等情况的伤员。

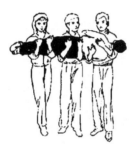

图3-37　卧式三人搬运法

二、器械及车辆搬运法

(一) 担架搬运法

使用时将担架张开，可用棉被或毛毯垫好后再将伤员放入，并盖好棉被或毛毯以保暖。若伤员神志不清，为避免和防止不必要的损伤，需用宽布带把伤员固定在担架上。如果没有特制的担架，或脊柱骨折而不宜使用特制担架时，可采用床板、门板等临时担架。

(二) 车辆搬运法

如伤员的伤势严重、病情危急或运送的路程较远时，应使用车辆搬运，最好是救护车。运送时宜慢速行驶，尽量减少颠簸震动，特别是在道路不平或汽车急行转弯时，尤其要照顾好伤员。

第四章　运动伤病常用治疗方法

第一节　中药治疗

中医整体观念认为，人是一个有机的统一体。"肢体损于外，则气血伤于内，营卫有所不贯，脏腑由之不和。"局部损伤会影响整个机体的功能状态，而全身状况又会影响局部损伤的愈合与康复。因此，要根据病情、体质、年龄、性别等确定治法。或内治为主，外治为辅；或外治为主，内治为辅。局部外敷、熏洗，配合内服药，改善全身状况，以收良效。

一、内治法

（一）分类

1. 行气活血法

本法适用于气滞血瘀，局部肿痛，无里实热症，或宿伤而瘀血内结及有某种禁忌而不能攻下者。可根据损伤轻重不同灵活选用，或重于活血化瘀，或重于行气，或活血与行气并重。常用方有以活血化瘀为主的血府逐瘀汤；以行气为主的柴胡疏肝散；行气与活血并重的顺气活血汤等。

2. 攻下逐瘀法

本法适用于瘀血停积，症见早期蓄瘀、便秘、腹胀、苔黄、脉数等。常用方有桃核承气汤等。

运用攻下逐瘀法的注意事项：

（1）本法属苦寒泻下以攻逐瘀血，药效峻猛，不可滥用。

（2）年老体弱、气血虚衰、失血过多、慢性劳损、妊娠、产后及月经期间的患者应当禁用或慎用。

3. 清热凉血法

本法适用于血热引起的错经妄行，创伤感染，火毒内攻，热邪蕴结或壅聚成毒等。常用的清热解毒方有五味消毒饮；凉血止血方有十灰散等。

运用清热凉血法的注意事项：

（1）清热凉血的方剂以寒凉药物为主，在治疗时应注意寒凉太过，易引起瘀血内停。

（2）血喜温而恶寒，遇寒则气血凝滞不行，在治疗出血不多的疾病时常与活血化瘀药同用。

4. 和营止痛法

本法适用于运动性损伤中期，仍有血瘀、气滞，肿痛尚未尽除，而续用攻下又恐伤正气者。常用方有和营止痛汤等。

5. 接骨续筋法

本法适用于运动性损伤中期筋骨已接，但尚未坚实者。常用方有续骨活血汤等。

6. 舒筋活络法

本法适用于骨折、脱位、伤筋中期有瘀血凝滞，筋膜粘连，或兼风湿，筋络发生挛缩、强直等。常用方有舒筋活血汤等。

7. 补气养血法

本法适用于平素气血虚弱或气血耗损较重，外伤筋骨，筋骨萎软或迟缓愈合者。常用方有十全大补汤等。气虚可致血虚，血虚可致气虚，在治疗上常补气养血并用。

8. 补养脾胃法

本法适用于平素脾胃虚弱、四肢乏力、形体虚羸、肌肉萎缩、筋骨损伤修复缓慢，脉象虚弱无力等。常用方有参苓白术散等。

9. 补益肝肾法

本法又称强壮筋骨法。适用于损伤后期，年老体弱，骨折迟缓愈合，骨质疏松而肝肾虚弱者。常用方有左归丸、右归丸等。补肾又需区分肾阴、肾阳，但肾阴、肾阳又是相互作用的。故肝虚者应注意补肾，滋水生肝。

10. 温经通络法

本法适用于损伤后气血运行不畅，或阳气不足，腠理空虚，风寒湿邪趁虚侵袭经络；或筋骨损伤日久失治，气血凝滞，风寒湿邪滞留者。常用方有小活络丹等。

（二）损伤、脱位、骨折的内治法

1. 损伤的治法

损伤初期：损伤初期有瘀者，肿痛较重，治宜活血化瘀、消肿止痛，可服云南白药等。风寒夹滞者，治宜兼顾宣痹和络。肌筋萎弱者，又须补益肝肾，佐以健脾。血为气母，气为血帅。所以治血与理气兼顾。常用的有攻下逐瘀法、行气活血法、清热凉血法。

损伤中期：患部肿痛初退，疼痛渐消，瘀未尽去，筋骨未接。治宜舒筋活血，可服舒筋活血汤等。常用的有和营止痛法、接骨续筋法、舒筋活络法。

损伤后期：损伤后期及慢性伤筋，气血耗损，治宜养血和络、温经止痛。可服大活络丹等。常用的有补气养血法、补益肝肾法。若损伤日久，复感风寒湿邪，宜用温经通络法。

2. 脱位的治法

脱位初期：脱位1～2周内，筋肉络脉受损，血离经脉，瘀积不散，经络不通，肿痛剧烈，治宜活血化瘀，佐以行气止痛。可服舒筋活血汤等。

脱位中期：脱位2～3周，疼痛瘀肿消而未尽，筋骨尚未修复，治宜和营生新、续筋接骨。可服跌打营养汤等。

脱位后期：脱位3周以后，即解除固定之后，筋骨续连，肿痛消退，气血亏损，体质虚弱，治宜养气血、补肝肾、壮筋骨。可服补肾壮筋汤等。

3. 骨折的治法

骨折初期：骨折初期，治宜活血化瘀、消肿止痛为主，可服复元活血汤等。如损伤较重，瘀血较多，可用大成汤。

骨折中期：骨折中期肿胀逐渐消退，疼痛减轻，但瘀肿未尽，骨尚未连接，治宜接骨续筋为主，可服桃红四物汤等。

骨折后期：骨折后期已有骨痂生长，治宜壮筋骨、养气血、补肝肾为主，可服壮筋养血汤、六味地黄汤等。还应注意补益脾胃，可服补中益气汤等。

二、外治法

（一）敷贴药

敷贴药是将药物制剂直接敷贴在损伤局部，使药力直达病所，发挥作用。常用的有药膏、膏药、药散三种。

1. 药膏

根据功效不同，药膏可分为以下六类：

（1）消瘀退肿止痛类：常用的有消瘀止痛药膏等。适用于骨折、伤筋初期肿胀疼痛者。

（2）舒筋活血类：常用的有三色敷药等。适用于扭挫伤筋中期患者。

（3）接骨续筋类：常用的有接骨续筋药膏等。适用于骨折整复后，位置良好，肿痛消退的中期患者。

（4）温经通络、祛风除湿类：常用的有温经通络膏等。适用于损伤日久，复感风寒湿邪者。

（5）清热解毒类：常用的有金黄膏等。适用于伤后感染邪毒，局部红肿热痛者。

（6）生肌拔毒长肉类：常用的有生肌玉红膏等。适用于局部红肿已消，创口尚未愈合者。

2. 膏药

根据功效不同，膏药可分为以下两类：

（1）治损伤与寒湿类：常用的有伤湿止痛膏等。适用于损伤、风寒湿痹等。

（2）提腐拔毒类：常用的有太乙膏等。适用于创面溃疡者，一般常在创面另加药粉。

3. 药散

药散是将药物碾成粉末，使用时直接洒于伤口或加在敷药上。根据功效不同，药散可分为以下五类：

（1）止血收口类：常用的有云南白药等。适用于一般创伤出血。

（2）祛腐拔毒类：常用的有九一丹等。适用于创面腐肉未去或肉芽过长者。

（3）生肌长肉类：常用的有生肌八宝丹等。适用于脓水稀少，新肉难长的创面。

（4）温经散寒类：常用的有丁桂散等。适用于局部寒湿停聚，气血凝滞疼痛，损伤后期患者。

（5）活血止痛类：常用的有四生散等。适用于损伤后局部瘀血结聚肿痛者。

（二）搽擦法

（1）酒剂：用白酒浸泡中草药，或酒、醋混合浸泡而成。酒、醋的比例为 8：2。多具有活血止痛、舒筋活络、追风祛寒的功用。常用的有活血酒等。

（2）油膏与油剂：用香油熬煎中草药，去渣后制成油剂，也可加黄蜡收膏而成油膏。多具有温经通络、消散瘀血的功用，常用的有跌打万花油等。

（三）熏洗湿敷法

（1）热敷熏洗：又称淋洗或淋浴，是将所选中草药置于锅或盆中加水煮沸后，先用热气熏蒸患处，待水温稍减后用药水浸洗患处。冬季可在患肢上加盖棉垫，使热气持久，每日2次，每次15～30分钟。多具有舒筋活络、疏导腠理、活血止痛的功用，适用于关节强直拘挛、酸痛麻木或损伤兼夹风湿者。

（2）湿敷洗涤：又称洗伤。多用于创伤，是用净帛或新棉蘸药水渍其患处。常用的有野菊花、鲜蒲公英煎汁等。

（四）热熨

用温经祛寒、行气活血止痛的药物，加热后用布包裹，热熨患处，借助其热力作用于局部，适用于不易外洗的腰脊部的新伤、慢性损伤。主要有以下几种：

（1）坎离砂：又称风寒砂。用铁砂加热后与醋水煎成的药汁搅拌后制成。

用时加醋少许拌匀置于布袋中，数分钟内会自然发热，热熨患处，适用于慢性损伤兼有风湿者。

（2）熨药：俗称腾药。将药置于布袋中，扎好袋口放在锅中蒸气加热后熨患处，适用于各种风寒湿肿痛症。常用的有正骨烫药。

（3）其他如用粗盐、黄砂、米糠、麸皮、吴茱萸等炒热后装入布袋中热敷患处，简便有效，适用于各种风寒湿型筋骨痹痛、腹胀痛、尿潴留等症。

（五）损伤、脱位、骨折的中药外治法

1. 损伤的中药外治法

伤筋初期及中期：治宜消瘀退肿、理气止痛，可选用三色敷药等。如红肿热痛较明显者，可敷四黄散等。

伤筋后期及慢性伤筋：治宜活血止痛，可选用宝珍膏等。如患处苍白不温，肌筋肿硬拘挛，可选用四肢损伤洗方等熏洗。陈伤隐痛及风寒痹痛可用蒸熟的药物在患处做腾熨，常用方有熨风散等。

2. 脱位的中药外治法

脱位初期：治宜活血化瘀消肿，可选用活血散等。

脱位中期：治宜活血散瘀，可选用舒筋活络药膏等。

脱位后期：治宜补气养血，活血化瘀，可选用五加皮汤等。

3. 骨折的中药外治法

骨折初期：治宜活血化瘀、消肿止痛，可选用消瘀止痛药膏等。如红肿热痛时，可选用清营退肿膏。

骨折中期：治宜活血化瘀、接骨续筋，可选用接骨续筋药膏等。

骨折后期：治宜补肾养血，舒筋活络，可选用万应膏等。

骨折后期，如骨折在关节附近，为防止关节强直、筋脉拘挛，可采用综合疗法，即外用熏洗、熨药及伤药水揉擦，配合练功活动，迅速恢复功能。

第二节　针灸疗法与拔罐疗法

一、针灸疗法

针灸疗法是祖国医学的重要组成部分。针和灸是常用的两种不同的治疗方法，包括针刺法、灸法和其他针法。针刺法是用特制的金属针，刺入身体一定的部位（穴位）来治疗疾病的方法。灸法是用艾柱或艾条，点燃后熏烤穴位，用以治疗疾病的方法。利用艾柱或艾条点燃后，直接或间接地作用于穴位或某一部位，并给予一定的温热刺激，通过经络的调整作用而达到治病目的。针灸疗法广泛用于运动性损伤和运动性疾病。

经络学说是中医学理论体系的重要组成部分。经络遍布全身，通过有规律的循行和广泛的联络交汇，构成了经络系统，把人体五脏六腑、器官孔窍以及皮肉筋骨等组织连结成一个统一的有机整体。经络是运行全身气血、濡养脏腑组织、联络脏腑肢节、沟通人体内外上下、感应传导作用、调节机体平衡、调节体内各部分的一种特殊通路。

人体的经脉分为正经和奇经两大类：

正经：即十二正经，又称"十二经脉"。即

手三阴经：手太阴肺经、手少阴心经、手厥阴心包经；

足三阴经：足太阴脾经、足少阴肾经、足厥阴肝经；

手三阳经：手太阳小肠经、手少阳三焦经、手阳明大肠经；

足三阳经：足太阳膀胱经、足少阳胆经、足阳明胃经。

手足三阴经和手足三阳经，左右对称，各自分属于一脏或一腑，是气血运行的主要通道。

奇经：即奇经八脉，即督、任、冲、带、阴跷、阳跷、阴维、阳维的合称。有统率、联络和调节十二经脉的作用。

（一）针刺法

1. 针前准备

（1）选针：进针前要检查针的质量、长短粗细等。

（2）选择体位：常用的体位有仰靠坐位、俯伏坐位、屈肘仰掌位、屈肘位、侧卧位、仰卧位等。

（3）确定穴位：应根据病情和选穴原则而定。确定穴位后，做好标记，如选穴位处有较大瘢痕、皮疹或其他皮肤病的，另选他穴。

（4）消毒：所用的针须经75%的酒精消毒备用。医者持针的手指和扎针部位的皮肤，应以75%的酒精消毒。

2. 针刺方法

一般以左手按压穴位局部皮肤，用右手拇、食、中三指夹持针柄，以无名指抵住针身，在进针时帮助着力，防止针身弯曲，使着力点集中在针尖。基本方法：

（1）切进针法：操作时以左手拇指或食、中指的指甲压在穴位上，右手持针紧靠指甲缘刺入皮肤。本法多用于短针的进针。

(2) 张进针法：以左手拇、食、中指或食、中二指将穴位上的皮肤向两侧撑开，使之紧张，右手持针从二指之间刺入。本法常用于皮肤松弛或皱纹部位的进针。

(3) 持进针法：以右手拇、食二指夹持针体下端，露出针尖，对准穴位，快速刺入。

进针后，患者产生酸、麻、胀、重等针刺感应，称为"得气"。部分患者可有不同程度的感应、扩散和传导。针感有无及强弱，直接关系到治疗效果的好坏。常用的行针手法有提插法、捻转法等。通过行针，可以达到一定的刺激强度，以增强疗效。其强度要根据患者的具体情况，灵活掌握。对于初诊或耐受性差、情绪紧张、体质虚弱的患者，应予以弱刺激。体质强壮、耐受性强的患者，或在四肢取穴，可给予较强刺激或强刺激。

(4) 留针：针刺得气后，将针留在穴位内。留针时间可根据病情决定，数分钟至1小时不等。

(5) 退针：留针后即可退针。退针时一手用消毒棉球沿针身压住穴位，另一手持针轻轻捻转，徐徐退出。浅刺者可迅速退出。退针后，应清点针数，针眼处如有出血，可用干棉球按压。若因滞针、弯针退针困难或折针等情况，应妥善处理。

3. 取穴原则

(1) 局部取穴

在损伤局部取穴。如肱骨外髁炎、取曲池、腕尺侧副韧带损伤、取神门、腕骨等。

(2) 就近取穴

在损伤局部和邻近部位附近选取有关俞穴。如颈部损伤，取风池、天柱、肩井等穴；如肩痛时选用阿是穴（注：阿是穴，又称不定穴、天应穴。它既无固定的部位，又无具体的名称，而是以患病局部的压痛点为穴位）。

(3) 循经取穴

又称远道取穴，根据经络循行路径，判断受伤部位属于何经，在本经远端部位取穴，针刺1～2个穴。如腰痛时可在足太阳膀胱经上，针刺委中、昆仑、环跳、承山、悬钟等穴；腹肌拉伤、肠痉挛，取足三里、内关等。

(4) 经验穴

根据临床经验，选取有显著治疗作用的穴位，称为经验穴。如腰背痛，取昆仑、委中、承山、命门；胃痛，取中脘、足三里；牙痛，取合谷、颊车等。

4. 注意事项

(1) 做好患者思想工作，消除紧张情绪。

(2) 针刺的强度和深度要适宜，对胸、胁、腰、背、脏腑所在的穴位，不宜直刺深刺，以免损伤脏器。

(3) 不宜在饥饿、疲劳、精神过度紧张或大汗时进行针刺，以防晕针。对损伤出血不止的患者，不宜针刺。

(二) 艾灸法

常用的有艾柱灸、艾条灸、温针灸、隔物灸等。

1. 直接灸

将艾柱锥底直接放在应灸的穴位上，用火点燃锥尖，待艾柱燃到剩下2/5时，患者感到灼热,即更换新艾柱再灸,称为直接灸。每烧一个艾焙叫一壮,一般一次用3～5壮,每天或隔天一次。此法多用于四肢和躯干穴位。

2. 间接灸

又称隔物灸。在艾柱与穴位之间,隔一层衬垫物施灸。常用的衬垫物有姜片、蒜片、盐、附片、三香饼(三香饼由麝香、丁香、檀香,加面粉调制而成)。施灸时,在衬物中用针穿孔数个,上置艾柱放在穴位上施灸。患者有灼热感时,把衬垫物提起,稍停片刻再灸。直到局部皮肤潮红,有温热感为止。

3. 温针灸

温针灸是针灸并用的一种方法。在针刺得气后留针,将艾绒一小撮(枣核大)捏于针柄上点燃,直到艾绒燃完为止。用硬纸板或姜片遮盖针穴周围皮肤,以防艾灰掉下烧伤皮肤。另一种方法是用燃着的艾条直接烤针柄至有温热感后移去。使热力通过针身传入体内,达到治疗疾病的目的。

4. 适应范围

根据临床实践,多用于关节劳损、慢性损伤、风湿关节痛、疲劳、肌无力、肢端发冷、知觉麻木等。

5. 注意事项

(1) 体位要平正,施灸过程中,艾柱要放平,艾条与皮肤距离要适当,防止艾灰掉下,施灸时间不宜过长,预防烫伤。

(2) 施灸顺序:一般来说,是先灸上部,后灸下部;先灸阳部,后灸阴部;壮数是先少后多,艾柱是先小后大。

(3) 间接灸时,由于姜汁或蒜汁的刺激,皮肤可能会出现水泡。小水泡可以吸收,注意不要擦破泡皮,大水泡可用针刺破排出泡液,再涂以少许甲紫或敷紫草油纱布。

(三) 常用俞穴

俞穴是人体经络脏腑之气输注聚积于体表的部位,也是针刺、艾灸施治的部位。它有输注气血、反映病痛、防治疾病的作用,通常分布在一定的经脉循行通路上。人体的穴位很多,归纳起来有十四经俞穴、经外奇穴、阿是穴三种。

1. 手太阴肺经穴位

(1) 中府

部位:在胸前壁的外上方,云门下1寸,平第1肋间隙,距前正中线6寸。

主治:咳嗽,气喘,烦满,胸痛,肩背痛,腹胀,纳呆等。

刺灸法:针尖向外侧斜刺0.5～1寸。可灸。

注意事项:不可向内侧肋间隙方向深刺,否则会刺伤胸膜引起气胸。

(2) 尺泽

部位:肘横纹中,肱二头肌腱桡侧缘。

主治:咳嗽,气喘,咯血,潮热,胸胁胀满,膝肿痛,身疼,腰脊强痛,肘臂挛痛,手不能伸以及软组织疾患等。

刺灸法:直刺0.5～0.8寸,或点刺出血。可灸,慎用直接灸。

(3) 列缺

部位：桡骨茎突上方，腕横纹上 1.5 寸，即左右两手虎口交叉处，当一手的食指压在另一手腕后桡骨茎突上，食指尖所指小凹陷处。

主治：腕及两臂扭伤，桡骨茎突狭窄性腱鞘炎，咳嗽，头痛，颈项痛，气喘，咽喉肿痛等。

刺灸法：向肘或腕方向横刺或斜刺 0.3～0.5 寸。可灸 5～10 分钟，慎用直接灸。

(4) 太渊

部位：在腕掌侧横纹桡侧，桡动脉搏动处。

主治：咳嗽，气喘，咯血，胸背痛，手腕无力疼痛，桡腕关节，周围软组织疾患及膈肌痉挛等。

刺灸法：避开血管，直刺 0.3～0.5 寸，不可伤及桡动、静脉。禁用直接灸。温灸 5～8 分钟。

(5) 少商

部位：拇指桡侧指甲帮旁约 0.1 寸。

主治：常用急救要穴之一。咳嗽，气喘，咯血，中风昏迷，晕厥，牙关紧闭，癫狂，小儿惊风等。

刺灸法：浅刺 0.1 寸，或点刺出血。

2. 手阳明大肠经穴位

(1) 商阳

部位：在食指末节桡侧，当平齐桡侧指甲角与指腹桡侧缘间连线之中点处。距指甲角 0.1 寸。

主治：常用急救要穴之一。高热，神志昏迷，急性咽喉肿痛等。

刺灸法：浅刺 0.1 寸，或点刺出血。

(2) 合谷

部位：第一、二掌骨之间，稍偏食指侧。

主治：头面诸症及手臂痛，腕部劳损，感冒等。

刺灸法：直刺 0.5～1 寸；可灸。孕妇宜慎用本穴。

(3) 曲池

部位：在肘部的桡侧，当尺泽穴与肱骨外上髁之间的中点处（肘关节屈曲成 90°）。

主治：咽喉肿痛，齿痛，目赤痛，隐疹，瘰疬，湿疹，丹毒，疔，手臂肿痛。

刺灸法：直刺 0.5～1 寸；可灸。

(4) 肩髃

部位：肩胛骨肩峰与肱骨大结节之间的凹陷处。臂外展至水平位时，肩峰下可出现一明显的凹陷即是。

主治：肩臂痛，肩袖损伤，肩周炎，颈椎病，肩峰下滑囊炎，中风半身不遂，手臂拘挛，筋骨酸痛等。

刺灸法：斜刺 0.5～1 寸，沿肱骨长轴向肘部刺入，可灸。

(5) 迎香

部位：在面部，鼻翼外缘中点旁，当鼻唇沟中。

主治：口眼歪斜，面部蚁走感，面痒，浮肿，面部疼痛，以及鼻塞，鼻衄等。

刺灸法：直刺 0.2～0.3 寸，斜向上刺针 0.5～1 寸，不宜灸。

（6）手三里

部位：在曲池穴下 2 寸。

主治：肩臂痛，手臂麻木，腰背痛等。

刺灸法：屈肘，直刺，针 1～2 寸，或指针。

（7）阳溪

部位：伸拇指时，在伸拇长、短肌腱之间凹陷中。

主治：腕部软组织损伤，手腕痛，头痛，牙痛，桡骨茎突狭窄性腱鞘炎等。

刺灸法：伸腕在桡骨茎突下端取穴，直刺，针 0.3～1 寸，或指针。

3. 足阳明胃经穴位

（1）地仓

部位：在面部口角外侧，上直对瞳孔。

主治：面神经麻痹及面肌痉挛，三叉神经痛，口眼歪斜，齿痛，唇缓不收等。

刺灸法：直刺 0.2 寸，或向颊车方向平刺 0.5～1.5 寸，可灸。

（2）颊车

部位：在面颊部，下颌角前上方约一横指（中指），当咀嚼时咬肌隆起，按之凹陷处即是。

主治：牙关紧闭，口眼歪斜，颊肿，齿痛，面肌痉挛。

刺灸法：直刺 0.3～0.5 寸，或向地仓斜刺 1～1.5 寸，可灸。

（3）天枢

部位：在腹中部，脐中旁开 2 寸。

主治：腹胀肠鸣，绕脐痛，便秘，泄泻，小便不利，水肿，淋浊等。

刺灸法：直刺 1～1.5 寸，可灸。

（4）犊鼻

部位：屈膝，在膝部髌骨与髌韧带外侧凹陷中。

主治：膝关节损伤，髌骨劳损，髌腱腱围炎，髌腱末端病，胫骨结节骨软骨炎，半月板损伤，脂肪垫损伤等。

刺灸法：向后内斜刺 0.5～1 寸，可灸。

（5）足三里

部位：在小腿前外侧，当犊鼻下 3 寸，距胫骨前缘一横指（中指）。

主治：运动后肌肉疲劳，胫骨疲劳骨折，胫骨结节骨软骨炎，小腿间隔综合征，胃痛，消化不良，贫血，神经衰弱，心悸怔忡，胸闷气短等。

本穴为常用的保健要穴，主治甚广，可保健强身，治疗虚劳羸瘦，下肢痹痛等。

刺灸法：正坐屈膝，直刺或斜刺 1～2 寸，可灸。

（6）上巨虚

部位：在小腿前外侧，当犊鼻下 6 寸，距胫骨前缘一横指（中指）。

主治：下肢痿痹，足跟或足趾间痛，下肢浮肿等；肠鸣，腹痛，泄泻，便秘，肠痈。

刺灸法：直刺 1～2 寸，可灸。

(7) 丰隆

部位：在小腿前外侧，当外踝尖上8寸，条口外，距胫骨前缘二横指（中指）。

主治：痰多，咳嗽，胸痛，咽喉肿痛，哮喘，便秘，泄泻，痢疾，腹中切痛等。

刺灸法：直刺1～1.5寸，可灸。

(8) 内庭

部位：足第二、三趾的趾缝间隙中。

主治：足背肿痛，胫痛不可屈伸，跖趾关节扭伤，第二跖骨疲劳性骨折，以及齿痛，咽喉肿痛，喉痹，鼻衄，耳鸣，牙痛，胃痛等。

刺灸法：坐位垂足，斜刺向上，针0.3～0.8寸或指针，可灸。

(9) 髀关

部位：髂前上棘直下，平会阴处。

主治：髋节疼痛，腰痛，股四头肌拉伤，膝关节痛，大腿肌肉萎缩，股外侧皮神经炎等。

刺灸法：正坐屈膝90°或仰卧伸膝，于股骨大转子的前下方，缝匠肌和阔筋膜张肌之间取穴。直刺或斜刺，针1.5～2.5寸，或指针。

4. 足太阴脾经穴位

(1) 隐白

部位：在足大趾末节内侧，当平齐内侧趾甲角与趾腹内侧缘间连线之中点处，距趾甲角0.1寸。

主治：腹胀、呕吐、食不下、便血、尿血、月经过多、崩漏、鼻衄等。

刺灸法：直刺0.1～0.2寸，或点刺出血，可灸。治崩漏时要重灸。

(2) 公孙

部位：在足内侧缘，当第一跖骨基底前下方的凹陷处。

主治：胃痛，呕吐，腹痛，泄泻，痢疾，黄疸，头面肿，水肿，足心热痛，脚气等。

刺灸法：直刺0.5～1寸，可灸。

(3) 三阴交

部位：在小腿内侧，当足内踝尖上3寸，胫骨内侧缘后方凹陷处。

主治：肠鸣腹胀，泄泻，消化不良，月经不调，带下，阴挺，崩漏，滞产，胎衣不下，遗精，阳痿，疝气，不孕，下肢痿痹，脚气等。

刺灸法：直刺1～1.5寸，孕妇禁针，可灸。

(4) 三阳交

部位：内踝尖直上3寸，靠胫骨后缘。

主治：胫骨疲劳性骨膜炎，脚肿，内踝韧带扭伤，消化不良，神经性皮炎，湿疹，月经不调等。

刺灸法：正坐屈膝，直刺，针1.5～2寸，或指针。

(5) 地机

部位：在小腿内侧，当内踝尖与阴陵泉的连线上，阴陵泉下3寸。

主治：月经不调，带下，痛经，腹痛，泄泻，肠鸣，消化不良，小便不利，水肿。

刺灸法：直刺0.5～0.8寸，可灸。

(6) 阴陵泉

部位：在小腿侧面的上部，当胫骨内侧缘与内侧髁移行部和腓肠肌内侧头之间的凹陷处。

主治：腹胀，泄泻，黄疸，腹中冷痛，小便不利或失禁，水肿，膝痛等。

刺灸法：直刺1～1.5寸，可灸。

(7) 血海

部位：屈膝，在大腿内侧，髌底内侧端上2寸，当股四头肌内侧头的隆起处。

主治：膝关节损伤，半月板损伤，内侧副韧带损伤，脂肪垫损伤，髌骨劳损，崩漏，月经不调，贫血，隐疹，湿疹，丹毒，阴部瘙痒疼痛等。

刺灸法：正坐屈膝，直刺1～1.5寸，可灸。

(8) 商丘

部位：内踝前下方凹陷中。

主治：踝关节损伤，内侧副韧带伤，胃炎，消化不良等。

刺灸法：正坐垂足，直刺，针0.3～0.5寸，或指针。

(9) 伏兔

部位：髌骨外上缘直上6寸处。

主治：四头肌损伤，大腿肌肉萎缩，膝关节痛，髌骨劳损，下肢麻木等。

刺灸法：正坐屈膝，直刺，针1.5～2.5寸，或指针。

(10) 梁丘

部位：髌骨外上缘2寸。

主治：膝关节及周围软组织损伤，髌骨劳损，股四头肌萎缩，膝痛、腿痛等。

刺灸法：同伏兔。

(11) 解溪

部位：踝关节前横纹中点，拇长伸肌与趾长伸肌腱之间，与外踝尖平齐。

主治：踝关节扭伤，足背痛，足球踝（踝关节炎），头痛等。

刺灸法：正坐垂足，直刺，针0.5～0.7寸，或指针。

5. 手少阴心经穴位

(1) 少海

部位：屈肘，在肘横纹内侧端与肱骨内上髁连线的中点处。

主治：颈项强痛，臂麻手挛，四肢不举，落枕，前臂麻木及肘关节组织损伤，癫狂，痫症，手颤，健忘，神经衰弱，精神分裂症，尺神经炎，三叉神经痛等。

刺灸法：直刺或斜刺0.5～1寸，可灸，不宜直接灸。

(2) 通里

部位：在前臂掌侧，当尺侧腕屈肌腱的桡侧缘，腕横纹上1寸。

主治：心悸怔忡，心烦，面赤，倦怠少言，嗜卧，心绞痛，心动过缓等。

刺灸法：直刺0.3～0.5寸；艾炷灸1～3壮或温灸3～5分钟。

(3) 神门

部位：在腕部，腕掌侧横纹尺侧端，尺侧腕屈肌腱的桡侧凹陷处。

主治：治疗精神病和心脏病的要穴。心痛，心悸，惊悸，怔忡，以及心绞痛，心律不齐，高血压,痴呆,悲哭狂笑,癫狂,痫症,失眠,健忘,神经衰弱等。

刺灸法:直刺 0.3~0.5 寸,可灸。

(4) 少冲

部位:在手小指末节桡侧,距指甲角 0.1 寸。

主治:心痛,心悸,胸胁痛,烦躁不安,中风昏迷,癫狂,悲喜无常,以及脑出血,肋间神经痛,癔症等。

刺灸法:斜刺 0.1 寸,或三棱针点刺出血,可灸。

6. 手太阳小肠经穴位

(1) 少泽

部位:在手小指末节尺侧,当平齐尺侧指甲角与指腹尺侧之中点处,距指甲角 0.1 寸。

主治:头痛,目翳,咽喉肿痛,耳鸣,耳聋,昏迷,心烦等。

刺灸法:直刺 0.1~0.2 寸,可灸。

(2) 后溪

部位:在手尺侧,第五掌骨小头的后下方,握拳时,当远侧掌横纹头上方的凹陷处,赤白肉际。

主治:手指及肘臂痛,腰扭伤,失枕,颈项强痛,肋间神经痛,目赤,耳聋,咽喉肿痛等。

刺灸法:握拳直刺,从外侧沿掌骨向内侧刺入,针 0.5~1 寸,或指针。

(3) 天宗

部位:正坐或俯伏,在冈下缘与肩胛骨下角的等分线上,当上、中 1/3 交点处。或正坐或俯伏,肩胛冈下缘与肩胛骨下角连一直线,与第四胸椎棘突下间平齐处,与膈俞、肩贞成三角形处即穴。

主治:肩胛疼痛,肩关节周围炎,上肢后外侧痛,气喘,咳嗽,乳房肿痛,乳痈等。

刺灸法:直刺 0.5~0.8 寸,可灸。

(4) 颧髎

部位:在面部,当目外眦直下方,颧骨后下缘之凹陷处。

主治:齿痛,颊肿,三叉神经痛,面神经麻痹,面肌痉挛,口眼歪斜等。

刺灸法:直刺 0.2~0.3 寸。

(5) 听宫

部位:在面部,耳屏前,下颌骨髁状突的后方,张口时呈凹陷处。

主治:耳鸣,耳聋,耳痛,聋哑,下颌关节痛,中耳炎,以及癫,狂,痫等。

刺灸法:张口取穴,直刺 0.5~1 寸,可灸。

(6) 肩贞

部位:垂肩合腋,在腋后纹头上 1 寸处。

主治:肩背痛,肩周炎,肩背部软组织损伤等。

刺灸法:垂肩直刺或斜刺,针 0.5~1 寸,或指针。

(7) 腕骨

部位:手腕尺侧,第五掌骨与钩骨、豌豆骨之间凹陷处。

主治:腕关节软组织损伤,肘关节疼痛,头痛等。

刺灸法：握拳腕稍桡偏，直刺，针 0.5~1 寸，或指针。

(8) 养老

部位：腕背侧，尺骨小头桡侧缘上方缝隙处。

主治：腕关节软组织损伤，失枕，肩背痛，下尺桡关节损伤，腰痛等。

刺灸法：手腕旋前，斜刺，朝内关方向刺，针 1~1.5 寸，或指针。

7. 足太阳膀胱经穴位

(1) 睛明

部位：在面部，目内眦角稍上方凹陷处。

主治：此穴为眼科常用要穴，通治一切眼病。目赤肿痛，流泪，视物不明，目眩，近视，夜盲，色盲等。

刺灸法：嘱患者闭目，医者左手轻推眼球向外侧固定，右手缓慢进针，紧靠眼眶边缘直刺 0.3~0.5 寸；出针后按针孔片刻，以防出血，不宜灸。

(2) 攒竹

部位：在面部，当眉头陷中，眶上切迹处。

主治：目视不明，流泪，目赤肿痛，眼睑下垂，近视，夜盲，色盲，头痛，眉棱骨痛等。

刺灸法：平刺 0.5~0.8 寸，不宜灸。

(3) 风门

部位：在背部，当处第二胸椎棘突下，旁开 1.5 寸。

主治：伤风咳嗽，发热，头痛，鼻塞多涕，项强，身热，胸中热，胸背痛，发背痈疽，黄疸等。

刺灸法：斜刺 0.5~0.8 寸。

(4) 肺俞

部位：在背部，当第三胸椎棘突下，旁开 1.5 寸。

主治：咳嗽，胸痛，痰多，气喘，骨蒸潮热，盗汗吐血，胃脘痛，呃逆，吐泻，以及腰背痛等。

刺灸法：斜刺 0.5~0.8 寸，可灸。

(5) 心俞

部位：在背部，当第五胸椎棘突下，旁开 1.5 寸。

主治：心痛心悸，胸引背痛，心胸烦闷，癫狂，痫症，精神病，惊悸失眠，健忘多梦，以及肩背痛等。

刺灸法：斜刺 0.5~0.8 寸，可灸。

(6) 膈俞

部位：在背部，第七胸椎棘突下，旁开 1.5 寸。

主治：心痛，胸满胁痛，气喘，潮热，盗汗，咯血，呕吐，呃逆，吐血，便血，胃脘胀痛，黄疸，饮食不下等。

刺灸法：斜刺 0.5~0.8 寸，可灸。

(7) 肝俞

部位：在背部，第九胸椎棘突下，旁开 1.5 寸。

主治：黄疸，胁痛，腹痛，胃脘痛，吐血，纳呆，目赤，目眩，雀目，目视不明，迎风流泪，以及脊背痛，眩晕，头痛，气短，中风，乳少等。

刺灸法：斜刺 0.5～0.8 寸，可灸。

(8) 胆俞

部位：在背部，第十胸椎棘突下，旁开 1.5 寸。

主治：黄疸，口苦，胁痛，呕吐，脘腹胀满，饮食不下，潮热，骨蒸潮热，咽喉痛，以及头痛，夜盲症等。

刺灸法：斜刺 0.5～0.8 寸，可灸。

(9) 脾俞

部位：在背部，当第十一胸椎棘突下，旁开 1.5 寸。

主治：腹胀，黄疸，呕吐，泄泻，便血，完谷不化，多食善饥，以及水肿，肩背痛，胸胁满痛等。

刺灸法：斜刺 0.5～0.8 寸，可灸。

(10) 胃俞

部位：在背部，当第十二胸椎棘突下，旁开 1.5 寸。

主治：胃脘痛，呕吐，腹胀，肠鸣，胸胁痛，反胃，不思饮食，完谷不化，泄泻、痢疾以及经闭等。

刺灸法：斜刺 0.5～0.8 寸，可灸。

(11) 肾俞

部位：在腰部，当第二腰椎棘突下，旁开 1.5 寸。

主治：遗精，阳痿，月经不调，白带过多，水肿，遗尿，小便频数，腰痛，小便不利，尿血，失音，半身不遂等。

刺灸法：直刺 0.5～1 寸，可灸。

(12) 大肠俞

部位：第四腰椎棘突旁开 1.5 寸。

主治：腰部软组织扭伤，腰腿痛，骶髂关节痛，腹胀，肠鸣，腹痛，食不化，便秘等。

刺灸法：俯卧位或坐位，直刺或斜刺，针 0.8～1.5 寸，或指针。

(13) 小肠俞

部位：背正中线旁开 1.5 寸，平第一骶后孔。

主治：腰骶关节扭伤，腰骶痛，坐骨神经痛等。

刺灸法：坐位或俯卧位，直刺或斜刺，针 1～1.5 寸，或指针。

(14) 膀胱俞

部位：背正中线旁开 1.5 寸，平第二骶后孔。

主治：腰骶损伤，臀部软组织损伤，坐骨神经痛，梨状肌综合征，运动性血尿，淋症，遗精，阴部湿痒等。

刺灸法：直刺或斜刺 0.8～1.2 寸，可灸。

(15) 次髎

部位：在骶部，当髂后上棘内下方，适对第二骶后孔处。

主治：下肢痿痹，腰脊痛等。

刺灸法：直刺1～1.5寸，可灸。

(16) 委中

部位：在腘横纹中点，当股二头肌腱与腱肌腱的中间。

主治：腓肠肌痉挛，膝关节痛，慢性腰腿痛，坐骨神经痛，下肢痿痹，髋关节屈伸不利，膝痛不可屈伸，半身不遂，腹痛，腹泻，呕吐等。

刺灸法：俯卧，直刺1～1.5寸，或用三棱针点刺腘静脉出血。

(17) 秩边

部位：在臀部，平第四骶后孔，骶正中嵴旁开3寸。

主治：下肢痿痹，腰骶痛不能俯仰以及大小便不利，阴痛等。

刺灸法：直刺1.5～3寸，可灸。

(18) 承山

部位：在小腿后面正中，委中与昆仑之间，当伸直小腿或足跟上提时腓肠肌肌腹下出现尖角凹陷处。

主治：急性腰扭伤，腰椎间盘突出症，坐骨神经痛，慢性腰腿痛，足跟痛，以及便秘，脱肛，腹痛，疝气等。

刺灸法：直刺1～2寸，可灸。

(19) 昆仑

部位：在足部外踝后方，当外踝尖与跟腱之间凹陷处。

主治：肩背拘紧，足跟痛，外踝韧带扭伤，腰腿痛，坐骨神经痛，头痛，项强，失枕，腹痛，腹泻，大便难等。

刺灸法：直刺0.5～0.8寸，可灸。

(20) 申脉

部位：足外踝下缘凹陷处。

主治：同昆仑。

刺灸法：正坐垂足，昆仑穴直下，针尖向下斜刺，针0.3～0.5寸，或指针。

(21) 至阴

部位：在足小趾末节外侧，距趾甲角0.1寸。

主治：头痛，鼻塞，鼻衄，目痛，胎位不正，胞衣不下，难产等。

刺灸法：浅刺0.1寸。胎位不正、难产多用灸法。

(22) 气海俞

部位：第三腰椎棘突旁开1.5寸。

主治：腰痛，坐骨神经痛，腰椎间盘突出症，腹痛，月经不调等。

刺灸法：同肾俞。

(23) 天柱

部位：在哑门穴旁约1.3寸，入发际5分凹陷处。

主治：头昏头痛，项肌强痛，失枕等。

刺灸法：正坐，直刺0.5～1寸，灸3～5分钟。

(24) 京骨

部位：第五跖骨粗隆外侧凹陷处。

主治：外踝韧带扭伤，足趾关节损伤，腰腿痛，头痛，颈项强等。

刺灸法：正坐垂足，斜刺，针尖朝向内下方刺入，针0.5～1寸，或指针。

(25) 承扶

部位：大腿后侧正中线，臀下横纹中点处。

主治：腘绳肌拉伤，坐骨结节滑囊炎，臀部损伤，腰腿痛，坐骨神经痛等。

刺灸法：俯卧，直刺，针2～3寸，或指针。

(26) 殷门

部位：承扶穴下6寸。

主治：腘绳肌拉伤，腰背痛，腰椎间盘突出症，坐骨神经痛等。

刺灸法：俯卧，直刺，针2～3寸，或指针。

8. 足少阴肾经穴位

(1) 涌泉

部位：在足底部，卷足时足前部凹陷处，约当足底第二、三趾趾缝纹头与足跟连线的前1/3与后2/3交点上。

主治：常用急救要穴之一。小儿惊风，昏厥，中风，头痛，头昏，目眩，咽喉肿痛，失音，小便不利，大便秘结，足心热、身热、心中结热、舌干、咽干、心烦等。

刺灸法：直刺或斜刺0.3～0.8寸，可灸。

(2) 太溪

部位：足内踝后方，当内踝尖与跟腱之间的凹陷处。

主治：足跟痛，跟腱腱围炎，跟腱拉伤，跟骨骨软骨炎，足底痛，腰痛，月经不调，小便频数，遗精，阳痿，腰痛，咽喉肿痛，气喘，咯血等。

刺灸法：直刺0.3～0.5寸，可灸。

(3) 照海

部位：在足内侧面，内踝尖下方凹陷处。

主治：足跟痛，月经不调，带下，阴挺，小便频数，癃闭，阴痒，胎衣不下，咽喉干痛，失眠等。

刺灸法：直刺0.3～0.5寸，可灸。

(4) 复溜

部位：在小腿前内侧面的下部，太溪穴直上2寸，跟腱的前方。

主治：下肢痿痹，盗汗，热病汗不出，水肿，腹胀，泄泻，淋症等。

刺灸法：直刺0.3～0.5寸，可灸。

9. 手厥阴心包经穴位

(1) 曲泽

部位：在肘横纹中，当肱二头肌腱尺侧缘。

主治：肘、臂、手腕部扭伤，胸胁痛，腕管综合征，心悸，心绞痛，胃痛，呕吐，呕血等。

刺灸法：直刺0.8～1寸，或用三棱针刺血，可灸。

(2) 内关

部位：在前臂掌侧，当曲泽与大陵的连线上，腕横纹上2寸，掌长肌腱与桡侧腕屈肌腱之间。

主治：心痛，心悸，怔忡，胸胁痛，心动过缓，心律不齐，休克，失眠，健忘，郁症，偏头痛，眩晕，目眩，面赤，目赤，中风，偏瘫，以及高血压，癔症，癫痫等。

刺灸法：直刺0.5～1寸，可灸。

(3) 大陵

部位：在腕掌横纹的中点处，当掌长肌腱与桡侧腕屈肌腱之间。

主治：腕关节损伤，掌腕痛，腕管综合征，胸胁痛，心痛，心悸，胸闷，气短，胃痛，呕吐，肠痛，吐血，口臭，胃出血等。

刺灸法：内关穴下2寸，前臂旋后，仰掌直刺，针0.3～0.5寸，或指针。

(4) 劳宫

部位：在手掌心，当第二、三掌骨之间偏于第三掌骨，握拳屈指时中指尖处。

主治：中风昏迷，癫狂，痫症，善怒，悲笑不休，烦躁，癔症，手指麻木，高血压，口疮，龈烂，口臭，以及口腔炎，牙龈炎等。

刺灸法：直刺0.3～0.5寸，可灸。

(5) 中冲

部位：在手中指末节尖端中央。

主治：中风昏迷，昏厥，舌强不语，类中风，小儿惊风，以及休克，胃脘疼痛，霍乱，吐泻，急性胃肠炎，小儿消化不良等。

刺灸法：浅刺0.1寸，或三棱针点刺出血，可灸。

10. 手少阳三焦经穴位

(1) 中渚

部位：手背部，当第四掌骨间隙前端，亦即当第四掌指关节尺侧后上方之凹陷处。

主治：手指不能屈伸，头痛，目赤，耳鸣，耳聋，咽喉肿痛，热病汗不出，疟疾等。

刺灸法：直刺0.3～0.5寸，可灸。

(2) 外关

部位：在前臂背侧，当阳池与肘尖的连线上，腕背横纹（阳池穴）上2寸处。

主治：上肢痹痛，手腕痛，失枕，腕关节损伤，头痛，咳嗽，痄腮，耳聋，耳鸣，鼻衄，牙痛，目赤肿痛等。

刺灸法：直刺0.5～1寸，可灸。

(3) 支沟

部位：在前臂背侧，当阳池与肘尖的连线上，阳池穴上3寸处，尺骨与桡骨之间。

主治：肩、臂、腰背酸重疼痛，胁肋疼痛，丹毒，痹症等，以及便秘，产后血晕不省人事，口噤不开，暴喑不语，心绞痛，胸膈烦闷等。

刺灸法：直刺0.5～1寸，可灸。

(4) 肩髎

部位：在肩胛后方，当臂外展时，于肩峰后下方凹陷处。

主治：肩、臂痛不得举，中风偏瘫，肩关节周围炎等。

刺灸法：直刺 0.5～0.8 寸，可灸。

(5) 翳风

部位：在面部，耳郭的后下方，当耳垂根后方的凹陷处。

主治：耳鸣，耳聋，口眼歪斜，牙关紧闭，齿痛等。

刺灸法：直刺 0.5～0.8 寸，深刺时可针 1.2 寸，灸 3.5 壮，5～10 分钟。

(6) 耳门

部位：在面部，耳前方，当耳屏上切迹前方，下颌骨髁状突后缘凹陷处。

主治：耳鸣，耳聋，齿痛，耳中痛，耳出脓汁等。

刺灸法：张口取穴，直刺，针 0.3～0.5 寸，斜刺，向下透听宫、听会时可针 1.2 寸。

(7) 丝竹空

部位：在面部，当眉梢凹陷处。

主治：癫，狂，痫，以及头痛，偏头痛，目眩，眼红肿疼痛，畏光流泪，睑闭不合等。

刺灸法：直刺 0.2～0.3 寸，或针 0.1 寸沿皮向眉头方向刺入 1 寸。

(8) 天井

部位：在尺骨鹰嘴后上方，屈肘时呈凹陷处。

主治：颈项，胁肋，上肢病症，腰部扭伤等。

刺灸法：正坐屈肘在肘内外髁之间取之，直刺，针 0.5～1 寸，或指针。

11. 足少阳胆经穴位

(1) 听会

部位：在面部，当耳屏间切迹的前方，下颌骨髁状突的后缘，张口有凹陷处。

主治：耳鸣，耳聋，齿痛，面痛，口眼歪斜等。

刺灸法：张口，直刺 0.5～1 寸，可灸。

(2) 率谷

部位：当耳尖直上入发际 1.5 寸，角孙直上方。

主治：偏头痛，眩晕，小儿急慢性惊风等。

刺灸法：平刺 0.5～1 寸，可灸。

(3) 阳白

部位：在前额部，当瞳孔直上，眉上 1 寸。

主治：目眩，目痛，视物模糊，以及头痛，呕吐等。

刺灸法：平刺 0.5～0.8 寸，可灸。

(4) 风池

部位：在枕骨之下，与风府相平，胸锁乳突肌与斜方肌上端之间的凹陷处。

主治：颈部肌肉挫伤，颈项强直，肩背痛，失枕，目赤肿痛，鼻衄，鼻塞流涕，耳鸣，耳聋，牙痛，偏正头痛，眩晕，中风昏迷，半身不遂等。

12. 足厥阴肝经穴位

(1) 行间

部位：在足背侧，当第一、二趾间，趾蹼缘的后方赤白肉际处。

主治：第一、二跖趾关节扭伤，第二跖骨疲劳性骨折，足背痛，小腿前群肌肉损伤，肋间神经痛，眩晕，头痛，目赤肿痛，疝气，小便不利，崩漏，月经不调，痛经，带下等。

刺灸法：直刺 0.2～0.3 寸，可灸。

（2）太冲

部位：在足背部，当第一趾骨间隙之后方凹陷处。

主治：下肢痿痹，脚软无力，遗尿，疝气，崩漏，月经不调，头痛，眩晕，目赤肿痛，胁肋疼痛，口苦等。

刺灸法：直刺 0.3～0.5 寸，可灸。

（3）章门

部位：在腹侧部横平神阙穴，上直腋中线，第十一肋尖端。屈肘合腋时，正当肘尖尽处。

主治：胸肋部挫伤，胸肋痛，腹胀，胸闷，腰背痛，腹部肌肉拉伤，肋间神经痛，泄泻，胃脘痛，呕吐等。

刺灸法：直刺 0.5～0.8 寸，可灸。

（4）期门

部位：脐上 6 寸，乳头直下第六肋间内端处。

主治：胸肋部挫伤，胸肋胀痛，肋间神经痛，肋软骨炎，膈肌痉挛等。

刺灸法：仰卧或坐位，直刺，针 0.3～0.5 寸，或指针。

（四）督脉、任脉与常用奇穴

1. 督脉穴位

（1）腰阳关

部位：腰部后正中线上，第四腰椎棘突下凹陷中。

主治：腰骶关节扭伤，腰腿痛，骶髂关节慢性损伤，麻木不仁，膝痛不可屈伸，下肢痿痹，月经不调，赤白带下，遗精，阳痿，便血，痢疾，下腹胀满，呕吐不止等。

刺灸法：向下微斜刺 0.6～1 寸，可灸。

（2）命门

部位：在腰部，当后正中线上，第二腰椎棘突下凹陷中。

主治：虚损腰痛，脊强反折，遗尿，尿频，小便不利，阳痿，早泄，遗精，赤白带下、月经不调，便血，泄泻等。

刺灸法：向上斜刺 0.5～1 寸，可灸。

（3）大椎

部位：在后中线上，第七颈椎棘突下凹陷中。

主治：腰部软组织损伤，腰背筋膜炎，腰肌劳损，骨蒸盗汗、热病、中暑、恶寒发热，咳嗽、气喘、喉痹，小儿惊风，角弓反张等。

刺灸法：直刺 0.5～1 寸，可灸，或指针。

（4）百会

部位：在头部前发际正中直上 5 寸，或两耳尖连线的中点处。

主治：头痛，眩晕，中风失语，癫狂，健忘，不寐，耳鸣，耳聋，目眩头重，目不能视，脱肛，痔疾等。

刺灸法：平 0.5～0.8 寸，可灸。灸 3～7 壮，温灸 5～15 分钟。

(5) 素髎

部位：在面部，当鼻尖的正中。

主治：昏迷，惊厥，鼻渊，鼻衄，窒息，鼻流清涕，以及睑腺炎，新生儿窒息，吐泻等。

刺灸法：向上斜刺 0.3～0.5 寸，或点刺出血。

(6) 水沟

部位：人中沟上 1/3 与下 2/3 交界处。

主治：休克，昏迷，牙关紧闭，中暑，口眼部肌肉痉挛，腰背强痛，鼻塞不知香臭，鼻衄，牙痛等。水沟为急救的首选要穴，止痛要穴，用于各种急症，尤以神志昏迷见长。

刺灸法：直刺或向上斜刺 0.3～0.5 寸，或用指甲按掐。

2. 任脉穴位

(1) 中极

部位：在下腹部，前正中线上，当脐中下 4 寸。

主治：小便不利，遗尿，水肿，遗精，阳痿，月经不调，崩漏，不孕等。本穴为泌尿系统疾患的首选穴位。

刺灸法：直刺 0.5～1 寸，可灸。孕妇慎用。

(2) 关元

部位：在下腹部，前正中线上，当脐中下 3 寸。

主治：下腹痛，腹部挫伤，腰痛，遗尿，小便频数，尿血，尿闭，小便不利，遗精，阳痿，早泄，月经不调，经闭，眩晕，头痛，泄泻，便血，吐泻等。为泌尿生殖及虚损诸病的主要用穴，有长寿保健的功效。

刺灸法：直刺 1～2 寸，可灸。孕妇慎用。

(3) 气海

部位：在下腹部，前正中线上，当脐下 1.5 寸。

主治：腹部肌肉拉伤，腰痛，胃脘痛，呃逆，呕吐，腹痛，泄泻，遗尿，遗精，阳痿，月经不调，经闭，不孕等。

刺灸法：直刺 1～2 寸，或指针，可灸。孕妇慎用。

(4) 神阙（脐中）

部位：在脐窝中央。

主治：虚脱，腹肌拉伤，腹壁挫伤，腹痛，腹胀，肠痉挛，肠炎，小便不禁，水肿，不孕，泄泻，便秘，脱肛等。本穴为临床急救穴之一，但宜多灸。

刺灸法：禁针。多用艾条或艾柱隔盐灸或隔姜灸。

(5) 中脘

部位：在上腹部，前正中线上，当脐中上 4 寸。

主治：腹肌拉伤，腹壁挫伤，胃痛，腹胀，消化不良，泄泻，哮喘，痰多，吐血，头痛，失眠，惊悸等。

刺灸法：直刺 1～1.5 寸。

(6) 膻中

部位：在胸部，当前正中线上，平第四肋间，两乳头连线的中点。

主治：胸肋部挫伤，胸痛，胸闷，肋间神经痛，咳嗽、气喘，痰多，咳唾脓血，心痛，心悸，心烦，呕吐，噎嗝等。

刺灸法：平刺0.3～0.5寸，可灸。

(7) 天突

部位：在胸骨切迹上缘正中0.5寸处。

主治：颈前侧痛，胸锁关节伤，膈肌痉挛，神经性呕吐，气管炎等。

刺灸法：仰卧，直或横刺，针0.2～0.3寸。

3. 常用奇穴

奇穴是指没有归属于十四经的俞穴，又称"经外奇穴"，因其有奇效，故名。

(1) 腰痛穴

部位：在手背侧，当第二、三掌骨及第四、五掌骨之间，当腕横纹与掌指关节中点处，一侧2穴，左右共4穴。

主治：急性腰扭伤等。

刺灸法：由两侧向掌中斜刺0.5～0.8寸。

(2) 膝眼

部位：屈膝，在髌韧带两侧凹陷处。在内侧的称内膝眼，在外侧的称外膝眼。

主治：膝关节痛，腿脚重痛，脚气，下肢麻痹等。

刺灸法：向膝中斜刺0.5～1寸，或透刺对侧膝眼。

(3) 夹脊（华佗夹脊、佗脊）

部位：自第一颈椎起至第五腰椎止，每椎棘突旁开0.5～1寸，左右共48穴。

主治：腰背软组织损伤，腰肌劳损，风湿性腰背痛，下肢病等。

刺灸法：直刺或斜刺，针1～1.5寸，或指针。

(4) 肩髎

部位：肩峰后下方，肩平举时后下方凹陷处。

主治：同肩髃。

刺灸法：正坐，举臂时在肩髃穴后1寸处凹陷中取之，斜刺，针1.5～2寸，或指针。

(5) 肩前

部位：在肩峰与腋前纹头连线的中点。

主治：肩关节痛，肱二头肌损伤，肩关节周围炎等。

刺灸法：端坐垂肩，直刺1～1.5寸，或指针。

(6) 臂臑

部位：垂肩屈肘，上臂外侧，三角肌止点稍前方。

主治：肩臂痛，颈椎病，肩部软组织损伤等。

刺灸法：直刺或斜刺，针0.5～1寸，或指针。

(7) 腰腿点

部位：在第二、三掌骨间，第四、五掌骨间中段。

主治：急性腰扭伤，腰椎间盘突出症，腰肌劳损，手指麻木，肩臂痛等。

刺灸法：握拳，腕旋前，直刺或斜刺，针0.5~1寸，或指针。

（8）落枕（项强）

部位：手背第二、三掌骨间，掌指关节中下1/3交界处。

主治：失枕，颈项痛，急性腰扭伤，肩臂痛，手指麻木等。

刺灸法：握拳，腕旋前，直刺或斜刺，针0.5~1寸，或指针。

（9）居髎

部位：髂前上棘与大转子连线的中点。

主治：髋关节及周围软组织损伤，腰腿痛，腰椎间盘突出症等。

刺灸法：侧卧，斜刺或直刺，针2~2.5寸，或指针。

（10）鹤顶

部位：髌骨上缘中央处。

主治：膝关节损伤，髌骨劳损，半月板损伤，下肢乏力等。

刺灸法：坐位屈膝，斜刺，针0.5~1寸，或指针。

二、拔罐疗法

拔罐疗法俗称拔火罐或吸筒疗法，古称角法，是中医独特的治疗方法之一。临床上常用的罐有竹罐、陶罐、玻璃罐等。它是以罐（杯、筒）为工具，利用火的燃烧，借助热力，排去罐中的空气，形成负压，吸附在一定的穴位或应拔部位的体表来治疗疾病。拔罐具有温经通络、驱寒逐湿、宣通气血、消肿止痛、扶正祛邪和平衡阴阳的作用。

现代医学认为，拔罐形成的负压引起局部毛细血管充血，甚至使毛细血管破裂而产生瘀血，导致自身溶血，释出的血红蛋白通过末梢感受器刺激大脑皮质，提高了大脑皮质的功能，改善了大脑对各器官系统的调节功能，有利于机体功能的恢复。

拔罐疗法多用于闭合性软组织损伤，如挫伤、拉伤、扭伤、腰痛、坐骨神经痛等，以及慢性软组织损伤，慢性关节炎、关节劳损、慢性腰腿痛、风湿性关节痛、头痛、腹痛、痛经和肋间神经痛等。

（一）拔罐的基本方法

1. 闪火法

是用镊子夹住点燃的酒精棉球在火罐内壁的中部绕一圈后迅速退出，并立即将火罐扣在选定拔罐部位，便可吸住。本法比较安全，是临床最常用的拔罐方法，但棉球蘸酒精不要太多，防止燃烧的酒精滴下烫伤皮肤。

2. 投火法

投火法是用小纸条或酒精棉球点燃后，投入罐内，不等纸条或棉球燃完，迅速将火罐扣在选定的治疗部位，便可吸住。本法适用于侧面横拔，火罐的圆肚在下方，可以积聚燃后的灰烬和未燃尽的纸片或酒精棉球，可避免烫伤皮肤。

3. 贴棉法

贴棉法是用1cm见方的薄层棉花一块，浸酒精后用粘膏将其贴在罐内的上中段，以火柴点燃，扣在选定的治疗部位，即可吸住。本法简便易掌握，但棉球蘸酒精不宜过多，以免酒精沿罐壁流下而烫伤皮肤。

(二) 拔罐的临床应用

1. 留罐法

又称坐罐法，拔上的火罐要留置一段时间。留罐时间应按罐的大小和吸力强弱而定，一般为5~15分钟。罐大吸力强的，留罐时间可短，吸力小的则留罐时间可稍长。气候炎热时，留罐时间可缩短，以免发生水泡；气候寒冷时，留罐时间可稍长。一般以皮肤颜色变为红或紫色为宜（用玻璃罐时）。

2. 闪罐法

火罐拔上后又立即取下再拔，反复吸拔多次，直至皮肤潮红为止。

3. 走罐法

又称推罐，一般用于面积较大、肌肉丰厚的部位，如腰背、胸腹、大腿等部位。施术时应选择罐径较大、罐口平滑的玻璃罐。在拟拔罐部位和罐口蘸涂少许舒活酒，把酒精灯点燃作火源，采用闪火法拔罐。以手握住火罐，做上下或左右移动，反复进行至皮肤潮红为止。

4. 刺血拔罐法

先用碘酒、酒精棉球作局部皮肤消毒后，再用三棱针或皮肤针在病变部位浅刺出血，然后在该部拔火罐（坐罐）以加强刺血疗法的作用。

5. 针罐

在针刺后留针，并以此为中心拔上火罐即为针罐。本法疗效比单用针刺或拔罐更佳。

6. 定罐

定罐分为单罐和多罐。损伤部位较小或压痛局限，拔一个罐子，称为单罐。损伤部位较大，可以拔数个罐子，称为多罐。根据局部的形态，经络循行路线或沿神经干路径，可纵横并列拔罐，故称为排罐。

(三) 注意事项

(1) 拔罐时，患者应处于舒适体位。拔罐动作要快、稳、准。拔罐点火时，要避免发生烫伤。火罐拔上后，若患者感到局部紧而痛或灼痛时，应立即取罐。检查是否烫伤或皮肤过敏。若系烫伤应更换部位，如属皮肤过敏应停止拔罐。

(2) 选择适当的体位拔罐。毛发和骨骼凹凸部位、肌肉紧张、血管浅显处、皮肤有皱褶、凹凸不平，以及心搏动处、乳头等处不宜拔罐。

(3) 拔罐后如出现头晕、恶心、面色苍白等，应立即取罐，让患者平卧，饮热茶或热开水，不久即可恢复。

(4) 使用针罐时，不要将火罐撞压毫针，以免发生弯针或将针压入深处，造成组织损伤。

(5) 用新罐时，应检查罐口是否光滑，有无裂缝，以免损伤皮肤。

(6) 患有皮肤过敏、皮肤破损或感染、浮肿、出血性疾病者，以及孕妇下腹部和大血管分布的部位等，均不宜拔罐。

第三节　小夹板固定法与石膏绷带固定法

一、小夹板固定法

小夹板固定法广泛用于运动性损伤的治疗，特别是在骨折、脱位治疗中，常常用夹板或托板做外固定。

（一）实施方法

（1）续增包扎法：骨折复位后先用绷带由远端向近端裹缠1～2层作为内衬，保护皮肤，然后再安放小夹板。此时应首先放置对骨折起主要作用的两块夹板，用绷带缠两圈后再放置另外两块夹板。在小夹板外再用绷带包扎覆盖，此为外层绷带，能维持各层小夹板的位置。然后，由近侧到远侧捆扎横布带3～4条，每条横带绕肢体两周结扎。横带的作用是调节小夹板的松紧度，一般以结扎后能不费力地上下移动1厘米为宜。

（2）一次包扎法：骨折复位后内衬绷带，然后将几块小夹板一次安放于伤肢四周，外围用3～4根横带捆扎。使用本法，小夹板位置容易移动，应经常检查。

（二）注意事项

（1）抬高患肢，以利肿胀消退，并密切观察肢体远端的皮肤颜色、温度、感觉以及手指或足趾的活动情况，脉搏强弱等。

（2）密切观察伤肢的血液循环情况，如有血液循环障碍和神经受压等症状，应及时处理。

（3）在压垫部出现疼痛常为压迫疮，应及时检查，及时处理。

（4）注意经常调整小夹板的松紧度，过松起不到固定作用，而过紧会影响血液循环，轻者皮肤出现溃疡，严重者肢端出现坏死。

（5）定期进行X线检查，了解骨折对位和愈合情况。

（6）指导患者进行功能锻炼及训练。

（7）开放性骨折伤口较大或软组织损伤严重者，暂不宜用夹板固定，可用铁丝托板或石膏托板保护伤肢。

二、石膏绷带固定法

石膏绷带固定法广泛用于骨折、脱位、肌腱或韧带断裂、半月板撕裂或手术后等，也用于某些开放性骨折或脊柱骨折。

（一）主要作用

石膏绷带有三种：即有垫石膏绷带、无垫石膏绷带、石膏绷带的塑形。具有固定、矫正畸形、防止畸形和治疗某些疾病的作用。

（二）注意事项

（1）先洗净皮肤，再上石膏绷带。石膏绷带内最好不再用其他绷带，以免石膏凝固时拉紧这些绷带，影响血液循环。

(2) 将肢体的关节保持在功能位，再上石膏绷带，或根据需要将某个关节保持在一定的角度。

(3) 根据病情，选择适宜的石膏绷带。如上管形石膏时，应先在骨的隆起部放置棉花或毡垫，然后上石膏绷带，再以石膏卷缠绕。

(4) 注意石膏过敏，个别患者对石膏过敏，上石膏绷带，有时会发生接触性皮炎，应予以注意。

(5) 预防、处理常见的石膏绷带并发症。如石膏绷带压迫出现皮肤红肿、水泡及皮肤坏死，以及神经压迫损伤导致的腓骨小头部腓神经受压出现的麻痹等，应立即对症处理。

第四节 封闭疗法与物理疗法

一、封闭疗法

封闭疗法是局部药物注射疗法的简称，广泛用于运动性损伤的治疗。封闭疗法主要是通过低浓度的普鲁卡因溶液，阻断因创伤或炎症等所产生的恶性刺激由病灶传向中枢神经系统，又由于药液本身也是一种微弱而温和的良性刺激，故能调节神经系统，改善局部营养，恢复组织器官的功能。如果在药液中加入醋酸氢化可的松，能消炎及抗免疫反应，抑制纤维组织形成，促使粘连松解，局部注射后能抑制炎症反应，减轻炎症细胞浸润和防止或减轻水肿，改善症状。

(一) 适应证

(1) 肌肉、肌腱、腱鞘、韧带、滑囊、滑膜、软骨、关节等慢性损伤。

(2) 软组织内因手术或外伤所引起的疤痕粘连和局部疼痛。

(3) 局部急性炎症（疖、痈、皮下急性蜂窝组织炎等）。

(二) 剂量和疗程

常用醋酸氢化可的松或泼尼松与1%～2%普鲁卡因的混合液局部注射。治疗腱鞘炎和滑囊炎时，一般用0.25～0.5mL的醋酸氢化可的松或泼尼松（1mL含25mg）和1%的普鲁卡因1～1.5mL。治疗肌肉拉伤时，用醋酸氢化可的松或泼尼松0.5～1mL和1%普鲁卡因3～4mL。5～7天注射一次。每处连续使用一般不超过3次。

(三) 注意事项

(1) 严格遵守无菌操作原则，注射前应仔细摸清压痛点。消毒受伤部位皮肤及术者左拇指。然后，术者以左拇指按住压痛点，再连同皮肤向后或侧移，使针沿左拇指尖端相当于压痛点刺入。若属腱鞘炎则只刺入腱鞘，不要刺伤肌腱本身，在患者感到伤痛后再将药注入。

(2) 注射前应做普鲁卡因皮肤过敏试验，阳性者忌用，可改用浓度减半的利多卡因。醋酸氢化可的松不可注射在神经组织内，以免神经变性。

(3) 在肌腱、韧带、腱鞘和粘连的关节部位注药时，阻力较大，应将针筒与针头连接处衔接紧，避免药液由连接处喷出。

(4) 遇有以下情况暂不宜注射：①高血压病；②活动性结核病；③活动期溃疡病；④急性传染性疾病；⑤局部皮肤炎症、皮肤破损。

二、物理疗法

(一) 冷冻疗法

冷冻疗法是运用冷水或冰块等治疗运动性损伤和运动性疾病的方法。通过冷敷，使局部血管收缩，减轻充血，降低组织温度，抑制神经感觉，具有止血、退热、镇痛、预防或减轻肿胀的作用。广泛用于急性闭合性软组织损伤早期的治疗，如挫伤、关节韧带扭伤、肌肉拉伤等，伤后立即使用。

1. 冷敷法

将浸透冷水后的毛巾放于伤部，两分钟左右更换一次，或用冰袋（可将冰块装入热水袋或塑料袋内）做局部冷敷，每次约20分钟。在天气不冷的季节，可用冰块直接擦摩伤部，或将伤部浸泡于冷水中，但时间宜短。

2. 蒸发冷冻法

利用容易蒸发的物质接触体表，吸收热量而使局部温度迅速降低。常用的有氯乙烷、好得快等。应当指出，面部损伤不宜采用蒸发冷冻法。冷冻疗法结束后伤部应做加压包扎。

(二) 温热疗法

温热疗法是运用传导热、辐射热以刺激治疗运动性损伤的方法。通过热疗，能使局部血管扩张，改善血液和淋巴循环，增强组织新陈代谢，缓解肌肉痉挛，促进瘀血和渗出液的吸收，具有消肿、散瘀、解痉、止痛、减少粘连和促进损伤愈合的作用。广泛用于治疗急性闭合性软组织损伤的中期和后期以及慢性损伤。

常用的热敷法是将浸透热水的毛巾敷于伤部，热敷的温度以 47～48℃ 为宜，每次约30分钟，每日3次。也可以用热水袋热敷。除石蜡疗法和红外线疗法外，还有中医热敷熏洗法和热熨法，简便易行，疗效显著。

第五节　牵引疗法与手术疗法

一、牵引疗法

牵引疗法是治疗骨伤科疾病的一种常用方法，具有复位、固定、解除肌肉痉挛与挛缩、减轻神经压迫和纠正关节畸形的作用。用于治疗某些骨折（如颈椎骨折与脱位、四肢不稳定性骨折、骨盆骨折等）、急性或慢性损伤引起的腰部或颈部疼痛、肌肉痉挛与挛缩引起的功能障碍或畸形等。

(一) 常用的牵引疗法

（1）**手法牵引**：可分为徒手牵引与悬吊牵引两种。徒手牵引适用于骨折伤筋复位；悬吊牵引是用带绳等进行牵引，以补手力牵引之不足，适用于腰部损伤等。

（2）**持续牵引**：常用的有皮肤牵引、骨牵引、布托牵引等，是通过滑车装置，用重量在肢体的远端施加持续牵引，以对抗患部肌肉的牵拉力，达到复位、防止骨再次移位等目的。

(二) 适应证

1. 损伤病例

如长骨骨折、关节脱臼、颈椎骨折、骨盆骨折和骨折脱臼等。

2. 矫形病例

(1) 纠正由于关节病变肌肉挛缩而引起的关节畸形，如髋、膝关节结核，引起的髋、膝关节屈曲畸形。

(2) 纠正由于软组织挛缩而引起的关节畸形，如髂窝淋巴结炎引起的髂腰肌挛缩，髋关节屈曲畸形。

(3) 固定急性化脓性关节炎患者的肢体。

(三) 注意事项

(1) 皮肤牵引：重量不超过 5kg，时间不宜过长，皮肤破损者不宜采用。皮肤牵引时间一般不超过 4~6 周。

(2) 布托牵引：连续牵引的重量为 2~3kg，一般不超过 3 周；间歇性牵引的重量可达 5~10kg，每日 1~2 次，每次 30 分钟至 1 小时。坐位牵引时，重量一般为 5~10kg。

(3) 骨牵引：在骨骼所需的部位上穿入不锈钢针或钢钉，可系上较大的重量维持较长时间的牵引，但需要一定的技术设备条件。

二、手术疗法

手术治疗是运动性损伤的重要治法之一。大多数运动性损伤，通过保守治疗，能获得良好效果，但对于某些运动性损伤，为尽快恢复功能，或不影响运动训练和比赛，则需要及时手术治疗。

(一) 手术适应证

(1) 复位有困难或整复不成功的不稳定性骨折。

(2) 复位不良并影响关节功能的关节内骨折。

(3) 骨折断端伴有软组织、重要神经和血管嵌顿，不能用手法解脱者。

(4) 开放性创伤合并骨折、脱位，或合并神经、血管损伤。

(5) 肌腱、韧带断裂，或关节囊、筋膜破裂等，不能用手法复位治疗者。

(6) 某些慢性损伤，如狭窄性腱鞘炎、腱鞘囊肿、腰骶筋膜炎、臀上皮神经粘连，关节内游离体、半月板破裂、腰椎间盘脱出症等，采用保守疗法无效者。

(二) 常见运动性损伤的手术要求

(1) 骨折切开复位与内固定术

手术应尽量少剥离软组织和骨膜，骨折对位对线必须良好，固定器材宜简单可靠，少年运动员骨关节手术，应避免损伤骨骺，术后要妥善外固定，早期进行功能锻炼。

(2) 摘除术

关节内游离体、骨赘、腱鞘囊肿、半月板破裂、腰椎间盘突出症等，影响运动训练者，可采用手术摘除。术前须准确定位，术后即开始功能锻炼。

(3）肌腱缝合术

常用于肌肉、筋膜断裂和各部位的撕脱骨折，如腓肠肌撕裂、腰背筋膜裂隙、肱骨内上髁撕脱骨折等。若主要肌肉、肌腱断裂后，应及时手术治疗，以免影响功能或致残。

(4）韧带修补术

常用于肌腱、韧带和支持带的断裂，如跟腱断裂、肱三头肌断裂、膝关节内侧韧带断裂等。韧带断裂后，关节的稳定性遭到破坏，须及时进行修补缝合或做固定术，必要时做韧带再造术。韧带的修补与缝合必须牢固，术后适当外固定。

(5）软组织剥离松解术

常用于肌肉与筋膜、腱与腱围组织间发生粘连而严重影响运动功能者，以及间隔综合征等，如髌腱腱围炎、腰背肌肉筋膜炎、胫前间隔综合征等。通过施行软组织的剥离松解术，切除挛缩的瘢痕组织，术后早期功能锻炼，可收到良好效果。

(6）筋膜与腱鞘切开术

用于手、足部的创伤性腱鞘炎。某些病程较长、腱鞘增厚而交锁较重、经保守治疗无效者，则需手术治疗，如小腿筋膜间隔区综合征、桡骨茎突狭窄性腱鞘炎、手指屈肌腱鞘炎、继发性尺神经炎、腕管综合征、踝部腱鞘炎、跖管综合征、梨状肌综合征等。通过手术，即可恢复功能。

(7）整复术

用于骨折、脱位的各种手术整复和内固定。

(8）切除术

用于骨折、骨软骨骨折、副骨损伤、骨赘、软骨软化、软骨破裂等，如距骨后突骨折片切除、半月板切除等。

(三) 注意事项

(1) 严格掌握手术适应证，制订切合实际的手术方案，力求简便易行，疗效良好。

(2) 认真做好术前准备，严格无菌操作，保证手术顺利进行。肌腱缝合要对合良好，张力适当，缝合处平整。

(3) 术后应严密观察，加强护理，防治感染。

(4) 术后可适当配合中药、按摩、理疗等，早期进行功能锻炼，有利于功能恢复。

第五章 头颈、躯干部运动损伤的治疗

第一节 颈部运动损伤

一、颈部软组织损伤

颈部具有前屈、后伸、左右侧屈、左右旋转等多方向活动的功能，是人体活动范围较大，活动较频繁的部位，因此发生损伤的机会也较多。在运动性损伤中，颈部软组织损伤多见于体操、摔跤、拳击、球类等运动项目中。

（一）病因病理

来自外界的各种暴力是颈部软组织损伤的主要原因，在日常生活中，多因头颈部突然后伸、旋转或前屈而受伤，如乘坐的汽车突然停车时头部猛烈前冲，打篮球投篮、端盆泼水时引起头部突然后伸或在嬉闹中使颈部过度扭转等均可造成颈扭伤，亦可因长期低头伏案工作，使颈部肌肉受到牵拉而致伤。钝器直接打击颈部引起的挫伤较扭伤少见。在体育运动中，颈部损伤多由于训练和比赛时，准备活动不充分，动作失误，颈部突然扭转或前屈、后伸，致颈部肌肉骤然收缩或过度牵拉，头颈部被碰撞及器械打击所致。

颈部软组织损伤的病理表现主要是颈部的肌腱、韧带和筋膜撕裂，毛细血管破裂，逐渐发展到颈部软组织出现肿块、条索状硬结；因强力扭转颈椎小关节而出现磨损和错位，进而压迫颈神经根，引起颈部畸形和上肢神经的症状。

（二）临床表现

患者多有外伤或睡眠后颈部出现疼痛的病史，颈部扭伤多为一侧疼痛，其疼痛往往向背部放射。伤后头颈部向一侧歪斜，患侧颈部肌肉强硬转侧不利，活动受限，每当旋头或仰头时疼痛加剧，颈肩背部似有重物压迫感，患侧肌肉较紧张，在肩胛内缘有明显压痛点，伤侧有轻度肿胀，肌肉痉挛。挫伤者局部有轻度肿胀、压痛。

X线检查：必要时拍摄X线照片排除颈椎骨折、脱位和其他病变。

（三）治疗

1. 理筋手法

患者坐位，术者站在背后，左手扶住患者额部，另一手用拇、中两指点压痛点及天柱、风池等穴，然后在患侧颈肩背部做由上而下的按摩，反复做4～5次，最后用轻揉手法施于患侧颈项部，并嘱患者做低头、旋转头颈等活动，患者即感轻松舒适，新伤者一般经手法治疗2～3次可愈（图5-1）。

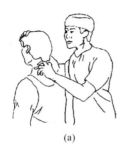 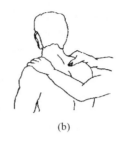

图 5-1　颈部理筋手法

2. 推拿按摩

以舒活酒擦颈部,做表面抚摩、揉捏、提弹、摇晃或用端法,同时配合经穴按摩,掐风池、肩井、肩外俞、天宗等穴。

3. 针灸治疗

常用针刺穴位有风池、大椎、合谷、外关等,悬钟、昆仑、后溪为备穴。用强刺激手法,刺一侧或双侧主穴,嘱患者做颈部活动。慢性损伤可留针,配合悬灸。

4. 中药治疗

损伤瘀血凝滞疼痛者,以祛瘀生新为主。内服小活络丹或舒筋活络丸,一次 3g,一日 3 次;或活血止痛汤,水煎,温服,一日一剂,一日 3 次。局部外贴麝香追风膏、伤湿止痛膏等。兼有头痛头晕者,可酌用疏散风邪药物,内服可用防风芎归汤加减,症状好转时可服小活络丸。

慢性损伤者服铁弹丸,一次 6g,一日 2~3 次;或服活络丸,一次 3g,一日 2~3 次。外贴活络膏。

5. 点按穴位

以行气活血,疏通经络。先从压痛点开始,逐次点按风池、肩井、天宗、曲池、手三里、外关、中诸、合谷等穴,每穴点按 5~10 遍。

6. 耳穴疗法

耳穴取颈神门穴,取绿豆 2 粒放在伤湿止痛膏(剪成 1cm×1cm 的方块)中间,粘贴在选定的穴位上,同时按压已贴好的耳穴,由轻到重,按至有热和疼痛感为度,并嘱患者转动头颈,这期间内大多数患者自觉症状缓解或消失,症状消失后取去胶布和绿豆。

(四)功能锻炼

应向患者说明必须有意识地尽量保持头部于正常位置,松弛颈部肌肉,并适当练习头颈的俯仰、旋转活动。

(五)预防

(1) 训练和运动前做好充分的准备活动,合理安排运动量,正确掌握动作要领,训练复杂动作时要循序渐进、由易到难。

(2) 注意加强自我保护,避免颈部突然扭转或前屈、后伸,避免头颈部被碰撞及器械打击。

(3) 如有外伤或睡眠后颈部出现疼痛时,应进行及时彻底的治疗。

二、颈椎间盘突出症

颈椎是承受头部的支柱,除寰枢椎之间无椎间盘外,其余各颈椎之间均有椎间盘相连,其结构与腰椎间盘基本相同，由纤维环、髓核和软骨板组成。颈项部是活动较频繁、活动方向与范围较大的部位，颈部活动度较大，因此发生损伤的机会也较多。在运动性损伤中，颈椎间盘突出症多见于体操、排球、水球、游泳、跳水、自行车等运动项目中。

（一）病因病理

颈部长期屈曲造成慢性劳损，如排球救球滚翻、游泳等引起椎间盘变性，再由某一颈椎的动作突然发病；也有的是症状逐渐出现，如跳水运动员动作失误，头部骤然前屈发生急性损伤。部分病员有椎间盘退行性变，在损伤时，更易造成颈椎间盘突出。病理变化是纤维环破裂，核突出或脱出，压迫了椎间盘的周围组织，如韧带等，从而产生颈、肩及肩胛部疼痛。

（二）临床表现

患者多有慢性损伤史，发病缓慢，病程较长，颈痛逐渐加重，向一侧或两侧肩、臂和手部放射，以肩颈痛为甚，颈部僵硬，活动受限，头晕、头痛，意识障碍，出现视觉症状如复视、视力减退、模糊等，咳嗽、喷嚏使肩臂痛加重。

检查：颈部肌肉痉挛，活动障碍，突出部位的棘突间和椎旁压痛明显，疼痛向肩臂放射；叩击头顶部，出现颈部痛和放射痛；将头颈向上牵引时，疼痛反而减轻，髓核突出压迫神经根，导致肌肉萎缩、无力和感觉异常。

X线检查：摄颈部正位、侧位和斜位片，有助于诊断。如果颈椎正常曲线变直或有成角即有诊断意义。侧位片能看到正常的颈椎生理弧度消失、损伤部位的椎间盘的间隙变狭窄、颈椎前后缘有唇样骨质增生、椎间孔变窄等。

（三）治疗

1. 颈椎牵引

颌枕牵引法：患者坐位，头稍前屈，用颌枕吊带牵引，牵引重量从 3~5kg 开始，增至 8~10kg，但牵引重量不宜超过体重的 1/4，既要取得疗效，又要让患者能够耐受，一日 1~2 次，一次 15~30min。坚持数周可以缓解肌肉痉挛、减轻神经根受压情况，效果较好（图 5-2）。

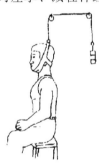

图 5-2　颌枕牵引法

2. 推拿按摩

推拿按摩治疗颈椎间盘突出症，应用很广泛，具有良好的临床效果。颈肩部擦舒活酒后再进行按摩。先做表面抚摸，再以揉捏、提弹、扳动、旋转等手法，使肩部肌肉放松，一日或隔天一次。应当指出，推拿按摩治疗颈椎疾患使用手法必须正确恰当，严禁暴力强行屈伸扭转，以免造成颈椎骨折、脱位损伤脊髓引起意外事故。

3. 复位

推顶法复位：患者坐位，一助手双手握患者双肩，膝顶胸背部，另一助手一手托下颌，另一手扶按头枕部，二人持续对抗牵引3～5min，术者站在患侧，手臂抱住伤员头部，用肘窝托其下颌，手掌固定对侧头顶，另一手拇指按住患部，在维持牵引下，拇指用力向椎间隙推、顶，头部后伸，使之还纳。手法结束后，做表面抚摸，放松肌肉。术后患者卧床休息，头须保持后伸位。

4. 中药治疗

治宜补肝肾、祛风寒、活络止痛为主，可内服补肾壮筋汤，水煎，温服，一日一剂，一日3次；或用骨刺丸等，外贴活络膏。

急性发作、颈臂疼痛较重者，治宜活血舒筋，可内服舒筋汤；麻木明显者，可内服全蝎粉，早晚各服1.5g，开水调服。

5. 针灸治疗

针刺选用风池、肩井、天宗、肩髃、曲池、合谷、内关、外关等穴，隔日1次，一次针2～3穴，并配合悬灸。

6. 手术治疗

个别患者经上述治疗无效或病情加重者，可酌情考虑手术治疗。

（四）预防

（1）训练和运动前做好充分的准备活动，合理安排运动量，正确掌握动作要领，训练复杂动作时要循序渐进、由易到难。

（2）平时注意站、坐、行和劳动姿势，加强颈部肌肉锻炼，维持脊柱稳定性，预防机体和组织老化等。

（3）注意加强自我保护，避免颈部突然扭转或前屈、后伸以及头颈部被碰撞和器械打击。如果有外伤，应进行及时彻底的治疗。

第二节　肩部运动损伤

一、锁骨骨折

锁骨桥架于胸骨与肩胛骨的肩峰之间，位置表浅，呈"～"状的双弯形，外侧段向后弯，内侧段向前弯。外侧段扁，向内逐渐变粗，内外两端各有一个关节面，分别参与胸锁关节和肩锁关节的组成。锁骨骨折多发生在锁骨中、外1/3交界处。在运动性损伤中，锁骨骨折多见于篮球、体操、足球、自行车运动（公路及赛车场）和摔跤等运动项目中。

（一）病因病理

锁骨骨折的病因分为间接暴力和直接暴力。临床上因间接暴力所致者多见，因直接暴力致使锁骨横断或粉碎骨折者较少。因间接暴力跌倒时，手掌或肩部外侧着地，外力传至锁骨而发生骨折。骨折后，内侧段因受胸锁乳突肌的牵拉向后上方移位；外侧段主要是受到损伤肢体的重力作用向前下方移位。例如，在篮球运动中，攻守双方互相阻挡、拦劫争球，常因误撞导致对方运动员跌倒，若侧身倒地，上肢外展，手掌先着地，暴力沿上肢骨的纵轴向上传达锁骨，常导致锁骨中段骨折。又如，在技巧运动中的空翻，如果准备活动不充分，动作要领掌握不好，在起跳后的转体过程中失去平衡，就会在落地的一瞬间，身体向一侧偏斜，肩部后外侧着地，导致锁骨中段骨折。在赛马中，如果突然马失前蹄，运动员从马上跌下，肩部着地，常常发生锁骨外侧段横形骨折。由间接暴力致伤者，可为斜形或横形骨折；少年儿童的锁骨骨折多为青枝形。

（二）临床表现

患者有明显的外伤史。此外，因锁骨位于皮下，骨折后局部肌肉痉挛、肿胀、疼痛、压痛均较明显，就诊时，患者常以健手托住患侧肘部，头偏向伤侧，下颌偏向健侧，以减轻上肢的重力作用和缓解胸锁乳突肌痉挛而引起的疼痛（图5-3），并可摸到移位而高突的骨折端，并有异常活动感。

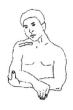

图5-3 锁骨骨折姿势

锁骨中段骨折，如合并臂丛神经损伤者，可出现疼痛向手臂部放射痛等；如合并锁骨下动、静脉损伤者，可出现血液循环障碍的征象。此外，锁骨外侧段骨折常被局部挫伤的症状所掩盖，容易误诊，故应特别注意。

X线检查：X线正位照片可以确定骨折的部位、类型、移位的方向和程度。根据受伤史、临床表现和X线检查即可作出诊断。

（三）治疗

1. 整复方法

患者坐位，抬头挺胸，双手叉腰。术者立于患者背后，将膝部顶住患者背部正中，双手握其两肩外侧，此时将两肩向背部徐徐牵引，使之挺胸伸肩，骨折移位畸形得到矫正（图5-4）。如果仍有侧方移位，可用捺正手法矫正。对锁骨骨折不必强求达到解剖复位，即使稍有移位，留有轻度畸形，在骨折愈合后对上肢功能妨碍也不大。

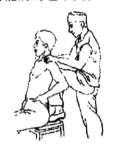

图5-4 骨折复位方法

2. 固定方法(三角巾悬吊法)

锁骨骨折无明显移位或不完全骨折者,先用横"8"字绷带固定,即首先在患者两腋下垫上适当的棉垫,然后用绷带从患侧肩后经腋下,绕过肩前上方,横过背部,经对侧腋下,绕过对侧肩前上方,绕回背部至患侧腋下,反复包裹8~10层后将患肢屈肘用颈腕吊带悬吊固定在侧胸。必要时用8~10cm宽的长胶布条,照上述路径粘贴一层,以加强固定。如果用上述方法固定仍然不够牢固,可在背部加用弧形木板(长约50cm、宽约8cm、厚约0.4cm),凸面紧贴背部,凹面向后,用绷带将两肩同时固定于向后弯的弧形板的两端(图5-5)。弧度应根据具体情况而定,以能达到有效固定为目的,亦可采用双圈固定法(图5-6),一般情况下,其固定时间为4~6周。

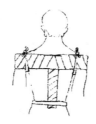

图5-5 锁骨骨折T形木板固定法

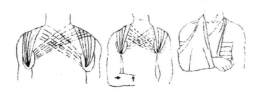

图5-6 锁骨骨折横"8"字绷带固定法(双圈固定法)

术后注意事项如下:

(1)密切观察患者上肢有无疼痛、麻木、肿胀、脉弱、手绀紫等血液循环障碍和神经受压的征象。如果发现有血液循环障碍和神经受压的征象,应及时调整绷带的松紧度。

(2)固定后要经常保持挺胸,两肩尽量向后,睡眠时应取仰卧位,在背部垫一薄枕,使两肩后伸。

(3)整复固定后应每隔3~5天复查一次。如果发现绷带有松动,应随时重新包扎,以免骨折移位。

(4)少年儿童固定3~4周、成年人固定4~6周后,即可解除外固定。

3. 中药治疗

一般按骨折三期用药原则用药。

早期:宜活血祛瘀、消肿止痛,内服活血止痛汤或肢伤一方加减,水煎,温服,一日一剂,一日3次。外敷消瘀止痛膏。

中期:宜接骨续筋,内服可选用新伤续断汤、续骨活血汤、肢伤二方,水煎,温服,一日一剂,一日3次;或服用一号接骨丸,每次6g,一日2~3次。外敷接骨续筋药膏。

后期:特别是中年以上患者,常因气血虚弱、筋脉失养,并发肩关节周围炎,故重在补益气血、滋养肝肾,内服六味地黄汤或肢伤三方,水煎,温服,一日一剂,一日3次。外贴坚骨壮筋膏。

4. 手术治疗

如锁骨骨折合并神经、血管损伤者，应尽早进行手术探查；骨折畸形连接影响功能者，可进行手术治疗，矫正畸形，用骨圆针做内固定，必要时应同时植骨。术后用横"8"字绷带加强固定。

（四）功能锻炼

（1）早期：可以在不影响骨折移位的情况下，做伸指握拳及腕、肘关节的屈伸活动。

（2）中期：可以每天解除三角巾2~3次，逐渐做肩关节前后摆动和肩外展等功能锻炼，重点是肩外展和旋转运动。

（3）后期：解除外固定，逐渐加大肩关节的活动范围，必要时进行推拿按摩，促使肩关节的功能恢复，防止因固定时间较长而影响关节的功能。

（五）预防

（1）充分做好准备活动，正确掌握动作要领，训练复杂动作时要循序渐进、由易到难。

（2）在篮球、足球、体操、自行车运动及摔跤等易跌倒的运动中应注意保护，防止意外跌倒，如果跌倒，也尽量不用手去撑地。

（3）加强运动场地设施、器械设备和个人防护用具的管理和安全卫生检查，及时维修损坏的场地和器械设备。

二、肩关节脱位

肩关节脱位又称为盂肱关节脱位。肩关节由肩胛骨的关节盂与肱骨头所构成，其解剖特点是关节盂小而浅，肱骨头大，关节囊和韧带较松弛薄弱，肩关节活动范围广，灵活性大，但是稳固性较差。由于上述特点肩关节脱位成为临床最常见的关节脱位之一，在全身大关节脱位中，其发生率仅次于肘关节。在运动性损伤中，肩关节脱位多见于篮球、排球、足球、手球、体操等运动项目，该脱位好发于20~50岁的男性，初次脱位后如处理不当可导致习惯性脱位。根据脱位的时间和复发次数可分为新鲜、陈旧和习惯性3种脱位；根据脱位后肱骨头的位置又可分为前脱位和后脱位两种，前脱位还分为喙突下、盂下、锁骨下3种，以肩关节前脱位比较多见，其中以喙突下脱位最多见，后脱位极少见。

（一）病因病理

肩关节脱位的病因分为直接暴力和间接暴力。受直接暴力的打击或冲撞导致肩关节发生脱位者，临床很少见，由间接暴力导致肩关节脱位者多见。间接暴力可分为传达暴力与杠杆作用力两种。当上肢处在外展外旋位跌倒时，手掌着地，暴力由掌面沿肱骨纵轴向上传达到肱骨头，使肱骨头可能冲破关节囊的下壁或前壁而形成盂下脱位或喙突下脱位，但多数盂下脱位由于受肌肉的牵拉可使脱位的肱骨头滑至喙突下，所以临床所见的肩关节脱位是以喙突下脱位最多见。肩关节脱位的主要病理变化为关节囊撕裂及肱骨头移位，由于肩关节的损伤导致出血，在关节腔内、外形成血肿。如果脱位后能够及时复位，常可减少出血，也可使损伤的组织尽快地被修复；倘若迟迟未能复位，不但出血多，而且血肿逐渐机化，关节周围组织广泛粘连，而形成陈旧性脱位。复位后，若处理不当，损伤组织未能很好修复，可发展为习惯性脱位。有时脱位可合并腋神经和血管损伤，引起三角肌麻痹和局部皮肤知觉减退、肩部感觉减退或消失等症状，一般多在数周或数月内才能恢复。

（二）临床表现

患者有明显的外伤史或以往有习惯性肩关节脱位史，稍受外力作用即复发。其主要症状是肩部剧痛、肿胀和功能障碍，正常膨隆外形消失，肩峰下部空虚而形成方肩畸形，肩关节处于外展20°～30°位置。若合并有肱骨大结节撕脱骨折者，局部肿胀明显，可有瘀斑及骨擦音，在患侧腋下、喙突下或锁骨下可触及脱位的肱骨头，患者常用健手扶托患肢前臂（图5-7），但患侧手不能触到健侧的肩部，肘不能贴近胸壁，此即"杜格氏征"（Dugas）阳性。

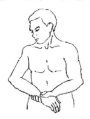

图5-7 肩关节前脱位的姿势及方肩畸形

直尺试验阳性：用普通直尺，沿上臂长轴放置，尺的下端放于肱骨外上髁，另一端向上过肩，正常时由于肩部呈圆形，直尺向外倾斜接触不到肩峰；肩关节脱位时，由于肱骨头移位形成方肩畸形，直尺上部能与肩峰接触，此即为直尺试验阳性。此外，在诊查时还应注意患肢有无血管、神经的损伤，有少数患者肩部感觉障碍、三角肌力量减弱或麻痹。

X线检查：X线摄片或透视检查可以确诊脱位的程度和方向，以及进一步了解肱骨头移位的方向与位置、是否合并骨折等。

（三）治疗

1. 整复方法

明确诊断后应及早复位，对新鲜肩关节脱位如果能在伤后及时进行复位可不必麻醉，且往往多能获得成功。若脱位超过24h者，可选用针刺麻醉、血肿内麻醉、中药麻醉、全身麻醉或中药热敷，配合轻柔手法按摩，以松懈肌肉紧张。一般多用2%普鲁卡因10mL做关节内局部麻醉或行颈丛加臂丛麻醉以便于复位，特别是对于肌肉发达者较适用。常用的整复方法有以下几种。

（1）拔伸足蹬法

此法又称希波格拉地氏法。患者取仰卧位，用拳头大的软布垫于患侧腋下，以保护软组织。术者立于患者的患侧，用两手握住患肢腕部，同时用一足底抵于患侧腋下（右侧脱位，术者用右足；左侧脱位，术者用左足），一腿伸直站地，然后双手牵引患肢，利用置于患侧腋下的足底，逐渐增加牵引力量，并逐步内收、内旋，将肱骨头挤入关节盂内，当有肱骨头回纳感觉时，即复位成功（图5-8）。复位时患者常可感到有一弹跳感，复位后患者肩部疼痛减轻，肩部恢复饱满外形。

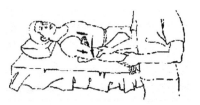

图5-8 拔伸足蹬法

(2) 拔伸托入法

患者取坐位，术者站于患肩外侧，用两手拇指压其肩峰，其余四指插入腋窝（亦可左侧脱位时，术者右手握拳穿过腋下部，用手腕提托肱骨头；右侧脱位，术者用左手腕提托）。一位助手立于患者健侧肩后用双手斜形环抱固定患者。另一位助手一手握患者侧肘部，一手握患者腕上部，外展外旋患肢，由轻而重地向前下方做拔伸牵引。在两助手做上下对抗牵引下，术者用两拇指按压患肩肩峰，余指从腋下用力将脱位的肱骨头向外上方提托，此时牵引患肢的助手应将患肢做内收内旋，当听到脱位的肱骨头回纳至关节盂的回复声时，复位已示成功（图5-9）。

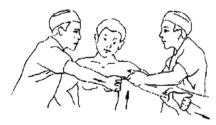

图 5-9　拔伸托入法

(3) 膝顶推拉法

以左侧肩关节脱位为例。患者坐长凳上，术者与患者同一方向立于患侧。术者右足踏在患者坐凳上，使患肢外展80°～90°，并以拦腰状绕过术者身后。术者用左手握住患者的手腕部，并将其紧贴在左胯上，右手推患者肩峰，右膝屈曲小于90°。膝部用力顶住患者的腋窝，用右手推、左手拉的同时，徐缓用力向左转体，然后右膝抵住肱骨头部向上用力一顶，即可使肱骨头复位（图5-10）。术后患者畸形消失，肩部变丰满，直尺试验变为阴性，即"杜格氏征"（Dugas）阴性。然后需经X线检查，确认已复位。

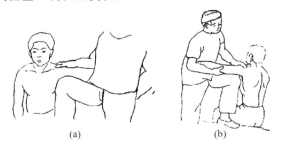

图 5-10　膝顶推拉法

(4) 拔伸推顶法

患者仰卧位，一助手位于患者健侧肩外上方，并用一布单绕过患肩腋下固定患者上身，另一助手握患者患肢肘、腕部做对抗牵引，并将患肢慢慢外展外旋，此时位于患肢内侧的术者用两手拇指用力将脱位的肱骨头向外上方推顶，同时令助手将患肢内收内旋，即可达到复位。

如果是陈旧性肩关节脱位，考虑到其复位比较困难以及肌肉挛缩、关节僵硬程度、患者年龄因素等，宜先按摩，尽可能使其僵硬的关节被动活动，然后范围逐渐增大，以松解关节。操作时要耐心细致，用力要持续稳健。

(5) 旋转复位法

患者坐位或仰卧位。术者一手握住患者腕部，另一手握住肘部，首先让患肢屈肘90°沿上臂畸形方向做牵引；沿肱骨长轴持续牵引并将上臂外展外旋。持续牵引在肩外旋位上内收上臂，使肘关节贴近胸壁并横过胸前，同时内旋上臂使患肢手掌搭于对侧肩上。

复位后检查要点如下：

①手法复位后，宜使患肢屈肘90°，试以手掌搭于对侧健肩，观察肘部能否与胸壁接触。

②嘱患者正坐，观察双肩是否对称、患肩畸形是否消失、肩部外形是否丰满圆隆等。

③检查患者侧腋窝下、喙突下、锁骨下是否已摸不到突出的肱骨头。

④肩关节能否做被动活动。

⑤X线摄片确认肩关节是否复位。合并肱骨大结节撕脱骨折者，随着肩关节的整复往往骨折片亦得以复位，一般不必另行处理。

2. 固定方法

复位后必须予以妥善固定，这既有利于损伤组织的修复，又可防止再脱位而使日后形成习惯性脱位。

（1）绷带包扎固定法：三角巾悬吊法。该方法针对经检查确认已复位者即可固定。固定时应在患侧腋窝处放一大棉垫，用胶布和绷带固定，将患肢上臂内收，屈肘60°~80°，前臂依附胸前，先用绷带将上臂固定于胸壁，再用三角巾（或绷带）将患肢前臂悬吊于胸前即可，固定时间为2~8周。

肩关节脱位并发肱骨大结节撕脱骨折者，在整复后骨折对位良好，将上臂置于胸侧壁，用绷带包扎，然后屈肘90°，用三角巾悬吊于胸前，4~6周后解除固定（图5-11）。

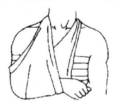

图5-11 肩关节脱位整复后固定

（2）外展支架固定法：此法适用于合并腋神经损伤、冈上肌肌腱断裂、肱骨大结节撕脱骨折需在外展位才能保持对位者。应该使用支架将肩关节固定在外展90°、前屈30°位置4~8周。

3. 中药治疗

一般按脱位三期用药原则辨证治疗。首先必须活血化瘀，然后和营生新，并根据伤筋或伤骨的主次，予以续筋或接骨。

（1）早期：伤后1~2周内宜活血化瘀、消肿止痛、内服可选用舒筋活血汤、活血止痛汤、桃红四物汤等，水煎，温服，一日一剂，一日3次；或内服七厘散，一次3g，一日2~3次，以酒或童便冲服。外用双柏散、活血散、散肿止痛膏。

（2）中期：伤后2~3周，肿痛减轻后，宜和营生新、续筋接骨。内服可选用壮筋养血汤、补肾壮筋汤、跌打养营汤、续骨活血汤、肢伤二方等，水煎，温服，一日一剂，一日3次；或内服五加皮丸，每次6g，一日2次或内服正骨紫金丹，一次6g，一日2~3次，温开水送服。外用药可选用活血散瘀膏、接骨续筋药膏、舒筋活络药膏等。

（3）后期：受伤3周后，亦即解除固定之后，宜补益气血、滋补肝肾、强筋壮骨。内服方可选用补肾壮筋汤、壮筋养血汤、生血补髓汤、虎潜丸、肢伤三方等，水煎，温服，一日一剂，一日3次。外治以熏洗为主，可选用五加皮汤、海桐皮汤、八仙逍遥汤、上肢损伤洗方、下肢损伤洗方、骨科外洗一方、骨科外洗二方等。

习惯性脱位应内服滋补肝肾、强筋壮骨药物，如补肾壮筋汤、虎潜丸等。

4. 推拿按摩

在固定期间，除合并肱骨大结节骨折及冈上肌肌腱断裂者外，一般可在3~5天松解一次绷带，在伤肩及手臂部擦舒活酒做按摩。医者可用表面抚摩、揉、捏等手法，托住患者前臂及肘部，轻柔地向各方向活动肩关节，活动幅度以患者有疼痛感为度，随着时间的推移，逐步加大活动范围，防止肩关节粘连。前两周手法宜轻，以后逐步加重。解除固定后，用中药熏洗、理疗及按摩治疗，可促进恢复。

（四）功能锻炼

(1) 固定1周内：应经常密切观察患肩外形是否保持正常膨隆外形。鼓励患者活动手指和腕，做握拳活动，一日3次，一次30~50下。

(2) 固定1周后：可先解除上臂固定在胸壁的绷带，并开始练习肩关节的前后摆动，适当活动肘关节，并耸肩，一日3次，一次20~30下。此法可防关节僵硬，以利于关节功能的恢复。在复位后3周内，切忌患肢做外展抬举动作，防止再脱位。

(3) 固定3~8周后：完全解除固定后，逐步加强耸肩、屈伸肘关节活动，并对肩关节进行专门的功能锻炼，如上臂爬墙外展、爬墙上举、屈上体垂臂旋转、滑车带臂上举等或身体前躬，两臂同时前后摆动20~30次，屈肘90°内、外旋转上臂10~20次，手臂左右摆动20~30次，并做肩关节前屈、上举、环转等活动，一日锻炼2~3次，以使关节功能尽早恢复，但应避免强力被动牵拉，防止再度损伤，另外最好配合推拿按摩、针灸、理疗，以防止肩关节软组织粘连与挛缩。

（五）预防

(1) 充分做好准备活动，正确掌握动作要领，训练复杂动作时要循序渐进、由易到难。加强运动医务监督，保持运动场地和运动器械的完好。

(2) 加强肩部肌肉力量练习，增强肩关节的稳定性。

(3) 注意加强运动保护，不要在疲劳的情况下训练或比赛，专项训练不要过于集中，防止意外跌倒，在跌倒时尽量不要用手撑地。有习惯性肩关节脱位史的，更应该注意。

三、冈上肌肌腱炎

冈上肌起于肩胛冈上窝，由肩峰下通过，止于肱骨大结节的外上方，它与肩峰下滑囊位于肩峰与冈上肌肌腱之间，以减轻两者之间的摩擦。肱二头肌长头肌腱位于肱骨大结节、小结节之间的骨性沟内。在不同的姿势下可导致不同的肌腱扭伤，当出现瘀血肿胀时可以影响相邻组织，如果发生挫伤就更难截然分开了。临床上以冈上肌肌腱炎较常见；在运动性损伤中，冈上肌肌腱炎多见于体操、举重、排球、标枪、手榴弹等运动项目中。

（一）病因病理

当肩外展90°时，肩峰下滑囊完全缩进肩峰下面，冈上肌腱很容易受到摩擦，日久呈慢性炎症改变，形成劳损。少数患者的冈上肌腱渐趋粗糙，甚至钙化或有冈上肌腱部分断裂。往往因肩部急性损伤（特别是中年以上的患者）加重了冈上肌腱的退变。冈上肌退行性变更易劳损，呈慢性炎症改变，即冈上肌腱炎，其临床上比较多见。

（二）临床表现

大多数冈上肌腱炎发病缓、病程长，逐渐出现肩部疼痛，用力外展时疼痛较明显，动作稍快时肩部肌筋咿轧作响，当自动外展至60°左右时，因疼痛不能继续外展及上举，但可被动外展及上举，可与肩关节周围炎鉴别。压痛点在肱骨大结节部或肩后冈上部。本病在临床上有一特征，是指患肩自动外展未到60°时疼痛较轻或不疼痛；被动外展至60°～120°范围内时，疼痛较重；当上举超过120°时，疼痛又明显减轻，此后又可自动继续上举。因此对被动外展60°～120°范围内疼痛明显加重这一特征，称为"疼痛弧"（图5-12）。

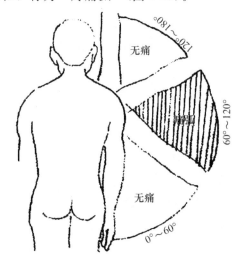

图5-12 冈上肌腱病变引起的肩外展疼痛弧

冈上肌腱钙化时，X线摄片可见患者局部有钙化影。肩峰下滑囊炎主要症状是肩峰下疼痛、压痛，并可放射至三角肌，严重者有微肿。病程久时可引起局部肌肉萎缩，肩关节不能做外展、外旋等动作。肱二头肌长头腱鞘炎起病缓慢，病情逐渐加重，疼痛、压痛以肱骨结节间沟为主，肱二头肌抗阻力屈肘时疼痛加重，久则亦有功能障碍及肌肉萎缩。根据临床表现，冈上肌腱炎可与肩峰下滑囊炎、肱二头肌长头腱鞘炎相鉴别。冈上肌腱断裂时会出现典型肩外展肌力消失、无力外展上臂，如果帮助患肢外展至60°以上后，其就能自动抬举上臂了。

（三）治疗

1. 理筋手法

急性期手法宜轻，慢性期手法宜稍重。施行手法时，应以肩部、冈上部为重点，可用轻揉、按摩手法。首先拿捏肩部、冈上部、上臂部，自上而下，疏松经络，然后自上而下轻揉、按摩，以舒筋活血，再拨动并点按冈上及肩部经络，以理顺粗糙、肿胀或扭转的经络，然后术者左手扶住肩部、右手托住肘部，将肩部摇转并尽量外展，先向前摆4～5周，再向后摇4～5周，在摇转过程中，尽量将患肩外展90°～120°（轻度上举）。

2. 药物治疗

（1）急性期：内服药宜舒筋活血、清热止痛为主，用舒筋活血汤加减，水煎，温服，一日一剂，一日 3 次。肿痛较重时，外敷消瘀止痛膏或三色敷药。

（2）慢性期：内服舒筋丸，一次服一丸，一日 2 次。局部疼痛畏寒者，可服小活络丸或活血酒。体弱血虚者可内服当归鸡血藤汤，水煎，温服，一日一剂，一日 3 次。外贴宝珍膏或伤湿止痛膏，亦可用熏洗或腾药热熨患处。

3. 针灸治疗

常用穴为阿是穴、肩髃、肩髎、膈俞、肩内陵、天宗、曲池等，备用穴为臂臑、病侧的外关、阳陵泉穴。用泻法，提插捻转，以肩臂酸麻胀为度，留针 20min，也可用艾条灸以局部皮肤红润为度，一日或隔日一次，7～10 日为一个疗程；或用梅花针叩打患处后再拔火罐，3～4 天一次。

4. 封闭疗法

采用醋酸氢化可的松 12.5mg 和 1%～2% 普鲁卡因溶液 2mL 的混合液做局部痛点封闭治疗，一周注射一次，每 3 次为一个疗程，亦可用当归注射液 2mL 做痛点注射。

（四）固定和功能锻炼

急性期肿痛难忍者，应使患肢做短期制动，可用三角巾将患肢屈肘悬吊于胸前。肿痛缓解后，其可逐步进行肩外展、前屈、外旋、上举等活动，以舒筋活络，使肩臂功能逐步恢复。

（五）预防

（1）合理安排运动量，训练前做好充分的准备活动，正确掌握动作的要领。

（2）加强肩部肌肉力量练习，增强肩关节的稳定性，防止意外跌倒，在跌倒时尽量不要用手撑地。

四、肩峰下滑囊炎

肩峰下滑囊炎又称为三角肌下滑囊炎。肩峰下滑囊比较大，它位于肩峰和三角肌下，覆盖着肩袖。滑囊壁的上面与肩峰、肩峰喙突弧和三角肌相连，下面与组成肩袖的冈上肌、冈下肌、小圆肌、肩胛下肌和肱骨大结节相连。在运动性损伤中，肩峰下滑囊炎多见于排球、体操、水球、游泳、投掷、划船、举重、射箭等运动项目中。

（一）病因病理

滑囊具有使肱骨上端在肩峰下活动时减轻摩擦的功能。运动中多次轻度损伤和反复的摩擦是导致肩峰下滑囊炎的主要原因，如仰泳运动员过多后伸转肩触臂；排球运动员在训练和比赛中频繁地挥臂重扣球；划船运动员在划船运动中插桨入水太深，肩部连续反复用力，使滑囊在肱骨上端与肩峰之间经常受到摩擦或嵌夹等损伤就会发生疼痛和上臂功能障碍。

（二）临床表现

没有明显的外伤史，常有肩部活动过多、负担过重的历史。其主要表现为肩峰下疼痛，肩峰外下及前下有压痛，并可放射至三角肌，当上肢外展、后伸时疼痛加重。病情严重者，因滑囊积液而肿胀，患肩较健侧膨隆；滑囊有粘连，上肢外展至 70°～90° 时被动旋转有摩擦响声；病程长时可引起局部肌肉萎缩，肩关节不能做外展、外旋等动作。

X 线检查：骨质及其他组织结构无特殊所见，有时可见滑囊钙化阴影。

（三）治疗

1. 理筋手法

（1）急性期：以轻手法为主，宜擦舒活酒。施行手法时，做表面抚摩、揉、捏等，隔日1次。首先拿捏冈上部、肩部、上臂部，自上而下，疏松经络，然后以冈上及肩部为重点，自上而下揉摩，以舒筋活血，再拨动并点按冈上及肩部经络，以理顺粗糙、肿胀或扭转的经络，最后术者左手扶住肩部，右手托住肘部，将肩部摇转并尽量外展，先向前摆4～5周，再向后摇4～5周，在摇转过程中，将患肩尽量外展90°～120°（轻度上举）。

（2）慢性期：手法宜稍重，可做表面抚摩、揉、揉捏、搓、摇晃等按摩手法，按摩强度可逐渐加重，并可配合指针，取肩三对、肩髃、肩宗、臂臑、曲池、手三里、合谷等穴。

2. 中药治疗

（1）急性期：内服药宜以舒筋活血、清热止痛为主，用舒筋活血汤加减；或者用活血祛瘀汤，水煎，温服，一日一剂，一日3次。急性期肿痛较重时，外敷消瘀止痛膏或三色敷药。

（2）慢性期：可服舒筋丸，一次服一丸，一日2次。局部疼痛畏寒者，可服小活络丸或活血酒。体弱血虚者可内服当归鸡血藤汤，水煎，温服，一日一剂，一日3次。外用消结散、水醋各半调匀敷患部或用软坚药水浸纱布或棉垫，湿敷患部，以红外线照射，每日1次，每次20～30min。内服五灵二香丸，一次6g，一日2～3次。后期外贴宝珍膏或伤湿止痛膏，亦可用熏洗或腾药热熨患处。

3. 针灸治疗

针灸治疗的常用穴为阿是穴、肩髃、肩髎、膈俞、肩内陵、天宗、曲池等，备用穴为臂臑、病侧的外关、阳陵泉穴。可用泻法，提插捻转，以肩臂酸麻胀为度，留针20min，也可用艾条灸以局部皮肤红润为度，一日或隔日一次，7～10日为一个疗程。

4. 封闭治疗

急性期和慢性期皆可用封闭疗法，即用醋酸氢化可的松12.5mg和1%～2%普鲁卡因溶液2mL的混合液，做滑囊内注射，在肩峰下压痛点处水平进针，先在压痛点注射1～2mL，再向深部进针注入滑囊内，每5～7天注射1次，可注射3～5次。

（四）功能锻炼

（1）急性期：肿痛难忍者可用三角巾悬吊，做短期制动。患者应常做耸肩和肩关节的前屈、后伸、小弧度外展动作，防止肩关节粘连。

（2）慢性期：肿痛缓解后进行功能锻炼，除继续做以上动作外，还应做肩部上举、环绕、拉力器扩胸、拉橡皮筋后划臂等练习。

（五）预防

（1）充分做好准备活动，正确掌握动作要领，训练复杂动作时要循序渐进、由易到难。

（2）加强肩部肌肉力量练习，专项训练要合理安排运动量。

（3）注意加强运动保护，不要在疲劳的情况下训练或比赛，训练后运动员应相互按摩和进行热水浴。

五、肩袖损伤

肩部的肌肉可分为深、浅两层，浅层有相当发达的三角肌，深层有肩袖肌。肩袖是冈上肌、冈下肌、小圆肌及肩胛下肌的肌腱组成的一组具有相似功能的肌群，它附着于肱骨大结节和解剖颈边缘，其内面与关节囊相连，外面为三角肌下滑囊。肩袖具有支持和稳定肩肱关节、使肩关节旋转和外展的作用，且它具有维持肩关节腔的密封、保持滑液营养关节软骨、预防继发性骨关节炎的功能。肩袖损伤又称肩撞击综合征，它是指肩袖肌腱或合并肩峰下滑囊的损伤性炎症病变，其一般原发性损伤在肩袖肌腱，以后继发峰下滑囊炎。在运动性损伤中，肩袖损伤多见于体操、排球、乒乓球、投掷、游泳、划船、举重等运动项目中。

（一）病因病理

肩袖处在肩弧与肱骨上端之间狭窄的间隙之中，由于其解剖位置特殊，故容易受到摩擦、挤压、牵拉等作用而发生创伤性炎症。肩袖肌腱特别是冈上肌肌腱不断地与肩峰发生摩擦及挤压，当外展至60°～120°时，这种摩擦与挤压最为严重。而外展超过120°以后，因肩胛随之发生回旋，使冈上肌肌腱与肩峰间的距离增大，这种摩擦和挤压现象随之缓解或消失。肩袖损伤的病理变化主要表现为冈上肌肌腱纤维的玻璃样变性、断裂或部分断裂，有时腱纤维中可出现钙化和骨化，在裂隙中充满坏死组织或瘢痕组织，小血管周围有圆细胞浸润，呈慢性炎症。

肌腱长期磨损可导致变性，在肌腱发生变性的基础上再受到外力作用，可发生肌腱断裂，如体操运动中的单杠、吊环和高低杠的转肩动作，投掷标枪和垒球的出手动作，举重抓举时肩的突然背伸，蝶泳时的转肩划水，排球扣杀和发大力球动作，乒乓球的扣杀和提拉动作等都是引起肩袖损伤的重要病因。

图5-13中，(a)(b) 上臂悬于身侧时或外展超过120°，冈上肌未受肩峰挤压；(c) 上臂外展60°～120°，冈上肌受肩峰挤压明显。

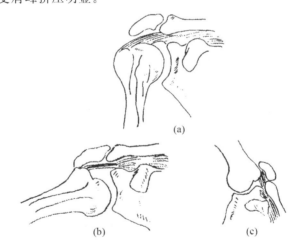

图 5-13　冈上肌损伤范围

（二）临床表现

一般来说，多数患者有外伤史，发病较缓，病程较长，主要症状是肩痛、肿胀，并伴有肩关节功能障碍、肌肉痉挛和肌肉萎缩。肩痛可在一次急性损伤或肩部过度训练之后发生，疼痛多在肩外侧，部分病例疼痛向三角肌止点或颈部放射，不少患者肩痛夜间加重，肩关节活动受限，出现"疼痛弧"。如果未正确及时处理或继续重复损伤动作，最后可变成慢性损伤。

1. 急性损伤

急性损伤主要表现为急性肩峰下滑囊炎的症状。患者肩部疼痛、活动受限、肩外侧肩峰下有剧烈压痛，在外伤或无明显原因下出现疼痛，初期呈间歇性，以夜间为甚，不能卧向患侧，疼痛分布于肩前方及三角肌区域。肩的外形也常因滑囊肿胀使肩部轮廓改变，肩关节各方向的抗阻活动时都有疼痛。患肢不能上举或外展，上举无力，严重者有肩部不稳感，其多因一次扭伤或运动过度所致。

2. 亚急性损伤

亚急性损伤的主要症状是肩峰下疼痛弧试验阳性。这是肩袖损伤，尤其是冈上肌损伤的重要特征。主动或被动使患者上肢外展、内收，60°~120°范围内出现疼痛，小于60°和大于120°时疼痛反而减轻消失，此即肩弧疼痛试验。该损伤常因多次损伤逐渐形成，在肩袖损伤中最为常见。

3. 慢性损伤

一般情况下，如果做一般活动或臂外展、内外旋克服阻力时未出现肩部疼痛，常常只有反弓时痛，而无其他体征。病程长者，三角肌后部、冈上肌和冈下肌都可出现萎缩，如标枪运动员的肩袖损伤常于臂上举做反弓投枪姿势时才发生疼痛。冈上肌肌腱完全断裂时，肩关节外展明显障碍，肩外展60°后出现"耸肩"现象，被动使肩外展90°后，则患者又能自动将臂上举。

亚急性和急性肩袖损伤都有肩外展受限，常需与冈上肌肌腱断裂相鉴别。亚急性和急性肩袖损伤若用普鲁卡因做痛点注射后肩部活动可恢复正常。冈上肌肌腱完全断裂时，受伤瞬间自觉有断裂声，肩峰下剧痛，肩关节不能活动，常用健肢扶持，局部肿胀，皮下瘀血，患肢肱骨大结节的尖部压痛明显，三角肌不发达者在锐痛处可摸到断裂的凹陷，主动外展极为困难，被动外展至90°时有锐痛，肩关节内造影检查对诊断意义很大，其可用以下方法进行诊断。

（1）撞击试验和撞击注射试验：肱骨大结节与肩峰撞击出现疼痛，为撞击试验阳性。撞击注射试验使肩部疼痛暂时性完全消失，则撞击征可以确立。

（2）X线检查：一般在早期没有明显的病理征象。晚期病例有时可见肱骨大结节骨质硬化、囊性变或肌腱钙化等改变。

（3）MRI检查：是目前临床上常用的诊断肩袖损伤的方法，其完全无创、软组织分辨率高，而且能多平面成像，可更为直观地观察肩袖肌腱及其伤情。

（三）治疗

根据损伤程度和病程时间可进行中药、针灸、理疗和按摩等治疗。大多数患者经上述保守治疗后都能痊愈，极少数病例经保守治疗无效而需手术，肌腱完全断裂者应送医院手术处理。

1. 固定

损伤时疼痛剧烈，应将患者上臂外展30°固定，应减少上臂活动，以防止损伤加重，减轻疼痛；限制肩部活动，凡是肩部活动时疼痛、肩峰下有压痛者，应调整运动量，以减轻肩部负担。如果肩部症状较重并有肿胀者，应当停止肩部训练，用三角巾悬吊伤肢于胸前约1周。

2. 中药治疗

治疗原则：急性期以活血化瘀，慢性期以舒筋通络为主。

（1）急性期：治宜活血化瘀、消肿止痛，内服活血止痛汤，水煎，温服，一日一剂，一日3次，或使用云南白药、七厘散等，以新伤药水湿敷患部。

（2）慢性期：治宜舒筋活血，内服舒筋活血汤等，水煎，温服，一日一剂，一日3次，或内服劳损丸，每次6g，一日2～3次，淡盐开水送服。外用软坚药水湿敷患部，红外线照射，每日1次，每次20min。照射后，外贴消炎止痛膏或活络膏。

（3）恢复期：治宜以养血和络、温经止痛为主，可选补肾壮筋汤，水煎，温服，一日一剂，一日3次。

3. 推拿按摩

在开始进行推拿按摩时，常用手法为表面抚摩、揉、揉捏、搓等。在肩部做揉、滚、推等手法，手法力量先可大一些，然后逐渐减轻，使患者有舒适感。待症状好转后，逐步加重按摩强度，并加做抖动、摇晃等手法。点按患侧上肢穴位，患者取坐位，术者立于患侧，用一手拇指先沿肩井、肩髃、曲池、手三里、外关、中诸、合谷穴进行点按，以疏通经络、活血止痛，每日或隔日按摩一次。

4. 针灸治疗

针灸治疗常用穴为阿是穴、肩髎、肩髃、膈俞、肩内陵、天宗、曲池等，备用穴为臂臑、病侧的外关、阳陵泉穴。用泻法，提插捻转，以肩臂酸麻胀为度，留针20min；也可用艾条灸，以局部皮肤红润为度，每日或隔日一次，7～10日为一个疗程。

5. 封闭疗法

对于病程长、痛点集中的患者，可配合封闭疗法，有较好的消炎止痛作用。可以用醋酸氢化可的松12.5mg和1%～2%普鲁卡因溶液2mL的混合液做痛点注射，5～7日1次，3～5次为一个疗程。

6. 其他方法

蜡疗：用石蜡制成与肩部大小相适应的蜡饼贴敷在患部，再用棉垫包裹保温，每日1次，10～20次为一个疗程。

（四）功能锻炼

在肩关节制动期间，可做耸肩活动，即患者取立位，健手扶托患臂肘后，然后患者主动做肩臂向上耸肩动作，动作幅度逐渐加大，反复做20～30次；还可做屈伸肘关节、前臂旋转及手部屈、伸活动等，连续做10～20次。症状减轻后的练功方法，同肩峰下滑囊炎。

急性损伤：为防止肩部肌肉萎缩和关节粘连，应及时开始肩关节的功能锻炼，如身体前屈90°，上臂下垂，肩部肌肉放松，进行主动的钟摆样动作，肩关节可在大范围内活动，但应避免做引起疼痛的动作。

慢性损伤：除进行以上练习外，同时应加强三角肌力量练习，方法是肩外展90°负重静力练习。

亚急性损伤：可以从事一般身体练习，但应暂停专项转肩动作练习，改为肩部肌肉小力量练习，以不引起明显疼痛为准，如用哑铃练习肩部肌群的活动，以改善血液循环，增加肌力，防止肌肉萎缩。

（五）预防

（1）剧烈活动前，特别是在气温较低的情况下，应进行肩部准备活动，如进行无负荷的大范围肩关节活动或伸展练习，也可进行肩部按摩，以加强肩部柔韧性，防止损伤的发生。

（2）注意掌握正确的动作要领，如投掷时不要光用臂力，应配合腿、腰等的力量，并注意动作的协调性。

（3）注意加强肩部肌肉力量练习和柔韧性练习。在急性损伤后应及时制动和治疗，避免加重病理变化而致慢性改变。治愈后恢复锻炼时应循序渐进，防止再度受伤。

六、肱二头肌长头肌腱腱鞘炎

肱二头肌长头肌腱腱鞘炎又称肱二头肌长头肌腱狭窄性腱鞘炎，它是指鞘内粘连、肌腱滑动性障碍而局部疼痛与功能受限的病变。在运动性损伤中，该炎症多见于标枪、手榴弹、吊环、单杠、举重及排球运动项目中。

（一）病因病理

肱二头肌长头位于肱骨大、小结节之间形成的结节间沟内，它的肌腱起于肩胛骨的盂上粗隆，经肩关节上方转至肱骨的结节间沟内，此沟前方的横韧带，有保持肌腱于正常的位置，避免肌腱滑脱的作用。肱二头肌长头肌腱腱鞘炎受伤部位有的是在关节内的肌腱部分，有的则是在结节间沟或沟下部分。当肩关节活动时，此肌腱在沟内滑动和摩擦，它的过度活动可引起腱鞘炎，也可能因肩袖损伤、钙盐沉着、肩关节内病变等累及腱鞘而造成腱鞘炎。但肌腱与腱鞘的创伤性炎症是病理改变，表现为腱鞘水肿、变红与肥厚，肌腱变黄、色泽粗糙与纤维变异。在腱鞘和肌腱之间有纤维粘连。肩关节超常范围的转肩活动如标枪、排球、竞技体操等运动项目中，由于肩部活动多，负荷大，经过反复地摩擦、牵拉、挤压等，多次微细损伤会逐渐发展为慢性腱鞘炎。

（二）临床表现

患者有肩部活动多、负担重或有急性损伤的历史。急性损伤时可产生剧痛或牵扯样疼痛，并向三角肌下扩散，相当于肱二头肌长头肌腱处有剧烈压痛，肩关节活动障碍，特别是以上臂屈曲受限最为明显。活动时疼痛尤以上肢外展、上擎反弓动作时疼痛加剧。部分患者上肢于外展90°时，沿肢转可听到响声，若压迫结节间沟响声不再出现，其为狭窄的典型体征。大多数患者有劳损史，呈慢性发病过程，少则几个月，多则数年，开始表现为肩部酸、胀、困、不适，以后逐渐加重，出现疼痛，在休息后会减轻，活动时可向三角肌放射。

（三）治疗

1. 适当制动

凡经临床检查确诊后，即应暂时停止训练。急性期用三角巾吊于胸前，限制肩关节的活动；症状减轻后解除三角巾，活动肩关节。

2. 理筋手法

急性期以轻手法做表面抚摩、揉、揉捏、搓。症状减轻后适当加重按摩手法，还可加掌根揉、摇晃、抖动等手法，并配合指针，选臂臑、肩内陵、曲池、内关等穴位。

患者取坐位,术者立于其患侧。

(1) 弹拨理筋:术者一手握住患侧上肢腕部使上臂外展,用另一手拇指触摸到压痛点,然后沿其纵轴稳妥地左右弹拨,从上到下依次进行3～7遍,再沿其纤维方向予以理顺数次(图5-14)。

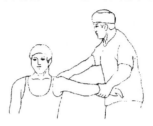

图 5-14 肩部弹拨法

(2) 运拉患侧肩关节:术者用一手拇指点压在肩贞穴上,其余四指按压肱二头肌长头肌腱处,另一手握患者患侧上肢腕部,拉动患者患侧上肢做屈、伸、内收、外展、环转等活动(图5-15)。

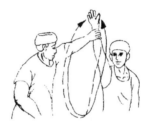

图 5-15 运拉患侧肩关节

3. 封闭疗法

慢性病例可配合封闭治疗,即用醋酸氢化可的松12.5mg和1%～2%普鲁卡因溶液2mL的混合液,在肱二头肌长头肌腱的腱鞘内注射,每隔5天注射1次,3次为一个疗程,在对腱鞘内注射药液时,切忌将药液注入腱组织内;也可用复方当归注射液2mL,做痛点或穴位注射,2～3天注射1次,10～15次为一个疗程。

4. 中药治疗

治宜活血化瘀、消肿止痛,内服活血止痛汤,水煎,温服,一日一剂,一日3次;或使用云南白药、七厘散等。

5. 针灸治疗

针灸治疗常用穴为阿是穴、肩髃、肩髎、膈俞、肩内陵、天宗、曲池等,备用穴为臂臑、病侧的外关、阳陵泉穴。用泻法,提插捻转,以肩臂酸麻胀为度,留针20min,也可用艾条灸,以局部皮肤红润为度,每日或隔日一次,7～10日为一个疗程。

(四) 功能锻炼

在急性期要停止训练,用三角巾将上肢悬吊。急性期过后,即可弯腰将上臂悬垂做回环运动练习,局部制动,动静结合,限制损伤的动作,鼓励其他方面的动作,此外要防止拇指用力把握太久及抓取沉重物件、减少用拇指推擦的动作等。一般患者应于局部无痛或活动时无痛的情况下才能从事原项目的训练。

（五）预防

（1）严格遵守循序渐进的训练原则，逐渐增强肱二头肌及肩臂肌的力量。

（2）在投掷、排球、体操等专项运动中安排运动量要适当，避免训练过于集中在肩部。在肩伤的情况下应适当减少运动量。

（3）正确熟练掌握专项运动的动作要领，防止因动作失误致伤。在专项运动训练前，要充分做好准备活动，在运动中或运动后应进行局部按摩和热敷。

七、肱骨干骨折

在投手榴弹中常常发生肱骨干骨折，所以肱骨干骨折又称手榴弹骨折。肱骨干位于肱骨外科颈以下 1cm 至肱骨髁上 2cm 处，上段较粗，中段逐渐变细，下段呈扁平状。肱骨中下 1/3 交界处的后侧有一桡神经沟，有桡神经通过并紧贴肱骨干向前外方下行，因此肱骨中下段骨折移位时易并发桡神经损伤，应予注意。在运动性损伤中，肱骨干骨折多见于标枪、铅球、铁饼等投掷项目中。

（一）病因病理

肱骨干中上部骨折多因直接暴力（如棍棒打击）所致，以横断或粉碎骨折多见。骨折后因受肌肉的牵拉而造成骨折移位，肱骨干上 1/3 骨折时（骨折位于三角肌止点以上），近端受胸大肌、背阔肌和大圆肌的牵拉向前向内移位，远端主要受三角肌牵拉而向外上方移位。骨折后因受肌肉的牵拉而造成骨折移位，肱骨干中 1/3 骨折时（骨折位于三角肌止点以下），近端受三角肌、喙肱肌的牵拉向前向外移位，远端受肱二头肌和肱三头肌的牵拉向上移位（图 5-16）。肱骨干下 1/3 骨折多由间接暴力或肌肉强烈收缩（如投弹、掰腕等）所引起，骨折多为斜形或螺旋形，骨折的移位常与受伤时患肢的体位有关，骨折远段一般向前或向后成角、内旋移位。

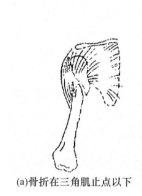 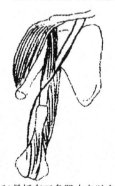

(a) 骨折在三角肌止点以下　　(b) 骨折在三角肌止点以上

图 5-16　肱骨干骨折的移位

（二）临床表现

患者有明显的受伤史，伤后患臂肿胀疼痛、功能障碍、骨干短缩、成角畸形、局部压痛显著、有异常活动和骨擦音，可触及移位的骨折端高突。临床检查时，特别要注意有无桡神经损伤，如果合并有桡神经损伤的，疼痛会向手部放射。诊断时可通过 X 线照片进一步了解骨折的部位、类型和移位情况，即其可根据受伤史、临床表现和 X 线检查可做诊断。

(三）治疗

治疗肱骨干骨折时，如果是过度牵引、反复多次整复或体质虚、肌力弱的横断骨折和粉碎性骨折患者，再因上肢重量悬吊作用，在固定期间可逐渐发生分离移位，如果处理不及时或不当可致骨折迟缓愈合，甚至不愈合，因此，在治疗过程中必须防止骨折断端分离移位。

1. 整复方法

患者坐位或平卧位。一助手用布带通过腋窝向上，另一助手握持前臂在中立位向下，沿上臂纵轴做对抗牵引，一般来说，牵引力不宜过大，否则易引起断端分离移位。待重叠移位完全矫正后，根据骨折不同部位的移位情况进行整复。

（1）肱骨干上1/3骨折：在维持牵引下，术者两拇指于骨折远断端的外侧向内推挤，余指于骨折近断端内侧用力向外顶，即可复位（图5-17（a））。

（2）肱骨干中1/3骨折：在维持牵引下，术者两拇指于骨折近断端的外侧向内推挤，余指于骨折远断端内侧用力向外顶，即可复位。若骨折还有前后移位时，可用推按、挤压手法予以纠正（图5-17（b））。

（3）肱骨干下1/3骨折：大多为螺旋形或斜形骨折。整复时牵引力不需过大，矫正成角或旋转畸形，将两骨断面靠紧即可。

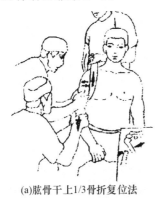
(a)肱骨干上1/3骨折复位法

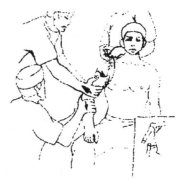
(b)肱骨干中1/3骨折复位法

图5-17 肱骨干骨折整复方法

2. 固定

夹板固定一前后内外共4块夹板的长度视骨折部位而定。上1/3骨折夹板要超过肩关节，下1/3骨折夹板要超过肘关节（图5-18（a）），中1/3骨折夹板则不超过上、下关节，并应注意前夹板下端不能压迫肘窝（图5-18（b））。如果移位已完全纠正，可在骨折部的前后方各放一长方形大固定垫，紧紧缠绕上、下骨折端。若仍有轻度侧方移位，在固定中还应视骨折移位情况，选用纸压垫2~8个，用两点加压或三点加压法使其逐渐复位。应注意固定垫厚度宜适中，以防止皮肤压迫性坏死。在桡神经沟部位不要放固定垫，防止桡神经受压而麻痹。固定时间一般为4~6周，固定后将患肢屈肘90°，前臂置于中立位悬吊于胸前。遇肱骨干中下段骨折时，应注意观察有无患肢伸腕无力、拇指不能外展、背体等桡神经损伤迹象。

经X线复查见有足够骨痂生长才能解除固定。应定期做X线透视或拍摄照片以及时发现在固定期间骨折端是否有分离移位。若发现断端分离，应加用弹性绷带上下缠绕肩、肘部，使断端受到纵向挤压而逐渐接近。

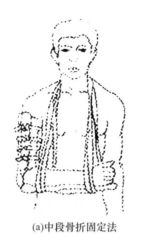 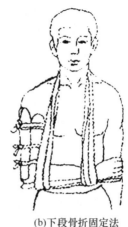

(a)中段骨折固定法　　　　　　(b)下段骨折固定法

图 5-18　肱骨干骨折固定法

3. 中药治疗

一般按骨折三期辨证用药。

(1) 早期：宜活血祛瘀、消肿止痛。内服桃红四物汤或活血止痛汤或肢伤一方加减，水煎，温服，一日一剂，一日 3 次。外敷消瘀止痛膏。

(2) 中期：宜接骨续筋，内服可选用续骨活血汤或肢伤二方，水煎，温服，一日一剂，一日 3 次；或一号接骨丸，每次 6g，每日 2～3 次。外敷接骨续筋药膏。

(3) 后期：患者常因气血虚弱，血不养筋，肝肾阴虚，故宜着重补益气血、滋养肝肾，内服六味地黄丸或肢伤三方，应重用补肾接骨续筋药，如熟地、山萸肉、枸杞、土鳖、自然铜、骨碎补之类，水煎，温服，一日一剂，一日 3 次。外贴坚骨壮筋膏。

闭合性骨折合并桡神经损伤可将骨折复位，用夹板固定，内服药还应加入行气活血、通经通络之品，如当归、川芎、黄芪、地龙之类，选用骨科外洗二方、海桐皮汤熏洗，密切观察 2～3 个月，大多数能逐渐恢复。骨折愈合后，神经仍无恢复迹象，可做肌电图测定，如有手术指征，可手术治疗。遇骨折迟缓愈合者，应查明原因后作相应处理。

(四) 功能锻炼

固定早期可做伸屈指、腕关节和耸肩活动，有利于行气活血，疏通经络，防止前臂屈肌群挛缩和指关节僵硬。1～2 周后，身体可向伤侧倾斜，健手托扶伤肢做前后、左右摆动，且活动范围逐渐加大。肿胀开始消退后，患肢上臂肌肉应用力做舒缩活动，以加强两骨折端在纵轴上的挤压力，防止断端分离，保持骨折部位相对稳定。手、前臂肿胀时，可嘱患者每日自行轻柔抚摩手和前臂。若发现断端有分离时，术者可一手按肩，一手按肘部，沿肱骨纵轴轻轻挤压，使断骨两端逐渐接触，同时应适当延长固定时间，直到分离消失、骨折愈合时为止。

固定中期除继续初期的功能锻炼外，还应逐渐进行肩、肘关节活动。骨折愈合、解除固定后，应加强肩、肘关节活动，如做抬肩、摸头顶部和枕部、肘关节屈伸、肩关节外展、内收等活动，并可配合药物熏洗，使肩、肘关节活动功能早日恢复。

(五) 预防

(1) 加强基本训练，正确掌握投掷动作要领，不仅可以防止投掷骨折的发生，而且能较快地提高投掷成绩。

（2）严格遵守循序渐进的训练原则，避免在疲劳或有伤痛的情况下猛力投掷。

（3）在训练前，做好全身性和专门性的准备活动，在运动中或运动后应进行局部按摩和热敷。

第三节　胸腹部运动损伤

一、肋骨骨折

肋骨共有12对，左右对称，连接胸椎和胸骨而组成胸廓，对胸部脏器起着保护的作用。肋骨骨折在胸廓损伤中较为常见，肋骨骨折多发生于4～7肋，骨折可发生于一根或多根肋骨，也可能发生一根多处或多根多处骨折，严重者可伤及内脏。在运动性损伤中，肋骨骨折多见于篮球、足球、乒乓球和摩托车等运动项目中。

（一）病因病理

直接或间接暴力均可造成肋骨骨折。直接暴力是指外力撞击于胸壁使受力肋骨向胸内弯曲而折断（图5-19），呈横折或粉碎性骨折，若暴力过大，则可产生一骨双折，如篮球、足球运动中相互冲撞；乒乓球运动时救短球胸部撞于球台角上；摩托车竞赛时，高速行驶中遇到障碍；运动员胸部受到猛烈撞击而致骨折等。肋骨骨折可伴有肋间血管损伤，骨折断端也可能刺破胸膜和损伤肺组织，引起气胸、血胸。

间接暴力是指外力作用于胸廓某一处，如胸廓前后受到挤压时，肋骨骨折常发生在腋中线附近，且骨折断端向外突（图5-20），使胸廓前后径缩短，左右径增长，致肋骨侧部骨折。骨折多为斜形，断端向外，较少损伤胸膜及肺，如在摔跤时搂抱用力易伤及对方的胸肋。

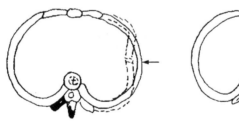

图5-19　直接暴力　　　　图5-20　间接暴力

此外，老年人偶尔因咳嗽或打喷嚏引起肋骨骨折。有转移性恶性病灶的肋骨，亦可发生病理性骨折，其根据骨折后的病理变化可分为闭合性骨折和开放性骨折。骨折又有单处骨折、双处骨折、多根双处骨折之分。

（二）临床表现

患者有明显的外伤史，伤后局部疼痛、瘀肿，局部按痛明显或有骨擦音，说话、咳嗽、深呼吸、打喷嚏或转动上身时疼痛加重，患者在平卧或医者双手前后挤压胸廓时可引起骨折处剧烈疼痛。单根或多根肋骨的一处骨折，一般多无明显移位，对呼吸影响不大，但在多根多处骨折时，由于胸廓失去支架作用而出现反常呼吸，即吸气时胸壁内陷，呼气时胸壁膨出，影响肺的呼吸机能,出现呼吸困难、面唇发绀、肢冷、汗出、休克等症状,若并发气胸、血胸者,将出现相应的症状。

检查:受伤的胸壁局部有肿胀、压痛,甚至可有骨摩擦感,胸廓挤压试验阳性。用手挤压前后胸部,能加重局部疼痛,甚至产生骨摩擦音,即可判断是肋骨骨折,此可与软组织挫伤鉴别。若系多根多处肋骨骨折的病人,伤侧胸壁有反常呼吸运动。病情严重的患者,应注意有无气胸、血胸等并发症,合并有气胸、血胸时,患者面色苍白、呼吸困难、心慌、发绀,甚至休克。气胸叩诊呈鼓音,血胸叩诊则呈浊音,胸腔穿刺,可抽出积血。

X线检查:可查明骨折部位、类型和移位情况,有助于确定有无气胸和血胸。

(三) 治疗

1. 单纯性肋骨骨折

单纯性肋骨骨折是指因有肋间肌的保护和上下相邻肋骨的支持,所以多无明显移位,亦无须手法整复,多能自行愈合,但应根据骨折的程度及临床症状的轻重等情况进行妥善的处理,其治疗的重点是止痛、固定和防治并发症。

(1) 固定

①胶布固定法:患者端坐,在固定范围皮肤上涂擦复方苯甲酸酊。先准备5～10cm宽,其长度应超过患者胸围一半的胶布数条,然后嘱患者呼气后屏气,将胶布紧贴患处。粘贴固定时,应使胶布前后两端均超过胸廓中线,应自下而上如叠瓦状样逐条粘贴,其粘贴固定范围应包括骨折处的上下相邻的肋骨,固定时间为2～3周(图5-21)。

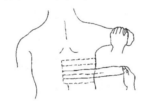

图5-21 肋骨骨折胶布固定法

②多头带固定法:皮肤对胶布过敏的患者,可用多头布带(或宽绷带)包扎固定。包扎固定前,应先嘱患者呼气后屏气,使胸围缩小后固定效果较好,固定时间一般为2～3周。

胶布条固定能减少胸部活动,达到减轻疼痛的目的,有利于骨折的愈合,同时口服镇痛、镇静等药物,鼓励患者咳嗽、排痰,以减少呼吸系统的并发症。

(2) 中药治疗

初期:治宜活血化瘀、理气止痛。伤气为主时,以理气止痛为主,佐以活血化瘀,可选理气止痛汤、柴胡疏肝散等;伤血为主时,应以活血祛瘀为主,佐以理气止痛,可选用复元活血汤内服,咯血者可加白及、仙鹤草等;或内服云南白药、三七等,水煎,温服,一日一剂,一日3次。外敷消瘀止痛药膏。

中期:以接骨续损为主,可服接骨丹或紫金丹,一次3g,一日3次。外敷跌打损伤散。

后期:补养气血,服用八珍汤等,水煎,温服,一日一剂,一日3次;或服用活络丸,一次3g,一日2～3次。外贴活络膏,合并气胸、血胸者应使用足量的抗菌素以控制感染。

(3)按摩

搽舒活酒,做胸部大面积表面抚摩,顺肋间隙做推的手法。指针取章门、期门、内关等穴。

(4)封闭疗法

肋间神经封闭术:对于胸痛严重的患者,用1‰~2%普鲁卡因2~5mL,在背后中线旁开5cm处或骨折局部及上下肋间神经做封闭。针刺时不宜过深,以免刺伤胸膜和内脏,每日封闭1次,以达到止痛的目的。

2. 闭合性多根多处肋骨骨折

对多根多处的肋骨骨折必须迅速固定胸廓,可用厚敷料垫于伤处,用胶布固定,减轻局部的反常呼吸,但时间不能太长,以免增加对肺组织的压迫,必要时可手术内固定或用肋骨牵引术。

肋骨牵引术:对患处进行常规消毒,在局部麻醉下在骨折中部做一小切口,并将骨折段中部行骨膜下剥离,穿过一根不锈钢丝,同牵引装置相连(图5-22),牵重0.5~1.0kg,2~3周解除牵引,皮肤消毒后抽出钢丝,可用持巾钳夹住内陷的肋骨进行牵引。

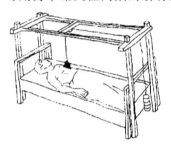

图5-22 肋骨牵引术

3. 开放性肋骨骨折

对肋骨骨折患者的胸壁伤口,必须彻底清创,修齐骨折端,分层缝合、包扎,如果已穿破胸膜,还需做胸腔引流术。对多根多处肋骨骨折在清创后行内固定术。

(四)功能锻炼

轻者可下地自由活动。重者需卧床休息,一般宜靠卧位(肋骨牵引者取平卧位),待症状减轻,深呼吸或咳嗽时无明显疼痛或骨擦音时,应多做深呼吸活动并下地自由活动。

(五)预防

(1)对运动员进行体育道德教育,遵守运动规则,避免粗暴的冲撞动作,甚至有意伤人等不良行为的发生。加强裁判工作,防止不合理的故意犯规动作。

(2)对一些容易发生意外事故的运动项目,强调安全教育,注意加强自我保护,提高自我保护能力,避免不必要的运动性损伤发生。

(3)训练和运动前做好充分的准备活动,掌握正确的动作要领,训练复杂动作时要循序渐进、由易到难。

二、腹部肌肉拉伤

腹部包括腹壁和腹腔两部分,腹壁主要由腹肌组成,分为腹前壁和外侧壁,主要有腹直肌、腹外斜肌、腹内斜肌、腹横肌和腹后壁的腰肌等。腹部肌肉拉伤常见于腹直肌,其次为腹外斜肌和腹内斜肌。腹部肌肉拉伤是指在外力的直接或间接作用下，使腹部肌肉猛烈主动收缩或被动过度拉长时所引起的肌肉损伤，在运动性损伤中，其多见于体操、技巧、跳远、跳伞等运动项目中。

（一）病因病理

在运动性损伤中肌肉拉伤发病率高，约占各种运动性损伤的25％。在比赛或专项训练中，一次猛烈地收腹和过度地挺腹或反复过多地收腹、挺腹训练，尤其是准备活动不充分、训练水平不高、疲劳或负荷过重、技术动作错误、动作用力过猛或粗暴、气温过低、肌肉僵硬、湿度太大、场地和器械的质量不良等原因，都容易造成腹直肌的急性拉伤和慢性劳损。其病理变化是局部组织细胞遭到破坏，出现组织内血肿。出血停止后，即出现反应性炎症，小血管扩张、充血、血管壁的通透性增高，除了血肿外，还形成水肿。肿胀产生了压迫和牵扯性刺激，进一步加剧局部疼痛，如体操运动员反复地收腹、挺腹动作；跳远运动员在跳远时，踏跳腾空后挺腹紧接急剧收腹；练习爬绳动作等均易造成腹肌拉伤。

（二）临床表现

患者有明显的受伤史或过多收腹、挺腹训练史，其腹部广泛疼痛，尤以脐周疼痛为重，伤后常弯腰行走，不敢挺腹，仰卧困难，腰后伸或咳嗽时疼痛加剧，无固定压痛点。

检查：腹壁紧张，肌肉痉挛呈带状，仰卧起坐试验阳性，仰卧抬腿试验阳性，并可以通过本试验确定痛点。

（三）治疗

治疗原则：早期（伤后24～48h内）宜制动、镇痛和减轻炎症反应。中晚期（伤后24～48h以后）宜理疗、按摩、外贴或外敷等进行综合治疗。

1. 推拿按摩

按摩应先浅后深，用力由轻到重，再由重而轻结束，应从损伤周围到损伤局部，最初几次按摩损伤局部，用力必须轻柔，以防发生化骨性肌炎。在腹部搽舒活酒，按摩以表面抚摩和掌揉为主，并配合指针中脘、气海、关元、中极等穴，一般一日2～3次。

2. 物理疗法

用新伤药水搽伤部，红外线照射，一日1次，一次15～20min，10次为一个疗程。

3. 中药治疗

宜活血化瘀、行气止痛，内服可用柴胡疏肝散加土鳖虫、血竭等，水煎，温服，一日一剂，一日3次；外贴宝珍膏或敷双柏散。

（四）预防

（1）训练和运动前做好充分的准备活动，合理安排运动量，正确掌握动作要领，提高训练水平。

（2）平时加强腹部肌肉力量练习，增强肌肉韧带的伸展性，避免动作用力过猛或粗暴，不要在疲劳或负荷过重的情况下训练。

（3）加强运动医务监督和自我保护，加强运动场地设施、器械设备的管理和安全检查。在气温过低、肌肉僵硬或湿度太大的情况下训练和运动时要特别注意。

第四节 腰背部运动损伤

一、腰部扭挫伤

腰部是脊柱运动中负重大、活动多的部位,也是身体活动的枢纽,因此腰部的肌肉、筋膜、韧带、小关节突和椎间盘等易受损伤。腰部扭挫伤是临床常见疾病,包括腰部肌肉和腰背筋膜损伤,多发于青壮年。祖国医学将腰部扭挫伤称为"闪腰"。在运动性损伤中,腰部扭挫伤多见于举重、体操、武术等运动项目中,此外也常见于体力劳动者中。

(一)病因病理

腰部扭挫伤可分为扭伤与挫伤两大类。腰部扭伤一般多为突然遭受间接暴力所致,如搬运重物用力过度,身体负重过大,超过了所能承受的范围;或体位不正而引起腰部筋肉瘀血瘀滞,气机不通;或筋膜扭闪、骨节错缝等。又如在举重运动中,当举起杠铃后,若重量太大,运动员腰背部肌力不足,不能保持身体平衡,重心不稳,发生扭闪;武术运动的旋风腿,跳起后身体扭转过猛等,均能导致腰部扭伤。其他如训练时动作不正确、球场过湿、运动员快速奔跑、突然扭转上身、偶尔咳嗽或泼水等动作也可引起腰部扭伤。

腰部扭伤多发生于腰骶、骶髂关节、椎间关节或两侧骶棘肌等部位。腰部挫伤多为直接暴力所致,如车辆撞击、高处坠跌、重物挫压等致使肌肉挫伤、血脉破损、筋膜损伤,引起瘀血肿胀,疼痛、活动受限等,严重者还可合并肾脏损伤而出现血尿等症状。

(二)临床表现

患者有明显的受伤史,伤后腰部立即出现剧烈疼痛、持续性疼痛,休息后症状减轻,病情严重者,受伤时有撕裂感,并有腰部折断的感觉,咳嗽、喷嚏、用力大便时可使疼痛加剧。腰不能挺直,局部皮下瘀血,肿胀。轻者双手叉腰缓行,重者需要他人搀扶行走,以后腰痛加重,活动受限,起卧和翻身均需人帮助,不敢用力咳嗽或打喷嚏,使腰背肌和腹肌紧张,稳定腰部后,才敢小心咳嗽,否则疼痛难忍。

检查:直腿抬高试验为阳性,骨盆旋转试验为阳性,腰部前屈、后仰和侧弯等动作均受限。受伤部位的肌肉、筋膜僵硬、痉挛及压痛,压痛点多在腰骶关节、髂嵴后缘、骶骨后面和腰椎横突,尤以第三腰椎横突压痛明显。

X线检查:腰部照片无明显异常改变,可以排除骨折和其他病变。

(三)治疗

急性腰部扭挫伤患者一般都应卧床休息,用木板床,腰后垫一小褥,使肌肉韧带松弛,以减轻病理反应,避免重复受伤。

1. 理筋手法

患者取俯卧位,术者用双手揉按两侧腰肌和腰骶部及两侧臀部3~5min,以松解肌肉的紧张,然后将脊柱做拔伸。此时,术者一手按住腰部痛处,另一手托抱患侧大腿,向背侧斜扳或摇晃数次,如果腰两侧俱痛者,可扳动两腿(图5-23)。对椎间小关节错位或滑膜嵌顿者,可采用坐位脊柱旋转手法治疗(图5-24)。在整个推拿过程中,手法的重点区域应是痛点,急性期症状严重者可每日推拿一次，轻者隔日一次。

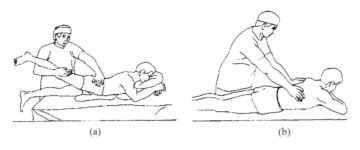

图 5-23 腰部扭伤理筋手法

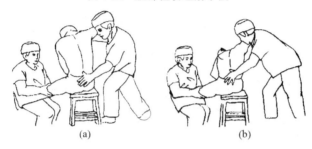

图 5-24 坐位脊柱旋转手法

2. 中药治疗

初期：宜活血化瘀、行气止痛，腰部扭挫伤血瘀甚者，侧重于活血化瘀，可用桃红四物汤加土鳖虫、血竭等；腰部扭挫伤气滞甚者，可用舒筋汤加橡亮、香附、木番等。若兼有便秘腹胀实证，可通里攻下，用桃仁承气汤加减，水煎，温服，一日一剂，一日3次。外贴宝珍膏或敷双柏散；或外用黄柏、赤芍、川芎、乳香、没药、白芷、泽兰、牛膝、杜仲各等量研末，水调敷伤部。

后期：治宜舒筋活络、补益肝肾，内服疏风养血汤、补肾壮筋汤等，水煎，温服，一日一剂，一日3次。外用膏药可选用跌打损伤类膏药，亦可配合热熨或熏洗。

3. 推拿按摩

通过推拿按摩治疗能够缓解肌肉、韧带、筋膜、血管的痉挛，促进局部血液循环，消除瘀滞、加速瘀血的早日吸收，以达到舒通经络、消肿止痛的目的。患者俯卧位，头偏向一侧，双臂在体侧放松，术者站于患者左侧，在腰骶部外擦舒活酒，先做表面抚摩，再用掌根做揉、推、按压等，手法由轻到重，然后用双拇指指针阿是穴、环跳、委中、昆仑、肾俞、八髎和腰眼等穴，最后用表面抚摩手法，一般2～3次即可痊愈，可每日或隔日一次。

穴位点按：患者取俯卧或坐位，取昆仑、太溪、风市、委中、手三里、人中等穴。首先点按健侧下肢到上肢穴，然后点按患侧穴位，最后点按人中。手法由轻到重，以患者有较强的酸麻胀感为度，每穴点按5～10遍，同时嘱患者活动腰部，能够缓解软组织痉挛和消除疼痛，然后再根据损伤部位的不同，选择不同的手法。

4. 针灸疗法

一般以痛点为俞。并可选取肾俞、委中、昆仑、环跳、承山等穴位做针刺，强刺激。

5. 火罐疗法

用梅花针在腰部、骶部、环跳等痛点针刺，再拔火罐，出现少量瘀血渗出即可。

6. 骨盆牵引

患者仰卧于硬板床上，用骨盆带绕腰部固定，带的左右两侧各连接一根牵引绳连至床的足端，另一根骨盆带固定于肋下，并用两根牵引绳固定于床的头部，然后摇动牵引床，牵引重量为10kg，牵引时间为30min，一日1次，共牵引10次。

（四）功能锻炼

损伤早期宜睡硬板床休息，以减轻疼痛，缓解肌肉痉挛，防止继续损伤。待疼痛缓解后，进行腰骶肌练习：仰卧伸膝勾脚内收抬腿；仰卧伸膝抬臂；握杠后伸腰腿，每个动作应根据患者的肌肉力量情况可重复若干次，以促进气血循行，防止粘连，增强肌力。

（五）预防

（1）训练、运动和劳动时，应充分做好准备活动，认真掌握动作要领，克服和纠正不正确的动作。平时加强腰背部和腹部肌肉力量练习，增强肌肉韧带的伸展性。

（2）合理安排运动量，避免在疲劳或负荷过重的情况下练习，进行腰部高难度动作力量练习时适当使用护腰带。

（3）加强运动医务监督和自我保护，加强运动场地设施、器械设备的管理和安全检查，避免场地过湿或有积水。

二、腰肌劳损

腰肌劳损又名腰背部肌肉损伤综合征、腰背部纤维织炎，它是指腰部肌肉、筋膜、韧带等组织的慢性损伤，是最常见的腰腿痛疾病之一，也是运动性损伤中的常见病，在不少运动项目中都可发生。

（一）病因病理

腰肌劳损涉及的疾病很多，它泛指没有器质性改变的慢性腰背部疼痛。腰肌劳损可分为动力性腰肌劳损和静力性腰肌劳损，动力性腰肌劳损多见于从事运动和体力劳动的人；静力性腰肌劳损多见于久坐和久站的办公室工作人员。

引起腰部劳损的病因较多，常见的有以下几种：

（1）腰部急性扭伤后未能获得及时而有效的治疗，损伤的肌肉筋膜撕裂出血，血肿不能很好地吸收，渗出物纤维化，使肌肉、筋膜发生粘连，迁延日久发展成为慢性腰痛。这是腰部劳损的主要原因之一。

（2）长期腰部姿势不良或长期从事腰部持力及弯腰工作者，可引起腰背筋膜肌肉劳损，导致腰痛。如在工作中，过多或过密的腰部活动，导致腰肌负担过重，由于过度疲劳，逐渐积累而发生腰肌劳损，其多见于农民、矿工、翻砂工、制鞋工等。

（3）在训练、比赛或健身后没有及时更换已汗湿的衣裤或立即吹风、冲冷水，风寒湿邪侵入机体，使经络阻滞，气血运行不畅；或骤然受凉肌肉痉挛，小血管收缩，严重影响肌肉的营养与新陈代谢。长期营养不良，使肌肉发生纤维变性，导致慢性腰痛。

（4）人体肾气虚弱易遭受风寒湿邪的侵袭，以致筋脉不和，使腰部肌筋发生痉挛而常感腰部酸痛不适。

（5）腰椎有先天性畸形和解剖缺陷者。如腰椎骶化、骶椎腰化、椎弓崩裂与腰椎滑脱、胸腰椎压缩骨折所致的后突畸形等都是腰部肌筋慢性劳损的内在因素。

（二）临床表现

腰肌劳损患者多有不同程度的外伤史或急性腰扭伤未彻底治疗的历史，有些患者有腰部活动过多、密度过大或长期弯腰作业或遭受风寒湿的病史。

患者腰骶部一侧或两侧酸胀、疼痛、软弱无力，多为隐痛，时轻时重，反复发作，休息后疼痛减轻，劳累后疼痛加重，并与天气变化有关，遇寒冷和潮湿，腰部酸胀痛明显，久站久坐，腰部发胀，常需变换体位或用拳叩击腰部即感舒适。部分患者夜间疼痛加重，盗汗，会阴和肛周有牵张感，影响睡眠。

检查：检查脊柱外形一般正常，俯仰活动多无障碍。腰肌或筋膜劳损时，骶棘肌处、髂骨嵴后部或骶骨后面腰背肌止点处有压痛；棘上或棘间韧带劳损时，压痛点多在棘突上或棘突间（图5-25），病情严重者，有一侧或两侧骶棘肌痉挛。呈板状或条索状，压痛较甚，范围广。

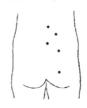

图 5-25 棘突上或棘突间韧带劳损时压痛点部位

（三）治疗

1. 理筋手法

按摩手法和顺序与治疗腰部扭伤的手法基本相同，其主要在痛点及其周围做按摩、揉、压等手法，但是推拿按摩时间宜长，力量宜大。在结束前，用拇指强刺激、弹拨痛点，以疏通经络、缓解痉挛，对老年患者不宜做拔伸、提腿、斜扳等较重的手法。手法治疗一般隔日一次，10次为一个疗程。

2. 中药治疗

宜舒筋活络止痛，内服小活络丹及活血酒，外贴温筋通络膏药。因感受寒湿诱发，寒湿偏胜者，治宜宣痹温经通络，可服羌活胜湿汤或独活寄生汤；对体质虚弱者，宜养气血、补肝肾、壮筋骨，可选用当归鸡血藤汤或补肾壮筋汤等，水煎，温服，一日一剂，一日3次；兼患脊柱骨质增生者，可配合服用骨质增生丸、骨刺片。

3. 针灸治疗

（1）取穴大致与腰部扭伤相同，手法宜用补法或加温针、艾灸、拔火罐等，隔日一次，10次为一个疗程。

（2）取肾俞、腰阳关、命门、腰眼、八髎、环跳、委中、昆仑等穴，每次选用3～4穴，可针亦可灸。

（3）在阿是穴及其邻近部位取穴，如肾俞、志室、气海俞、命门、腰阳关等，针刺后可加拔火罐，以散瘀温经止痛，隔日一次，10次为一个疗程，以耳针刺腰骶区为主，也可取神门、肾区等，可稍做捻转，两耳同刺，留针10min，隔日一次，可连做2～3次。

4. 封闭疗法

用醋酸氢化可的松12.5mg和1%～2%普鲁卡因溶液2mL的混合液，局部痛点封闭，一周注射一次，3次为一疗程；亦可选用当归注射液2mL，每日或隔日做痛点和穴位注射。

5. 火罐治疗

风寒湿邪侵袭腰部导致的腰痛，火罐治疗效果较好，先在腰背部拔走罐，反复刮动，使皮肤潮红，然后在痛点及穴位上拔定罐，留罐15～20min。

（四）功能锻炼

对腰部慢性劳损应加强腰背肌锻炼，以促进气血流通，增强腰部筋肉的力量。在康复后期和症状缓解期主要进行腰背肌功能锻炼，预防复发。公认效果较好的方法有以下两种：

（1）拱桥式：患者仰卧床上，双腿屈曲，以双足、双肘和后头部为支点（5点支撑），用力将臀部抬高，如拱桥状，随着锻炼时间、次数的增加，可将双臂放于胸前，仅以双足和头后部为支点进行练习，反复锻炼20～40次。

（2）飞燕式：患者俯卧床上，双臂放于身体两侧，双腿伸直，然后将头、上肢和下肢用力向上抬起，不要使肘和膝关节屈曲，要始终保持伸直如飞燕状，反复锻炼20～40次，睡前和晨起各做一次。另外还可做广播操、太极拳等。

（五）预防

（1）训练、运动和劳动时，应充分做好准备活动，认真掌握动作要领，克服和纠正不正确的动作。平时加强腰背部肌肉力量练习，增强肌肉韧带的伸展性。

（2）避免腰部过度疲劳，改变不良的劳动姿势。训练、运动和劳动后及时擦干汗水，更换衣裤，避免汗出当风、冲冷水和坐卧湿地，避免受寒冷潮湿的侵袭而发病。

（3）某些需要弯腰作业、久坐和久站的人员，不要过度劳累，应该坚持做工间操，以消除腰部疲劳，此外要正确、及时地治疗急性腰肌损伤。

三、腰背肌肉筋膜炎

腰背肌肉筋膜炎又称"腰背肌劳损""腰背部纤维炎""腰背筋膜疼痛症候群""风湿症"等，本病在运动员中非常多见，约占运动性损伤门诊病例的10%，占腰痛病例的60%，许多运动项目中都可能发生。该病是腰背部疼痛的重要原因，发生后有的仅影响训练及成绩的提高，但病情严重者需进行长期休息。

（一）病因病理

本病的病因尚未完全明确。大多数学者认为，腰背肌肉筋膜炎与外伤、发烧、缺乏维生素E有关，但铸工中患者较多，说明也与劳动强度和工作性质有关。

本病多因急性腰扭伤后，未能获得及时而有效的治疗就投入训练，逐渐演变成劳损；或反复多次受伤使扭伤的软组织未能得到充分修复，局部出血和渗出液不能及时被吸收，导致产生纤维性改变和瘢痕组织，压迫或刺激神经而引起的症状；或训练中过多过密的腰部活动，腰肌负担过重，导致局部组织的微细损伤，影响肌肉的营养和代谢，逐渐积累而发病；或习惯性姿势不良或长期处于某种特定姿势的静力性工作，肌肉持续收缩，肌张力增高，局部血液运行不良,肌纤维变性,也可逐渐导致腰背肌肉筋膜炎。

另外腰椎先天性畸形和解剖缺陷,如腰椎骶化、骶椎腰化、椎弓崩裂与腰椎滑脱、先天性隐性脊柱裂等,都可以引起腰背肌力平衡失调,产生腰痛。

(二) 临床表现

患者多数有急性腰扭伤未彻底治疗,腰部活动过多、密度过大,长期弯腰工作或感受风寒湿邪的病史。腰背部一侧或两侧局部酸、胀、疼痛、软弱无力、怕做弯腰动作。休息后减轻,劳累则加重。准备活动后疼痛减轻,运动训练后加重,经休息后又减轻,适当活动或改变体位可减轻该症状,于坐站较久或行走多时加重,清晨3~4点时加重,更换体位、按摩或叩打可减轻该症状。

此外,疼痛还与天气变化有关,遇寒冷和潮湿腰部酸胀痛明显,兼受风寒湿邪侵袭者,患处喜热怕冷,局部皮肤粗糙、感觉迟钝,腰背外形多无变化,功能活动范围正常。

(三) 治疗

1. 理筋手法

患者取俯卧位,头偏一侧,术者立于其身侧,拿揉腰肌,术者双手并拢,拇指外展,其余手指伸直,拿住两侧的肾俞穴,交替拿揉,从上而下至双侧上髎穴,反复10~20遍(图5-26)。

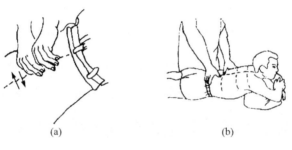

图5-26 理筋手法

2. 针灸治疗

背部取阿是穴,腰部可取志室、肾俞、大肠俞、环跳、殷门、委中等穴。

3. 点揉下肢穴位

术者用拇指指端点揉下肢的环跳、承扶、风市、委中、阳陵泉、承山、悬钟等穴,每穴30次,点揉一侧之后再做另一侧。

4. 封闭

用醋酸氢化可的松12.5mg和1%~2%普鲁卡因溶液2mL的混合液,做局部痛点封闭,5~7天注射一次,3次为一个疗程;亦可选用当归注射液2mL,每日或隔日做痛点和穴位注射。

5. 药物治疗

治疗原则:舒筋活血,温经通络。内服术桂散或虎潜丸,外贴活络膏。

6. 手术治疗

对于经非手术治疗后效果不佳的顽固病例,可考虑手术治疗。

(四) 功能锻炼

持续性腰痛者暂停腰部负荷及体前屈练习,要根据腰痛严重程度及训练后的反应安排运动量和强度，每次训练时间不宜太长，训练内容多样化，不能单一，要加强腰背肌、腹肌的锻炼，做仰卧举腿、"飞燕"练习，也可参照腰肌劳损的功能锻炼。

（五）预防

（1）合理安排训练量，在全面训练的基础上加强腰、腹肌练习。提高腰腹肌力量，保护脊柱。避免腰部过劳，注意佩戴护腰或宽腰带。

（2）经常保持良好的坐姿，避免长期固定于一种体位。对于久坐、久站、长途行走以及某些需要弯腰工作的工种，特别应该坚持做工间操，以消除腰部疲劳。

（3）及时、彻底治疗急性腰伤。当天气变化或遇寒冷和潮湿时要加强腰部保暖。

四、腰椎间盘突出症

腰椎间盘突出症又称腰椎间盘纤维环破裂症、腰椎间盘髓核突出症，它是常见的腰腿痛疾病，好发于20～50岁的青壮年，男多于女。椎间盘突出症之所以易发生在腰部是因为腰椎的负重量及活动度较胸椎大，尤以腰4～5及腰5～骶1之间为腰椎间盘突出症的好发部位。在运动性损伤中，该症多见于举重、体操、排球、投掷、跨栏等运动项目中，也常见于体力或脑力劳动者中。

（一）病因病理

椎间盘位于两个椎体之间，每个椎间盘由软骨板、纤维环、髓核3部分组成，有稳定脊柱、缓冲震荡等作用。一般在20～30岁以后，随着年龄的增长以及不断遭受挤压、牵引和扭转等外力作用，使椎间盘逐渐发生退化，髓核含水量逐渐减少而失去弹性，纤维环可发生萎缩变性。这是造成腰椎间盘突出症的内因。在这种情况下，可以因一次急性腰部扭伤、长期反复损伤或弯腰拾取重物时致腰部扭挫伤等引起已萎缩变性的纤维环发生破裂，使髓核从破裂处膨出，压迫神经根而产生相应的症状，造成腰椎间盘突出症，可见外力作用是导致腰椎间盘突出的主要外因。另外，少数患者腰部着凉或寒湿侵袭腰部，使肌肉痉挛，小血管收缩，影响局部血液供应，椎间盘营养障碍，肌肉痉挛，亦可加重椎间盘的负担，促使已变性的纤维环的损伤加重，发生髓核突出。

（二）临床表现

患者多有不同程度的外伤史，一般有大运动量、举抬重物或腰扭挫伤史，有的是腰部反复轻度损伤而发病，少数患者有腰部受寒史。伤后立即出现腰部一侧或双侧剧烈疼痛；伤侧腰肌痉挛，僵硬，活动受限，患肢发凉，小腿外侧，足背、足跟及足趾处有麻木感；行走及坐卧困难，以后逐渐产生坐骨神经痛；咳嗽、打喷嚏、直腿抬起、伸腿坐起、直腿弯腰、步行、弯腰、屈颈等动作可使神经根受到牵拉引起疼痛加剧；站立后、行走时疼痛加重，侧卧休息则减轻，夜晚疼痛加重，甚至不能入睡。

体格检查如下：

（1）80%～90%的患者脊柱有明显的"S"形侧弯，多数突向患侧，腰椎生理前突减小或消失，呈板平状或轻度后突。约90%的患者腰部屈伸和左右侧弯呈不对称性受限（图5-27）。图中(a)表示腰椎间盘突出症的脊柱侧弯，(b)表示突出在神经根内侧，腰弯向患侧；突出在神经根外侧，腰弯向健侧。

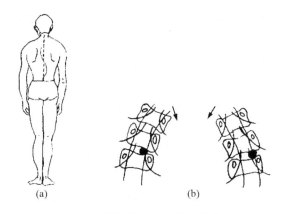

图 5-27　腰椎间盘突出症体格检查

（2）腰部有压痛、叩击痛，并沿患侧的大腿后侧向下放射至小腿外侧、足跟或足背外侧，患侧坐骨神经区有明显压痛。因腰椎间盘突出症多见腰 4～5 和腰 5～骶 1 部位，故在腰 4 和腰 5 棘突旁有深部压痛，并引起或加剧向下肢放射性疼痛，即证明该椎间隙是腰椎间盘突出部位。

（3）拇趾背屈试验为阳性，即患侧拇趾背屈力减弱。

（4）直腿抬高试验及直腿抬高加强试验均为阳性（图 5-28）。

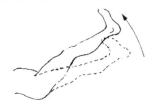

图 5-28　直腿抬高试验和加强试验

（实线为直腿抬高试验，虚线为加强试验）

（5）屈颈试验或仰卧挺腹试验为阳性。

（6）膝或腱腱反向减弱，小腿后外侧及足背皮肤感觉减退。

X 线检查：正位片，可见脊柱侧弯和患侧椎间隙变窄；侧位片，显示腰椎生理前突减小、消失或后突，由于椎间小关节和前、后纵韧带松弛，有时可发现病变椎间盘上、下椎体的前后错位。斜位片上如果发现椎间隙前窄后宽，有助于诊断。

根据上述症状和体格检查，典型病例即可确诊；对非典型病人，还需进行 X 线检查、肌电图、CT、脊髓造影或核磁共振等检查，以明确诊断。

腰椎间盘突出症应与以下疾病相鉴别，如急性腰肌损伤、棘间韧带撕裂、腰部椎间关节滑膜嵌顿症、腰臀部劳损、黄韧带肥厚、椎弓峡部不连、脊椎滑脱症、梨状肌综合征、腰椎骶化、脊柱结核、马尾神经瘤和椎管狭窄症等。

（三）治疗

对病程较短、症状较轻者，多采用卧床休息、针灸和药物等进行治疗。症状较重者还可采用手法、麻醉推拿、骨盆牵引或手术治疗。

1. 理筋手法

（1）俯卧推拿法：对腰腿疼痛、脊柱侧弯不大、直腿抬高可达 50°者，宜用推拿手法。患者俯卧，双手置体侧放松，术者在腰骶部搽舒活酒做按摩，先做表面抚摩；然后顺脊柱和骶棘肌由上而下做揉、推压、按压数分钟，再于腰眼、肾俞、八髎、环跳、委中、昆仑等穴位做指针刺激，最后抚摩表面，一次推拿 15～20min，每日或隔日一次。

（2）斜扳伸腿法：对症状较重、起坐困难的患者，经用俯卧推拿手法后，再嘱患者侧卧，术者一手按其髂骨后外缘，另一手置于其肩前，两手同时用力向相反方向斜扳（也可由二人共同按上法进行斜扳），此时在腰骶部常可闻及弹响声（图5-29），然后伸直下肢做腰髋过伸动作3次，再换体位做另一侧治疗。

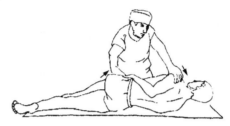

图 5-29 斜扳伸腿法

（3）麻醉推拿法：硬膜外麻醉较为安全，麻醉后，推拿手法的具体操作如下：

第一步：患者仰卧，术者及助手2～8人分别牵拉患者两足踝部及两侧腋窝部，做对抗拔伸牵拉，然后先将患肢屈髋屈膝，做顺时针旋转髋关节3～4次后，再将患肢直腿抬高至最高位置时用力将踝关节背伸（图5-30），反复操作3次后再依上法施于健侧下肢。

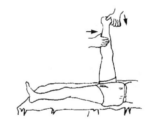

图 5-30 直腿抬高

第二步：患者改侧卧位，患侧在上，术者站于患者背后，以一手臂环抱托起患侧大腿，另一手按压在患侧腰部，先转动髋关节2～3次，再将患肢外展30°并向后过伸扳拉2～8次（图5-31），然后更换患者体位，健侧在上，依上法操作。

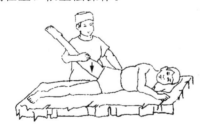

图 5-31 侧卧位扳腿

第三步：重复斜扳伸腿法。

第四步：患者俯卧，术者用一手臂环抱托起两下肢（另一手按于患者腰部）摇动2～3次，然后做腰过伸动作，重复两次（图5-32）。

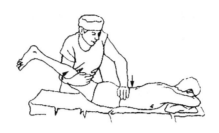

图 5-32 俯卧位运腰

第五步：患者俯卧，两名助手再做腰部拔伸，此时，术者用双手掌根部按压患椎棘突部，重复操作 3 次，每次约 1min，患者接受推拿治疗后，宜卧床休息 1～2 天，再做第二次推拿治疗（图 5-33）。在治疗期间，患者应注意少做弯腰旋转腰部等活动，以免引起再度扭伤和症状加重。

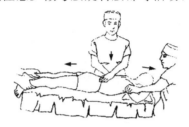

图 5-33 对抗拔伸后按压腰部

2. 骨盆牵引

牵引治疗腰椎间盘突出症效果显著。对初次发作或反复发作的急性期患者，仰卧于床上，在腰髂部缚好骨盆牵引带后，将足跟一侧的床脚垫高 10～15cm，以做对抗牵引，其牵引重量可在两侧各用 10kg，每天牵引一次，每次约 30min，牵引重量和牵引时间可根据患者情况进行调整，孕妇或合并高血压、心脏病者禁用，如果能坚持治疗，3～4 周内可望缓解。

3. 中药治疗

初期：治宜活血散瘀，舒筋止痛。内服舒筋活血汤或复元活血汤，水煎，温服，一日一剂，一日 3 次；或服用云南白药、活血酒等。以黄檗、大黄、红花、川芎、赤芍、王不留行、白蔹、三棱各等量研末，酒调外敷。

中期：以行气止痛为主。内服五灵二香丸，一次 6g，一日 2～3 次。外贴活络膏。

后期：病久体质虚弱者，治宜补养肝肾，强筋壮骨，宣痹活络。可内服补肾壮筋汤，水煎，温服，一日一剂，一日 3 次；或服用壮腰健肾丸、大活络丹。外贴活络膏。

4. 针灸治疗

取阿是穴、环跳、殷门、阳陵泉、承山、悬钟等穴，用泻法，隔日一次。冬天可用温针灸法，亦可加用灸法或拔火罐。

5. 封闭疗法

用 10% 葡萄糖注射液 10mL 或当归红花川芎注射液 10mL 在骶髂关节、臀部痛点、承山穴周围等疼痛明显处注射，每周 1～2 次。

6. 点按下肢各穴

可选择下肢的环跳、风市、足三里、承扶、委中、承山、三阴交等穴，术者双手单手拇指点按下肢双侧穴，每穴点按 10min，反复 3～5 遍。

7. 手术治疗

个别病例经上述方法治疗效果不显著者，可酌情考虑手术治疗。

（四）功能锻炼

急性期患者应严格卧床休息 3 周；麻醉推拿后一般应卧床休息 2 周，以利损伤组织的修复。一般按摩推拿治疗期间也应注意休息，待症状明显减轻或基本消失后，可开始锻炼腰背肌或在腰围保护下起床活动，常用的方法有俯卧体后起和拱桥，并做腰部前屈、后伸、侧弯及在双杠上悬吊前后摆腿练习等。

（五）预防

（1）合理安排训练量，在全面训练的基础上，加强腰腿部肌肉锻炼，提高腰腿部肌肉力量，保护脊柱，维持脊柱稳定性。注意佩戴护腰或宽腰带。

（2）平时注意站、坐、行和劳动姿势，经常保持良好的坐姿，避免长期固定于一种体位，坚持做工间操，以消除腰部疲劳。

（3）及时、彻底治疗急性腰伤，防止复发，预防机体和组织老化等。当天气变化或遇寒冷和潮湿时要加强腰部保暖。

五、梨状肌综合征

因急、慢性损伤或加上解剖上变异，导致梨状肌发生损伤性炎性改变，刺激或压迫臀上神经、阴神经、股后皮神经、坐骨神经、臀下神经及臀上、下动脉和静脉受压，从而产生腰腿痛，称为梨状肌综合征。

（一）病因病理

梨状肌起于第二、三、四骶椎前面，分布于小骨盆的内面，经坐骨大孔入臀部，止于股骨大粗隆，该肌形态细长，受第一、二骶神经支配，主要功能是外旋髋关节。梨状肌综合征的病因主要有梨状肌的损伤和梨状肌解剖结构变异，以前者为多。后者为坐骨神经受梨状肌的压迫准备了先决条件。在下肢突然过度外展、外旋或由蹲位猛然站立时可使该肌发生急性损伤；当髋部扭闪时，髋关节急剧外旋，使梨状肌受到过度牵拉而猛烈收缩；或髋关节突然内收、内旋，使梨状肌受到牵拉，如滑雪运动员大腿部长期在内收、内旋，屈髋、屈膝位用力伸直使梨状肌受到反复过度牵拉致伤或因某种劳动姿势使梨状肌经常处于过度紧张、牵拉状态而形成增生肥厚等改变，由于某种原因使骶 1~2 神经根或骶丛神经受到刺激，可继发梨状肌痉挛。

（二）临床表现

患者大多有髋部外伤史，可因感受风寒引起，其典型症状是臀部疼痛并伴同侧坐骨神经痛，下肢沿坐骨神经走行方向（大腿后侧、小腿外侧或前侧、外踝、足背至足趾）有放射性疼痛。轻者髋关节不适疼痛，重者有刀割样剧痛，不能入睡，影响日常生活，可因咳嗽、劳累或感受风寒湿邪而加重放射痛。有的患者疼痛放射到下腹部或大腿外侧，会阴部有不适感；或遇气候变化而加重，由于臀部痛伴腿痛，患者不能行走或跛行。

检查：腰部无压痛与畸形，活动不受限；患侧臀部肌肉可能有萎缩，在梨状肌体表投影部有压痛及放射性疼痛。

梨状肌试验呈阳性：直腿抬高，在60°前疼痛明显，超过60°时，疼痛减轻；直腿抬高，髋内收、内旋时，疼痛出现。

（三）治疗

1. 理筋手法

患者俯卧位。术者先在臀部、腰部痛点进行按摩，待局部感到温暖舒适后，再用双拇指相重叠，触摸清楚梨状肌，用弹拨法来回拨动该肌，弹拨方向应与肌纤维相垂直，弹拨10～20次后，重新按压痛点约1min，最后由外侧向内侧顺梨状肌纤维走行方向做推按舒顺，可隔日做一次。

2. 推拿按摩

按摩臀部，外搽舒活酒，用表面抚、揉、推压手法解除臀肌痉挛，然后用拇指在压痛点弹拨，用力宜大，以患者能耐受为度，最后用表面抚摩手法结束。

3. 中药治疗

治疗原则：舒筋通络，活血化瘀。

急性期：筋膜扭伤，气滞血瘀，疼痛剧烈，动作困难，治宜化瘀生新、活络止痛，可用桃红四物汤加牛膝、乳香、没药、制香附、青皮等；或服用活血止痛汤，一日一剂，水酒各半煎，分3次服；或内服铁弹丸，一次6g，一日2～3次。

慢性期：病久气血亏虚，经络不通，痛点固定，臀肌萎缩，治宜补养气血、舒筋止痛，可用当归鸡血藤汤加黄芪、白术、牛膝、五加皮等。

4. 针灸治疗

取患侧阿是穴、环跳、殷门、承扶、阳陵泉、足三里等穴，用泻法，以有酸麻感向远端放散为宜，针感不明显者，可加强捻转，急性期每天针一次，好转后隔日一次。

5. 封闭疗法

用醋酸氢化可的松12.5mg和2%普鲁卡因溶液4mL的混合液，用7号腰穿针缓慢刺入梨状肌部位，回抽无血液时，缓慢注入药液，一周注射1次，3次为一个疗程。

6. 点揉下肢穴位

可选择环跳、委中、承山、昆仑等穴，每穴点揉1min左右，一侧点揉之后，再点揉另一侧。

7. 手术治疗

个别陈旧性病人若久治不愈可考虑梨状肌松解术或切断术，可以解除对坐骨神经的压迫。

（四）预防

（1）正确掌握运动项目的动作要领和技术要求，合理安排运动量。

（2）平时注意站、坐、行和劳动的姿势，经常保持良好的坐姿，避免长期固定于一种体位，坚持做工间操，以消除腰部疲劳。

（3）及时、彻底治疗急性腰伤，防止复发，预防机体和组织老化等。当天气变化或遇寒冷和潮湿时要加强腰部保暖，避免重复损伤。

第六章 上肢运动损伤的治疗

第一节 臂部运动损伤

一、桡侧伸腕肌腱周围炎

桡侧伸腕肌腱周围炎又名捻发音肌腱周围炎。前臂桡侧伸肌群主要有桡侧伸腕长肌、桡侧伸腕短肌、外展拇长肌和伸拇短肌。在前臂背侧中下 1/3 处,外展拇长肌和伸拇短肌从桡侧伸腕长肌、桡侧伸腕短肌的上面斜行跨过,该处没有腱鞘,仅有一层疏松的腱膜覆盖。活动时,由于伸腕肌活动频繁,又无腱鞘保护,故容易引起肌腱及其周围的劳损。在运动损伤中,桡侧伸腕肌腱周围炎多见于举重、体操等运动项目中,在木工和砖瓦工等人群中也比较常见。

(一)病因病理

在桡侧伸腕长、短肌将腕关节固定于背伸位的情况下,当用力握物或提重物时,因与外展拇长肌腱、伸拇短肌腱运动方向不一而互相摩擦,引起肌腱及其周围筋膜的损伤。其病理变化是:肉眼可以看到腱旁组织水肿,有纤维改变以及许多新生的芽生血管;病理切片,可见到白细胞和浆细胞浸润。

如果及时治疗,1~2 周后即可恢复,若不痊愈,易反复发作。

(二)临床表现

患者有过度劳累史,发病急,病程短,前臂中下段之背桡侧肿胀、疼痛、灼热、压痛,腕部活动受限。

检查:用拇指按住肿痛处,嘱患者握拳并做腕关节伸屈时,即可感觉到捻发感。症状轻者,不易检查出。

(三)治疗

1. 固定

用两块硬纸板或夹板固定腕关节 1~2 周,待捻发感消失后,去除外固定,逐步恢复工作。

2. 中药治疗

(1)急性期:治宜祛瘀消肿、舒筋止痛,内服活血祛瘀汤,水煎,温服,一日一剂,一日 3 次。外敷黄檗、黄芩、木香、玄胡、白芷、木通、川芎、茯苓、泽泻各等量研末,水调外敷。并用纸板或木板固定腕关节 1~2 周。局部贴宝珍膏,肿痛减轻时可用海桐皮汤熏洗。症状明显、肿胀严重者,做腱膜切开术,即可收效。

(2)慢性期:内服劳损丸,一次 6g,一日 2~3 次。外敷腱鞘炎散,水醋各半,加热后,调药敷患部。

3. 推拿按摩

一般来说，急性期不宜用推拿按摩手法。肿胀消退后，可用揉、揉捏和推压的手法，手法宜轻。

4. 封闭疗法

在疼痛局部采用醋酸氢化可的松 12.5mg 和 1%～2% 普鲁卡因溶液 2mL 的混合液进行痛点封闭注射，一周一次，3次为一个疗程，或用当归注射液 2mL 痛点注射。

（四）预防

（1）充分做好训练、比赛前的各项准备活动，合理安排运动量，正确掌握动作要领，训练复杂动作时要循序渐进、由易到难。

（2）加强运动技术训练，纠正错误动作，提高专项技术训练水平。

（3）加强运动医务监督，保证器械安全可靠，注意加强运动保护，防止运动中意外跌倒，跌倒时尽量不要用手撑地。

二、桡尺骨干双骨折

前臂由桡、尺骨并列构成，两骨间有骨间膜相连。前臂中立位时，两骨干接近平行，骨间隙最大，骨间膜上下松紧一致，对桡、尺骨起稳定作用；当前臂旋前或旋后时，两骨间隙缩小，骨间膜上下松紧不一致，使两骨间的相互稳定性减弱。在临床上，桡、尺骨干骨折特别是桡尺骨干双骨折比较常见，多发生于青少年，因直接暴力、传达暴力和扭转暴力所致。在运动损伤中，这种骨折以青少年体操运动员为多。若发生桡尺骨干单根骨折，往往以桡骨干骨折稍多，因为前臂具有独特的旋转功能，一旦骨折移位后，只有达到良好的复位，才能恢复旋转功能。在处理前臂骨干骨折时，以桡骨干骨折的复位尤为重要。

（一）病因病理

桡尺骨干双骨折可由直接暴力、传达暴力或扭转暴力所造成（图6-1）。

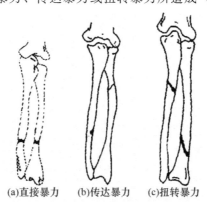

图6-1 不同外力所致的桡尺骨干双骨折

直接暴力所致者，其骨折线往往在同一平面上，以粉碎、横断骨折较多；传达暴力所致者，桡骨骨折线在上，以横断、短斜形为多；扭转暴力所致者，骨折线向一侧倾斜，且往往由内上向外下，尺骨骨折线在上端，以螺旋骨折为多。这种骨折多见于儿童或青壮年。桡尺骨干单根骨折亦多由打击或挤压等直接暴力所致，骨折后，因肌肉的牵拉发生桡骨的旋转移位。桡尺骨干骨折的移位除与暴力的大小、方向及病者伤时体位等因素有关外，也与骨折部位有密切关系，尤其与桡尺骨干骨折的部位关系更为密切（图6-2）。

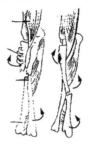

图6-2　桡尺骨干双骨折的移位

（二）临床表现

伤后局部肿胀、疼痛、压痛明显，前臂功能丧失。完全骨折时，可出现重叠、成角、旋转等畸形。在检查中可出现异常活动和骨擦音，但儿童、青年骨折仅有成角畸形。

X线检查：肘关节和腕关节做X线检查，既可确定骨折类型和移位方向，又可确定有无桡尺上、下关节脱位。

（三）治疗

1. 整复方法

患者平卧，肩外展90°，肘屈曲90°。中、下1/3骨折取前臂中立位，上1/3骨折取前臂旋后位，由两助手做拔伸牵引，矫正重叠、旋转及成角畸形。桡尺骨干双骨折均为不稳定时，如骨折在上1/3，则应先整复尺骨；如骨折在下1/3，则应先整复桡骨；骨折在中段时，则应根据两骨干骨折的相对稳定性来决定。若前臂肌肉比较发达，加上骨折后出血肿胀，经牵引后重叠未完全纠正者，可用折顶手法进行复位；若斜形骨折或锯齿形骨折有背向侧方移位者，宜用回旋手法进行复位。若桡尺骨骨折断端互相靠拢时，可用挤捏分骨手法，术者用两手拇指和食、中、环三指分置骨折部的掌、背侧，用力将尺、桡骨间隙分到最大限度，使骨间膜恢复其紧张度，向中间靠拢的桡、尺骨断端向桡、尺侧各自分离。手法整复失败者，可切开整复内固定。手法复位无效或多段骨折、开放骨折时，可采用手术切开复位内固定。

2. 固定

骨折复位后应根据骨折复位前移位、成角情况，在适当部位放置纸压垫或分骨垫，并用粘膏条先固定，而后选用4块小夹板，用扎带做缚扎固定。包扎固定完毕后，再将患肢屈肘90°，置于一带有小木柄的托板上固定，使前臂位于中立位，用三角巾悬吊于胸前（图6-3）。固定时间成人6～8周，儿童3～4周。在固定期间，应使前臂维持在中立位，要鼓励和正确指导患者做适当的功能锻炼。

3. 中药治疗

按骨折3期辨证用药，后期前臂功能恢复受限时，可配合中药熏洗外用。

（1）早期：内服活血止痛汤，水煎，温服，一日一剂，一日3次。

（2）中后期：重在补肝肾，壮筋骨，促进骨折愈合，服六味地黄丸、一号接骨丸等，一次

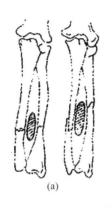 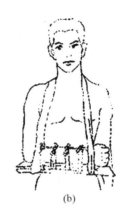

图 6-3　骨折固定方法

6g，一日 2～3 次。

解除固定后，用一号熏洗药熏洗伤肢。在更换外敷伤药、调整夹板松紧度及拍片复查时，应用双手托平患肢小心搬动，切不可用一手端提患肢，同时还应避免旋转伤肢前臂的活动，以防骨折再次移位。

4. 推拿按摩

解除外固定后，每天做一次按摩，常用手法为表面抚摩、推压、揉捏等，开始时按摩手法要轻，以后逐渐加重。

5. 功能锻炼

固定早期可做握拳、伸指活动；中期可做大、小云手活动及肩、肘关节的伸屈活动；待解除外固定后，才可开始做前臂的旋转活动锻炼（如反转手等）。

（四）预防

（1）在训练或比赛前，准备活动要充分，特别是手、肘关节的准备活动，运动前应进行局部按摩和理疗，可戴护肘、护腕，以保护肘、腕关节。

（2）加强运动技术训练，纠正错误动作，平时训练时特别要注意加强肘部及腕部的肌肉力量。

（3）加强运动医务监督，保证运动场地设施、体育器械的安全可靠，加强运动保护，防止意外跌倒发生，跌倒时尽量不要用手撑地。

第二节　肘部运动损伤

一、肱骨髁上骨折

肱骨髁上骨折多见于少年儿童。由于肱骨下端两髁稍前屈，后有鹰嘴窝，前有冠状窝，两窝之间为一层很薄的骨片，所以肱骨髁上部容易发生骨折。肱二头肌腱膜下有肱动脉和正中神经通过，桡神经通过肘窝前外方并分成深浅两支进入前臂，肱骨髁上骨折时易被刺伤或受挤压而合并血管神经损伤。在运动损伤中，肱骨髁上骨折多见于体操、武术、摔跤和投掷等运动项目中。

(一)病因病理

根据暴力形式和受伤机理不同,肱骨髁上骨折有伸直型、屈曲型、粉碎型3种类型,以伸直型较多见(图6-4)。

1. 伸直型

当摔倒时,肘关节处于半屈或全伸位,手掌着地,地面反作用力向上传达,经前臂传达到肱骨的下端,将肱骨髁推向后上方,同时由上向下的体重和冲力将肱骨干下部推向前下方,使肱骨髁上最薄弱处发生骨折。骨折线从前下方斜向后上方,骨折的近端向前下方移位,常穿破或穿断肱肌,容易合并正中神经和肱动脉的损伤。

2. 屈曲型

当跌倒时,肘关节屈曲,肘后侧着地,外力把肱骨髁推向前上方,尺骨鹰嘴和肱骨下端遭受撞击,导致肱骨髁上薄弱处骨折,骨折线由后下方斜向前上方,远侧段向前上方移位,造成屈曲型骨折。屈曲型骨折很少发生血管神经损伤。

伸直型与屈曲型骨折除造成骨折前后移位外,还常伴有侧方移位;骨折远端向桡侧移位时为桡偏型;向尺侧移位时为尺偏型。

3. 粉碎型

当压缩性暴力撞击肱骨下端时导致粉碎型骨折。尺骨半月切迹向肱骨下端劈裂而分为内、外髁两骨片,故粉碎型骨折又称肱骨髁间骨折,多见于成人,可分伸直型和屈曲型两种。有时受伤姿势虽与骨折类型有关,但其没有必然的因果关系。

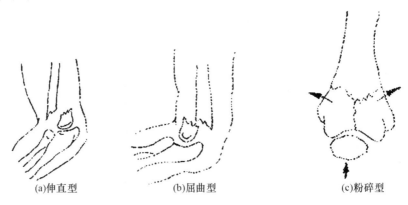

图 6-4 肱骨髁上骨折常见类型

(二)临床表现

患者有外伤史。

无移位骨折:肘部有肿胀、疼痛,肱骨髁上处有压痛,皮下瘀血,肘关节活动功能障碍等。

有移位骨折:肘部疼痛、肿胀较明显,甚至出现张力性水泡,肘部呈靴状畸形,但肘后肱骨内、外上髁和鹰嘴的3点关系仍保持正常。伸直型骨折关节常处于半屈位,肘前方可摸到骨折近断端的骨尖,肘部明显后突而呈靴状畸形,但肘三角仍保持正常。肱骨髁上骨折(特别是伸直型)由于损伤机制及症状与肘关节后脱位相似,故需要与肘关节后脱位进行鉴别。脱位时无骨擦音和反常活动,不能触及骨折断端,最重要的是肘后三角关系不正常,此可与肘关节后脱位所出现的靴状畸形相鉴别。

在检查诊断时还应注意桡动脉的搏动、腕和手指的感觉、活动、温度、颜色等，以便确定是否合并神经或血管损伤，同时通过 X 线照片可进一步明确骨折的诊断和类型。桡动脉损伤大多为挫伤和压迫后发生血管痉挛。早期症状为肘部严重肿胀，患肢剧痛，桡动脉搏动消失，被动伸指有剧烈疼痛，手部皮肤苍白、发凉、麻木，如果处理不及时可发生前臂肌肉缺血性坏死，纤维化后形成缺血性痉挛，导致爪形手畸形，造成严重残疾。若伴有尺神经损伤者，其前臂和手的尺侧麻木、感觉迟钝。

骨折的抗阻力屈腕试验为阳性。

通过 X 线检查、透视和照片可见伸直型骨折远端向后上移位，骨折线多从前下方斜向后上方；屈曲型骨折远端向前上方移位，骨折线从后下方斜向前上方；粉碎型骨折两髁分离，骨折线呈"T"形或"Y"形，皆可确定骨折的类型。故可根据受伤史、临床表现和 X 线照片做出诊断。

（三）治疗

无移位骨折：可用硬纸板将患肢屈肘 90°位固定，用颈腕带悬吊于胸前 2～3 周。

有移位骨折：其治疗方法叙述如下。

1. 整复方法

（1）患者仰卧，两助手分别握住患者患肢上臂和前臂，做顺势拔伸牵引，术者两手分别握住患肢远近端，相对挤压，纠正重叠移位。若远端旋前（或旋后），应首先纠正旋转移位，使前臂旋后（或旋前）。纠正上述移位后，若整复伸直型骨折则以两拇指从肘后推远端向前，两手其余四指重叠环抱骨折近端向后拉，同时用捺正手法矫正侧方移位，并令助手在牵引下徐徐屈曲肘关节，常可感到骨折复位时的骨擦感。整复屈曲型骨折时，手法与上述相反，应在牵引后将远端向背侧压下，并徐徐伸直肘关节（图 6-5（a）、（b））。

（2）患者仰卧，助手握患者患肢上臂，术者两手握患肢腕部，先顺势拔伸，再在伸肘位充分牵引，以纠正重叠及旋转移位。整复伸直型尺偏型骨折时，术者以一手拇指按在内上髁处，把远端推向桡侧，其余四指将近端拉回尺侧，同时用手掌下压，另一手握患肢腕部，在持续牵引下徐徐屈肘，这样桡偏或尺偏和向后移位同时可以矫正（图 6-5（c））。应当指出的是，由于整复不良或尺侧骨皮质遭受挤压产生塌陷嵌插，尺偏型骨折容易后遗肘内翻畸形。因此在整复肱骨髁上骨折时，应特别注意矫正尺偏畸形，以防止发生肘内翻。

开放性骨折应先清创后，再进行手法复位，然后缝合伤口。若是粉碎型骨折或软组织肿胀严重、水泡较多者或手法难以整复或整复后固定不稳定者，可在屈肘 45°～90°位置，进行尺骨鹰嘴牵引或皮肤牵引，重量 1～2kg，一般在 3～7 天后再进行复位。肱骨髁上粉碎骨折并发血循环障碍者，必须紧急处理，首先应在麻醉下，对移位的骨折断端进行整复，并进行尺骨鹰嘴牵引。

以解除骨折端对血管的压迫，如果冰冷的手指温度逐渐转暖，手指可主动伸直，再继续观察。若经上述处理效果不明显或无效，就必须及时探查肱动脉情况。一般来说，肱骨髁上骨折所造成的神经损伤多为挫伤，在 3 个月左右多能自行恢复，除确诊为神经断裂者，无须过早地进行手术探查。

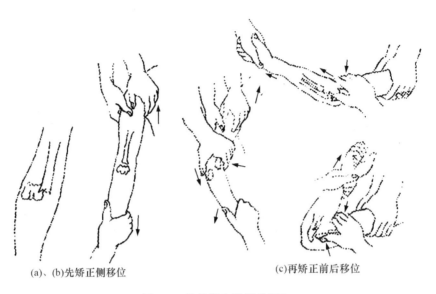

(a)、(b)先矫正侧移位　　　　　　(c)再矫正前后移位

图 6-5　肱骨髁上骨折整复法

2. 固定

固定制动的目的是防止骨折断端再次损伤血管神经及软组织，减轻疼痛，防止休克，便于送医院处理。复位后将肘关节固定于屈曲 90°～110°位置，时间 3 周。夹板长度应上达三角肌中部水平，内外侧夹板下达（或超过）肘关节，前侧板下至肘横纹，后侧板远端呈向前弧形弯曲，并嵌有铝钉，使最下一条布带斜跨肘关节缚扎而不致滑脱；如果采用杉树皮夹板固定时，最下一条布带不能斜跨肘关节，而应在肘下仅扎内外侧夹板。为防止骨折远端后移，可在鹰嘴后方加一梯形垫；为防止内翻，可在骨折近端外侧及远端内侧分别加塔形垫，夹缚后用颈腕带悬吊（图 6-6）。屈曲型骨折应固定肘关节于屈曲 40°～60°位置，时间 2 周，以后逐渐屈曲至 90°位置，时间 1～2 周。如果外固定后患肢出现血循环障碍，应立即松解全部外固定，置肘关节于屈曲 45°位置进行观察。

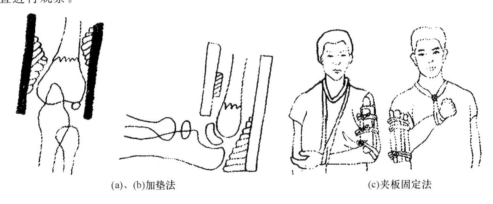

(a)、(b)加垫法　　　　　　(c)夹板固定法

图 6-6　肱骨髁上伸直型骨折固定法

3. 中药治疗

（1）早期：肱骨髁上骨折的患者大多数是少年儿童，骨折局部血液供应良好，愈合迅速，因此治疗重在活血祛瘀、消肿止痛，用七厘散，一次 3g，一日 3 次。肿胀严重、血运障碍者加

用三七、丹参，并重用祛瘀、利水、消肿药物，如茅根、木通之类。

（2）中后期：正骨紫金丹，一次 3g，一日 2~3 次。

4. 推拿按摩

复位后第三周，每日用舒活酒做表面抚摩一次，以促进局部血液循环，防止粘连，以后加做捏和扳法，并在伤部上下做揉、揉捏等，但切不可强力扳拉，避免增加肘部创伤。解除夹板固定以后，可用中药熏洗，以舒筋活络、通利关节，预防关节强直。骨折发生后要预防休克的发生，应该早期就地实施固定制动，可采用针刺人中、十宣，平卧保暖，以防止休克的发生。

（四）功能锻炼

固定期间应多做握拳、腕指关节屈伸等活动。粉碎性骨折应于伤后 1 周在牵引固定下开始练习肘关节屈伸活动。解除固定后应积极主动锻炼肘关节伸屈活动，在功能锻炼时严禁用暴力做被动活动。后期肘关节功能障碍者还可配合中药熏洗。

（五）预防

（1）合理安排运动量，训练前做好充分的准备活动，正确掌握动作要领，训练复杂动作时要循序渐进，由易到难。

（2）在体操、武术、摔跤和投掷等易跌倒的运动中应注意保护，要防止意外跌倒，如果跌倒，尽量不用手去撑地。

（3）加强运动场地设施、器械设备和个人防护用具的管理和安全卫生检查，及时维修损坏的场地和器械设备。

二、桡骨头骨折

桡骨近端包括桡骨头、颈和结节。桡骨头关节面呈浅凹形，其与肱骨小头构成肱桡关节，它的尺侧边缘与尺骨的桡切迹相接触，构成尺桡上关节。桡骨头和颈的一部分位于关节囊内，环状韧带围绕桡骨头。临床上桡骨头骨折易被忽略，若未能及时治疗，将造成前臂旋转功能障碍或引起创伤性关节炎。在运动损伤中，桡骨头骨折多见于自行车、体操、篮球、足球等运动项目中。

（一）病因病理

桡骨头骨折多由间接暴力所致。跌仆时肘关节伸直，前臂旋前、桡偏，腕背伸位着地，暴力沿桡骨下端向上传导，引起肘部过度外翻，使桡骨头撞击肱骨小头，产生反作用力，使桡骨头受挤压而发生骨折。

（二）临床表现

患者有明显外伤史。伤后肘部疼痛，肘外侧明显肿胀（若血肿被关节囊包裹，可无明显肿胀），桡骨头局部压痛，肘关节屈伸旋转活动受限制，尤以旋转前臂时桡骨头处疼痛加重。

X 线检查：摄肘部正侧位照片，可以明确骨折类型和移位程度。

（三）治疗

对无移位或轻度移位骨折的嵌插骨折而关节面倾斜度在 30°以下者，如果日后对肘关节功能影响不大，则不必强求解剖复位；对明显移位骨折则应施行整复。

1. 整复方法

（1）手法复位：整复前先用手指在患者患肢桡骨头外侧进行按摩，准确地摸出移位的桡骨头。复位时一助手固定上臂，术者一手握手腕，牵引、反复旋转前臂，使肘关节成内收位，以增加关节外侧间隙，另一手的拇指把桡骨头向上、向内推挤，使其复位。

（2）钢针拨正法：若手法整复不成功，可使用钢针拨正法，即对局部皮肤消毒，铺巾，在X线透视下，术者用不锈钢针自骨骺的外后方刺入，针尖顶住骨骺，向内、上方拨正。应用此法时，要求术者必须熟悉局部解剖，避开桡神经，并注意要无菌操作。

（3）手术复位：移位严重、经上述方法仍不能整复者，应切开复位，如成年人的粉碎、塌陷、嵌插骨折，关节面倾斜度在30°以上者，可做桡骨头切除术，但14岁以下的儿童不宜做桡骨头切除术。

2. 固定

复位后，用一长条形棉垫从后、外侧至前侧环抱桡骨头，胶布粘贴，然后用前臂夹板及中立板包扎固定，3周后解除固定，练习肘关节屈伸和前臂旋转活动。各类型骨折复位后，均应将肘关节固定于90°位置2～3周。

3. 中药治疗

与肱骨髁上骨折相同。

4. 推拿按摩

由前臂至肘上部外搽舒活酒做按摩，常用表面抚摩、揉、揉捏等手法，适当地进行肘部的屈伸及前臂的旋转等被动活动。

（四）功能锻炼

整复后即可做握拳动作以及腕关节和肩关节的屈伸活动。3周后除去固定，开始肘关节屈伸练习及前臂轻度旋转活动，活动度逐渐加大，直到痊愈。2～3周后做肘关节屈伸活动。行桡骨头切除术后，肘关节的功能锻炼应更提早一些。

（五）预防

（1）训练和运动前做好充分的准备活动，合理安排运动量，正确掌握动作要领，训练复杂动作时要循序渐进、由易到难。

（2）要注意自我保护，尽量不用手去撑地，尤其在自行车、体操、篮球、足球等易跌倒的运动项目中应注意保护。要防止意外跌倒，如果跌倒尽量不用手去撑地。

（3）加强运动场地设施、器械设备等的管理和安全检查，及时维修损坏的场地设施和器械设备。

三、肘关节脱位

肘关节脱位是最常见的脱位之一，多发生于青壮年，儿童与老人较少见。肘关节是由肱尺关节、肱桡关节和尺桡上关节组成的，它们共同包在一个关节囊内，主要完成屈伸活动，参与前臂的旋转活动。肘部具有显著的生理特征，即肘部的肱骨内、外上髁及尺骨鹰嘴突3点标志。伸肘时，这3点成一直线；屈肘时，这3点的连线构成一个三角形，因此又称"肘三角"（图6-7）。肘关节两侧有副韧带及前臂伸、屈肌腱加强，关节囊前后薄弱且松弛，鹰嘴较粗大，喙突短小，因此肱骨滑车易从前方脱出，造成肘关节后脱位。肘关节脱位可按脱位的方向分为前脱位、侧方脱位、后脱位3种。临床最为常见的是肘关节后脱位，其他两种脱位临床少见。

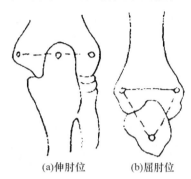

图 6-7　肘关节正常骨性标志

在运动损伤中，肘关节脱位多见于体操、球类、摔跤、武术、田径、骑马等运动项目中。

（一）病因病理

肘关节脱位多由传达暴力及杠杆作用所致。当跌倒时，肘关节伸直，前臂旋后位手掌着地，使肘关节过度后伸，以致鹰嘴尖端猛然撞击肱骨下端的鹰嘴窝，产生一种杠杆作用力，迫使肱骨下端冲破关节囊的前壁而向前移位，尺骨鹰嘴与桡骨头同时滑向后方，形成肘关节后脱位（图6-8）。由于暴力作用方向不同，尺骨鹰嘴与桡骨头除向后移位外有时还可向内侧或外侧移位，即侧方脱位。

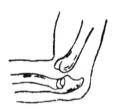

图 6-8　肘关节后脱位

（二）临床表现

（1）肘关节后脱位：肘关节疼痛、肿胀、功能障碍。肘窝前饱满，可摸到肱骨下端，尺骨鹰嘴后突，肘后部空虚，呈靴状畸形，有时可触及冠突和肱骨内上髁的内片。肘关节呈弹性固定在45°左右的半屈位，肘后三点骨性标志的关系发生改变，前臂前面明显缩短（与健侧对比），关节前后径增宽，左右径处改变不明显。若有侧方移位，还有肘内翻或肘外翻畸形。

肘关节后脱位与肱骨髁上骨折，特别是伸直型肱骨髁上骨折，都呈现靴状畸形，必须进行鉴别。肱骨髁上骨折有骨擦音和反常活动，能触及骨折断端，最重要的是肘后3点骨性标志的关系未发生改变。此可与肘关节后脱位所出现的靴状畸形相鉴别。

（2）肘关节前脱位：肘关节疼痛、肿胀、功能障碍；肘关节过伸，屈曲受限，呈弹性固定；肘前隆起，可触到滑出的尺桡骨上端；在肘后可触及肱骨下端；前臂前面较健侧明显增长。

肘关节脱位有时可合并肱骨内上髁骨折，甚至并发血管、神经损伤，应予注意。

X线检查：可确定关节脱位的方向和程度、有无肘部骨折。

(三)治疗

明确诊断后应争取早期复位。新鲜肘关节后脱位,脱位病史短(24h 内)者,如能在伤后及时治疗,可不必麻醉,复位亦易成功。病史长(超过 24h)或患部筋腱紧张者,可选用针刺麻醉、血肿内麻醉或臂丛麻醉。复位前对骨端的移位方向要进行详细的了解。

1. 整复方法

(1) 新鲜肘关节后脱位

①拔伸屈肘法:患者取坐位,助手立于患者背后,用双手握患者患肢上臂,术者站在患侧前面,用双手握住腕部,置前臂于旋后位,与助手相对拔伸,然后术者用一手握腕部继续保持牵引,另一手的拇指抵住肱骨下端(脉窝)向后推按,其余四指抵住鹰嘴向前端提,并慢慢将肘关节屈曲,若听到入臼声,说明脱位已整复。或让患者取卧位,患肢上臂靠床边,术者一手按其下段,另一手握住患肢前臂顺势拔伸,若听到入臼声,说明复位成功,屈曲肘关节即可(图 6-9)。

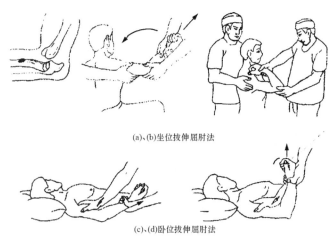

图 6-9 拔伸屈肘法

②膝顶拔伸法:复位时患者取端坐位,术者立于患侧前面,一手握其前臂,一手握住腕部,同时用一足踏于凳面上,以膝顶在患肢肘窝内,沿着臂纵轴方向用力拔伸,有入臼感后,逐渐屈肘,患肢手指可触及同侧肩部即为复位成功(图 6-10)。

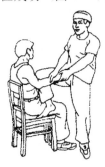

图 6-10 膝顶拔伸法

新鲜肘关节前脱位较少见,其复位手法简单。患者取坐位或卧位,一助手固定患肢上臂,另一助手握住患肢腕部，顺势牵引前臂，术者用两手拇指由肘前顶住脱出的尺桡骨上端向下后推入，余指由肘后抵住肱骨下端向上向前端提，听到入臼声后，说明复位成功。肘关节前脱位常伴鹰嘴骨折，故脱位整复后按鹰嘴骨折处理。

（2）陈旧性肘关节脱位

肘关节脱位病史长者（超过2～3周），即为陈旧性肘关节脱位。对于部分不合并骨折、血管神经损伤及损伤性骨化的单纯性陈旧脱位，可试行手法复位。手法复位前，先牵引尺骨鹰嘴一周左右，配合推拿按摩，内服舒筋活血中药，并熏洗局部。通过综合疗法，逐渐松弛关节周围挛缩组织，然后在臂丛麻醉下，做肘关节屈伸、旋转及左右摇摆活动，力量由轻而重，范围由小到大，通过牵引舒筋与活动解凝这两步骤后，肘关节已相当松动，才可进行手法整复。

陈旧性肘关节脱位可采用拔伸屈肘法与膝顶拔伸法进行复位。若复位比较困难，可采用《伤科汇纂》引述的《陈氏秘传》整复法：先对患者进行药物熏洗、舒筋解凝后，令患者仰卧，术者立于患侧，用一条宽布带绕过患侧肱骨下端的前面，布带两头系于术者腰间，向后微微弓腰，扯紧布带。两助手分别握着患者上臂与前臂，徐徐拔伸牵引，术者两手大拇指顶住鹰嘴向前、向下推挤，余指把住肱骨下端向后拉，在协同配合下，助手慢慢地将患者肘关节屈曲，听到入臼响声，说明脱位已整复。

若手法复位不成功，可改行手术治疗。对于年老、因病不宜手术或肘关节功能要求不高不愿手术者，可做肘关节假性复位。

2. 固定

复位后用超过肘关节的夹板将肘关节固定于屈曲90°位置，掌心向内、向下，再用三角巾悬吊臂2～3周；若用石膏托固定时，固定时间一般不超过2周。解除固定后，在功能锻炼的基础上，可配合按摩、热水浴、理疗和中药熏洗等治疗，以促进恢复。关节积血较多者，可无菌穿刺抽吸，以预防关节粘连与损伤性骨化。

3. 中药治疗

按骨折脱位早、中、后3期进行辨证论治。

初期：活血化瘀，行气止痛。内服可选用舒筋活血汤、接骨紫金丹、续断紫金丹等，水煎，温服，一日一剂，一日3次。外敷消肿散、双柏散或消肿止痛膏。

中期：和营生新，续筋接骨。内服壮筋养血汤、跌打养营汤、肢伤二方或续骨活血汤等，水煎，温服，一日一剂，一日3次。外用接骨续筋药膏、舒筋活络药膏等。

后期：养气血、补肝肾、壮筋骨。内服选用八珍汤、补中益气汤、补肾壮筋汤或壮筋养血汤等，水煎，温服，一日一剂，一日3次。外用海桐皮汤、上肢损伤洗方或骨科外洗二方煎汤熏洗。

（四）功能锻炼

固定期间，在医生的指导下鼓励患者做肩部、腕及手指等关节活动。解除固定后，逐渐开始肘关节屈伸和旋转主动活动，以屈肘为主。伸肘功能由前臂下垂的重力及提物而逐步恢复，防止关节僵硬。早、中期应避免进行悬吊动作（如单杠）或使前臂外展的动作（如体操的后手翻）。后期肘关节功能受限者，可配合按摩，但切忌用暴力强行牵拉，也必须避免用粗暴强行扳拉的被动活动，以预防损伤性骨化性肌炎和关节炎的发生。伤后 3 个月才可参加专项运动训练。

（五）预防

（1）充分做好训练和运动前的准备活动，合理安排运动量，正确掌握动作要领，训练复杂动作时要循序渐进、由易到难。

（2）加强肘部肌肉力量练习，增强肘关节的稳定性，加强运动医务监督，保持运动场地和运动器械的完好。

（3）对体操、球类、摔跤、武术、田径、骑马等运动项目，要注意加强运动保护，防止运动中意外跌倒，跌倒时尽量不要用手撑地。

四、肱骨外上髁炎

肱骨外上髁炎亦称肱桡关节滑囊炎、肱骨外髁骨膜炎，它是一种慢性劳损所致的肘外侧疼痛综合征，好发于网球运动员，故又称网球肘。此外，该病症也可见于羽毛球、乒乓球、高尔夫球、击剑运动项目以及砖瓦工、木工、电工和一些做针线活的家庭主妇中。

（一）病因病理

肱骨外上髁炎是因前臂伸肌群反复牵拉，导致前臂伸肌起点的慢性牵拉、撕裂伤，瘢痕形成的伸肌总腱下滑囊、肱骨外上髁骨膜发生炎症，肱桡关节滑膜增生、肥厚，伸肌总腱处微血管神经束被筋膜卡压，局部充血、水肿、机化、粘连所致，从而导致患肘外侧疼痛。肱骨外上髁炎是一种无菌性炎症。有的学者认为，当前臂肌肉的力量、韧带和耐力不良时，加上技术动作尤其是反拍技术动作错误，如网球运动员反拍、下旋击球，乒乓球、羽毛球的正手扣杀及反拍击球，排球运动的错误扣球、击剑刺杀时前臂猛烈旋转等，使前臂伸肌附着部不断受到牵拉致伤，也易发生肱骨外上髁炎。

（二）临床表现

患者无明显的外伤史，其发病缓慢，病程较长，初起时在劳累后偶感患肢疼痛乏力，逐渐发生肘外侧疼痛，疼痛随运动量的加大而加重；肘外侧持续性疼痛，有时可向前臂或上臂放射；腕部无力，很难完成简单的活动，如举碟子、开门、拧湿衣服、握手等，但在休息时多无症状。病情严重者握物无力，甚至拿在手中的物品会自行脱落。

检查：肱骨外上髁、肱桡关节间隙和桡骨小头处有明显压痛。其大多不红肿，较重时局部可有微热，前臂桡侧上段软组织有轻度肿胀，压痛及僵硬。有时能在肱骨外上髁触到骨质增生的锐利边缘，压痛甚剧。病程长者偶有肌萎缩。

抗阻力伸腕试验：患者伤时微屈。前臂旋前，腕关节屈曲，检查者加外力于腕背侧，令患者用力背伸腕关节，肱骨外上髁部疼痛为阳性。

抗阻力前臂旋后试验：患者屈曲肘关节，前臂旋前，检查者握其腕部，令患者抗阻力，使前臂旋后，肱骨外上髁疼痛为阳性。

旋臂屈腕试验：患者伤肢伸直，前臂旋前，检查者将患者腕部做极度屈曲，肱骨外上髁部疼痛为阳性（图 6-11）。

X 线检查：有时可见到小骨片撕裂、肱骨外上髁表面粗糙或骨质增生，边缘锐利。

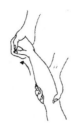

图 6-11 旋臂屈腕试验

(三) 治疗

1. 理筋手法

(1) 患者取坐位,术者位于患者伤肢后外侧,一手握住腕部,另一手掌心托住肘后部,拇指指腹置于肱桡关节处,摇转肘关节,然后将腕部之手使腕关节掌屈并使肘关节一伸一屈交替进行,同时另一手当肘关节由屈曲变伸直时在肘后部向前顶推,使肘关节过伸,可听到肘部有"格格"的响声,每周 2 次,4 周为一个疗程。

(2) 按摩手法:在肘部痛点及其周围做按摩、拿捏手法,共做 3~5min,使局部微热,促进血液循环,然后术者一手托住患肘的内侧,一手握住患肢的腕部,先伸屈肘关节数次,然后将肘关节做快速屈曲数次,并同时做旋转活动。如直肘旋后位,快速屈曲同时旋前;直肘旋前位,快速屈曲同时旋后,各做 3~5 次,可松解粘连、减轻疼痛。

2. 中药治疗

内服:治宜养血荣筋,舒筋活络,舒筋汤加减,水煎,温服,一日一剂,一日 3 次,或服用舒筋活血片,一次 5 片,一日 3 次。

外敷:定痛膏或用海桐皮汤熏洗;或将消结散、水醋各半调匀敷患处。以舒筋活络止痛,配合理疗,局部封闭疗法。

3. 推拿按摩

用舒活酒,做肘至前臂表面抚摩、揉法,然后行推扳手法。患肢前臂旋前,肘关节屈曲,肘下垫软枕,术者用一手食指和中指勾住伸肌腱向外扳,同时嘱患者做前臂旋转动作数次,然后双手拇指向外用力从肘至腕推伸肌群,反复 2~3 次,最后屈伸、旋转患肢,进行揉捏等手法而结束。

4. 针灸疗法

在痛点及其周围取穴,隔日针灸一次;或用梅花针叩打患处,再加拔火罐,3~4 天一次。

5. 封闭疗法

急性疼痛期:将患肢固定于屈肘、伸腕位。采用醋酸氢化可的松 12.5mg 和 1%~2% 普鲁卡因溶液 2mL 的混合液,对痛点进行封闭注射。一周一次,3 次为一个疗程;或用当归注射液 2mL 痛点注射。

(四) 预防

(1) 充分做好训练和比赛前的准备活动,必要时佩戴支撑力较强的护腕和护肘,以保护腕、肘部,限制腕、肘部的翻转和伸直,减少对肘关节的伤害。

(2) 加强上肢力量练习,特别应加强腕、肘部力量训练。通过增强肌肉的力量使肘部肌群能长时间承担较大负荷的运动量。应加强腕、肘、肩部的力量配合,防止单纯用腕力。切忌反复过度压腕、翻腕大力扣杀动作,以避免伤害的出现。

(3) 接受专业教练的规范指导。在专业教练的指导下进行网球练习和比赛,挑选合适的拍子,从而最大限度地避免"网球肘"的发生。

五、肘关节尺侧副韧带损伤

肘关节尺侧副韧带损伤是体育运动中较常见的损伤,其常见于投掷、体操、举重、羽毛球、排球、手球、水球等运动项目中。由于引起损伤的外力强度不同,创伤的程度也不相同,肘关节尺侧副韧带损伤可分为损伤、部分撕裂和完全断裂。

(一) 病因病理

肘关节尺侧副韧带损伤大多是慢性积累性劳损或是急性损伤后未经正确处理导致的。凡在体育运动或训练过程中,由于外力的作用使前臂突然外展,肘关节尺侧副韧带遭受猛烈的过度牵拉,或在运动中因动作不正确,或冲撞跌倒时,以手掌触地,前臂旋后,肘外翻,都能导致肘关节尺侧副韧带损伤。肘关节尺侧副韧带损伤后,在撕裂处有出血、肿胀,周围组织呈现温度增高等炎性反应。合并滑膜撕裂时,滑液渗出增加,初为澄清而透明,后变为橙黄而浑浊,有絮状纤维素沉着于滑膜表面,使滑膜失去正常光泽。陈旧性损伤的病例如尺侧副韧带或关节囊变松弛或者钙化。

(二) 临床表现

患者有明显的外伤史。肘关节处于半屈伸位,弥漫性肿胀、疼痛、功能障碍,有的出现瘀斑。在肘关节内后方和内侧副韧带附着部常有压痛点。尺侧肌肉韧带完全断裂时,检查可见肘关节尺侧肿胀、压痛明显,可触及肌肉断端或有下凹阶梯感,外翻尺侧疼痛加重,并有松弛开口感,外翻角度加大,即外翻试验阳性,抗阻屈腕疼痛加重。

X 线检查:新伤多无异常,如果尺侧副韧带完全断裂,在肘关节被动外展位摄片时,可见肱尺关节内侧间隙加大。

(三) 治疗

1. 固定

单纯尺侧副韧带断裂可用石膏托固定 3 周,不需要手术治疗。

急性损伤时应停止患肢活动,早期用三角巾悬吊固定,肘关节置于屈曲 90°功能位,以限制肘关节活动,固定时间约 2 周。

2. 复位

在触摸到压痛点后,以两手掌环握肘部,轻轻按压 1~2min,有减轻疼痛的作用,然后施行轻度按摩拿捏手法,以患者感到舒适为度。伤后即来诊治者,宜将肘关节做一次 0°~140°的被动伸屈,以达到整复微细关节错位的目的。但此法不宜反复做,尤其在恢复期更不能做猛烈的被动伸屈,虽能拉开粘连,但又可引起血肿,导致粘连更加严重,甚至引起血肿的钙化。

3. 中药治疗

(1) 早期:治宜散瘀消肿,内服血府逐瘀汤或活血止痛汤,水煎,温服,一日一剂,一日 3 次。肿胀大者,加木通、泽兰、蒲黄、泽泻;有皮下瘀斑者,加五灵脂、血通、大黄;疼痛甚者，加延胡索、木香等。为加强活血化瘀，可加服三七粉或七厘散。外敷三色敷药或清营退肿膏、双柏散或一号新伤药。

（2）后期：治宜消肿和络，内服补筋丸、活血酒或强筋丸，一次6g，一日2～3次。外敷一号旧伤药或贴活络膏，并配合熏洗。

4. 按摩手法

常用按摩手法有表面抚摩、揉捏、弹拨等。

5. 手术治疗

如果肘关节尺侧副韧带断裂，应进行手术缝合及固定，避免影响关节的稳定性及功能。术后用铁丝托板将肘关节固定在屈曲90°位置。

6. 封闭疗法

在疼痛局部采用醋酸氢化可的松12.5mg和1%～2%普鲁卡因溶液2mL的混合液进行痛点封闭注射，一周一次，3次为一个疗程；或用当归注射液2mL痛点注射。

（四）功能锻炼

早期用三角巾悬吊患肢，肘关节置于屈曲90°的功能位，以限制肘关节的伸屈活动，并督促患者多做手指伸屈握拳活动，以利于消肿。2～3周后，肿痛减轻，患者可逐步活动肘关节，并逐渐增加活动量，使关节粘连机化逐步松解。患者在做被动屈伸活动时，必须轻柔，肘关节活动应以不引起肘关节明显疼痛为度，禁止做被动粗暴的伸屈活动。

（五）预防

（1）充分做好训练、比赛前的准备活动，特别是肘关节的准备活动，运动前后应进行局部按摩和理疗，可戴护肘等保护装置。

（2）加强运动技术训练，提高专项技术训练水平，纠正错误动作，平时注意加强肘部及腕部的肌肉力量。

（3）加强运动医务监督，保证器械安全可靠，加强运动保护，防止意外跌倒发生，跌倒时尽量不要用手撑地。

第三节 腕部运动损伤

一、桡骨下端骨折

桡骨下端位于松质骨和坚质骨的交界处，也是骨皮质由薄变厚、松质骨由多变少、骨端由粗变细的部位。从力学原理来讲，桡骨下端是一薄弱点，容易发生骨折。在运动损伤中，桡骨下端骨折多见于体操、篮球、足球、滑冰等运动项目中，尤其是20岁以下的运动员特别容易发生，因其骨骺与骨干尚未完全闭合，跌仆时易发生桡骨下端骨骺分离。桡骨下端关节面向掌侧倾斜10°～15°，向尺侧倾斜20°～25°，桡骨茎突较尺骨茎突长1～15cm（图6-12）。这些正常解剖关系在骨折时常被破坏，故在整复时应尽可能恢复正常解剖，如果复位不良，必然会引起畸形和腕关节功能受障碍。

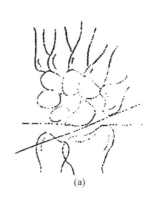 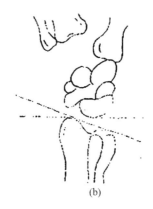

图 6-12　正常桡臂下端关节面解剖关系

（一）病因病理

桡骨下端骨折多为间接暴力所致。跌倒时，躯干向下的重力与地面向上的反作用力交集于桡骨下端而发生骨折，骨折是否有移位与暴力的大小有关。根据受伤姿势和骨折移位的不同情况，桡骨下端骨折可分为伸直型和屈曲型两种，其中以伸直型多见。

1. 伸直型

桡骨远端伸直型骨折又称柯雷氏骨折。跌倒时，腕关节呈背伸位，手掌先着地，由上而下和由下而上的暴力交汇于桡骨下端而发生骨折。如果暴力较小，骨折可无移位；暴力大时，骨折远段向背侧、桡侧移位，因而使桡骨下端关节面向掌侧和尺侧倾斜的正常解剖关系发生减少或完全消失，甚至形成相反倾斜（图 6-13）。桡骨远端骨折可合并桡尺骨下关节分离及尺骨茎突骨折。合并尺骨茎突骨折时，尺骨茎突与桡骨远端一起移位，腕三角纤维软骨盘多完整，尺骨茎突完整；而桡骨远端移位明显时，腕三角纤维软骨盘附着点必然撕裂，发生下桡尺关节移位。

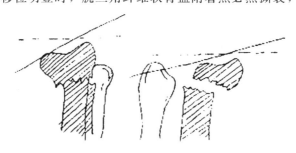

图 6-13　骨折后两个正常倾斜角发生改变

2. 屈曲型

屈曲型桡骨远端骨折又称史密司氏骨折，其与柯雷氏骨折相反，故又名反柯雷氏骨折，临床上较少见。它是指腕关节在掌曲位跌倒，手背着地而发生的骨折。屈曲型骨折远段向桡侧和掌侧移位，此类骨折较少见。粉碎型骨折多由直接暴力导致，老人、青壮年、儿童均可发生。

（二）临床表现

伤后局部肿胀、疼痛、压痛明显，腕关节功能障碍。骨折远端向背侧，可呈现"餐叉样"畸形（图 6-14）。向桡侧移位时，可呈现"枪刺状"畸形（图 6-15），可在断端扪及错位的骨凸，压痛锐利。无移位或不完全骨折，肿胀不明显，亦无畸形，但局部压痛仍非常明显。X 线正、侧位照片，可明确骨折的类型、移位方向和程度。

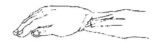 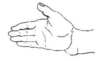

图 6-14　骨折后呈现"餐叉样"畸形　　　图 6-15　骨折后呈现"枪刺状"畸形

（三）治疗

1. 整复方法

（1）无移位的骨折

无移位骨折用掌背侧夹板或硬纸板固定，用三角巾悬吊胸前，固定 2~8 周即可。

（2）有移位的骨折

①伸直型骨折：对于骨折线未进入关节、骨折段完整的伸直型骨折，宜采用以下整复方法。患者坐位，老年患者宜平卧，肘部屈曲 90°，前臂中立位。一助手把住上臂，术者两拇指并列置于远端背侧，其他四指置于腕部，扣紧大小鱼际肌，先顺势拔伸 2~3min，待重叠移位完全纠正后，将远段旋前并利用牵引力，骤然猛抖，同时迅速尺偏掌屈，使之复位；若仍未完全整复，则由两助手维持牵引，术者用两拇指迫使骨折远段尺偏掌屈，即可达到解剖对位（图 6-16）。

②屈曲型骨折：由两助手拔伸牵引，术者可用两手拇指由掌侧将远段骨折片向背侧推挤，同时用食、中、环三指将近段由背侧向掌侧压挤，然后术者捏住患者骨折部，牵引手指的助手徐徐将腕关节背伸，使屈肌腱紧张，防止复位的骨折片移位。

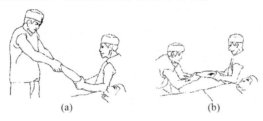

图 6-16　桡骨下端伸直型骨折复位法

2. 固定

整复后，在维持牵引下用绷带缠绕腕和前臂，并根据骨折移位的方向，放置合适的压垫。

伸直型骨折：应在骨折远断端的背侧和桡侧、近断端的掌侧分别放置一个平垫，然后选用 4 块小夹板固定包扎 4~5 周。在置放夹板时，背侧夹板和桡侧夹板均应超过腕关节，以限制手腕背伸和桡偏活动，使其腕关节在骨折早期固定在掌屈尺偏位，两周后再改为腕关节中立位固定，直至骨折临床愈合（图 6-17）。

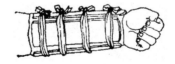

图 6-17　固定外形

屈曲型骨折：应在骨折远断端的掌侧和桡侧、近断端的背侧各放置一个平垫，掌侧和桡侧夹板的长度应超过腕关节，以限制腕关节向掌屈及桡偏的活动。

3. 中药治疗

（1）早期：活血祛瘀、消肿止痛，内服七厘散，一次 3g，一日 2～3 次。

（2）中期：宜接骨续筋，内服可选用新伤续断汤、续骨活血汤、肢伤二方，水煎，温服，一日一剂，一日 3 次；或服用接骨丸，一次 6g，一日 3 次。外敷接骨续筋药膏。

（3）后期：患者特别是中年以上患者，常因气血虚弱，血不荣筋，并发肩关节周围炎。故宜着重补益气血、滋养肝肾，内服六味地黄汤或肢伤三方，水煎，温服，一日一剂，一日 3 次，可用一号熏洗药或二号熏洗药熏洗伤肢。外贴坚骨壮筋膏或活络膏。

4. 推拿按摩

当解除患者的夹板后，外搽舒活酒，进行按摩。常用按摩手法为揉、揉捏、推压、摇晃等。配合指针内关、外关、合谷等穴。

（四）功能锻炼

固定期间，积极鼓励和指导患者多做指掌关节、指间关节的屈伸活动以及肩、肘关节的活动，两周后可做腕关节轻微活动。解除固定后，应积极做腕关节屈伸和前臂的旋转活动，同时可应用中药熏洗的方法以助腕关节功能的恢复。3 个月后，可以进行腕部的体育训练活动。后期如果遇到腕关节活动僵硬或酸痛时，可进行局部按摩或用中药熏洗外用。

（五）预防

（1）充分做好训练、比赛前的准备活动，合理安排运动量，正确掌握动作要领，训练复杂动作时要循序渐进、由易到难。

（2）加强肘部肌肉力量练习，增强肘关节的稳定性，掌握体操、篮球、足球、滑冰等运动技能。加强自我保护意识。防止运动中意外跌倒，在跌倒时尽量不要用手撑地。

（3）加强运动医务监督，加强运动场地设施、器械设备的管理和安全检查。

二、腕舟骨骨折

腕舟骨位于近腕骨的桡侧，形状不规则，它分为结节、腰和体 3 部分。

腕舟骨骨折是一种较常见的运动损伤，在运动损伤中，它的发病率高居首位。其发生无明显的运动项目特异性，多见于摔跤、足球、滑冰等运动项目中。腕舟骨骨折的症状与关节扭伤类似，早期在 X 线片上又不易诊断，因此易被忽略，如果漏诊而治疗不当，常造成腕关节永久性功能障碍。

（一）病因病理

由于腕舟骨周围有 5 个关节面，骨质多被关节软骨所覆盖，仅背侧腕桡韧带附着部、掌侧舟骨结节处为腕横韧带、拇短展肌和掌侧腕桡韧带附着部，为舟骨的滋养血管进入处。因血液供应差，若骨折发生在腰部，常影响骨折愈合。间接暴力是腕舟骨骨折常见的病因。跌倒时，若手掌先着地，腕关节强度桡偏背伸，暴力向上传达，腕舟骨被锐利的桡骨关节面的背侧缘或茎突缘切断。骨折可发生于腰部、近端或结节部（图 6-18），其中以腰部多见。结节部骨折，骨折线两端的血运丰富，骨折愈合快，其余部位由于血液供应较差，骨折容易发生迟缓愈合、不愈合或缺血性坏死，其多见于成年人。

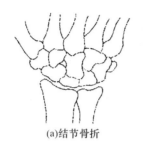 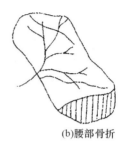

(a)结节骨折　　　　　　　　　(b)腰部骨折

图 6-18　腕舟骨骨折的不同部位

（二）临床表现

腕舟骨骨折的主要症状是腕关节桡侧疼痛，但多数患者疼痛轻微，腕关节活动功能障碍，阳溪穴部位鼻烟窝肿胀、压痛明显，纵向叩击第二、三掌骨头，骨折部有剧烈疼痛，活动时疼痛加重。将腕关节桡倾、屈曲拇指和食指叩击其掌指关节时，亦可引起疼痛。

X线照片检查是确诊腕舟骨骨折的主要依据，通过做X线检查，腕部正位、侧位和尺偏斜位照片可协助诊断。当第一次照片未发现骨折而临床表现仍有可疑时，在2～3周后应重复照片，因此时骨折端的骨质被吸收，骨折线较易显露。

（三）治疗

腕舟骨骨折很少移位，一般不需整复。若有移位时，可在手牵引下使患腕尺偏，以拇指向内按压骨块，即可复位。

1. 固定

将棉花球放在阳溪穴处，用做固定垫，然后用塑形夹板或纸板夹板固定腕关节伸直而略向尺侧偏、拇指于对掌位，固定范围包括前臂下1/3、腕、拇掌及拇指指间关节，新鲜及陈旧性骨折均可采用，亦可用短臂石膏管形固定腕关节于背伸25°～30°、尺偏10°、拇指对掌和前臂中立位或用小铁丝托板或石膏托板将腕关节固定于背伸30°，固定时间为4～6周。

结节部骨折愈合的时间一般约6周，其余骨折愈合时间可为3～6个月，甚至更长时间，故应定期做X线照片检查。如果骨折仍未愈合，则须继续固定，加强功能锻炼，直至正斜位X线照片证实骨折线消失、骨折已临床愈合，才能解除外固定。

2. 药物治疗

（1）早期：活血祛瘀、消肿止痛，内服活血止痛汤，水煎，温服，一日一剂，一日3次。外用红花、赤芍、血通、海桐皮、木香、牛膝各等量研末，用水调成糊状外敷患处。

（2）中期：应重用接骨续损，补肝益肾药，内服正骨紫金丹，一次3g，一日3次；外用当归、黄芪、木香、红花、土鳖、乳香、没药、接骨木、蟹粉各等量研末，用水调成糊状外敷患处。

（3）后期：内服二号接骨丸，一次6g，一日2～3次。外敷跌打补伤散。

（四）功能锻炼

拆除固定后，方可进行腕关节功能锻炼，关节活动范围及负荷应循序渐进，逐步增加。

（1）早期：做手指的屈伸活动，一日3次，一次30～40遍。

（2）中期：以主动握拳活动为主。

(3) 晚期：做握拳及腕部的主动屈伸、旋转等活动。

（五）预防

(1) 充分做好训练、比赛前的准备活动，合理安排运动量，正确掌握动作要领。加强运动医务监督。加强运动场地设施、器械设备的管理和安全检查。

(2) 加强腕部肌肉力量练习，增强腕关节的稳定性。掌握摔跤、足球、滑冰等运动技能。加强自我保护意识，防止运动中意外跌倒，在跌倒时尽量不要用手撑地。

(3) 发生急性损伤后应及时正确地治疗，避免延误治疗发展为陈旧性骨折。

三、腕管综合征

腕管位于腕部掌面，是由背侧的 8 个腕骨组成的凹面与掌侧的腕横韧带一起构成的骨性纤维管。腕管中有正中神经，拇长屈肌肌腱和 4 个手指的指屈深肌、指屈浅肌肌腱、桡侧腕屈肌（图 6-19）。腕管综合征是由于腕管中的正中神经受压而引起以手指麻木乏力为主的症候群。近 20 年来的医学实践证明，在切断松解腕横韧带后，可使症状缓解或消失，由此也充分说明腕管综合征是由于腕管狭窄所致，故又名"腕管狭窄症"。

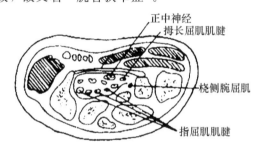

图 6-19 腕管横剖面

（一）病因病理

引起腕管综合征的病因较多，可由腕部外伤，包括桡骨远端骨折、畸形愈合、月骨脱位和腕部的慢性劳损引起；举重、网球等运动项目，引起腕横韧带的增厚；腕管内各肌腱周围组织的水肿、增厚等引起腕管内容物增大；腕管内有脂肪瘤、腱鞘囊肿等引起腕管内容物增多，均可导致腕管的相对狭窄，使正中神经受到直接刺激和压迫，发生腕管综合征。有人认为，它与内分泌系统的变化有关，故见于孕妇、哺乳或绝经期的妇女。

（二）临床表现

部分患者无外伤史，可为慢性劳损等因素所引起。腕管综合征主要表现为正中神经受压症状，即第一、二、三、四 4 个手指的麻木和刺痛或呈烧灼样痛，可向肩部或肘部放射。患手握力减弱，握物、端物时，偶有突然失手的情况。典型病症是休息或夜间麻木疼痛，但进行甩手等活动后，手指麻木疼痛可减轻甚至消失。症状以早晨起床和夜间睡熟后更显著，在劳动后、入睡前、局部温度增高时，手指麻木和刺痛加重。气候寒冷时，患指发冷，发绀，不灵活。在检查时按压腕横韧带部或尽量背伸腕关节，可使症状明显加重。病程长者，常常出现大鱼际肌肉萎缩等。

检查：正中神经支配区皮肤，早期感觉过敏，后期感觉迟钝；大鱼际肌肉萎缩，拇指外展肌力减弱，不能做对掌运动。

叩击试验：医生用中指叩击腕管时，正中神经支配区有放射性触电样刺痛者，为阳性。

屈腕压迫试验：医生一手固定患者前臂，另一手拇指放于患者腕管处，其余四指握腕背侧，使腕关节屈曲90°，并用拇指压迫腕管约1min后，手指麻木疼痛加重，并向食指和中指放射，为阳性。

X线检查：有的患者可能有陈旧性桡骨远端骨折、月骨脱位、腕部骨关节炎等。

其鉴别诊断如下：

（1）颈椎病和颈椎间盘突出症：引起神经根受压时，则麻木区不单单在手指，往往前臂同时也有痛觉减退感，并且运动、腱反射也出现某一神经根受压的变化。

（2）脊髓肿瘤：压迫第六、七神经根时，神经根受压的症状进行性加重。

（3）多发性神经炎：症状常为双侧性，并不仅仅局限在正中神经，桡尺神经也受累，呈手套状感觉麻木区。

（三）治疗

1. 理筋手法

用茴香酒等外搽局部后，按压、揉摩外关、阳溪、鱼际、合谷、劳宫等穴及痛点，然后轻轻拔伸患手，缓缓旋转、屈伸腕关节。术者左手握住腕上，右手拇、食二指捏住患手拇指末节，向远心端迅速拔伸，以发生弹响为佳。依次拔伸第二、三、四指，以上手法一日一次。

2. 中药治疗

治宜祛风通络，内服大活络丹或五灵二香丸，一次6g，一日2～3次。

外贴宝珍膏或万应膏，并用八仙逍遥汤熏洗患手。外敷软坚散，用热醋调匀敷患处或用软坚药水湿敷患部。

3. 针灸治疗

取阳溪、外关、合谷、劳宫等穴，得气后留针15min，每日或隔日一次。

4. 封闭疗法

用醋酸氢化可的松12.5mg和1%～2%普鲁卡因溶液2mL的混合液，在豌豆骨和舟骨结节中点、掌长肌腱尺侧的软组织凹陷处，与正中神经平行、与皮肤成45°角倾斜进针，将针头刺入腕管，边注边退，均匀注入，每周注射一次，3次为一个疗程，也可用当归注射液2mL封闭治疗，注射方法同前。

5. 手术疗法

症状严重、用非手术疗法治疗效果不明显的患者，可采取手术疗法：切断腕横韧带，松解腕管，解除对正中神经的压迫。

（四）预防

（1）充分做好训练、比赛前的准备活动，合理安排运动量，适当掌握支撑负重的训练密度和强度。

（2）增强腕部力量练习，掌握正确的动作要领，矫正错误的动作。注意加强自我保护，训练后要及时放松腕部。

（3）对手腕部外伤要早期诊断、早期治疗。

四、桡骨茎突部狭窄性腱鞘炎

桡骨茎突部狭窄性腱鞘炎又称伸拇短肌和外展拇长肌狭窄性腱鞘炎,在桡骨茎突部有伸拇短肌腱和外展拇长肌腱的共同腱鞘。在日常的劳动生活中,拇指的对掌和伸屈动作较多,使拇指的外展肌和伸肌不断收缩,以致造成该部位发生狭窄性腱鞘炎。本病在运动损伤中,多见于体操的鞍马、小口径步枪的托枪姿势和举重运动项目中以及家庭妇女、哺乳期女性、电脑录入员等以手腕部劳动为主的人员。

(一) 病因病理

手腕部过度劳累,拇指经常做内收、外展的运动以及腕关节活动过速时,常常使肌腱、腱鞘与管腔间产生摩擦,反复的机械刺激,早期可使腱鞘发生无菌性炎症反应,后由于长期单一的工作姿势,形成慢性劳损,如果再感受寒冷刺激而引起桡骨茎突部位微循环障碍,导致腱鞘内反复的损伤性炎症、渗出、水肿,继而出现腱鞘变性增厚、周围组织粘连,使狭窄的腱鞘变得更加狭窄,导致腱鞘内的肌腱活动障碍,肌腱变细,亦可发生变性、变形、成梭形或葫芦形膨大。肌腱受压后,鞘内的张力增加,导致本病的发生。

(二) 临床表现

患者有慢性劳损病史,且多数缓慢发病,也有因过度劳累而起病较快的。初起时自觉腕部桡侧疼痛,活动受限制,提物乏力,尤其不能做提热水瓶倒水等动作。早期仅有桡骨茎突部酸痛、轻度压痛,后来疼痛逐渐加重,疼痛可向肩、肘部和全手放射,引起拇指及腕部运动障碍。患侧桡骨茎突处有隆起或有结节,在桡骨茎突及第一掌骨基底部之间有压痛(图6-20)。

检查:桡骨茎突轻度肿胀,压痛明显,皮下有黄豆或绿豆状大小的结节,质硬与软骨相似。病情严重者,拇指外展和背伸时能听到摩擦音,个别病例有弹响。

屈拇握拳尺偏试验:患者拇指屈曲,其余四指包住拇指握拳,腕部尺侧偏,疼痛加剧者为阳性,即可诊断为本病(图6-21)。

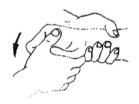 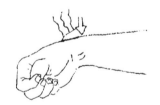

图6-20 桡骨茎突腱鞘炎检查法　　图6-21 屈拇握拳尺偏试验

(三) 治疗

1. 理筋手法

(1) 患者取坐位,术者坐(站)在患者对面,一手托患肢腕部,另一手拇指在前臂背侧和桡骨茎突做推、擦、揉、滚等手法(图6-22),3~5min后,再用拇指指腹的外侧按揉患侧的曲池、手三里、外关、合谷和阿是穴,并弹拨肌腱4~5次,继之用一手握患肢前臂,另一手握于手部,在轻度拔伸下做腕关节的旋转及伸屈活动数次,最后用轻手法按揉患处。理筋手法可每日或隔日一次。

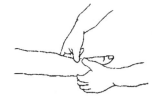

图 6-22 推揉桡侧

（2）患者取坐位，术者坐（站）在患者对面。

①术者首先点患肢手三里、合谷、阳溪等穴以疏通经脉，接下来术者用拇指按在桡骨茎突部位施用分筋手法，以解除粘连，再则用揉捻法舒筋活血。

②握掌位腕尺偏旋抖松解法：在以上理筋点穴手法后，术者一手掌对握患者手掌，另一手固定患者的腕部，做拉腕尺偏数次，然后在牵引下把腕关节做逆时针的环旋抖 10 余次。

2. 中药治疗

治宜以调养气血、舒筋活络为主，内服桂枝汤加当归、首乌、灵仙等；或服用活血祛瘀汤，水煎，温服，一日一剂，一日 3 次。外敷消结散，水醋各半调匀成糊状，贴敷患部；或外用海桐皮汤熏洗。

3. 针灸治疗

以阳溪为主穴，配合谷、曲池、手三里、列缺、外关等，得气后留针 15min，隔日一次。

4. 封闭疗法

用醋酸氢化可的松 12.5mg 和 1%～2% 普鲁卡因溶液 2mL 的混合液，做鞘管内注射，一周注射一次，3 次为一个疗程，也可用当归注射液 2mL 做腕管内封闭治疗。

5. 物理疗法

在急性期做超短波透热，患部对置法，微热到温热量，每次 10～15min，10 次为一个疗程。慢性期用直流电碘离子导入或做蜡疗。

6. 腱鞘松解术

用长约 6cm、直径 1mm 的骨圆针，尖端磨成斜坡刀口 2～3mm，患者皮肤消毒，在局麻下，刺入腕横韧带，抵达腱鞘，顺肌腱方向切开腱鞘，起针后用消毒纱布包扎；或者可以考虑切开腱鞘，做肌腱松解术。

7. 固定

患者疼痛严重时，可用胶布、塑料夹板或硬纸板一块，将腕关节包扎固定于桡侧，拇指伸展位 3～4 周，以限制活动，可缓解症状。

（四）预防

（1）平时要注意防护，勿使手腕过于疲劳，避免手腕部做单一的屈曲动作练习。

（2）进行腕关节功能锻炼，一是抓空锻炼，具体操作为握拳腕关节背伸，复原腕关节掌握；二是环旋腕关节，即腕关节作顺逆时针各 10 圈。以上锻炼，一日 3 次。

（3）一旦发病，在早期尽可能减少或暂时中止做腕关节背侧及尺侧倾斜和拇指频繁内收的动作（如减少洗衣、织毛线等），减少肌腱在鞘内滑动摩擦，有利于恢复。

五、腕部腱鞘囊肿

腱鞘囊肿是发生于关节或腱鞘内的囊性肿物，内含有无色透明、呈微白色或淡黄色的浓稠黏液。腕部腱鞘囊肿位于桡侧屈腕肌腱与外展拇长肌腱之间，好发于腕背侧，其次为腕部掌面桡侧，临床较常见。在运动损伤中，该症多见于篮球、体操等运动项目中。

（一）病因病理

现代医学认为，腱鞘是指人体某些肌腱外面包裹着的纤维组织。在生理情况下，腱鞘（此处特指手部）除保证肌腱有效滑动外，还能分泌少量滑液营养肌腱，维持手指的正常功能。腕部腱鞘囊肿是由于滑液由关节囊或腱鞘内向外渗出而形成的疝状物或是结缔组织内局部胶样变性等因素所致，其多为慢性劳损所致，偶尔发现一囊性肿块，且逐渐增大，少数发病与外伤有关。在运动损伤中，该症多为直接暴力挫伤或肌腱在腱鞘内反复过度摩擦而产生。腱鞘囊肿多附着于关节囊上或腱鞘内，可与关节腔、腱鞘沟通，它分为单房性和多房性两种。

（二）临床表现

腱鞘囊肿患者以青壮年和中年多见，女多于男，该症发病缓慢，病程较长，与慢性劳损有关。偶然发现腕部有肿块，呈圆形或椭圆形，高出皮面，但与皮肤不相连，初起质软，触诊有轻微囊性波动感，逐渐长大，有一定弹性，一般可以移动，表面光滑，皮色不变，有轻微压痛或无压痛，常有酸胀不适，对肢体活动亦无明显影响，日久则逐渐变硬。腱鞘囊肿需与表皮样囊肿、皮脂腺瘤或脂肪瘤相鉴别，以免误诊。

X 线检查：无异常发现。

（三）治疗

从临床来看，部分腱鞘囊肿在生长一定阶段后可自行消失，不再复发。若囊肿较小、无症状且不影响外观者，可不做处理；多数腱鞘囊肿可持续增大或存在，应予以治疗。

1. 理筋手法

腱鞘囊肿按压法：发病初期、腱鞘囊肿较小、囊壁薄者，可用拇指按压，使囊肿破裂。如果囊肿在腕背部，尽量将手腕掌屈，使囊肿更为高突和固定。术者用拇指、食指捏住囊肿，稍微向两侧活动 1～2min，然后用双手拇指重叠将囊肿向一个方向用力挤压（听到"咯吱"的撕裂声），迫使囊壁破裂，使囊内黏液被挤出，散入皮下，肿块即消失。然后用拇指揉按患处以散肿活血，再用绷带加压包扎 1～2 天（图 6-23）。

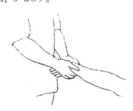

图 6-23　腱鞘囊肿按压法

2. 中药治疗

外治：囊壁已破，囊肿变小，局部仍较肥厚者，可搽擦茴香酒或展筋丹；或者贴万应膏，使肿块进一步消散。外敷：黄檗、白蔹、白及、山豆根、红花、海藻、昆布各等量研末，水醋各半调敷，加压包扎。

3. 针灸治疗

囊壁较厚的肿块、囊内容物张力不大、压不破者，用三棱针刺入肿块，起针后在肿块四周加以挤压，可使囊肿内容物挤入皮下，部分胶状黏液可从针孔中挤出，然后用消毒敷料加压包扎，可减少复发；或者先针刺后拔罐，即先用毫针从囊肿顶端刺入，穿过基底部囊壁，出针后拔罐，以吸出少许黏液为度（约20min）。

4. 封闭疗法

如果囊肿较大且硬，时间较长者，以1%～2%的普鲁卡因溶液1～2mL，做局部麻醉，用三棱针刺破囊肿，并向各方穿刺。挤尽囊肿内容物，注入醋酸氢化可的松12.5mg，然后用消毒敷料敷盖针孔，垫上小平垫，用绷带加压包扎。外敷中药：针眼闭合后，用防己、官桂研粉，加温开水调敷。

5. 其他疗法

可采用器具（如弯盘、叩诊锤等）快速敲击肿块，击破囊壁，再挤出囊内黏液，做局部按摩后加压包扎1～2天。

6. 手术治疗

经以上疗法治疗无效或复发者，需手术切除囊肿。为了使手术视野清楚，宜上止血带，手术时，应将囊肿蒂和基底部的病变组织彻底切除，并把附近正常腱鞘和韧带做部分切除，以免复发。

（四）预防

（1）平时要注意防护，避免手腕部单一的屈曲动作练习，勿使手腕过于疲劳。

（2）增强腕部力量练习，掌握正确的动作要领，矫正错误动作，注意加强自我保护。

（3）一旦发病，在早期尽可能减少或暂时中止做腕关节背伸及尺侧倾斜和拇指频繁内收的动作（如减少洗衣、织毛线等），减少肌腱在鞘内滑动摩擦，经常按揉囊肿处，以防复发。

第四节 手部运动损伤

一、屈指肌腱腱鞘炎

屈指肌腱腱鞘炎又称"弹响指""扳机指"。在长期的运动或劳动中反复抓持重物，导致肌腱与腱鞘频繁的摩擦而引起屈指肌腱腱鞘炎。在运动损伤中，该症多见于体操、举重、中国式摔跤等运动项目中，亦可见于纺织工、包装工、裁剪及熨烫工等，且女性多于男性，以中老年人多见，拇、中、环指发病率高，多发于拇指，亦有单发于第二、三指，少数患者为多个手指同时发病。

（一）病因病理

由于手指经常反复屈伸使屈肌腱与骨性纤维经常摩擦或因长期用力握持硬物使骨性纤维管受硬物与掌骨头的挤压而发生腱鞘肥厚、无弹性，且紧紧包压肌腱并有浆液渗出，肌腱与腱鞘之间有轻度粘连。肌腱表面粗糙无光，有时在腱鞘狭窄部变细，其两端出现水肿肥厚。肌腱和腱鞘均呈慢性炎症。屈指时，肌腱膨大部分通过狭窄的纤维管，便出现手指的弹跳动作。

（二）临床表现

患者有不同程度腕部伸屈劳损史，其发病缓，病程长，主要表现为前臂远端桡背侧疼痛，伸腕乏力，活动腕关节后疼痛加剧。一周后局部肿胀消退，但仍可触及捻发音。初起患指不能伸屈，手指不灵活，掌指关节部掌侧酸痛不适、压痛，用力伸屈时疼痛，并出现弹跳动作。疼痛在早晨起床、劳累、遇寒和握硬物时加重，活动或热敷后减轻。早期表现为局部肿胀、触痛，手握患处嘱患者伸屈腕关节可触及捻发音。病程较长者，疼痛可以完全消失只遗有绞锁或弹响现象，故称"扳机指"或"弹响指"。

弹响指检查法：术者拇指放于患手掌指关节掌面，其余各指置于背侧，嘱患者屈伸患指，能清楚地触到或听到弹响。

X线照片一般正常。

（三）治疗

急性期或病程在一个月以内的患者，应暂停手腕部的专项练习，可采用局部固定制动；固定解除后，可进行缓慢无负荷的手指、手腕屈伸运动；待症状消失后逐步增加手腕专项训练。

1. 理筋手法

术者左手托住患手腕部，右拇指在结节部做按压、横向推动、纵向推按等动作，最后握住患指末节向远端迅速拉开，如有弹响声则效果较好，每日或隔日一次。

2. 封闭疗法

用醋酸氢化可的松 12.5mg 和 1%～2%普鲁卡因溶液 2mL 的混合液做腱鞘鞘管内注射，同时轻微按摩局部，5～7 天注射一次，3～4 次为一个疗程。

3. 挑割治疗

局麻后，以米粒状结节为中心，用眼科小手术刀以平行于肌腱的方向刺入结节部，沿肌腱走向做上下挑割，不要向两侧偏斜，以免伤及肌腱、神经和血管。如果弹响声已消失，手指活动恢复正常，则表明腱鞘已切开。术后切口较大的则进行缝合，创口小者可不缝合。用无菌纱布加压包扎即可。

4. 药物治疗

腱鞘炎散，用水醋各半调匀，外敷患部。

5. 针灸治疗

针刺结节部和周围痛点，隔日一次。

6. 手术治疗

严重病例，经上述治疗无效时，可考虑手术切除鞘管增厚部分，效果良好。

7. 功能锻炼

不论是封闭治疗还是手术疗法，在 24h 后即可进行患指的主、被动功能锻炼，以防止肌腱粘连。实践证明，早期功能锻炼有利于患指的功能康复。

（四）预防

（1）平时要注意防护，避免手腕部单一的屈曲动作，勿使手腕过于疲劳。

（2）掌握正确的动作要领，矫正错误动作。手腕部反复用力屈曲后，可进行局部按摩，有助于恢复，防止或延缓损伤发生。

（3）一旦发病，在早期尽可能减少或暂时中止做腕关节背伸及尺侧倾斜和拇指频繁内收的动作（如减少洗衣、织毛线等），减少肌腱在鞘内滑动摩擦。此外，要经常按揉囊肿处，以防复发。

二、伸指肌腱断裂

伸指肌腱断裂是指锐器切割伤或外力忽然作用于手指第二节的背侧，迫使近侧指间关节伸、屈肌腱强烈收缩，将伸指肌腱中央腱拉断而发生的运动损伤。伸指肌腱断裂分为中间部分断裂和两侧部分断裂。伸指肌腱断裂时，常将其止点所附着的骨骼撕脱。伸指肌腱中央腱断裂又名伸指肌腱钮孔样断裂，是常见的手部运动损伤，多见于篮球、手球、排球运动员以及足球守门员等。

（一）病因病理

由于部位不同手部肌腱的功能也不相同，构造也各有特点。外力忽然作用于手指第二节的背侧迫使近侧指间关节猛烈屈曲，将伸指肌腱中央腱拉断。伸指肌腱中央腱从第二节指骨基底部撕脱，近侧指间关节囊亦破裂，左右两侧腱条失去固定作用，当近侧指间关节屈曲时，两侧腱条向掌侧移位，阻止近侧指间关节自动伸直，其破口状如钮孔。在被动伸直近侧指间关节时，两侧腱条又滑回背侧，因摩擦而发生弹响。

（二）临床表现

患者有急性损伤史，伤后疼痛剧烈，近侧指间关节肿胀、压痛，呈掌指关节和远侧指间关节背伸，近侧指间关节屈曲的典型畸形（图6-24）。

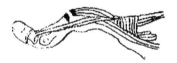

图 6-24 伸指肌腱中央腱断裂

（三）治疗

1. 手法复位

伸指肌腱断裂带有撕脱小骨片者，先用推压手法使断裂的肌腱复位，可用铝板或铁丝夹，尽量将患指近侧指间关节屈曲，远侧指间关节过伸位固定4～6周。当骨片愈合时，末节指骨无力背伸的症状即可消失。

2. 药物治疗

（1）早期：治宜调养气血，内服桃红四物汤或活血祛瘀汤，水煎，温服，一日一剂，一日3次。

（2）中、后期：服强筋丸，一次6g，一日2～3次。

3. 手术疗法

中央腱完全断裂、手法整复难以成功者，应及时实施手术疗法，手术修补中央腱，缝合关节囊。

（四）预防

(1) 合理安排运动量，对支撑负重的训练安排应适当掌握密度和强度。
(2) 充分做好训练、比赛前的准备活动。掌握正确的动作要领，矫正错误的动作。
(3) 平时要注意防护，运动前后做手部自我按摩或热水浴，以消除手部疲劳。

三、手指关节扭挫伤

手指关节扭挫伤指的是手指间关节两侧的副韧带损伤，多见于青壮年。当手指受到撞击压轧或间接暴力使手指过度背伸、掌屈和扭转等因素时，均可导致手指关节扭挫伤。在运动损伤中，该症多见于篮球、排球、手球和水球等运动项目中。

（一）病因病理

指间关节扭挫伤多因手指受到侧向外力冲击使手指发生侧屈或在外力的作用下导致手指过伸，即可引起指间关节或掌指关节两侧副韧带、关节囊的损伤，严重时会发生韧带断裂、撕脱骨折或关节脱位，篮球、排球、手球和水球运动员最易患手指关节扭挫伤。指间关节受到沿手指纵轴方向暴力冲击引起的损伤称为挫伤；指间关节受侧向的冲击引起的损伤称为扭伤。暴力的冲击可以造成一侧或两侧副韧带或关节囊的损伤、牵拉或撕裂，也可使关节囊发生撕裂，有时引起指间关节半脱位或伴有一侧撕脱性骨折。因杠杆作用的原理，其损伤的部位多数发生于近端指间关节，临床上多见于第一掌指关节和其他各指的近侧指间关节。如果伤后处理不当，可能造成屈指肌腱的挛缩变形，关节囊及鞘状韧带增厚，梭形肿大，关节发生永久性功能障碍，最后导致骨关节炎。

（二）临床表现

患者有明显受伤史。

轻度扭挫伤：疼痛、红肿及功能障碍等。

中度扭挫伤：疼痛剧烈，并有明显压痛，关节肿胀及功能障碍，偶有轻度侧偏畸形，手指突向伤侧。

X线检查：少数病例可显示指骨基底部的撕脱骨折。根据外伤史、体征、X线进行诊断。

（三）治疗

1. 固定

先冷敷，后外敷，再进行固定。急性损伤后，应立即冷敷，然后局部外敷新伤药并予以固定。指间关节韧带扭挫伤时，应将伤指与邻近健指做环形胶布固定，这样健指起夹板作用（图6-25），但拇指、小指尺侧和食指桡侧韧带损伤时须用夹板固定2～3周。

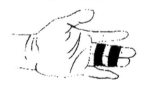

图 6-25　指间关节韧带扭挫伤时胶布固定法

有侧弯畸形者，初期可用铝板、塑料夹板或硬纸板固定于功能位2～3周，3周后解除固定。

指关节挫伤者不宜做局部按摩,以免因过多刺激引起局部组织增厚,形成梭形肿胀,影响指关节的活动。

2. 理筋手法

(1) 揉患指:患者取坐位,术者坐在患者对面。术者一手托起患掌,另一手拇、食指捏住患指两侧,自上而下缓和地轻揉患指的两侧,之后再自上而下揉患指的腹背部,两侧和腹背各揉5~10遍。

(2) 拔拉患指:患者取坐位,术者坐在患者对面。术者一手托起患掌,另一手拇、食指挟持住患指的末节指骨,并缓缓用力拔拉(切忌扭转)(图6-26),可使患者局部关节活动范围增大。

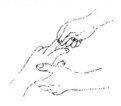

图6-26 拔拉患指

(3) 屈伸患指:患者取坐位,术者坐在患者对面。术者一手托住患掌,另一手用拇指和食指捏住患指末端处,并做屈伸运动,反复5~10遍。

(4) 贴按法:用米粒大小、三角形的木质物置于损伤的指间关节背部正中,并用橡皮膏固定,嘱患者每天自行按揉2~3次,每次1~3min,此法疗效较好。伴有侧副韧带损伤者,应用橡皮膏将患指与相邻手指一起固定,以避免重复损伤。

3. 手法复位

并发关节脱位者可立即用手法复位,术者一手的拇指和食指捏住伤者患指远端,先做畸形方向的牵拉,另一手的拇指向远侧推压伤指的近端,双手的动作要协调配合以矫正移位,然后使该关节屈曲即可复位,复位后固定2周。急性期过后可配合按摩、中药熏洗治疗。

4. 中药治疗

(1) 初期:治宜活血祛瘀、消肿止痛,内服七厘散,一次3g,一日2~3次;外敷新伤药水,绷带包扎固定。肿痛减轻后,内服正骨紫金丹,一次3g,一日2~3次;外敷二号旧伤药。

(2) 后期:用海桐皮汤煎水熏洗。

(四) 功能锻炼

(1) 解除固定后即可进行手指屈伸练习。如果关节较僵硬者,应先热敷局部,再进行练习。

(2) 随关节功能恢复逐步参加训练活动。

(3) 进行功能锻炼时,先做热敷,禁止做被动的猛烈伸屈活动,以防再度损伤或损伤加重。

(五) 预防

(1) 运动前在做全身准备活动的基础上,做好手指关节的准备活动,特别是气温较低时,手指僵硬,更应做好前臂和手的准备活动。

(2) 运动后做手部自我按摩或热水浴,以消除手部疲劳。

(3) 增强手部力量练习,掌握正确的动作要领。矫正错误的动作,手部有酸痛不适等早期症状时应抓紧治疗。

第七章 下肢运动损伤的治疗

第一节 髋、股部运动损伤

一、股骨头骨骺炎

股骨头骨骺炎又称股骨头无菌性坏死、股骨头骨软骨炎、潘西氏病等,大多发生于3～10岁、活动量很大的儿童中,男多于女,多数为单侧,少数为双侧。股骨头骨骺炎是由于创伤或髋关节过度跑跳劳累而反复多次地造成损伤等原因导致髋关节供血障碍,出现髋部疼痛与跛行的病变,后期易形成扁平髋等。

(一) 病因病理

外伤是导致股骨头骨骺炎的主要原因。外伤使股骨头骨骺的部分血管闭塞,血液供应障碍,股骨头骨骺逐渐发生坏死,骨质密度加大,以后坏死的骨骺被吸收,骨小梁受到破坏,骨骺失去正常的密度,由于身体重力作用,塌陷变为扁平。少年儿童特别爱好活动,在活动中经常从高处往低处跳下,身体重力与地面反作用力交汇于股骨头骨骺,或者在跑跳时多次摔倒,髋部外侧着地,撞击股骨头骨骺,导致股骨头骨骺炎。

(二) 临床表现

逐渐起病,病程缓慢,初期症状和体征不明显,可出现髋部或膝部轻微疼痛,轻度跛行,短距离步行不明显,以长时间行走及活动后明显。活动后疼痛加重,休息后缓解,大腿及臀部肌肉萎缩,但全身症状不明显,随着病变发展,跛行加重。在骨骺修复期,症状逐渐减轻,甚至完全消失。

检查:病侧臀部与大腿肌肉萎缩,肢体缩短,呈轻度屈曲及内收畸形。髋关节外展与旋转受限,严重者各个方向活动均有障碍。修复期症状逐渐缓解,以致完全消失,有的经治疗后关节活动大部分恢复,而有的会遗留外展和旋转受限,患肢轻度短缩,大转子明显上移等症状。

X线检查:最初照片可能是阴性,如果怀疑本病,应多次照片复查。X线表现如下(图7-1)。

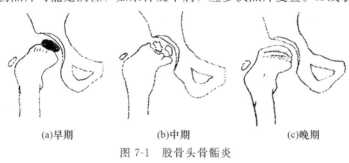

图 7-1　股骨头骨骺炎

早期：表现为软组织肿胀，关节囊阴影扩大，关节间隙增宽，股骨头中心骨质轻度致密，股骨颈上端骨质疏松。

活动期：股骨头骨质普遍致密，明显变扁，以后骨质密度逐渐不均匀，有囊状间隙或呈"碎裂"现象，股骨颈略变粗短。

恢复期：股骨头骨质密度逐渐恢复正常，有的股骨头、股骨颈形态恢复正常或接近正常；有的股骨头变扁，股骨颈短而粗，形如蘑菇状，髋关节发生半脱位。

（三）治疗

1. 固定

早期采取有效而长时间的固定，严禁患肢负重，效果良好。一般2～3个月后跛行可以明显好转，严重者亦可减轻。症状好转后，要坚持3～6个月患肢不负重，多数患者可获治愈。急性期皮肤牵引4～6周，能缓解疼痛和肌肉痉挛，减轻关节内压力，防止股骨头变形，以后包髋"人"字石膏固定，每隔3个月更换一次，直至愈合为止。

对于病程长、医患合作差、疗效不显著的患者，可做胶布皮肤牵引或外展夹板固定。

2. 中药治疗

（1）急性期：宜行气活血，通经止痛。内服复元活血汤，水煎，温服，一日一剂，一日3次。外敷红花、当归、川芎、赤芍、牛膝、延胡索、木香、地榆、甘松各等量研末，水调匀外敷。

（2）慢性期：宜温通经络、补益肝肾、强壮筋骨，用补肾壮阳汤加减，水煎，温服，一日一剂，一日3次；或者服用健步虎潜丸，早晚各服10g。外敷当归、血藤、丹参、牛膝、续断、骨碎补、首乌、儿茶、千年健、羌活、独活各等量研末，水调匀外敷。

3. 推拿按摩

常用揉、揉捏、搓等手法大面积按摩患肢及臀部，每次按摩不少于10～20min，可以促进血液循环，防止肌肉萎缩，有利于组织修复。指针环跳、风市、梁丘、足三里、悬钟等穴。

（四）预防

（1）充分做好训练和运动前的准备活动，正确掌握动作要领，训练复杂动作时要循序渐进、由易到难。

（2）加强髋部肌肉力量练习，增强髋关节的稳定性，加强运动医务监督和自我保护，保持运动场地和运动器械的完好。

（3）早期发现，早期治疗。限制患肢负重，避免继续损伤，避免因股骨头变形发生关节畸形而造成髋关节功能障碍。

二、股内收肌拉伤

股内收肌拉伤多见于骑马运动，故又名骑士损伤。股内收肌群包括股薄肌、耻骨肌、长收肌、短收肌和大收肌，其功能是完成大腿内收。在运动性损伤中，股内收肌拉伤多见于武术、跳高、跨栏、足球、体操、羽毛球、短跑等运动项目以及舞蹈和杂技工作者中。

（一）病因病理

在运动中，内收肌突然剧烈收缩或受到很大的牵扯力量，超过了肌纤维的弹性限度，导致内收肌拉伤，它包括有肌腱止点伤、内收肌肌腹和肌腱部的损伤。损伤分为肌纤维部分撕裂与完全断裂，撕裂常发生在肌腹、肌腹与肌腱交界处、肌肉附着处，伤处出血，血肿机化，逐渐形成骨化性肌炎。

（二）临床表现

患者有明显的外伤史，症状一般很典型，伤后大腿内侧疼痛，内收无力，足不敢着地，患肢呈髋、膝关节半屈曲姿势，跛行，大腿不敢做内收与外展动作。

检查：肌肉撕裂，其主要症状有股内侧肿胀，皮下瘀斑，压痛，有时在断裂的部分可以触到凹陷。肌腱损伤，其主要症状有大腿内侧上部相当于肌腱与肌肉连接的部分有压痛；如果撕裂点在耻骨上，则耻骨部位出现疼痛，股内收肌拉伤在患肢用力内收并予以阻抗时，在损伤处有疼痛。

（三）治疗

1. 固定

用弹力粘膏带进行固定，然后包扎。本法疗效较好，并可做日常活动，但两条腿用力内收时则出现疼痛，4～6周可完全恢复。

2. 中药治疗

（1）初期：宜行气活血，消肿止痛。内服血府逐瘀汤，水煎，肿胀严重者，加猪苓、泽泻等，温服，一日一剂，一日3次。外敷黄檗、延胡索、木香、白芷、血通、五灵脂、大黄、牛膝、红花、竹七各等量研末，用陈年老醋调匀外敷。

（2）中后期：宜生血活血，养筋续筋。内服强筋丸，一次6g，一日2～3次。外敷当归、黄芪、血藤、红花、血竭、儿茶、白及、续断、五加皮、千年健、秦艽各等量研末，用陈年老醋调匀外敷。

3. 推拿按摩

外搽舒活酒做局部按摩，手法为揉、揉捏、推压等，对肌肉发硬者，重手法提、弹。指针血海、风市、髀关等穴。

4. 针灸疗法

常用穴为阿是穴、髀关、血海、伏兔、阴陵泉、足三里、三阴交等。

5. 手术治疗

完全断裂者，应手术缝合。

（四）预防

（1）充分做好训练和运动前的准备活动，特别是充分进行髋关节各个方向的准备活动。正确掌握动作要领，训练复杂动作时要循序渐进、由易到难。

（2）加强髋部肌肉力量练习，多做侧压腿，以增加内收肌的柔韧性，增强髋关节的稳定性。

（3）加强运动医务监督和自我保护，加强运动场地设施、器械设备的管理和安全检查。

三、腘绳肌拉伤

腘绳肌包括半腱肌、半膜肌、股二头肌，是全身最长的双关节肌，其主要功能是屈小腿，在膝关节伸直状态下伸髋，在膝关节屈曲位时半腱肌及半膜肌可使小腿内旋，股二头肌使小腿外旋。腘绳肌拉伤是指半腱肌、半膜肌、股二头肌的损伤。在运动性损伤中，腘绳肌拉伤多见于跨栏、跳远、跑步、武术、羽毛球等运动项目中，损伤后对运动员的踏跳、摆腿及后蹬技术有较大影响。

（一）病因病理

在生理情况下，股后肌群的力量弱、韧性差，腘绳肌股后肌群的力量约为股四头肌的1/2。当缺乏专门训练，肌力不强，在超量负荷时就容易受伤；或没有做好充分的准备活动时，用暴力牵拉肌肉造成损伤。空气湿度大，肌肉容易疲劳；或天气寒冷，气温过低，肌肉未活动开，发生僵硬等原因，容易导致腘绳肌拉伤。其发病分为主动拉伤和被动拉伤两种。

主动拉伤：在运动中腘绳肌强烈收缩引起的拉伤，伤部多在肌腹或其与远端腱的接合部。最常见的损伤项目是100m跑，运动员起跑后至15~30m或60~70m用力加速，后蹬腿时最易受伤。其次是跳远，运动员助跑至2.5m，踏跳后蹬腿用力时，腘绳肌剧烈收缩，屈膝蹬地，地面强大的反作用力作用于腿，加上股四头肌猛烈收缩伸膝，使腘绳肌受到拉伤。

被动拉伤：当运动员训练肌肉的韧性进行"拉肌肉"（如"压腿"和"劈叉"）、跨栏运动员过栏时摆动腿前伸再突然弯腰或短跑屈膝向前"摆腿"时，都易被动地拉伤该组肌肉。如果没有按顺序做准备活动或准备活动不充分，都易使腘绳肌拉伤。

此外，场地不标准、跑道硬度不当也是导致腘绳肌拉伤的原因。

（二）临床表现

患者有急性拉伤的病史，伤前运动员有腘绳肌大腿后侧肌群发紧或疼痛。腘绳肌拉伤的主要症状是疼痛，伴肿胀、压痛、断裂音、抗阻痛及收缩畸形等，急性创伤的疼痛与伤情轻重密切相关。病情轻者，休息时不出现疼痛，只在重复损伤动作时疼痛；病情重者，走路时疼痛，并有跛行，当出现肌断裂时，下肢多处于屈曲位，步行艰难。局部肿胀因血管损伤程度而异，重者出血较多，形成大血肿，大腿迅速肿胀，不久皮肤出现瘀斑，早期患者伤部压痛局限，肿胀后则压痛广泛。断裂音响音高低不一，重者如弓断弦，甚至观众都可听到；轻者只有运动员本人能感觉到。

检查方法如下：

肌张力检查：患者平卧，小腿垫高，膝关节呈半屈曲位，医者用双手触摸腘绳肌的张力，并做双侧对比，如果张力明显减退或消失，则说明肌肉已大部分断裂，甚至完全断裂。

屈膝抗阻力试验：仰卧、俯卧均可检查。出现疼痛者为阳性。

肌肉长度检查：测量直腿抬高的高度，这是由于肌肉挛缩，肌肉长度缩短的缘故，这对需要肌肉韧性项目的运动员影响较大。

（三）治疗

1. 包扎

（1）急性期：伤后立即加压包扎，冷敷4~6h，抬高患肢休息。损伤较轻者，24h后可用轻按摩手法，也可用理疗（如蜡疗、间动电疗和超短波等），对压痛点进行针刺和封闭治疗。损伤较重者，出现部分断裂和完全断裂，需尽早手术缝合。

（2）慢性期：主要采用按摩和理疗等方法，也可用封闭疗法，严重影响训练的可考虑手术疗法。

2. 中药治疗

（1）初期：治宜散瘀消肿。内服血府逐瘀汤或桃红四物汤，水煎，温服，一日一剂，一日3次。肿胀者，加木通、泽兰、蒲黄、泽泻等；有皮下瘀斑者，加五灵脂、血竭、大黄等；疼痛甚者，加延胡索、木香，加服三七粉或七厘散。外敷三色敷药或清营退肿膏、双柏散或一号新伤药。

（2）后期：治宜消肿和络。内服强筋丸或活血酒，一次6g，一日2～3次。外敷二号旧伤药或贴活络膏，并配合熏洗。硬结不散者，配合外敷南星、川乌、草乌、半夏、昆布、海藻、地龙、木瓜各等量研末，用陈年老醋调匀外敷；或加红外线照射。

3. 推拿按摩

肿胀消退后，在大腿后侧外搽舒活酒做表面抚摩，大面积揉、揉捏、掌侧击、推压等。腘绳肌发硬者，重用提、弹手法，指针血海、风市、髀关等穴。若发硬兼紧张者，在用重手法提弹的基础上，指针健骑、股角、殷门等穴。

4. 封闭疗法

可用醋酸氢化可的松12.5mg和1%～2%普鲁卡因溶液2mL的混合液，注射坐骨结节部，一周注射一次，3次为一个疗程。

5. 手术治疗

肌腱完全断裂者，立即手术缝合，术后用长铁丝托板固定伤肢3～4周，以后逐渐开始功能锻炼，配合中药熏洗和按摩治疗。

（四）功能锻炼

伤后应立即停止正常的训练和比赛，不要勉强坚持。待症状减轻后可逐渐开始慢跑，逐渐增加运动量及强度。轻度损伤1～2周后可恢复正式训练，恢复期可做伸展大腿后部肌群的练习。

（五）预防

（1）充分做好训练和运动前的准备活动，特别是当空气湿度大或天气寒冷时，务必进行充分的准备活动。正确掌握动作要领，训练复杂动作时要循序渐进、由易到难。

（2）合理安排运动量，纠正错误的技术动作，加强腘绳肌肌力和柔韧性的专门训练。

（3）加强运动医务监督和自我保护，伤后要及时和彻底治疗，避免再次拉伤。加强运动场地设施的管理和安全检查。

四、股四头肌挫伤

股四头肌包括股直肌、股内侧肌、股外侧肌和股中间肌，后3块肌肉起于股骨干，位于大腿前部，是全身最大的肌肉，在大腿表面占有较大的面积。在运动中，股四头肌容易受到外力冲撞导致挫伤，在运动性损伤中，该症多见于足球、篮球、摔跤和体操等运动项目中，此外体力劳动者常因重物撞击导致股四头肌挫伤。

（一）病因病理

股四头肌挫伤是由直接暴力撞击，股四头肌猛烈收缩或被过度牵拉所导致的，这种外力的大小仅仅引起肌肉的挫伤，它与肌肉断裂或损伤不同，肌肉的功能未完全丧失。股四头肌挫伤后可引起皮下出血形成瘀斑，并导致股四头肌伸膝功能受限，如足球比赛时，运动员的大腿前侧被他人用足球鞋踢伤；篮球运动员跳起抢球落地时，膝部顶撞对方大腿前面，可使股四头肌挫伤；举重运动员抓举失败，杠铃落下砸在大腿上，亦可致伤。

轻度挫伤，肌肉内出血或有小的血肿，经治疗可以吸收。重度挫伤，组织广泛出血，血肿较大，血肿机化或钙化，晚期多发生骨化性肌炎。

（二）临床表现

股部肌肉损伤后，疼痛明显，局部发硬，行走困难，有麻木感，肿胀逐渐加重，膝关节屈伸功能受限。根据受伤程度和症状轻重的不同可分为轻度、中度与重度3种类型。

轻度挫伤：压痛局限，膝可屈曲到90°，轻度跛行。

中度挫伤：局部肿胀明显，可触及肿块，膝不能屈曲到90°，上楼或站起时有疼痛感，跛行。

重度挫伤：肿胀广泛，膝不能屈曲到135°，有较剧烈的疼痛，必须依靠拐杖才能行走，有时膝关节有积液，明显跛行。

检查：皮下有瘀斑，局部剧烈压痛，血肿较大者，触摸有波动感。股四头肌抗阻力伸膝试验阳性。

X线检查：一般为阴性。血肿大者，晚期可能有钙化阴影。

（三）治疗

1. 中药治疗

（1）轻度挫伤

①初期：治宜化瘀消肿。内服血府逐瘀汤或桃红四物汤，水煎，温服，一日一剂，一日3次。外敷可选三色敷药、清营退肿膏、双柏散或一号新伤药等。

②中、后期：治宜消肿和络。内服强筋丸，一次6g，一日2～3次；或服用活血酒一次30mL，一日2～3次。外敷二号旧伤药或贴活络膏，并配合熏洗。硬结不散者，配合外敷：将南星、川乌、草乌、半夏、昆布、海藻、地龙、木瓜各等量研末，用陈年老醋调匀外敷；或加红外线照射。

（2）中重度挫伤

伤后立即冷敷或使用冰袋降温，抬高患肢，停止运动，加压包扎，不可热疗、按摩，同时禁止膝关节做屈伸活动。内服桃红四物汤或活血止痛汤，水煎，温服，一日一剂，一日3次。肿痛减轻后，外敷二号新伤药。

2. 按摩治疗

轻度挫伤可外擦舒活酒，做表面抚摩及揉捏，用拇指指腹刺激阿是穴，强度大小以病人能耐受为度，然后在伤部周围做表面轻度揉、推压、搓和掌侧击等手法。配合经穴按摩用掐法，取风市、阴陵泉、阳陵泉、膝谬等穴，每次选用2～3穴。

3. 封闭疗法

伤后2～3天，可用透明质酸酶300～1000单位，加1%普鲁卡因溶液5mL，做局部注射，然后加压包扎，有利于消退肿胀。

（四）功能锻炼

一般伤后 48h（轻度损伤 24h 后），在病情稳定情况下，即可开始做股四头肌静力性抽动练习。患者能够控制股四头肌收缩时，开始做膝关节的轻微屈伸活动，首先开始练习膝的伸直功能。根据病情，逐渐进行屈膝活动，开始需在床上进行膝的屈伸活动，可在护理人员的帮助下扶拐杖行走。

当膝关节可屈曲 90°，且下地无须借助拐杖时，再做抗阻力的屈伸练习，以后还可逐渐进行一些辅助性的训练，直到膝的活动范围完全正常为止，最后逐渐过渡到完全恢复正式的训练和比赛。

（五）预防

（1）对运动员进行体育道德教育，避免有意伤人等不良行为的发生。加强裁判工作，防止不合理的故意犯规动作。

（2）正式训练或比赛前，特别是当空气湿度大或天气寒冷时，准备活动一定要做充分。合理安排运动量，纠正错误的技术动作。加强股四头肌力量的训练。

（3）加强运动医务监督和自我保护，不要在疲劳时做大强度练习。对已经发生的挫伤要及时和彻底治疗，防止组织粘连及骨化性肌炎的发生。

五、股骨干骨折

股骨是人体中最长的管状骨。股骨干骨折是指股骨小粗隆以下至股骨髁以上部位的骨折，它是一种常见的运动性损伤，多发生于跳远、摩托车、自行车等运动项目中。股动脉、股静脉在股骨干的中、下 1/3 交界处，由股骨的前内侧紧贴股骨下 1/3 的后侧行至腘窝部，因此当股骨下 1/3 骨折时，骨折远端向后移位，易伤及腘窝动、静脉，故应引起高度注意。

（一）病因病理

间接暴力是引起青少年与儿童股骨干骨折的主要原因。例如，大中小学生上体育课时，跳远技术掌握得不好，落地前动作错误，落地时身体朝前倾斜并向一侧旋转，使股骨干受到扭转暴力而导致骨折。成人股骨干骨折多由直接暴力所致，如打击、挤压等均可造成股骨横断或粉碎骨折；少数扭转暴力可引起股骨螺旋骨折，如摩托车运动员在高速驾驶中转急弯时控制得不好，摩托车翻倒使大腿受压，可产生股骨干骨折；自行车运动员在公路上快速骑行，突然遇到障碍，从车上甩出跌倒，亦可能导致股骨干骨折。

股骨干周围有股四头肌、腘绳肌及内收肌包裹，这些肌肉对股骨干有保护作用。当发生骨折时，由于肌肉的收缩能产生不同情况的移位和畸形。骨折后断端移位一般较明显，局部软组织损伤较严重，内出血较多，应注意可能发生休克。骨折后因受肌肉的牵拉可产生不同移位，股骨干上 1/3 骨折时，近断端因受髂腰肌、臀中肌等肌肉的牵拉而产生屈曲、外展、外旋移位，骨折远断端由于受内收肌群的作用则向后、向上、向内移位；中 1/3 骨折时，除有重叠错位外，骨折断端多向前外方突起成角；下 1/3 骨折时，远断端受腓肠肌牵拉而向后移位，可能伤及腘窝动、静脉及坐骨神经（图 7-2）。

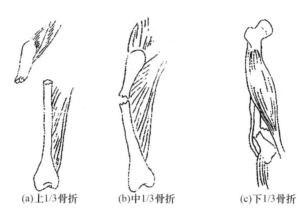

(a) 上1/3骨折　　(b) 中1/3骨折　　(c) 下1/3骨折

图 7-2　股骨干骨折移位情况

（二）临床表现

患者有明显的外伤史，伤后局部肿胀、疼痛、压痛明显，功能丧失，患肢可出现成角、旋转、短缩畸形，骨折断端有异常活动和骨擦音。下段骨折时必须注意检查足背动脉与胫后动脉的搏动有无减弱或消失，踝关节和足部的感觉及运动有无障碍，以便排除腘动、静脉、胫神经和腓总神经的损伤。成人一侧股骨干骨折后，即使是闭合性损伤，内出血亦可多达 500～1500mL，加之剧烈疼痛，早期可能出现休克，若同时有多处骨折者更应注意，大腿挤压伤又可引起挤压综合征。

X线检查：X线照片可进一步明确骨折部位、类型和移位情况。

（三）治疗

治疗股骨干骨折要根据患者的年龄、全身状况、骨折部位和类型等制订综合治疗方案，可采用手法复位、夹板及铁丝托板固定、骨牵引、功能锻炼、中药和按摩等。

1. 整复方法

患者取仰卧位，在麻醉下进行。甲助手用布带跨过会阴部向上牵引，乙助手双手握踝关节上方做对抗牵引。牵引时要注意，上段骨折，助手乙在屈髋、外展、外旋位牵引；中段骨折，在外展位牵引；下段骨折，在屈膝位牵引。

（1）股骨上1/3骨折：将患肢远端外展并稍外旋，术者一手于骨折近端外侧向内推，另一手于骨折远端的内侧向外扳拉使骨折复位。

（2）股骨中1/3骨折：经牵引矫正重叠错位后，术者用双手在骨折处的前后、内外用力挤按以纠正骨折前后或侧方移位即可。若骨折仅向前外方成角时，只需在骨折部向后内方推按即可使其复位。

（3）股骨下1/3骨折：在屈膝牵引下，术者两手于骨折远端后侧用力向前推挤而得到复位。此外对于成人或少年患者常采用骨骼牵引的方法，使骨折重叠逐渐得到矫正。然后再用手法纠正骨折的前后或侧方移位；对4岁以下患儿常采用两下肢同时屈髋90°，垂直向上悬吊皮肤牵引的方法使骨折复位。

2. 固定

应根据骨折的部位及稳定程度来选用不同方法进行固定。对儿童的稳定骨折，可用夹板加上纸压垫夹缚，固定 3～4 周即可。对不稳定骨折需用局部夹板固定，同时配合持续牵引。骨折经复位固定后应将患肢置放在适当位置，即上 1/3 骨折应屈髋外展位放在支架上；中 1/3 骨折置于外展旋中位；下 1/3 骨折远端向后移位时应使患肢屈髋屈膝置于支架上。固定时间一般在 8～10 周。

术后观察：每天应调整夹板和托板的松紧度。股骨下段骨折，要注意足部有无发绀、发凉、麻木等症状，足背动脉搏动是否正常。若发现问题，应及时解决。复位后 1～2 日用 X 线复查，以后每周透视 1 次，连续复查 2～3 周，以防止骨折移位。

3. 中药治疗

药物治疗按骨折 3 期治疗原则辨证施治。

早期：内服活血祛瘀汤，水煎，温服，一日一剂，一日 3 次。

中、后期：内服一号接骨丸，一次 6g，一日 2～3 次。骨痂生长慢者，改为内服二号接骨丸，增加补肾强壮筋骨的中药，一次 6g，一日 2～3 次。

4. 推拿按摩

骨折后如骨痂生长较快、较多时，可以进行按摩治疗。在大腿和膝部做按摩，常用手法有表面抚摩、揉捏、搓等，以后可适当用扳法，有利于膝关节功能的恢复。

（四）功能锻炼

整复固定后，在医生指导下鼓励患者多做患肢踝关节背伸、跖屈活动和股四头肌静力收缩。1 周后，适当做髋、膝关节功能锻炼。约 4 周后可用双手撑床面练习抬臀动作或用双手拉住床上吊杆用健肢练习站立。经 X 线检查骨折无移位、骨折已达到临床愈合时，可在保持夹板固定下，下地扶拐练习站立，并逐步扶双拐做不负重的步行锻炼 1～3 周，再弃拐练习步行。待骨折愈合牢固后方可解除夹板固定。

对畸形愈合影响功能者或骨折不愈合时应予手术治疗。

（五）预防

（1）对运动员进行体育道德教育，避免有意伤人等不良作为的发生。加强裁判工作，防止不合理的故意犯规动作。

（2）正确掌握动作要领，训练复杂动作时要循序渐进、由易到难。在跳远、摩托车、自行车等易跌倒的运动中使用个人防护用具，应注意加强自我保护。

（3）加强运动场地设施、器械设备的安全检查。

第二节　膝关节运动损伤

一、髌骨骨折

髌骨是人体中最大的子骨，位于股四头肌腱内，呈不规则的三角形，底边在上，尖端在下，前后较扁，其后面是软骨关节面。股四头肌腱连接髌骨上部，并跨过其前面，移行为髌韧带止于胫骨结节。股四头肌、髌骨和髌腱共同构成强有力的伸膝装置。髌骨有保护膝关节、增强股四头肌力量的作用，尤其是膝关节伸直最后 10°～15° 的滑车功能。因此，髌骨骨折后一般不要轻易切除,特别是对于运动员来说更应慎重。髌骨骨折多见于成年人和老年人,儿童极为少见;在运动性损伤中,多见于足球、跳高、跳远、体操、自行车、摩托车、滑雪和溜冰等运动项目中。

(一) 病因病理

髌骨骨折的病因分为间接暴力或直接暴力,以间接暴力为多见。当膝关节处在半屈位跌倒时,为了避免倒地,股四头肌强力收缩,而髌骨的远端由髌韧带所固定,因此产生了上下强力对抗牵拉的作用,同时在膝关节屈曲位置下,股骨下端滑车顶点与髌骨后面密切接触而形成为一力的交点,在受到肌肉强力牵拉的情况下发生髌骨骨折(图7-3),此类骨折大多为横断骨折且有明显的分离。直接暴力导致的髌骨骨折是由于髌骨直接遭受外力打击或碰撞地面而引起的,多呈粉碎性骨折,由于髌骨周围腱膜及关节囊保持完整,故一般无明显移位,对伸膝功能影响较少,如足球运动员踢球时,小腿前面突然遭受阻力,可致髌骨骨折;一般人行走不慎时滑倒使膝关节突然屈曲或者从高处跳下使膝关节半屈曲位着地,也能引起髌骨骨折。髌骨骨折多呈横形,好发于髌骨中1/3或下1/3。

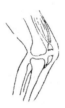

图 7-3 髌骨骨折发生分离移位机制

髌骨骨折后引起关节积血和滑膜炎,若积血吸收消散不好,可发生关节粘连,影响膝关节功能的恢复。

(二) 临床表现

患者有明显的外伤史,伤后膝部疼痛剧烈,迅速肿胀,膝部皮肤擦伤,皮下有瘀斑,膝关节功能障碍,不能自主伸直及站立。骨折分离移位时,可以摸到凹下呈沟状的骨折断端,可有骨擦感或异常活动。

X线:膝关节X线侧、轴位照片可以明确骨折的类型和移位情况。根据受伤史、临床表现和X线检查可作出诊断。

(三) 治疗

1. 整复方法

无移位骨折:无须复位,在患肢后侧(由臀皱纹至跟部)用一长托板或石膏托固定膝关节于伸直位即可。

有移位骨折:应尽早手法复位。患者仰卧,患肢膝关节伸直位,如果关节血肿较大,在无菌的情况下先将积液抽出后再复位,并注入1%~2%普鲁卡因5mL,做局部麻醉。术者一手拇指和食、中指夹持固定骨折的远折块,另一手拇指和食、中指夹持近折块,向远端推,使断端对位,再以按法矫正前后移位。复位满意后用膝圈或棉条绷带包扎固定,腿部后侧用长铁丝托板将膝关节固定在伸直位,4~6周后解除固定,开始膝关节功能锻炼。

2. 固定方法

骨折经手法整复后，将事前准备好的抱膝圈，环套在髌骨四周，患肢膝关节伸直位，后侧用一长托板，然后将抱膝圈上的4根扎带结扎固定在托板上，固定时间约4周（图7-4）。

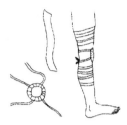

图7-4 抱膝圈固定法

3. 手术治疗

手法复位不成功、粉碎性骨折难以整复以及内固定的上下极粉碎性骨折，均可做髌骨部分切除术（部分骨块无法保留者可做髌骨全切除术），术后将膝关节固定于160°～170°伸直位4～5周。手术中应注意尽量消除关节内积血，对合骨位时要求髌面平整，修补好撕裂的关节囊和腱性扩张部。术后将膝关节固定于伸直位4～6周，其余按有移位骨折的方法处理。

4. 中药治疗

髌骨骨折的治疗要求保持髌骨关节面的平整光滑，恢复膝关节伸屈功能。内服药按骨折3期辨证用药。

早期：瘀肿非常明显，应重用活血祛瘀消肿的药物。内服消肿止痛汤，水煎，温服，一日一剂，一日3次。肿痛减轻后，内服正骨紫金丹，一次6g，一日2～3次。

中期：应采用接骨续筋、通利关节的药物。内服新伤续断汤，水煎，温服，一日一剂，一日3次。

后期：尤其是年老肾气虚弱者，应着重服用补肝、肾、壮筋骨的药物。内服壮筋养血汤，水煎，温服，一日一剂，一日3次。

损伤部用新伤药水贴敷，4周后解除固定，开始膝关节功能锻炼，配合一号熏洗药熏洗和按摩治疗，有利于功能的恢复。

（四）功能锻炼

固定期间应逐步加强股四头肌舒缩活动，每天每小时操练4～5min。同时可多做踝、趾关节活动。4～6周后可逐步做膝关节屈曲活动，后期应加强膝关节的活动锻炼。

（五）预防

(1) 训练、比赛前做好充分的准备活动。训练、比赛后进行膝关节周围的自我按摩保健。

(2) 加强股四头肌力量和髌腱周围腱止点的适应性牵拉练习，以增强膝关节的稳定性。

(3) 正确掌握动作要领，合理安排运动量，加强运动医务监督。不要在疲劳时做大强度练习，防止意外跌倒。

二、髌骨劳损

髌骨劳损是指髌骨软骨软化症和髌骨张腱末端病，这两种损伤发病原理基本相同且症状相似，是较常见的慢性膝关节疾患。由于这两种损伤可单独发病，也可同时发病，再有损伤原理基本相同，症状也有相似之处，所以将两者合并叙述。在运动性损伤中，髌骨劳损多见于篮球、排球、跳跃、短跑、举重、投掷、登山等运动项目中，此外也多见于舞蹈演员中。

（一）病因病理

髌骨劳损的主要原因是膝关节长期反复过多的屈伸运动，髌骨长期处于直接压迫下活动，使髌骨之间反复摩擦、互相撞击致使软骨面被磨损而发病，如篮球运动中的滑步防守与进攻、急停起跳；排球运动中的跳起扣球及滚动救球；短跑中的起跑；跳高、跳远中的踏跳；体操运动中的跳跃等动作都可使髌骨受损，也有因局部受到冲撞或牵拉致伤的。髌骨软骨面退行性病变是髌骨劳损的主要病理改变，局限性软化、纤维化，甚至软骨床的骨质外露，同时股骨内外髁的对称部位也发生同样改变，与此同时，关节滑膜及髌韧带也有一定程度的充血、渗出增加等变化。此外，髌骨劳损还与膝部超负荷的专项训练超出了人体的合理负担水平、股四头肌力量较弱、运动员急于求成而违反训练原则等因素密切相关。

（二）临床表现

起病缓慢，病程较长，最初感觉膝部隐痛、发软、乏力，逐渐出现髌后疼痛，酸胀无力，时发时止，与运动量和劳作有一定的关系。休息后减轻，劳累后加重；上楼梯困难，严重者影响步行。膝内有摩擦样疼痛，严重者走路和静坐时也痛，股四头肌可发生轻度萎缩。

检查：膝部无明显肿胀，髌骨两侧的偏后部有压痛。

挺髌试验：髌骨劳损者多为阳性，即患膝伸直，用拇、食二指将髌骨向远端推压，嘱患者用力收缩股四头肌，此时会引起髌骨部疼痛（伸膝位抗阻试验）。

单足半蹲试验：患者患肢做蹲起动作，出现膝软、膝痛者为阳性。

X线检查：早期没有明显的改变，后期在侧位片和髌骨轴位片上可见到髌骨边缘骨质增生、髌骨关节面粗糙不平、软骨下骨硬化、髌股关节间隙变窄等改变。

（三）治疗

1. 药物治疗

治宜活血温经，舒筋止痛。内服小活络丹，一日早晚各服 5g。外用熨风散做局部热熨。

2. 推拿按摩

（1）先在小腿的上 1/3 到大腿的下 1/3 间用推摩、捏揉、搓等手法，然后再固定髌骨，用拇指在髌骨边缘疼痛部位，用刮法并点压髌骨周围的穴位。

（2）点按下肢穴位。患者取坐或仰卧位，术者立于其身侧或前面，患膝呈 90°～150°屈曲位，术者拇指指腹点按阳关、阳陵泉、血海、阴陵泉、足三里等穴，并用双手拇指点按双侧膝眼穴（图 7-5）。

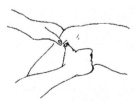

图 7-5 点按膝眼穴

（3）推按髌骨下缘。患膝屈曲，术者双手拇指重叠，由下向上推按髌骨下缘及整个髌骨周围（图7-6）。

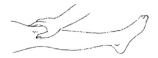

图7-6 推按髌骨下缘

（4）用拇指指端刮髌骨周缘的痛点（图7-7）。

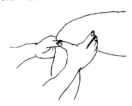

图7-7 用拇指指端刮髌骨周缘的痛点

经长期推拿与按摩或其他疗法治疗效果不明显的，应考虑手术治疗。

（四）功能锻炼

减轻劳动强度或减少运动量，影响工作者宜休息，根据损伤程度和症状轻重的不同可采用不同的训练方法。

（1）轻型：可以参加训练，但应适度减少膝关节负荷大的专项训练。

（2）中型：其特点是走路不痛，上下楼梯或半蹲位时疼痛，适度活动后疼痛减轻，但较大运动量后又加重。患者要控制运动量，改变训练内容，避免以膝半蹲为发力的各种动作的练习。

（3）重型：走平路甚至静坐时也有疼痛感患者应停止训练，进行治疗。

（五）预防

（1）训练、比赛前做好充分的准备活动。训练、比赛后进行膝关节周围的自我按摩保健。

（2）遵循循序渐进、个别对待、全面发展的原则进行训练，防止"单打一"的训练模式。加强运动技术训练，提高专项技术训练水平，纠正错误的动作。

（3）加强股四头肌的力量练习，加强髌腱周围腱止点的适应性牵拉练习。

三、膝关节内侧副韧带损伤

膝关节的内侧及外侧各有坚强的副韧带附着，它与关节内的十字韧带是维持膝关节稳定的重要结构。内侧副韧带起于股骨内髁结节，止于胫骨内髁，具有稳定膝关节，限制膝关节外翻、外旋的作用。如果小腿突然外展、外旋或小腿固定，大腿突然内收、内旋，都将使膝关节过度外翻而损伤内侧副韧带。在运动性损伤中，该症多见于篮球、排球、足球、跳高、跳远、体操等运动项目中，也常见于体力劳动者人群中。

（一）病因病理

当膝关节伸直或轻度屈曲时，外力致使膝关节骤然内、外翻可引起侧副韧带的损伤，因膝关节外侧易受到外力的撞击，故膝内侧副韧带损伤较外侧副韧带损伤多见（图7-8）。如篮球运动员在半蹲位急速运球而滑倒、足球运动员带球过人时与他人对脚等都容易将膝关节内侧副韧带损伤;又如足球运动的"两人对足"、守门员向一侧倒地救球、跳下落地时两腿未并拢而向一侧倾倒等也可引起该类损伤;膝外侧直接受外力的作用也可以使膝关节强制外翻而伤及内侧韧带(图7-9)。又因内侧副韧带的深部纤维与内侧半月板相连,故在内侧副韧带损伤时可能伴有内侧半月板撕裂伤,严重者还可合并十字韧带的损伤。

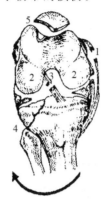

1—内侧副韧带全断裂　2—半月板损伤(内外侧均可)
3—前十字韧带断裂　4—胫骨外髁压缩骨折　5—髌骨或股骨切线骨软骨骨折
图7-8　膝外翻扭伤(小腿外旋外展)的损伤病理示意图(联合损伤)

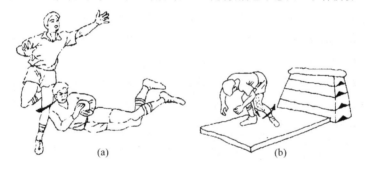

图7-9　膝关节副韧带损伤实例

膝关节内侧副韧带损伤可分为损伤、部分撕裂和完全断裂3种。韧带损伤的病理改变不明显,只有少量胶原纤维撕裂,毛细血管出血,有轻度水肿。韧带部分撕裂多见于前纵部上下端的附着处或后上斜部。韧带完全断裂,浅层从胫骨附着处撕脱;深层从股骨附着部撕脱或者与其相反。韧带深层断裂常合并内侧半月板边缘撕裂。深浅两层韧带断裂可伴内侧半月板撕裂和交叉韧带的撕裂。

(二)临床表现

患者有明显的外伤史,局部肿胀、疼痛,压痛明显,压痛点在股骨内上髁,皮下有瘀斑,膝关节伸屈活动受限。侧向试验检查在诊断上有重要的临床意义,在膝关节伸直位时,将小腿做被动外展动作,若膝关节内侧疼痛加剧者表示内侧副韧带损伤,若小腿出现有明显外展活动者表示内侧副韧带断裂(图7-10),若有半月板损伤常会发现关节有血肿。

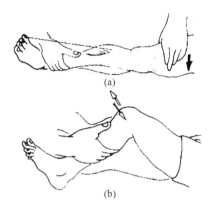

图 7-10 膝关节内侧副韧带检查法

(1) 韧带损伤：一般疼痛较轻，在膝关节完全伸直，被动外翻时内侧副韧带过度紧张，疼痛加重。

检查：膝内侧可有轻度肿胀，局部压痛，无明显功能障碍。

韧带紧张试验：膝关节完全伸直时韧带处于紧张状态，伤部疼痛；膝关节半屈曲时内侧副韧带松弛、疼痛消失，即为阳性。

(2) 韧带部分撕裂：伤后膝内侧疼痛较重，肿胀明显，多局限于膝内侧，膝关节屈伸不利，关节血肿较少见。少数患者因关节滑膜受损伤引起关节积液，有浮髌征象。半腱肌、半膜肌有保护性痉挛，膝关节呈半屈曲位，被动伸直时有抵抗感。

检查：在股骨内髁附着处有明显压痛。在压痛点注射 1% 普鲁卡因溶液 4mL，疼痛消失，此时膝关节可以屈伸。

膝关节外翻分离试验：患者仰卧，伤侧膝关节伸直，术者一手固定膝部外侧，另一手握小腿下部向外扳，两手同时用力使膝关节外翻，若膝关节有松动现象，则为阳性；韧带部分撕裂者，试验为阴性；韧带完全断裂者，试验为阳性。

(3) 韧带完全断裂：患者有严重的外伤史，伤后膝关节内侧疼痛剧烈，迅速肿大，跛行，关节功能明显障碍或丧失，膝部不能伸直，呈屈曲姿势，拒绝做任何膝部主动或被动活动。

检查：膝部有大面积皮下瘀斑；膝内侧压痛明显，可触到韧带断裂的凹陷；膝关节外翻分离试验阳性，此外还应注意检查是否合并交叉韧带和半月板损伤。

X 线检查：患膝的内侧（或外侧）在局部麻醉后，置双膝关节于外翻（或内收）位做 X 线正位摄片检查，可发现韧带损伤处关节间隙增宽，有助于诊断，并注意有无骨折。

(三) 治疗

1. 韧带损伤

(1) 药物治疗方法如下：

早期：治宜祛瘀消肿为主，内服三七粉，一次 1.5g，一日 2 次；或服舒筋丸，一次 1 丸，一日 2 次。局部可敷三色敷药或消瘀止痛膏。肿消痛减后，用一号熏洗药熏洗患部，外搽舒活酒，进行按摩，并加强股四头肌力量的练习。

后期：以温经活血、壮筋活络为主，内服小活络丹，一次 5g，一日 2 次；或服健步虎潜丸，一次 5g，一日 2 次。局部可用四肢损伤洗方或海桐皮汤熏洗患处，熏洗后贴宝珍膏。

（2）按摩：早期一般不做手法治疗，一般要在72h后才可在伤处进行按摩，并以不引起疼痛为宜。在膝部外搽舒活酒，做按摩，用表面抚摩、揉、揉捏、搓等手法。指针血海、阴陵泉、三阴交等穴。

（3）固定和功能锻炼：可用弹力绷带将伤肢包扎固定于微屈位，冷敷患处并抬高患肢，待出血停止后，局部热疗及外敷中药。侧副韧带有部分断裂者，应固定膝关节屈曲20°～30°的功能位3～4周，并做股四头肌舒缩锻炼，待解除固定后练习膝关节的屈曲活动。

2. 韧带部分撕裂

（1）固定：早期用铁丝托板固定膝关节微屈位3～4周。

（2）药物治疗方法如下：早期：治宜祛瘀消肿止痛，内服七厘散，一次3g，一日2次；或制香片，一次10～15片，一日2次（二药交替服用）。外敷一号新伤药加大黄、蒲黄、莪术、牛膝各等量研末，水调匀外敷。

中期：内服强筋丸，一次6g，一日2～3次。外敷二号旧伤药。

后期：内服健步虎潜丸，一次6g，一日2～3次。外敷当归、赤芍、白及、骨碎补、儿茶、土茯苓等研末，水调匀外敷。若局部有硬条，则用南星、红花、川芎、川乌、草乌、木香、革薢、牙皂等研末，水调匀外敷。可配合用三号熏洗药，熏洗患部，一日2次；在伤部上下做大面积按摩，手法同上。

3. 韧带完全断裂

若内侧副韧带完全断裂应尽早做修补术，术后用长铁丝托板或石膏托板于微屈位固定4～6周。解除固定后，结合按摩、中药熏洗和功能锻炼等治疗。

（四）功能锻炼

轻度拉伤72h后，可在医生的指导下、在支持带的保护下进行行走练习。疼痛缓解后，鼓励患者先在床上进行股四头肌功能训练，如绷劲（肌肉冲动）、直抬腿等。一周后可在固定保护下站立或扶拐行走。两周后可解除固定进行关节的屈伸活动，并在支持带的保护下练习行走。应防止小腿做外展或内收动作，以免再次引起侧副韧带损伤。

完全断裂者在手术3天后，可开始在床上做股四头肌功能训练。1周后可进行不负重的扶拐行走，2周后可不扶拐行走，4周后进行下肢肌肉的力量和柔韧性练习。

（五）预防

（1）训练、比赛前做好充分的准备活动，特别要认真做好膝部准备活动。

（2）加强运动技术训练，提高专项技术训练水平，掌握正确的技术动作要领，纠正错误的动作，避免粗暴的动作。

（3）加强运动医务监督和运动保护，加强膝部肌肉力量的训练，增强关节稳定性，注意保护膝关节。

四、膝关节外侧副韧带损伤

膝关节的内侧及外侧各有坚强的副韧带附着，它与关节内的十字韧带是维持膝关节稳定的重要结构。外侧副韧带呈条索状，起于股骨外髁结节，止于腓骨小头，可防止膝内翻。在运动性损伤中，膝关节外侧副韧带损伤多见于篮球、排球、足球、跳高、体操等运动项目中。

（一）病因病理

当膝关节屈曲时，小腿突然内收、内旋或在足与小腿固定的情况下，大腿突然外展、外旋或膝的内侧受到直接外力的冲击。如剪式跳高落地不稳，身体向侧方摔倒（图7-11）；足球运动员射门时，踢球腿的膝内侧突然受到蹬踢，均可使膝关节过度内翻损伤外侧韧带。膝外侧副韧带损伤分为部分撕裂和完全断裂两种。如果韧带在腓骨小头附着处撕裂，常伴有撕脱骨折，使腓总神经受伤；完全断裂时，可合并有关节囊、髂胫束、腘肌腱、股二头肌、腓肠肌外侧头或者交叉韧带的损伤。

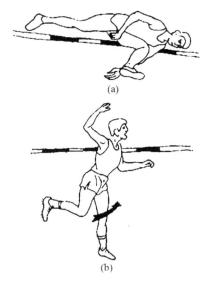

图7-11 剪式跳高的膝外侧副韧带损伤机制

（二）临床表现

患者多处有明显的膝关节内侧突然遭受外力或强度内翻的病史，膝关节外侧有局限性疼痛和肿胀，局部压痛明显，有瘀斑，膝关节伸屈活动受限，跛行，有膝关节不稳感。伴有腓总神经损伤者，会出现足下垂，足背和小腿外侧麻木等。若将小腿做被动内收动作，则可检查膝关节外侧副韧带损伤情况，如果为完全断裂，那么在膝伸直状态下内收小腿，膝关节外侧有开口感（图7-12）。

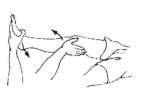
(a)膝外侧副韧带损伤的检查法

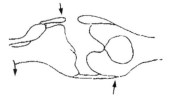
(b)膝外侧关节隙裂开

图7-12 膝关节外侧副韧带损伤

检查：膝关节外侧压痛、腓骨小头处撕脱者，可触到骨折片。

单腿盘足试验：患者取坐位，健侧下肢屈髋屈膝均约90°，足踩平，伤侧下肢髋关节外旋，膝关节屈曲90°左右，外踝置于健膝之上，呈单腿盘足姿势。正常人膝关节外侧能摸到一条坚韧的条索,即是外侧副韧带。检查者一手掌在伤膝内侧施加压力,若外侧副韧带疼痛,用另一手指触到的坚韧度比健侧减弱,为外侧副韧带部分撕裂;若摸不到坚韧的条索,说明外侧副韧带完全断裂(图 7-13)。

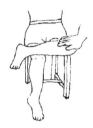

图 7-13 单腿盘足试验

膝内翻分离试验:患者膝关节伸直,检查者一手固定膝关节内侧,另一手置小腿下端外侧,推小腿向内,膝关节外侧有异常活动感者,为膝外侧副韧带断裂。

X 线检查:局麻下,患者平卧,限制任何屈髋动作,两膝关节内侧夹枕头,将小腿用绷带包扎固定,摄正位片。膝关节外侧间隙加宽者,为外侧副韧带断裂。有的 X 线照片能显示腓骨小头骨折。

(三) 治疗

单纯外侧副韧带部分撕裂者,可用非手术疗法,用长铁丝托板固定膝关节 4~6 周,结合中药治疗和按摩(参见内侧副韧带的损伤处理)。

外侧副韧带完全断裂或合并其他损伤者,应及时进行手术治疗。

(四) 预防

(1) 训练、比赛前做好充分的准备活动,特别要认真做好膝部的准备活动。

(2) 加强运动技术训练,提高专项技术训练水平,掌握正确的技术动作要领,纠正错误的动作,避免粗暴的动作。

(3) 加强运动医务监督和运动保护,加强膝部肌肉力量的训练,增强关节稳定性,注意保护膝关节。

五、膝关节交叉韧带损伤

交叉韧带位于膝关节之中,有前后两条,交叉如十字,又名十字韧带。

交叉韧带是膝关节的重要结构,具有限制和制导的作用,并与周围韧带有良好的协同作用。前交叉韧带起于股骨髁间窝的外后部,向前内止于胫骨髁间隆突的前部,能限制胫骨向前移位;后交叉韧带起于股骨髁间窝的内前部,向后外止于胫骨髁间隆突的后部,能限制胫骨向后移位。因此,交叉韧带对膝关节的稳定有重要的作用。膝关节交叉韧带损伤以前交叉韧带损伤为多,在运动性损伤中,膝关节交叉韧带损伤多见于足球、跳伞等运动项目中。

(一) 病因病理

膝关节交叉韧带位置较深,只有严重的暴力才能引起交叉韧带的损伤或断裂。一般单纯的膝关节交叉韧带损伤少见,多伴有其他损伤,如膝关节脱位、侧副韧带断裂等。当小腿上端后方遭受暴力撞击时,导致胫骨向前移位,造成前交叉韧带损伤,可伴有胫骨隆突撕脱骨折、内侧副韧带和内侧半月板损伤,如足球运动员踢漏脚,膝关节由屈变伸,同时胫骨内旋,前交叉韧带受牵拉而致伤;又如骑自行车与对面来车相碰或跌倒被车杠压伤等。

当小腿上端前方遭受暴力撞击时,导致胫骨向后移位,造成后交叉韧带损伤,可伴有膝后关节囊破裂、胫骨隆突撕脱骨折、外侧半月板损伤,如摩托车运动员高速行驶时,膝关节呈屈曲位,小腿上端前方与障碍物相撞,可引起后交叉韧带损伤。交叉韧带损伤分为部分撕裂和完全断裂,甚至会伴有膝关节后脱位。

(二) 临床表现

患者有明显的外伤史,伤后膝关节有严重肿胀及疼痛,不能伸屈,功能丧失,后期关节松弛,肌力弱。

1. 部分撕裂

伤后疼痛,活动受限,跛行,膝部肿胀,压痛点常不明显。

抽屉试验:患者取坐位,膝关节屈曲约90°,检查者面对患者而坐,两足交叉,挡住患者踝前部,两手拇指放小腿近端前方,其余各指握住后方,两手用力拉小腿向前为前抽屉试验,推小腿向后为后抽屉试验。正常人有轻度的小腿前后移动,约为0.5cm,若小腿前、后移动0.5cm以上者为阳性,说明有前或后交叉韧带断裂(图7-14)。部分撕裂者此试验为阴性。

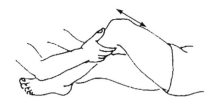

图7-14 膝屈90°的抽屉试验

X线检查:无异常发现。

2. 完全断裂

伤后疼痛剧烈,膝关节迅速肿大,有不稳感,功能丧失。

检查:无固定压痛点,膝关节穿刺检查有血性渗出液,血中有脂肪球,表示有胫骨嵴撕脱骨折。前或后抽屉试验为阳性。

X线检查:一般照片为正常,可以在抽屉试验状态下摄片,即在麻醉下,膝关节屈曲90°,拍侧位片,然后在同一角度做前或后抽屉试验状态下再次摄侧位片。两次照片相比,胫骨向前或向后移位超过0.5cm,即有诊断意义。

(三) 治疗

无移位的关节交叉韧带损伤可将血肿抽尽后用夹板固定;对于有移位的关节交叉韧带损伤和伴有侧副韧带、半月板损伤,可考虑手术治疗。

1. 理筋手法

适用于后期。以膝部为中心推拿按摩,并可帮助做膝关节屈伸锻炼。

2. 药物治疗

对于膝关节交叉韧带损伤而有部分撕裂者,早期治宜活血祛瘀、消肿止痛,内服舒筋活血汤,水煎,温服,一日一剂,一日3次;外敷消瘀止痛膏或清营退肿膏。后期治宜补养肝肾、舒筋活络，内服补筋丸或活血酒，肌力软弱者可服健步虎潜丸或补肾壮筋汤，外贴宝珍膏。

3. 手术治疗

对于急性膝关节交叉韧带损伤者，早期手术治疗包括韧带的修补、加强和重建术，有利于韧带解剖结构和正常张力的恢复，尽可能使之接近损伤前的状态。如果是膝关节交叉韧带断裂者，应及时手术修复。若有韧带附着点撕脱骨折者，应将骨折固定于原位。

（四）功能锻炼

早期以股四头肌静力舒缩锻炼为主，解除固定后练习膝关节屈曲，逐渐加大膝关节活动度，并逐步练习扶拐行走。

（五）预防

（1）训练、比赛前应做好充分的准备活动，特别要认真做好膝部准备活动。

（2）掌握正确的技术动作要领，纠正错误的动作，避免粗暴的动作。在足球对脚时要注意保护膝关节。

（3）加强运动医务监督和运动保护，加强膝部肌肉力量的训练，增强关节稳定性，注意保护膝关节。

六、膝关节外伤性滑膜炎

在生理情况下膝关节囊内有少许滑液，有利于关节的活动。膝关节的滑膜血管很多，血液循环丰富，滑膜细胞分泌的滑液，能保持关节软骨面的润滑。减少摩擦，散发膝关节活动时产生热量，排泄新陈代谢的产物。正常情况下各滑囊无明显积液，但在外伤、炎症、风湿等各种病理情况下可形成滑膜炎，产生积液。在运动性损伤中，膝关节外伤性滑膜炎多见于篮球、排球、足球、跳高、跳远等运动项目中。

（一）病因病理

膝关节外伤性滑膜炎的病因有膝关节骨折、脱位、韧带断裂以及软骨损伤等，这些都可使膝关节滑膜损伤，伤后迅速积瘀积液，使膝关节发热胀痛，关节不能伸屈，称为急性滑膜炎。例如，训练安排不当，运动员过多地进行跑、跳、起蹲等练习，膝关节过度屈伸、扭转，肌肉疲劳，关节稳定性减弱，滑膜与关节面的摩擦、挤压增多，可导致创伤性滑膜炎。此外，膝部扭伤、挫伤、关节内游离体等也可引起创伤性滑膜炎。如果受伤较轻或多次轻伤，加上寒湿侵袭而导致膝部渐渐肿大，病程较长者，称为慢性滑膜炎。

膝关节外伤性滑膜炎有两大病理改变：一是病变部位血管扩张，滑膜充血、水肿，渗出液增多。血浆、血球等渗出到滑膜腔内；二是滑膜细胞活跃、增生，分泌许多黏液，后期滑膜增厚、粘连，关节软骨萎缩，导致膝关节功能障碍。

（二）临床表现

患者有典型的外伤史或过度劳损的病史，膝关节隐隐作痛，甚至疼痛，多为胀痛，疼痛与损伤程度和关节内积液的多少密切相关。膝关节屈曲功能受限，下蹲困难，关节乏力，肿痛加重，运动后膝关节肿胀加大，休息后减轻。单发的膝关节外伤性滑膜炎，症见膝关节肿胀、轻度胀痛不适、伸屈功能受限等。如果是髌前滑囊炎，肿胀范围在膝部髌骨前方（图7-15）。

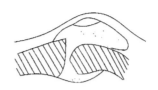

图 7-15　膝关节囊积液造成浮髌

慢性滑囊炎症见肿胀持续不退，休息后减轻，过劳后加重，疼痛不明显，但胀满不适，皮肤温度正常，股四头肌可有轻度萎缩等，病程久则滑膜囊壁增厚，摸之可有韧厚感。对于积液多、浮髌感明显者，可在无菌操作下抽出关节积液，对于诊断有一定的意义。

检查：膝关节肿大，关节间隙有压痛；两膝处于屈曲位时，能看到两膝眼明显肿胀。

浮髌试验：检查者一手轻压髌骨近侧，将髌上囊中的液体挤入关节腔，另一手的食、中二指急迫按压髌骨，如果感到髌骨碰击股骨浮髌，则试验为阳性（图 7-16）。

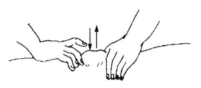

图 7-16　浮髌试验

（三）治疗

1. 固定

用铁丝托板将膝关节固定于微屈位 1～2 周，固定期间注意进行股四头肌静力收缩，待肿胀消退后，逐渐加强膝关节功能锻炼。

2. 理筋手法

外伤后，立即将膝关节伸屈一次。先伸直膝关节，然后充分屈曲，再自然伸直，以消散局部血肿，减轻疼痛。慢性期可采用推拿疗法，按压、揉摩、拿捏肿胀处及其周围，有利于疏通气血、消散肿胀。

3. 中药治疗

急性期：治宜散瘀生新为主。内服桃红四物汤加三七末 3g，水煎，温服，一日一剂，一日 3 次。外敷消瘀止痛膏。

慢性期：治宜祛风燥湿、强壮肌筋。内服羌活胜湿汤加减或健步虎潜丸。外贴万应膏或用熨风散做热敷。

4. 关节穿刺及封闭疗法

对膝关节积液较多者，应在严密无菌操作下进行关节穿刺，抽除积液后，注入醋酸氢化可的松 12.5mg 和 1%～2% 普鲁卡因溶液 1.5～2mL 的混合液，用消毒敷料覆盖，然后用弹性绷带加压包扎，可促进消肿。

5. 推拿按摩

急性期不宜做推拿按摩；慢性期肿胀消退后，可在膝关节上下做按摩，外擦舒活酒做表面抚摩、揉捏、搓等手法。指针血海、阴陵泉、足三里等。

（四）功能锻炼

（1）早期应卧床休息，抬高患肢，并禁止负重。
（2）治疗期间可做股四头肌锻炼。
（3）后期加强膝关节的屈伸锻炼。

（五）预防

（1）充分做好训练、比赛前的准备活动，特别要认真做好膝部准备活动。掌握正确的技术动作要领，纠正错误的动作，避免粗暴的动作。
（2）加强运动医务监督和运动保护，加强膝部肌肉力量的训练，增强关节的稳定性，注意保护膝关节。
（3）发生膝部扭伤、挫伤、关节内游离体等或膝关节劳损者。应及时进行彻底的治疗，以防导致慢性损伤。

七、半月板损伤

半月板是位于股骨髁与胫骨平台之间的纤维软骨，分为内侧半月板与外侧半月板两部分，内侧半月板呈"C"形，其后半部与内侧副韧带相连；外侧半月板似"O"形，不与内侧副韧带相连，故外侧半月板的活动度比内侧大。半月板具有缓冲外力和稳定膝关节功能的作用。在运动性损伤中，半月板损伤多见于足球、篮球、排球、体操、田径、跳伞等运动项目中，也常见于矿工、搬运工等人群中。

（一）病因病理

半月板损伤的病因分为撕裂性外力和研磨性外力两种。当膝关节在半屈曲位下旋转活动时，可使股骨牵动内侧副韧带，内侧副韧带牵动内侧半月板的边缘部而发生撕裂伤。研磨性外力导致半月板损伤者，多发生在外侧半月板。因正常膝关节有3°～5°外翻，外侧半月板负重较大，长期受关节面的研磨（如长期下蹲位工作等），可引起膝外侧半月板慢性损伤，如篮球运动员抢篮板球落地后，立即转身起跳；足球运动员两人对脚；铅球运动员投掷出手，后腿用劲蹬地时膝关节旋转伸直等都可能造成半月板损伤。

（二）临床表现

多数患者有膝关节的扭伤史，伤后膝关节立即出现剧烈疼痛，关节肿胀，屈伸功能障碍。慢性期或无明显外伤史者，病程长，持续不愈，主要症状是膝关节活动疼痛，以行走和上下楼时疼痛明显，伸屈膝关节时，膝部有弹响，约有1/4的患者出现"交锁征"，即在行走的情况下突发剧痛，膝关节不能伸屈，状如交锁，将患膝稍做晃动或按摩2～3min即可缓解并恢复行走。"交锁征"在半月板损伤检查中有一定的意义。

检查时膝关节可有轻度肿胀，关节间隙处常有明显压痛，半月板弹响试验（麦氏试验）及膝关节挤压研磨试验阳性，都是诊断膝关节半月板损伤的重要依据。

膝关节挤压、研磨试验分别叙述如下：

（1）膝关节挤压试验：患者仰卧，充分屈髋屈膝，检查者一手握住足部，一手置于膝部，先使小腿内旋、内收，然后外展伸直，再使小腿外旋、外展，而后内收伸直，如果有疼痛或弹响者为回旋挤压试验阳性,半月板可能有损伤(图 7-17)。

(2) 膝关节研磨试验:患者俯卧位,患膝屈曲 90°,检查者在足部用力下压并旋转研磨,如果半月板破裂可引起疼痛,则为研磨试验阳性(图 7-18)。

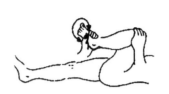 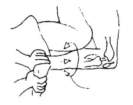

图 7-17 仰卧膝关节旋转检查　　图 7-18 俯卧屈膝旋转检查

(三) 治疗

1. 理筋手法

解除交锁:急性损伤疼痛或出现"交锁征"时,首先应解除交锁。嘱患者放松患肢,术者用手按在膝关节疼痛处,然后慢慢摇晃,伸屈膝关节;或术者一手捏住膝部,另一手握踝关节上方,徐徐屈伸膝关节,并轻轻内、外旋小腿,直至交锁症状消失,然后用长铁丝托板适当固定膝关节。

对急性损伤的患者,可做一次被动的伸屈活动。嘱患者仰卧,放松患肢,术者左拇指按摩痛点,右手握踝部,徐徐屈曲膝关节并内、外旋转小腿,然后伸直患膝,可使局部疼痛减轻。

进入慢性期,每日或隔日做一次局部推拿,先用拇指按压关节边缘的痛点,继在痛点周围做推揉拿捏,可促进局部气血流通,使疼痛减轻。

2. 固定

早期可用后侧夹板将膝关节固定屈膝 10°,时长 3～4 周,以限制膝部活动,并禁止下床负重。

3. 中药治疗

(1) 早期:治宜行气活血。内服桃红四物汤或舒筋活血汤,水煎,温服,一日一剂,一日 3 次,局部红肿热痛较明显者,可敷清营退肿膏或外敷三色敷药。

(2) 中期:治宜以温通经络,祛寒续筋为主。内服健步虎潜丸或补肾壮筋汤,水煎,温服,一日一剂,一日 3 次;或内服正骨紫金丹。用四肢损伤洗方或海桐汤熏洗患处或将黄檗、合欢皮、白及、续断、千年健、甜瓜子、土鳖、牛膝、檀香、赤芍、川红花、骨碎补、黄芪各等量研末,用水调和外敷。

(3) 晚期:治宜生血活血,补肾强筋续筋。内服六味地黄丸,一次 6g,一日 2～3 次。将紫河车、白及、土鳖、儿茶、血竭、丹参、骨碎补、乳香、没药、象皮、茯苓、牛膝各等量研末,用水调和外敷。

4. 推拿按摩

外擦舒活酒,按摩膝部及其上、下,常用表面抚摩、揉、揉捏、搓等手法或用掌根或拇指指腹揉压患部。指针选用足三里、阴陵泉、阳陵泉、血海、风市等穴。

5. 手术治疗

半月板损伤经长期治疗效果不好、症状较重者或其他类型的半月板损伤,如果迁延日久不见好转、严重影响功能者,应考虑手术切除半月板。

(四) 功能锻炼

在固定期间,应在医生的指导下鼓励患者做股四头肌舒缩锻炼,防止肌肉萎缩。解除固定后,做膝关节伸屈活动和步行锻炼。对于半月板边缘部损伤者,由于边缘部血液循环较好,通过上述治疗大多能获得较好的疗效。

(五) 预防

(1) 充分做好训练、比赛前的准备活动,特别要认真做好膝部的准备活动。

(2) 加强运动医务监督和运动保护,加强股四头肌和膝部肌肉力量的训练,增强关节稳定性,提高关节的灵活性。

(3) 注意保护膝关节。不应在疲劳时做高难度的训练或比赛,以免引起损伤。

第三节　小腿部运动损伤

一、胫腓骨骨干骨折

胫骨是一管状骨,胫骨上段和中段是三棱形的,下段略呈四方形,坚强有力,它是人体小腿承受身体重量的主要支柱。胫骨的中下 1/3 交界处比较细弱,为骨折的好发部位。腓骨细长,不直接负重,但能辅助胫骨,增强其力量。胫骨与腓骨上下端互为关节,彼此坚强连接。胫腓上关节是平面关节,除有很紧的关节囊外,还有腓骨小头韧带加固。胫腓骨骨干骨折很常见,10 岁以下儿童尤多,其中以胫骨骨干骨折最多,胫腓骨骨干双骨折次之,单一的腓骨干骨折较少见。又因胫骨的营养血管孔位于骨干上段的后方,因此胫骨干中、下段骨折时,常因血液供应不足而发生迟缓愈合或不愈合。在运动性损伤中,胫腓骨骨干骨折多见于摩托车、足球、跳伞、篮球和跳远等运动项目中。

(一) 病因病理

胫骨的解剖特点是,胫骨的横切面是三棱形,胫骨骨干上 1/3 呈三角形,下 1/3 呈四方形,中 1/3 是移行部,骨最细弱,是骨折易发部位。胫骨的前内侧位于皮下,故骨折断端极易穿破皮肤而形成开放性骨折。胫腓骨骨干骨折的病因分为直接暴力或间接暴力。由直接暴力所致者,暴力多由外侧或前外侧来,而骨折多是横断、短斜面,亦可造成粉碎骨折。胫腓骨两骨折线处于同一水平,软组织损伤较严重(图 7-19)。如足球比赛时,运动员的小腿被对方踢伤而发生骨折。由传达暴力或扭转暴力所致者,多为斜形或螺旋骨折,双骨折时,腓骨的骨折线较胫骨高,软组织损伤较轻(图 7-20)。如跳伞运动员从高空着陆时,脚的姿势不正确,落地不稳能导致骨折;跑步时滑倒等也能发病,以上两种骨折,由于暴力作用,肌肉收缩以及肢体重力,能使胫腓骨骨干骨折发生侧向移位、重叠、成角或者旋转畸形。

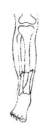 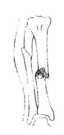

图 7-19　直接暴力所致胫腓骨骨干骨折　　　图 7-20　传达暴力或扭转暴力所致胫腓骨骨干骨折

（二）临床表现

患者有急性损伤史，伤后局部肿胀疼痛，压痛明显，功能丧失。有移位骨折者，可出现骨擦音、异常活动、肢体缩短、成角及足外旋畸形。儿童青枝骨折或裂隙骨折，除局部压痛明显外，其余症状多不明显。损伤严重者，在小腿前、外、后侧间隔区单独或同时出现极度肿胀，扪之硬实，肌肉紧张而无力，有压痛和被动牵拉痛，胫后或腓总神经分布的皮肤感觉丧失。X线拍片可进一步明确诊断。严重挤压伤、开放性骨折，应注意预防发生早期创伤性休克。

X线检查：正侧位X线照片可以明确骨折类型、部位及移位方向。

（三）治疗

胫腓骨骨干骨折的治疗主要是恢复小腿的长度和负重功能，因此应着重处理好胫骨骨折，对骨折的成角与旋转移位，应予完全纠正。

1. 无移位骨折

对无移位的骨折只需用夹板固定直至骨折愈合。用小腿夹板和铁丝托板固定小腿和踝关节在中立位，3～4周后扶双拐下床不负重活动，6～8周解除固定，固定期间应早期进行趾与踝关节的屈伸活动。

2. 有移位骨折

（1）整复方法

患者平卧，膝关节屈曲20°～30°，一助手用肘关节套住患者腘窝部，另一助手握住足部、沿胫骨长轴做拔伸牵引3～5min，矫正重叠及成角畸形。若近端向前内移位，则术者两手环抱小腿远端并向前端提，一助手将近端向后按压，使之对位。如果仍有左右侧移位，可同时推近端向外，推远端向内，一般即可复位。螺旋、斜形骨折时，远端易向外侧移位，术者可用拇指置于胫腓骨间隙，将远端向内侧推挤；其余四指置于近段的内侧，向外用力提拉，并嘱助手将远端稍稍内旋，可使其完全对位（图7-21）。然后在维持牵引下，术者两手握住骨折处，嘱助手徐徐摇摆骨折远端，使骨折端紧密相插。最后以拇指和食指沿胫骨前面来回触摸骨折部，检查对线对位情况。复位后，应随时检查夹板、托板的松紧，观察足部颜色，感觉有无异常变化，注意胫骨前内侧和足跟有无压迫性溃疡。此外，还要定期用X线复查骨位。

手术切开复位：对不稳定的斜形、螺旋形、横断粉碎骨折或手法复位困难者，应行切开复位，胫骨用螺钉、安德氏针、钢板或髓内针等固定。

（2）固定

根据骨折断端，复位前应考虑移位的方向及其倾向性而放置适当的压力垫。

上1/3部骨折：将膝关节置于屈曲0°～80°位置，夹板下置于内、外踝上4cm，内外侧夹板

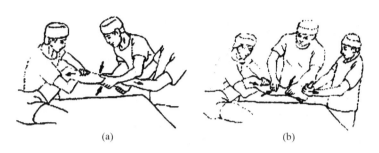

图 7-21 胫腓骨骨干骨折的整复方法

上端超过膝关节 10cm，胫骨前嵴两侧放置两块前侧夹板，外前侧夹板正压在分骨垫上，两块前侧夹板上端平胫骨内、外两髁，后侧夹板的上端超过腘窝部，在股骨下端做超膝关节固定（图 7-22 (a)）。

中 1/3 部骨折：外侧夹板下平外踝，上达胫骨外髁上缘；内侧夹板下平内踝，上达胫骨内髁上缘；后侧夹板下端抵于跟骨结节上缘，上达腘窝下 2cm，以不影响膝关节屈曲为宜；两前侧夹板下达踝上，上平胫骨结节（图 7-22 (b)）。

下 1/3 部骨折：内、外侧夹板上达胫骨内、外髁平面，下平齐足底；后侧夹板上达腘窝下 2cm，下抵跟骨结节上缘；两前侧夹板与中 1/3 骨折同（图 7-22 (c)）。将夹板按部位放好后，横扎 3～4 道布带。下 1/3 骨折的内外侧夹板在足跟下方做超踝关节结扎固定；上 1/3 骨折内、外侧夹板在股骨下端做超膝关节结扎固定，腓骨小头处应以棉垫保护，避免夹板压迫腓总神经而引起损伤。需要配合跟骨牵引加以妥善处理，穿钢针时，跟骨外侧要比内侧高 1cm（相当于 15°斜角），牵引时足跟轻度内翻，恢复小腿生理弧度，骨折对位更稳定。牵引重量一般为 3.5kg，牵引后 48h 内拍摄 X 线照片检查骨折对位情况。如果患肢严重肿胀或出现大量水泡，则不宜采用夹板固定，以免造成压疮、感染，暂时单用跟骨牵引，待消肿后再上夹板固定，运用夹板固定时要注意调整松紧度，既要防止肿胀消退后外固定松动而致骨折重新移位，又要防止夹缚过紧而影响患肢血液循环或造成压疮。并注意抬高患肢，下肢在中立位置，膝关节屈曲 20°～30°。每天注意调整布带的松紧度，检查夹板、压力垫有无移位，加垫处或骨突部位有无受压而产生持续性疼痛。若骨位良好，则 4～6 周后拍摄 X 线照片复查，如果有骨痂生长，则可解除牵引。

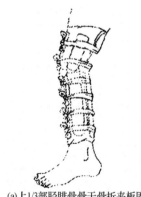 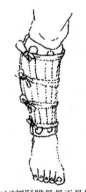 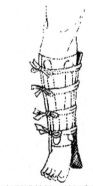

(a)上1/3部胫腓骨骨干骨折夹板固定　(b)中1/3部胫腓骨骨干骨折夹板固定　(c)下1/3部胫腓骨骨干骨折夹板固定

图 7-22 胫腓骨骨干骨折夹板固定方法

(3) 中药治疗

按骨折 3 期辨证施治。

早期：用消肿止痛汤或复元活血汤活血祛瘀，加凉血清热、祛风解毒的金银花、连翘、蒲公英、紫花地丁、防风等，水煎，温服，一日一剂，一日 3 次。早期局部肿甚，宜酌加利水消肿之药，如木通、薏苡仁等。

胫骨中、下 1/3 骨折：局部血液供应较差，容易发生骨折迟缓愈合或不愈合，早期用散瘀活血汤或服一号接骨丸，一次 6g，一日 2 次。骨痂生长缓慢者，服二号接骨丸，一次 6g，一日 2～3 次，以促进骨折尽快愈合。

中、后期：宜补肝益肾、疏通经络，用六味地黄丸加减，如果膝关节、踝关节活动受限者，可配合中药熏洗。陈旧骨折施行手法整复或切开复位、植骨术后，亦应及早使用补法。

外敷：用金黄散 1000g，加冰片 30g，加医用凡士林配制成药膏，使用时将药涂于大棉垫后，贴敷患处，此法有清热解毒、活血祛瘀、消肿止痛、促进骨痂生长的功效。

3. 开放性骨折

应该及时清创并进行对位，用跟骨牵引维持骨位，伤口愈合后再用夹板固定。

（四）功能锻炼

早期应做股四头肌静力收缩锻炼和踝、趾关节屈伸活动；中期开始逐步做抬臀、抬腿等活动。约 5 周后摄 X 线照片，如果出现少量骨痂时，可去掉托板，练习踝与膝关节的屈伸活动。可扶双拐下地做不负重步行锻炼。7～8 周后，解除夹板，并加强踝、膝关节功能锻炼，逐渐负重行走。不稳定性骨折，在解除牵引（4～6 周）后，需在床上做活动练习一周，再下地做不负重步行锻炼（图 7-23）。

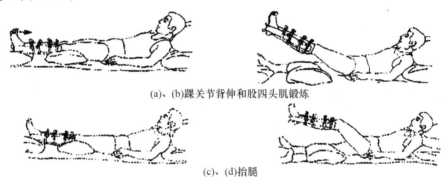

(a)、(b)踝关节背伸和股四头肌锻炼

(c)、(d)抬腿

图 7-23 胫腓骨骨干骨折的功能锻炼

（五）预防

(1) 训练和运动前做好充分的准备活动，合理安排运动量，正确掌握动作要领，训练复杂动作时要循序渐进、由易到难。

(2) 对运动员进行体育道德教育，避免有意伤人等不良作为的发生，加强裁判工作，防止不合理的故意犯规动作。

(3) 注意加强自我保护，足球运动员比赛时必须佩戴护腿，跳伞运动员应注意正确掌握落地时脚的姿势。

二、胫腓骨疲劳性骨膜炎

胫腓骨疲劳性骨膜炎又称应力性损伤，在运动性损伤中，多见于田径、篮球、足球等运动项目中，此外在舞蹈演员中亦有发生。

（一）病因病理

胫腓骨疲劳性骨膜炎的病因主要有训练水平差、动作不正确、训练方法组织不当、运动量突然加大或运动场地太硬等。如果运动员在跑、跳过程中，足用力后蹬，小腿的肌肉长期处于紧张状态，肌肉反复牵扯使骨膜撕裂，胫腓骨骨膜及其骨膜血管扩张、充血、水肿或骨膜下出血、血肿机化、骨膜增生等骨膜炎改变，如果不及时改变训练方法，减小运动量，外力持续增加，骨质遭受损害，最后发展成疲劳性骨折，而且一旦发生，常会由于疼痛影响训练和成绩的提高。

近年来，有的学者认为在跑跳时身体重力与地面反作用力的焦点，主要集中于胫骨前面弯曲处，反复作用，能够在弯曲度最大处引起应力性损伤，从而发生疲劳性骨膜炎乃至骨折；也有人认为，其发生与小腿后间隔缺血有关。骨膜炎发生后如果处理不及时，病情会进一步发展，导致疲劳性骨折（图7-24）。

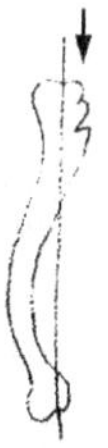

图7-24 胫骨疲劳性骨膜炎发病示意图

（二）临床表现

患者无明显的受伤史，逐渐发病，当跑跳时，用力向后蹬地，胫骨即发生疼痛，即后蹬痛，这是诊断本病的重要症状。病情轻者，症状不明显，运动后胫骨疼痛，休息后减轻；病情重者，训练后疼痛加重、跛行或见夜间疼痛，在胫骨内侧或外踝上方有局限性肿胀，皮肤有灼热感。

检查：胫骨内侧缘的中段或下段有明显压痛，有的较局限，有的较分散。有的患者腓骨外踝上方亦有压痛，触之高突不平或有硬结与肿胀。在用足尖起跳或着地、做下蹲与起立动作时疼痛加重。

X线检查：常规摄正、侧、斜位片。胫腓骨疲劳性骨膜炎早期照片常为阴性，晚期且反复发作的严重病例可有骨膜的增生，骨质稀疏，骨皮质边缘粗糙，增厚成层状，以后显示骨膜增厚，骨皮质边缘模糊不清。

（三）治疗

1. 固定

（1）早期：病情轻者，不需特殊方法治疗，可用弹力绷带包扎小腿，改做少用下肢活动的运动项目，减少运动量，2～3周症状自行消失，大多数病例可痊愈。病情重者，应休息并用弹力绷带包扎小腿，抬高患肢，用普鲁卡因局部封闭治疗、碘离子透入、按摩手法等促进局部血液与淋巴循环,加快渗出液的吸收。

(2) 中、后期:反复发作病例,如果已有骨膜下骨质增生,出现疼痛、压痛或运动后疼痛等局部刺激症状时应暂时改变运动项目,并用普鲁卡因或泼尼松局部封闭治疗。治愈后训练时运动量必须逐渐增加,以免再发损伤。

2. 中药治疗

(1) 初期:肿痛者,内服桃红四物汤,局部发热者,加丹皮、地骨皮等,水煎,温服,一日一剂。一日3次;外敷黄檗、黄芩、白蔹、木通、川芎、牛膝各等量研末,水调匀外敷。

(2) 后期:骨膜增厚、局部有硬结者,内服正骨紫金丹;外敷软骨膏。

3. 推拿按摩

舒活酒外擦小腿部后进行按摩,手法为揉、揉捏、推压等。指针委中、腓隆、足三里、三阴交、跟内等穴,每次选用2~3穴。

(四) 预防

(1) 遵守科学训练原则,特别是对新运动员进行训练,要遵守循序渐进原则,正确掌握动作要领,及时纠正错误的动作。

(2) 训练、比赛后,做小腿的自我按摩和热水浴,放松肌肉,消除疲劳。防止突然连续加大运动量的训练,避免长时间过分集中的做跑、跳、后蹬、支撑等练习。

(3) 加强运动场地的管理和维修,注意保持跑道的正常硬度,避免在过硬的场地上做过多的跑、跳、后蹬等练习。

三、跟腱断裂

跟腱由小腿的腓肠肌与比目鱼肌腱联合组成,止于跟骨结节,能使踝关节做跖屈运动。在行走、奔跑或跳跃等活动中,跟腱承受很大的拉力。在运动性损伤中,跟腱断裂多见于体操、技巧、篮球、足球、田径、武术等运动项目中,也常见于戏剧、武术工作者和搬运工人等人群中。

(一) 病因病理

跟腱断裂常发生于活动量较大的青壮年,可因间接暴力或直接暴力所致。间接暴力损伤多见于运动员、演员或搬运工人等人群中。它是发生在剧烈运动或劳动时,由于小腿三头肌的突然收缩,使跟腱受到强力牵拉,从而引起跟腱部分撕裂或完全断裂,如体操运动员侧手翻内转接后空翻;又如在跑跳运动中,小腿三头肌猛烈收缩使踝关节由过度背伸位突然跖屈,都容易导致跟腱断裂。直接暴力多见于锐器割裂伤,因此多为开放性损伤,当肌腱处于紧张状态时,被踢伤或器械击伤亦可发生断裂,多为横断,直接暴力引起跟腱断裂的较少见。

(二) 临床表现

患者有明显的外伤史,跟腱断裂时,可有断裂声,足跖屈无力,活动受限,跛行,跟腱部疼痛、肿胀、压痛、有瘀斑。开放性跟腱断裂者,在检查创口时要注意回缩的跟腱。

跟腱部分撕裂者,各项症状均较轻,局部肿胀。有皮下瘀斑,压痛明显,踝关节被动背伸时疼痛加重,不能用前足掌支撑站立。

踝关节抗阻力跖屈试验:患者俯卧于检查床上,双下肢伸直,足放床缘外。检查者以手掌用力顶住伤肢足前掌，嘱患者对抗阻力跖屈踝关节，伤部疼痛和跖屈肌力减弱，说明跟腱部分撕裂（图 7-25）。

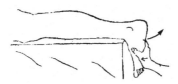

图 7-25　踝关节抗阻力跖屈试验

完全断裂者，患者主动背伸踝关节时跟腱部正常硬度消失，断裂处能见到凹陷，触之有空隙，压痛甚，不能用前足掌站立，踝关节抗阻力跖屈试验阳性。可做捏小腿三头肌试验，即患者俯卧于检查床上，双下肢伸直放松，两足悬于床外检查者用手捏小腿三头肌的肌腹，足能跖屈为正常，足不能跖屈为阳性，说明跟腱完全断裂。

（三）治疗

1. 理筋手法

将患足跖屈，在肿痛部位做较轻的按压、揉摩，并在小腿三头肌肌腹处做揉摩，使肌肉松弛以减轻近段跟腱回缩。

2. 固定

运用理筋手法后用夹板或胶布将踝关节保持完全跖屈位，并抬高患肢以利消肿，严禁做踝关节背伸活动。3～4周后逐步练习踝关节的伸屈活动及行走。

3. 中药治疗

（1）部分撕裂

伤后应用铁丝托板固定膝、踝关节屈曲20°～30°，治宜活血祛瘀，消肿止痛，内服加减补筋丸或补肾壮筋丸，外贴宝珍膏。后期用海桐皮汤熏洗。

疼痛、肿胀减轻后，内服强筋丸，用血藤、黄芪、白及、儿茶、血竭、土鳖、续断、象皮各等量研末，水调匀外敷。3～4周后解除固定，进行功能锻炼，配合按摩治疗并外敷一号新伤药。

（2）完全撕裂

若跟腱完全断裂，应做早期缝合手术。术后用铁丝托板将膝关节固定于屈曲位置20°～30°位，4～6周后解除铁丝托板，可进行踝关节的功能锻炼。

（四）预防

（1）遵守科学训练原则，循序渐进，正确掌握动作的要领，及时纠正错误的动作。

（2）不要在疲劳情况下做高难度的训练。训练后，做自我按摩，进行热水浴，放松肌肉，消除疲劳。

（3）有跟腱腱围炎者，应及时治疗，不要在腱组织内注射醋酸氢化可的松类药物。

四、创伤性跟腱腱围炎

跟腱腱围炎又名跟腱周围炎、跟腱周围蜂窝织炎，它是由于足踝部的过度屈伸运动，跟腱反复牵拉引起的一种无菌性炎症。在运动性损伤中，创伤性跟腱腱围炎多见于跳高、跳远、三级跳远、中长跑、马拉松、篮球、排球、体操和羽毛球等运动项目中，此外也常见于演员中。

（一）病因病理

跟腱是人体最大的肌腱，其近端是腓肠肌及比目鱼肌的肌腹，远端止于跟骨后下方。在跟腱背侧与深筋膜之间有4~8层滑润层，每层之间有结缔组织连接，都有血管进入，这些润滑层构成了腱围组织，即"腱围"，各滑润层之间可以相互滑动，以适应踝关节的伸屈活动，跟腱的主要作用是跑、跳、走时提踵（即跖屈）。

跟腱损伤的原因分为外因和内因。内因包括不正常的骨骼排列、双下肢不等长、肌力不平衡、肌力不足、柔软度不够等，这些内因都会对踝关节与跟腱造成不适当的压力与负荷从而产生伤害。外因包含不正确的运动方式或训练方法、不适当的运动环境以及运动设施与配备不当等。

创伤性跟腱腱围炎大多数是跑跳过多、足用力蹬地，小腿三头肌过多地强烈收缩使跟腱及其腱围受到反复牵扯和摩擦，跟腱局部劳损所致。其次，一次激烈运动中出现拉伤或挫伤也能导致跟腱腱围炎。伤后跟腱纤维部分撕裂，纤维逐渐变性，以致坏死，腱围组织充血、水肿、增厚，甚至与跟腱粘连，腱围脂肪水肿（图7-26）。

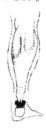

图7-26 创伤性跟腱腱围炎病理示意图

（二）临床表现

患者少数有急性损伤史，一般逐渐起病，病程长，跟腱部疼痛，在踏跳、蹬地时加重，大都在准备活动后即减轻或消失，后期症状严重，运动训练后加重，以致走路、甚至不负重的伸屈踝关节时也疼痛，疼痛多为持续性。

检查：早期跟腱两侧缘压痛，晚期跟腱部常出现梭形肿大，有捻发音，触诊时能摸到跟腱粗大而硬，抗阻跖屈试验跟腱部疼痛加重。

（三）治疗

1. 中药治疗

内服舒筋活血片，一次5片，一日3次；外敷腱鞘炎散。肿痛减轻后，外敷一号旧伤药。跟腱发硬者，外敷软坚散，加红外线照射；或用三号熏洗药熏洗，一日2次；或中药熏洗方（经验方）：威灵仙18g，鸡血藤18g，红花12g，乳香9g，没药9g，伸筋草18g，透骨草18g，木瓜12g，其用法为加水2000mL，煎煮40min，先熏后洗，一日一剂，一日熏洗2~3次，15天为一个疗程，一般熏洗1~3个疗程即可。

2. 推拿按摩

舒活酒外擦跟腱及小腿后方，进行表面按摩，用轻手法做揉捏、搓、掌侧击等。指针委中、丘墟、昆仑、腘池、承山、康跖、跗外、跟内、腓隆等穴，每次选用2~3穴。

3. 封闭疗法

用醋酸氢化可的松 25mg 和 1％～2％普鲁卡因溶液 3～5mL 的混合液，做腱围内注射，一周一次，3 次为一个疗程。切忌将药物注入跟腱围内。

4. 自我疗法

（1）休息：当出现疼痛时立即停止踝关节运动，以免加重损伤，至少休息一天。如果损伤较轻、疼痛逐渐减轻者，可以开始活动。

（2）冰敷：把冰块裹在毛巾或放入塑料袋里，敷在患处，有利于解除疼痛和肿胀。注意要将冰块压碎，不要造成冻伤。

（3）压迫：用护踝等带弹性的织物包扎患处，并把冰裹在其内，要有压迫感，但不能过紧，若有麻木感、痉挛或疼痛加重，说明裹缠过紧，30min 后，去除压迫和冰敷，再过 15min 再次裹缠患处，如此反复做 3h 左右。

（4）抬高：把踝关节置于比心脏更高的平面，躺下并把腿放在被子上，伸展小腿肌肉与肌腱，抬高到与肩相平的位置，这是消肿的一项重要措施。自我疗法可持续做到 24h。

5. 手术治疗

对于慢性病例经上述保守治疗效果不好而出现跟腱硬化症者，应手术治疗，即将粘连变性的腱围斜形切除或将硬化的肌腱部分切除。手术后一般效果良好。

（四）功能锻炼

伤后应改进训练方法，调整运动量，安排慢速全脚掌着地跑，并逐渐增加距离，能够取得很好的疗效。

（五）预防

（1）充分做好训练、比赛前的准备活动，特别是小腿后群肌肉的准备活动。训练或比赛后，进行热水浴和自我按摩，整理放松，以消除疲劳。

（2）注意加强自我保护。训练、比赛时踝关节处使用护套；穿质软、轻的高帮鞋，避免脚踝受伤；选择软硬适中的草坪、木质地板和泥土地，以免损伤踝关节。

（3）当跟腱部疼痛时应进行及时、彻底的治疗，并使用跟腱保护支持带进行训练，训练时应根据患者情况随时调整训练量。当肌肉抽筋时，应立即休息、按摩，慢慢放松肌肉，切忌用力踢脚跟，以防止跟腱断裂。

第四节　足踝部运动损伤

一、踝关节骨折脱位

踝关节由胫、腓骨下端和距骨组成。胫骨下端内侧的骨性突起是内踝，后缘略向下突出的是后踝，腓骨下端是外踝，内、外、后 3 踝和胫骨下关节面构成踝穴。踝穴跨于距骨体之上，形成踝关节；外踝比较窄而长，位于内踝的稍后方；内踝的三角韧带较外踝的腓距、腓跟韧带坚强，故阻止外翻的力量大，阻止内翻的力量小。踝关节骨折脱位多见于青壮年；在运动性损伤中，踝关节骨折脱位常见于跳伞、滑雪、篮球、足球、排球、跳远和铁饼等运动项目中。

（一）病因病理

从高处坠下、下楼梯、下斜坡、走崎岖不平的道路等都容易引起踝关节骨折脱位，其原因复杂，类型很多。踝关节韧带损伤、骨折、脱位可单独或同时发生，由于外力作用的方向、大小和受伤时肢体所处的位置不同，可造成内翻、外翻、外旋、跖屈、背伸、纵向挤压等多种类型的损伤，常见的有内翻、外翻、外旋、纵向挤压 4 种类型，但以内翻型为多见，外翻型次之。根据骨折脱位的程度，又可将损伤分为三度：单踝骨折为一度；双踝骨折、距骨轻度脱位为二度；三踝骨折、距骨脱位为三度。

1. 内翻型

由高处跌下，足的外缘着地或步行时，足的内侧踩踏在高突处，使足突然强度内翻而造成外踝骨折；或由于距骨向内侧撞击而引起内踝骨折。若是严重的暴力，内外两踝可同时发生骨折，严重者可合并后踝骨折与距骨脱位（图 7-27）。

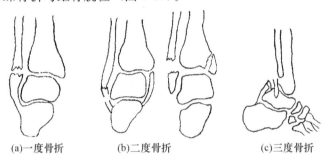

图 7-27 踝关节内翻型骨折脱位

一度骨折：在距骨内翻时，撞击内踝引起斜形骨折，骨折线由外下斜向内上，有时可发生外踝的撕脱骨折。

二度骨折：暴力较大时，造成内、外踝骨折合并距骨向内脱位。

三度骨折：暴力过大时，距骨向内后移位，撞击胫骨后踝形成三踝骨折合并距骨向内、后脱位。

2. 外翻型

由高处跌下，足的内侧缘着地或外踝受暴力打击可引起踝关节突然强度外翻导致内踝骨折；或由于距骨向外撞击而引起外踝骨折。若暴力较大时，内、外踝可同时发生骨折，严重者可合并后踝骨折、距骨脱位（图 7-28），如足球运动员在带球行进时，准备起左足传球，人体重心全部落于右足，此时，如果对方运动员从右侧方冲上铲球失误，踢在该运动员的外踝上方，造成外翻型骨折。

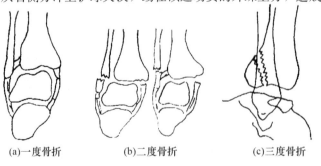

图 7-28 踝关节外翻型骨折脱位

一度骨折：三角韧带遭受暴力撞击，因该韧带坚实，难以撕断，故将内踝拉断呈横形骨折。

二度骨折：暴力加大，距骨外翻撞击外踝，造成内、外踝骨折合并距骨向外脱位。

三度骨折：暴力继续加大，使距骨向外并向后推移，将胫骨后踝折断成为三踝骨折并向外后脱位，有时还能将胫腓下联合韧带撕脱，发生胫腓下关节分离。

3. 外旋型

强大暴力使足过度外旋致伤，足部不动而小腿突然内旋或者小腿不动而足突然向外强力扭转，均能引起外旋型骨折，如铁饼运动员在比赛中，身体旋转540°后再足蹬地转髋、挺胸挥臂将铁饼掷出，若蹬地过猛，右足踩滑，使足部过度外旋，小腿内旋，容易导致外旋型骨折（图7-29）。

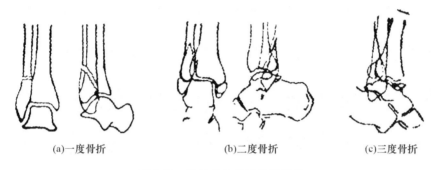

(a)一度骨折　　　　(b)二度骨折　　　　(c)三度骨折

图 7-29　踝关节外旋型骨折脱位

一度骨折：外踝内侧因受距骨体外旋暴力的撞击，外踝呈斜形骨折或螺旋形骨折，骨折线由胫腓下关节的前、内、下斜向后、外、上。

二度骨折：外旋暴力继续加大，使距骨向外旋转，由于三角韧带坚强有力，不易损伤，内踝发生撕脱骨折，形成双踝骨折合并距骨向外脱位。

三度骨折：外旋暴力更大时，距骨继续向外、后旋转，胫骨后踝被撞断，成为三踝骨折伴距骨向外后脱位。

4. 纵压型

运动员从高处跌落，足底着地，身体重量沿小腿纵轴向下传递，而地面的反作用力由足底向上，两力相交于踝部导致踝关节骨折。踝关节中立位着地，胫骨下关节面受纵向挤压，呈粉碎型骨折；踝关节在背伸位致伤，造成胫骨下关节面前缘骨折合并距骨向前脱位；踝关节跖屈位受伤，发生后踝骨折伴距骨向后脱位（图7-30）。应当指出，在诊断时应注意检查是否合并有跟骨骨折、距骨骨折或脊柱压缩性骨折。

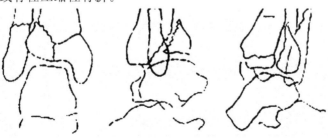

图 7-30　踝关节纵压型骨折脱位

(二) 临床表现

患者有典型的外伤史，伤后踝部疼痛剧烈，肿胀，压痛明显，功能障碍，严重者可出现骨擦音和足内翻（或足外翻）畸形。临床根据骨折脱位程度把踝部骨折脱位分为三度：单踝骨折（外踝或内踝骨折）为一度；双踝骨折（内、外踝同时骨折）伴距骨轻度脱位为二度；三踝骨折（内、外、后三踝同时骨折）伴距骨脱位为三度。踝关节 X 线正、侧位照片可显示骨折脱位程度和损伤类型。

(三) 治疗

1. 整复固定

(1) 无移位骨折：可用夹板或石膏将踝关节固定在中立位 3~4 周即可。

(2) 有移位的骨折脱位：单纯内踝或外踝骨折、骨折片分离移位可用两拇指向上做推法，使其复位。整复满意后，用棉条压于内踝或外踝的下方，以胶布固定，并向上牵拉粘贴，再用铁丝托板和绷带包扎，置踝关节于中立位，固定 4~6 周。

(3) 内翻型：内翻型采用上述相同手法。如果距骨仍有向后脱位，术者一手按压小腿下端前侧向后，另一手提足跟向前，即可复位。纵压型骨折脱位，踝关节在中立位受伤者，应在中立位牵引，术者用两手掌对向挤压侧方移位的骨折块，使之对位，如出现下胫腓关节分离，可在内外踝部加以挤压；如后踝骨折合并距骨后脱位，可用一手握胫骨下段向后推，另一手握前足向前提，并徐徐将踝关节背伸。利用紧张的关节囊将后踝拉下或将整个下肢用长袜套套住，下端超过足尖 20cm，用绳结扎，做悬吊滑动牵引，利用肢体重量使后踝逐渐复位。

(4) 外旋型和外翻型：患者平卧，屈膝，甲助手握膝部。乙助手一手握足跟，另一手握足背，顺势对抗牵引，术者握其足跟和足背做顺势拔伸，外翻损伤使踝部内翻，内翻损伤使踝部外翻。外旋型和外翻型整复时，术者一手掌顶住内踝上方，另一手掌置外踝、距骨和跟骨的外侧，两手对向挤压，同时乙助手将足由外旋外翻位变为内旋内翻、背伸位，骨折脱位即可整复（图 7-31 (a) ~ (f)）。

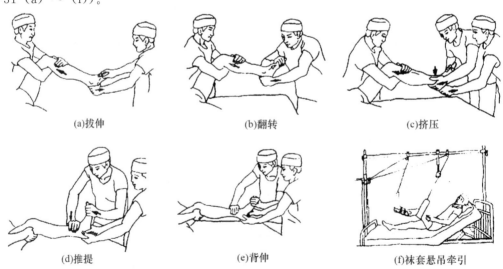

(a) 拔伸　　(b) 翻转　　(c) 挤压
(d) 推提　　(e) 背伸　　(f) 袜套悬吊牵引

图 7-31　内外翻骨折合并距骨脱位复位法

（5）纵压型骨折脱位：处于中立位时踝关节受伤者，应在中立位牵引，术者用两手掌对向挤压侧方移位的骨折块，使其对位。若手法整复失败或是开放性骨折脱位可考虑切开复位内固定，陈旧性骨折脱位则可考虑切开复位植骨术或关节融合术。

2. 固定

先在内外两踝的上方各放一塔形垫，下方各放一梯形垫，用5块夹板进行固定，其中内、外、后夹板上至小腿上1/3，下平足跟，前内侧及前外侧夹板较窄，其长度上起胫骨结节，下至踝关节上方。夹板必须塑形，使外旋型和外翻型固定在内旋、内翻位，内翻型固定在外旋、外翻位，纵压型固定在中立位。最后可加用踝关节活动夹板（铝制或木制），将踝关节固定于90°位置4～6周（图7-32）。胫骨后踝骨折超过胫骨下关节面1/3者，踝关节稳定性差，应配合袜套牵引；兼有胫骨后唇骨折者，还应固定踝关节于稍背伸位；胫骨前唇骨折者，则固定在跖屈位，并抬高患肢，以利消肿。施行关节融合术者应固定3个月。

术后患者卧床休息，抬高患肢，隔2～3天用X线透视一次，检查骨折是否移位。密切观察夹板、压垫有无移动，束带松紧是否适度，跟骨后面和踝部两侧有无压迫性溃疡，伤肢远端血液循环与皮肤感觉情况等，若发现问题应及时处理。

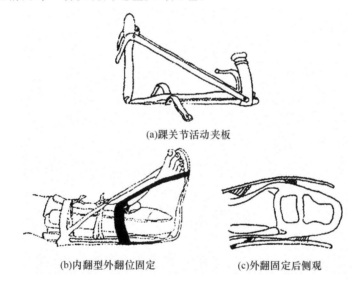

(a)踝关节活动夹板

(b)内翻型外翻位固定　　(c)外翻固定后侧观

图7-32　踝部骨折的固定

3. 中药治疗

除按骨折3期辨证用药外，中期以后应注意舒筋活络，通利关节。症状减轻后，服正骨紫金丹，一次6g，一日2～3次。后期如果局部肿胀难消者，应重以行气活血、健脾利湿，还可配合中药熏洗。关节融合术后则须补肾壮骨，促进骨折愈合。外固定解除后，若练习步行时踝部明显肿胀不适者，用一号熏洗药；关节粘连，肌肉僵硬者，用三号熏洗药熏洗患足。

4. 推拿按摩

解除固定后，在足踝部和小腿进行轻手法按摩，如表面抚摩、揉捏、搓、摩擦等，以后可逐渐加重按摩力量，并适当摇晃，以促进关节功能的恢复。

（四）功能锻炼

整复固定后，在医生的指导下鼓励患者主动进行适当的屈伸膝关节和足趾活动，并做股四头肌静力性收缩。

术后第二周：在保持夹板固定的情况下，双踝骨折患者可以加大踝关节的主动活动范围，并辅以被动活动。被动活动时，术者一手握紧内、外侧夹板，另一手握前足，只做背伸和跖屈，但不做旋转或翻转活动。

术后第三周：可打开外固定，适当做踝关节屈伸活动，并扶双拐下床，不负重行走。按摩踝关节周围软组织（尤其是肌腱经过处），理顺经络，通利关节，同时按压商丘、解溪、丘墟、昆仑、太溪等穴，并配合中药熏洗。

术后4~6周：解除外固定。多做踝关节主动屈伸活动，以利于关节功能的恢复。骨位不稳定者，可酌情延长固定时间。

若采用袜套悬吊牵引法，亦应多做踝关节的主动伸屈活动。

（五）预防

（1）训练和运动前做好充分的准备活动，特别是踝关节的准备活动，应充分拉伸踝关节外侧韧带，使其承受一定的负荷。

（2）正确掌握跳伞、滑雪、篮球、足球、排球、跳远和铁饼等运动项目的动作要领。平时重视踝关节周围肌肉韧带力量练习和关节协调性训练，如负重提踵、跳绳、足尖走路等。

（3）加强运动场地的安全管理和医务监督。对运动员进行体育道德教育，避免有意伤人。加强裁判工作，防止不合理的故意犯规动作发生。

二、踝关节扭挫伤

踝关节主要韧带有外侧副韧带、内侧副韧带和胫腓韧带联合。外侧副韧带起自外踝，止于距骨前外侧的为腓距前韧带；止于跟骨外侧的为腓跟韧带；止于距骨后外侧的为腓距后韧带。外侧副韧带有3条：距腓前韧带、距腓后韧带和跟腓韧带。内侧副韧带又称三角韧带，起于内踝，自下呈扇形附于跗舟状骨、距骨前内侧、下跟舟韧带和跟骨的载距突，是一条坚强的韧带，不易损伤；胫腓联合韧带又称下胫腓韧带，其为胫骨与腓骨下端之间的骨间韧带，对踝关节的稳定性发挥重要的作用。

临床上，以踝关节扭挫伤最为多见，占关节韧带损伤的80%以上，它可发生于任何年龄，以青壮年较多。在运动性损伤中，踝关节扭挫伤多见于球类、田径、滑雪、体操、跳伞等运动项目中。

（一）病因病理

踝关节为人体的承重关节，踝关节韧带是维持踝关节稳定的重要结构。

踝关节韧带损伤主要分内翻内旋、外翻外旋损伤，其中内翻内旋损伤占绝大多数。踝关节扭伤的发病机制与踝部骨折的发病机制大致相同，常发生在行走不平道路上，在奔跑、跳跃中或下楼梯不慎踩空、骑车跌倒等时，特别是当踝关节处于跖屈位时更易发生扭伤。在运动训练或比赛中准备活动不充分、动作不协调、踝关节周围的力量不足以及在跳起落地时踩空、人体重心失衡等，都可使踝关节处于不稳定状态，从而导致踝关节损伤。内翻姿势扭伤时可引起外踝前下方的跟腓韧带和距腓韧带的损伤，由于足内翻比足外翻的活动范围大，而且踝内侧三角韧带比外侧韧带坚强，所以踝关节内翻引起的踝外侧副韧带损伤较多见，如当篮球运动员抢篮板球落地时，足踩在对方足背上，对方把脚猛然抽走，使其足过度跖屈内翻，造成外侧副韧带的损伤（图7-33）。

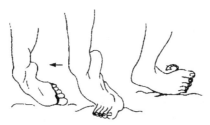

图7-33 几种常见的踝旋后损伤（外侧副韧带损伤）

踝关节扭挫伤轻者为韧带附着处骨膜撕裂，骨膜下出血；较重者为韧带纤维部分撕裂；重者为韧带完全断裂，并常伴有撕脱骨折或距骨半脱位。距腓前韧带撕裂多有踝关节囊及关节滑膜的撕裂，关节积血；内侧副韧带深层断裂，断端可嵌入关节间隙内，踝关节的反复扭伤可导致创伤性骨关节病。

（二）临床表现

患者有踝关节急性扭伤史，伤后踝部很快出现肿胀疼痛，行走困难，跛行或不能行走，患足不敢着地，即使勉强行走，也只能用足的外缘着地，2～3日后局部可见瘀斑。内翻扭伤时，在外踝前下方肿胀，压痛明显，若将患足做内翻动作时，则疼痛加剧；外翻扭伤时，在内踝前下方肿胀、压痛明显，若将足再做外翻动作时，则内踝前下方发生剧痛。疑有合并骨折时，应做X线拍片检查，如果韧带完全断裂者，则踝关节稳定性差或有异常活动。检查方法如下。

（1）踝关节强迫内翻试验：检查者一手握住踝关节上方固定小腿，另一手握住足外缘将踝关节内翻，两侧对比，如果伤侧距上关节在外侧"开口"较大，即为踝外侧距腓前韧带断裂或与跟腓韧带同时于止点断裂，踝关节强迫内翻试验阳性（图7-34）。

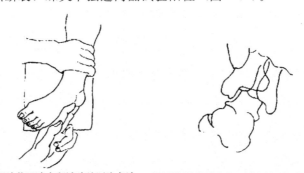

(a)踝关节强迫内翻试验的照片方法 (b)踝外侧关节隙变宽，说明外侧韧带断裂

图7-34 踝关节强迫内翻试验

（2）踝关节前抽屉试验：患足稍跖屈，检查者一手握小腿，另一手握住足跟向前推拉，使距骨后前错动，两侧对比，如果活动范围大即属踝关节前抽屉试验阳性（图7-35），说明踝外侧副韧带完全断裂。

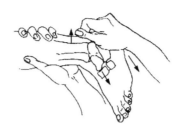

图7-35 踝关节前抽屉试验检查

(3) X线检查:摄踝部正、侧位片可以区别骨折、脱位或韧带损伤。严重扭伤疑有韧带断裂或合并骨折脱位者,应做与受伤姿势相同的内翻或外翻位X线摄片检查,比较两侧踝关节间隙宽窄变化与距骨位置,一侧韧带撕裂往往显示患侧关节间隙增宽,下胫腓韧带断裂可显示内外踝间距增宽。

(三)治疗

伤后切忌随意转动踝部以免加重损伤,如果没有骨折应立即予以冷敷、加压包扎、抬高患肢,并适当固定休息,外敷新伤药;损伤较重者,应将损伤韧带固定于松弛位,24h后可进行推拿按摩治疗。

1. 理筋手法

推拿按摩对治疗单纯性韧带损伤或韧带部分断裂者,疗效较好。患者平卧,术者一手托住足跟,另一手握住足尖,缓缓进行踝关节的背伸、跖屈及内翻、外翻动作,然后用两掌心对握内外踝,轻轻用力按压,可以起到散肿止痛的作用,并由下而上理顺经络,反复进行数遍,再按摩足三里、丘墟、昆仑、商丘、解溪、丘墟、太溪等穴。如果早期瘀肿严重者,则不宜用理筋手法;如果合并骨折则应及时进行手术治疗。

2. 固定

根据损伤程度不同可选用绷带、胶布、夹板或石膏等,将踝关节固定于中立位。早期敷药后用绷带包扎,保持踝关节于受伤韧带松弛的位置,并暂时限制走路。内翻扭伤采用外翻固定,外翻扭伤采用内翻固定,并抬高患肢,有利于消肿。对严重内翻扭伤或外翻扭伤者,应将患足固定于外翻位或内翻位,一般固定8周左右,固定期间做足趾屈伸活动。若韧带完全断裂者,应固定4~6周,患肢用铁丝托板固定,内翻位受伤者,固定在外翻位;外翻位受伤者,固定在内翻位,3~4周后解除固定,配合中药内服、熏洗和按摩治疗并逐渐加强功能锻炼,必要时手术修补韧带。

3. 药物治疗

早期治宜活血祛瘀,消肿止痛,内服舒筋丸,一次6g,一日3次;外敷五黄散或三色敷药或一号新伤药。后期宜舒筋活络,温经止痛,内服小活络丹,一次6g,一日3次;外用海桐皮汤或四肢损伤洗方熏洗。

4. 推拿按摩

伤后第二天开始做按摩,肿胀明显者,手法刺激宜轻,在足踝部及小腿做表面抚摩、揉、揉捏、摇晃等,由下而上顺理经络,反复数遍。

5. 针灸疗法

常用穴为阿是穴,备用穴为悬钟、丘墟、昆仑等,先用中等强度刺激常用穴,再用较强度刺激备用穴。亦可用艾条温灸局部 10～20min，每日或隔日一次。

6. 冷敷

在扭伤部位用冷水冲洗或用冰块等轻轻环形滑动，但不能把冰块直接放到损伤部位不动。冷敷可以减轻疼痛，减缓受伤部位的血液循环和麻痹神经，消肿止痛。

（四）功能锻炼

解除固定后，在弹力绷带或护踝的保护下指导患者积极进行踝关节周围肌肉力量练习及屈伸活动，并逐步练习走路，做一些有准备的小跳和提踵运动，逐渐参加一般锻炼。重压患处和踝关节强迫内翻试验无疼痛时，可完全解除支持带恢复正常训练。

（五）预防

（1）平时重视踝关节周围肌肉韧带力量练习和关节协调性训练，如负重提踵、跳绳、足尖走路等。

（2）训练前踝关节要裹以保护带，运动前充分活动踝关节，特别是踝关节外侧韧带要充分拉伸，使其承受一定的负荷。

（3）做好运动场地医务监督，准备活动要充分，训练方法要得当，提高落地动作的技术水平，防止撞人的犯规动作。

三、运动性足跟痛

足跟痛是较为常见的病症，以足跟底部站立或行走时疼痛为主要表现。运动性足跟痛包括跟骨下滑囊炎、跟下脂肪垫损伤、跟骨骨膜炎及跟骨骨刺等。足跟痛多见于中、老年人，特别以体重过大和足部过多活动者为甚；在运动性损伤中，该病多见于体操、跳高、三级跳远、足球和中长跑等运动项目中。

（一）病因病理

一次强大的暴力撞击足跟部是导致足跟痛的主要原因。运动员中足跟痛的原因主要有3个：一是训练过度或过多地做跳跃练习；二是在训练中用不正确的姿势超距离长跑；三是足跟脂肪垫纤维化病变。如跳远与三级跳远运动员的踏跳、中长跑运动员用前足掌蹬离地面、体操运动员练习弹跳等，都会引起足跟痛。伤后跟骨下脂肪垫充血肿胀、滑囊发炎、滑液增多、囊壁变厚、跟骨骨膜增生，严重者形成跟骨骨刺，骨刺多在跟骨底面结节部的前缘。

（二）临床表现

患者多数有外伤史，如曾有高处坠落或其他损伤，如跟骨骨膜炎、跟骨骨质增生都可导致足跟痛。伤后足跟疼痛，站立、行走、跑跳时足跟不敢着地，运动后疼痛加重，休息后减轻，严重者跛行，部分患者有跟骨骨刺。

检查：足跟部肿胀，可扩散到踝部，压痛明显，病变部位可根据压痛点来确定，脂肪垫损伤与跟骨下滑囊炎的压痛点在足跟中部或偏内侧，跟骨骨膜炎常在足跟偏外侧压痛，跟骨骨刺在脂肪垫前方。跟骨结节前内侧有压痛。

X线检查：跟骨骨膜炎晚期显示骨膜增厚，跟骨骨刺早期表现不明显，后期在跟骨结节前方有粗糙或长大的骨刺。

(三) 治疗

1. 药物治疗

治宜养血舒筋、温经止痛，内服当归鸡血藤汤或消肿止痛汤，水煎，温服，一日一剂，一日 3 次；外用八仙逍遥汤熏洗患足或用熨风散做热敷。

2. 针灸治疗

取昆仑、仆参、太溪、水泉等穴，用补法，隔日一次。

3. 推拿按摩

点按足踝部诸穴：术者一手拇指指端点按附阳、昆仑、仆参、申脉、太溪、大钟、照海、公孙等穴，每穴点按 10~20 遍。

4. 封闭治疗

用醋酸氢化可的松 12.5mg 和 1%~2% 普鲁卡因溶液 3~5mL 的混合液，局部封闭，从侧面进针，做痛点封闭，药液最好注射至腱膜或骨的表面，一周一次，3 次为一个疗程。

5. 海绵垫保护法

足跟痛患者可在足跟垫一厚海绵，将病变部位挖空，保护受伤部位，减少压迫。

6. 手术治疗

严重病例可松解或切断跖腱膜。

(四) 功能锻炼

急性期宜休息，症状好转后仍宜减少步行，并在患足鞋内放置海绵垫。

(五) 预防

(1) 加强运动技术训练，提高专项技术训练水平，正确掌握动作要领，纠正错误的动作。合理安排运动量，防止"单打一"训练模式。

(2) 加强运动医务监督。不要在疲劳时做大强度的练习，勿在硬地上进行跑、跳训练。增强维持足弓肌肉力量的锻炼。

(3) 一旦发现足跟痛应及时进行彻底的治疗，并用海绵垫保护伤部，减少运动量。

第八章 常见运动性疾病的治疗

第一节 过度紧张

过度紧张是指在体育健身、运动训练或比赛时，运动负荷超过人体的承受能力而导致的生理功能紊乱或病理现象。一般在训练或比赛后立即或较短时间内发病。过度紧张多见于短跑、中长跑、马拉松、游泳、滑冰、自行车、足球、篮球、拳击和举重等运动项目。

一、病因病理

导致过度紧张的原因较多，多见于锻炼较少、训练水平低、缺乏比赛经验的新手，以及患病或因运动性损伤而长期中断运动训练，突然进行剧烈运动或比赛的运动员以及健身者。过度疲劳或饭后立即进行剧烈运动，也是发病的原因之一。高水平运动员受强烈的精神刺激后，也可发生过度紧张。

过度紧张导致的生理功能紊乱或病理现象，常常涉及人体的一个系统或几个系统。因此，发病类型较多，病情轻重不一，差异较大。主要有急性胃肠功能紊乱、运动应激性溃疡、昏厥、急性心脏功能不全、心肌损伤、脑血管痉挛等。

（一）急性胃肠功能紊乱

急性胃肠道综合征的发病，是由于在激烈运动和精神紧张时，交感神经兴奋，胃肠血管收缩，流经胃肠血管的血量大大减少，导致胃血管痉挛，胃黏膜出血性糜烂或溃疡。呕吐物呈咖啡样，化验呕吐物潜血阳性，即"运动应激性溃疡"。或者是由于运动员或健身者患有消化道疾病，因剧烈运动和情绪紧张诱发出血。一般来说，胃肠功能紊乱和运动应激性溃疡的恢复较快。

（二）脑供血不足

昏厥的产生，是由于在剧烈运动时，大量的血液流经四肢和体表，脑供血相对不足，出现一时性的脑缺血所致。或者是由于精神紧张，脑血管痉挛所致。例如，田径运动员疾跑后突然中止活动，肌肉的收缩活动骤然停止，血液淤滞于下肢，造成循环血量明显减少，脑供血相对不足，血压下降，引起脑缺血，发生昏厥。又如，在举重时，胸腔及肺内压骤然剧增，造成回心血量减少，心输出量锐减，导致短暂的脑供血不足。

脑血管痉挛型的发病可能与某些脑血管先天畸形或运动时脑部供血障碍有关。

（三）心功能不全和心肌损害

过度紧张出现急性心功能不全和心肌损伤者，一是由于胸部受到直接打击（如拳击、足球、摔跤等有身体接触的运动项目），血管运动神经反射作用引起心源性休克；二是由于原患有某些心脏病（如马凡氏综合征、风湿性心脏病、病毒性心肌炎、肥厚性心脏病、冠状动脉先天发育畸形等)。也有的学者认为,剧烈运动是急性心功能不全和心肌损伤的原因之一,发生心肌出血、水肿、炎症、心脏急性扩张等病理变化,引起心肌缺血、心肌梗死和急性心力衰竭。

二、临床表现

(一)急性胃肠功能紊乱

症见剧烈运动后立即或不久出现恶心、呕吐,较重者会呕吐咖啡样物,腹痛、头痛、头晕、面色苍白等,大便潜血试验阳性。

(二)昏厥

症见一时性意识丧失,突然昏倒,清醒后全身无力,精神不佳,常伴有头痛,恶心呕吐,耳鸣,面色苍白,手足发凉,冷汗出,脉细数等。

(三)脑血管痉挛

症见运动中或运动后突发一侧肢体麻木、动作不灵或麻痹,常伴有剧烈的头痛、恶心、呕吐等。

(四)心功能不全和心肌损害

症见运动中或运动后出现头晕、目眩、步态不稳、面色苍白、口唇发绀、呼吸困难、极度衰弱、恶心、呕吐、咳嗽、咯血、胸痛、右季肋部疼痛、脉细数弱。检查时心律不齐,血压下降等。

(五)运动后猝死

在运动中或运动后,症状出现后30秒内死亡称为即刻死,症状出现后24小时内死亡称为猝死。

三、治疗

出现过度紧张均应中止运动。如果出现呼吸或心跳停止,应立即进行人工呼吸、心脏叩击或胸外心脏按压,并立即转送医院进一步抢救。

(一)急性胃肠功能紊乱者

轻者宜平卧、保暖,休息观察,进流质、半流质饮食或软饮食。一般1~2天病情好转。重者主要有以下几种证型:

(1)脾胃虚寒证:症见脘腹疼痛,喜温喜按,自利不渴,呕吐,食少,舌淡苔白,脉沉细等。治宜温中散寒,补气健脾,方用理中汤加减。水煎,温服,一日一剂,一日3次。

(2)脾胃气虚,寒湿滞中证:症见脘腹胀满或疼痛,嗳气纳呆,呕吐,泄泻,神疲少气,舌淡苔白腻,脉濡等。治宜健脾和胃,理气止痛,方用香砂六君子汤加减。水煎,温服,一日一剂,一日3次。

(3)寒凝腹痛兼表寒证:症见腹中痛,逆冷,手足麻木不仁,身疼痛,舌淡红苔白,脉紧等。治宜温散表里寒邪,方用乌头桂枝汤加减。水煎,温服,一日一剂,一日3次。

(4)胃热迫血妄行证:症见吐血,色鲜红,量多,心烦口渴,舌红苔黄,脉数等,治宜清热凉血止血,方用清热凉血方加减。水煎,温服,一日一剂,一日3次。

（二）心功能不全者

半卧位、保持安静，吸氧。

（1）气血两虚证：症见面色苍白或萎黄，头晕目眩，四肢倦怠，气短懒言，心悸怔忡，食欲减退，舌淡，苔薄白，脉细弱等，治宜益气补血，方用八珍汤加减。水煎，温服，一日一剂，一日3次。

（2）阳气不足，兼血虚证：症见心神不安，多梦易惊，心悸，失眠，食少，脚膝无力，面色萎黄，精神倦怠，舌淡，脉细弱无力等，治宜温补气血，方用十全大补汤加减。水煎，温服，一日一剂，一日3次。

（3）心脾两虚证：症见心悸不宁，失眠，健忘，喜怒无常，面色萎黄，四肢困倦，食少，舌淡苔白，脉弱等，治宜补气宁神，行气开郁，方用妙香散加减。水煎，温服，一日一剂，一日3次。

针刺或指掐内关、足三里穴。

推拿按摩：患者取坐位，术者立于患者身旁。患者双目平视微闭，呼吸调匀，全身放松，静坐1~2分钟后，术者按揉患者百会、太阳、风池、膻中等穴5~8分钟。

（三）昏厥

患者平卧休息，静脉注入25%~50%葡萄糖40~60mL，同时注意保暖，吸氧。

（1）元气大亏，阳气欲脱证：症见面色苍白，神情淡漠，肢冷多汗，呼吸微弱，脉微细欲绝等，治宜益气固脱，方用独参汤，浓煎频服。

（2）元气大亏，阳气暴脱证：症见手足逆冷，头晕气短，汗出黏冷，呼吸微弱，或上气喘急，面色苍白，脉微等，治宜回阳固脱，方用参附汤，浓煎频服。

针刺内关、足三里、百会、人中、合谷、涌泉等穴。

四、预防

（1）认真做好体格检查。运动员在集训或比赛前，应做全面的身体检查。仔细询问病史、家族史。加强运动员训练或比赛时的医学观察。特别是对身体瘦高且高度近视者，更应该进行全面体格检查，排除马凡氏综合征，防止运动性猝死。

（2）坚持科学训练、循序渐进和量力而行的原则。对运动水平较低、运动素质较差或身体较弱的运动员，注意控制运动强度。及时调整心理状态，消除紧张情绪，以适应高强度的比赛。

（3）饭后应休息2~3小时后才能进行剧烈运动。对患有风湿性心脏病、病毒性心肌炎、肥厚性心脏病、冠状动脉先天发育畸形等的运动员或健身者，要加强医务监督。患病时，暂停训练和比赛。病愈后在恢复期间应避免大强度训练或参加紧张的比赛。

第二节 运动性疲劳

运动性疲劳又称过度训练综合征、过度劳累、运动过度等。运动性疲劳是指运动者在体育健身、运动训练或比赛时，由于运动量或运动强度过大，超过了运动者机体的承受能力，产生疲劳。疲劳的连续积累，将导致人体生理功能紊乱以及运动能力和身心机能暂时下降。运动性疲劳多见于篮球、拳击、自行车、体操、摔跤、划船、游泳、田径和长跑等运动项目中。

一、病因病理

无论是体力或脑力的疲劳都是大脑皮质保护性抑制的结果。连续疲劳使大脑皮层兴奋与抑制之间的动态平衡遭到破坏，造成过度兴奋或过度抑制，大脑皮层功能紊乱，引起人体各系统的功能失调。导致运动性疲劳的原因主要有以下几个方面：

（一）训练安排不当

在教学和训练中未遵守循序渐进、全面性和系统性训练原则。安排运动负荷时，对锻炼者或运动员的生理特点缺乏周密细致的考虑。运动负荷的安排超过了锻炼者或运动员可以承受的生理负担量。训练内容单一，缺乏全面身体素质和心理素质的训练。没有根据个人特点、机体状况、季节、地理环境等调整训练计划。或者是运动量增加太快。

（二）运动技术动作的错误

不遵循人体解剖学规律，违背人体解剖学特点、组织器官结构功能，违背了力学原理，违背了人体功能活动的规律，出现运动技术动作的错误。

（三）比赛安排不当

连续比赛缺乏调整和足够的休息，体内乳酸堆积过多，使运动系统及其肌肉工作能力降低，从而产生厌烦训练的心理。赛后体力未完全恢复就进行大运动量负荷训练，伤病后过早进行大运动量训练或参加比赛。

（四）其他原因

如参加运动者或训练者心理压力过大、心情不畅、情绪低落或急躁等；又如在睡眠或休息不好，营养不良，以及过度疲劳的情况下，生理功能和运动能力都相对下降，进行大运动量训练或参加比赛，容易发生运动性疲劳。

二、临床表现

运动性疲劳的症状多种多样。早期主要表现为身体机能紊乱，出现一些主观感觉等方面的心理症状，如感到疲惫不堪、食欲欠佳、睡眠不好、头晕眼花、四肢无力，以及出现冷漠、孤僻、沮丧、抑郁、缺乏兴趣、信心不足、记忆力减退、注意力不集中、烦躁不安、容易激动等现象。运动能力降低，成绩停滞不前或略有下降。

如早期症状未引起注意，没有采取必要措施进行调整，就会进一步发展，身体出现明显变化。如体重下降，头疼失眠，安静时脉搏和呼吸加快，血压升高，大量出汗，胃肠机能紊乱，心律不齐，出现血尿，神经机能失调等。晚期除机能紊乱外可有形态学改变。

（一）神经精神症状

症见睡眠差，头晕眼花，四肢无力，疲惫不堪，食欲欠佳，头痛，记忆力下降，注意力不集中，反应迟钝，冷漠，孤僻，沮丧，抑郁，缺乏兴趣，烦躁不安，容易激动，无训练欲望等现象。

(二) 消化系统症状

症见恶心,呕吐,食欲下降,肝区疼痛,腹泻或便秘,腹痛,腹胀等,甚至出现消化道出血症状。

(三) 心血管系统症状

主要表现有心悸,心慌,胸闷,心前区不适,心律失常,血压升高,大量出汗。严重者出现明显的收缩期杂音,心电图检查往往出现异常改变(P—R间期延长、QRS间期延长、ST段下移、T波方向改变等),脉率一般增快(也有的减慢),血压常常升高(也有的异常降低),心血管系统联合机能试验出现脉搏、血压恢复过程缓慢和不良反应,血液化验检查少数人血红蛋白降低、血细胞总数增高等。

(四) 运动系统症状

常常表现为持续性肌肉酸痛或僵硬,易出现肌肉痉挛,压痛,肌肉微细损伤,下肢疲劳性骨膜炎,跟腱和髌腱周围炎等。

(五) 其他症状

体重进行性下降,免疫力下降,易出现感冒、腹泻、运动性头痛和运动后尿异常(蛋白尿、血尿、管型尿等)。女运动员还会引起月经紊乱,男运动员可引起血浆睾酮水平降低。

在运动能力方面的主要表现有动作不协调、不精确,出现多余动作和错误动作,学习新动作能力差,比赛时易受干扰,技术和战术发挥不好,运动成绩下降等。

目前对运动性疲劳还没有一种有效便捷的诊断方法。除了主诉、运动史、各种体力试验外,还需要根据心理测试、心血管系统联合机能试验、心电图运动试验、尿化验等综合分析进行诊断。运动医学界认为,运动性疲劳的诊断可以参考以下8个特征:

(1) 运动后受伤和肌肉疼痛次数增加;

(2) 清晨起床时脉搏加快;

(3) 训练情绪下降,易激动,发热;

(4) 失眠,提不起精神,缺乏耐久力;

(5) 肌肉围度缩小;

(6) 性功能减退;

(7) 食欲减退;

(8) 在下一次训练前肌肉恢复不过来。

另外,血浆游离睾酮与皮质醇(Tf/c)的比值比正常值低30%,也可认定为训练过度。对照上述8个特征,如果有2个以上的身体反应与之相符,就可以确认发生了运动性疲劳。

鉴别诊断时,首先要排除其他原因或疾病引起的疲劳或运动能力的下降,如神经衰弱等。

三、治疗

运动性疲劳的治疗主要是消除病因,调整训练,加强各种恢复措施,对症治疗等。保证充足的睡眠、合理的营养,可用多种维生素和对症药物,可进行理疗或按摩等,但不要完全停止体育活动。如果睡眠不好,可以服用镇静药,如甲丙氨酯或安眠药〔如水合氯醛、施尔康(含多种微量元素和多种维生素）]。

（一）一般处理

1. 调整训练量和训练强度

初练者必须遵循循序渐进的原则，训练量和训练强度要逐渐加大。运动性疲劳病情轻者，主要是调整训练内容，改变训练计划，如减少运动量、控制训练强度、减少力量性练习等。一般经过两周左右的时间即可基本消除，恢复正常训练。运动性疲劳病情重者，除减少运动量外，宜避免大强度、大力量性训练，暂停专项练习，做一般小强度的身体训练，持续几周到几个月。较重者避免专项训练，进行小强度身体训练。对严重过度训练者，须完全中止训练，并改换环境进行一段时间的疗养和药物治疗。

2. 加强训练后的恢复措施

（1）补充营养物质，如高能量物质、高糖、各种微量元素、维生素、动物性蛋白质、矿物质等，可多吃一些新鲜蔬菜和水果。特别应加强蛋白质的补充，每日每公斤体重1.5g为宜。

（2）保证充足的睡眠时间，有利于肌肉的恢复和增长。

（3）根据条件，可以进行桑拿浴和心理放松等，以加速疲劳消除，促进身体恢复。

（二）中医治疗

1. 调整失眠

（1）心脾两虚，心神不宁证：症见体倦乏力，惊悸，失眠，食少，面色无华，舌淡脉虚等，治宜健脾益气，养心安神，方用养心汤加减。水煎，温服，一日一剂，一日3次。

（2）肝肾阴虚，血不养心证：症见入睡困难，多梦易惊，健忘，手足心热，口渴，舌红少苔或无苔，脉细数等，治宜滋阴养血、安神镇静，方用安神补心丸。口服，一次3g，一日3次，温开水送服。

（3）阴血不足证：症见心悸，少寐多梦，口干少津，头晕目眩，耳鸣，手足心热，舌红苔少，脉细数等，治宜养血滋阴，宁心安神，方用养血安神片。口服，一次3g，一日3次，空腹温开水送服。

2. 调整消化系统症状

（1）脾胃气虚，寒湿滞中证：症见脘腹胀满或疼痛，嗳气纳呆，呕吐泄泻，神疲少气，舌淡苔白腻，脉濡等，治宜健脾和胃，理气止痛，方用香砂六君子汤加减。水煎，温服，一日一剂，一日3次。

（2）肝气犯胃证：症见脘腹胀满，脘痛连胁，嗳气频作，大便不畅，遇烦恼郁怒则痛甚，舌淡红苔白，脉弦等，治宜疏肝解郁，降气和胃，方用沉香降气散。口服，一次6g，淡姜汤下，一日3次。

（3）素体阴虚或久病伤阴证：症见脘腹隐隐疼痛，空腹时痛，似饥不欲食，口干，舌红少津有裂纹，少苔或花剥，细数，或见口干舌燥，讷呆干呕，或手足心热等，治宜甘寒滋润，生津养胃，方用阴虚胃痛冲剂。口服，一次6g，一日3次，空腹，温开水送服。

（三）推拿按摩

运用推拿按摩手法治疗运动性疲劳，具有较好的疗效。常用的推拿按摩手法如下：

1. 按揉弹拨法

患者取坐位，术者立于患者身旁。术者按揉风池、太阳、秉风、天宗、神堂、合谷等穴，在颈第 4～7 颈椎的斜方肌外缘施行重揉手法，并由外向内侧推动，使酸胀感上达头顶或眼部，再拨动冈上肌、菱形肌。治疗时间 3～5 分钟。

2. 推搓拍击法

患者取坐位，术者立于患者身旁。术者用重滞的按法、重推法、搓法、拍击法，点击风池、天宗、曲池、合谷、足三里等穴。具体穴位视比赛项目而定，遵循刺激比赛肌肉局部为主要原则，如铅球可点击肩井、天宗、曲池等穴位，用时 1 分钟。

3. 推揉啄打法

患者取坐位，术者立于患者身旁。术者两手拇指末节的桡侧自前额正中向两旁推至太阳穴，并在太阳穴处稍做点揉。分推时力量可以稍重，速度适中，稍重用力点揉太阳穴，以局部有酸胀感为佳。然后用手指啄打头部两侧。

4. 点揉经穴法

方法一：患者取坐位，术者立于患者身旁。术者点揉攒竹、鱼腰、太阳、睛明等穴，手法宜轻快柔和，每穴点揉 10～15 次。

方法二：患者取坐位，术者立于患者身旁。术者点揉头维、上关、下关、耳门等穴，手法宜轻快柔和，每穴点揉 10～15 次。

方法三：患者取坐位，术者立于患者身旁。对上肢活动多的运动项目，术者可点揉外关、曲池、曲泽、肩髃、肩髎、肩贞、肩中俞等穴，动作轻快，每穴点揉 10～15 次。

（四）针灸治疗

（1）取合谷、大椎、内关、三阴交、足三里、关元、百会、脾俞、肾俞等穴，得气后行补法，留针 20 分钟，一日一次，7 次为一个疗程。

（2）艾灸曲池、足三里、命门、关元、膏肓、天枢、小海、养老等穴，每穴灸 5 分钟，一日一次，7 次为一个疗程。

（五）足浴

足浴是一种物理保健疗法。在健身、训练或比赛后，选用具有舒筋活络、疏导腠理、流通气血、活血止痛的中草药，置于锅或盆中加水煮沸后，先用热气熏蒸双脚，待水温稍减后用药水浸洗双脚，冬季可在患肢上加盖棉垫，使热能持久，每次 15～30 分钟。可选用海桐皮汤加减，舒筋活血洗方。

其他还有八仙逍遥汤、下肢损伤洗方等。

四、预防

（1）严格遵循训练原则，合理安排运动量和运动强度，逐渐增加训练量。应从实际出发，坚持因人而异和循序渐进的原则。根据运动员的性别、年龄、身体发育状况、机体承受能力、训练水平、训练状态等具体情况，制订科学的训练计划和训练内容。

（2）采取形式多样的训练方法和手段，训练内容要全面。加强对青少年运动员的全面训练，尤其是身体素质的基本训练。对优秀运动员训练量的安排应注意节奏性，即大、中、小运动量有机配合。训练要注意上、下肢的交替运动；专项练习为主，非专项练习为辅。

（3）加强医务监督，定期身体检查，注意生活制度，训练计划。掌握锻炼强度，当出现受伤和肌肉疼痛次数增加、早上起来时脉搏加快、持续出汗或大量出汗、训练情绪下降，易激动，在下一次训练前肌肉恢复不过来、发热、食欲减退，失眠、肌肉围度缩小、提不起精神，缺乏耐力、感冒不断等现象时，应考虑是否出现运动性疲劳。如果出现运动性疲劳，应及时调整运动量，早调整，早治疗。

第三节　运动性贫血

贫血是指循环血液的红细胞计数（RBC）或血红蛋白浓度（Hb）低于正常值的疾病。运动性贫血是贫血的一种，是指直接由运动训练或比赛而导致的体内血红蛋白和红细胞数低于正常值的贫血。世界卫生组织（WHO）确定的运动员贫血标准是：男子＜130g/L，女子＜120g/L，运动性贫血是从事长时间、大强度训练的运动员中常见的一种运动性疾病，多见于田径、篮球、排球等运动项目中。由于生理原因，女运动员更容易患运动性贫血。

一、病因病理

贫血的原因很多，如营养、感染、肿瘤、药物、免疫性疾病、肾脏病、胃肠病以及内分泌遗传性等疾病都可以引起贫血。引起运动性贫血的原因及机理比较复杂。运动性贫血的病理生理学基础是运动员从事耐力性运动，由于长时间、大运动量训练，容易导致机体血红蛋白下降，血液携氧能力的降低，器官组织因缺氧而发生变化。多数学者认为与下述因素有密切关系。

（一）血红蛋白合成减少

铁、蛋白质、维生素 B_{12} 和叶酸等都是合成血红蛋白必需的物质。当剧烈运动时，能量大量损耗，体内的无机盐、蛋白质、维生素消耗增加。铁、蛋白质、维生素 B_{12} 和叶酸的摄入量不足，将会影响血红蛋白的合成。特别是大量排汗、耐力性运动项目中若出现运动性血尿，女运动员月经期铁的丢失，以及大便中铁的丢失，更容易导致运动性贫血。

（二）红细胞破坏增加

在剧烈运动时，由于体温升高，血酸度增加，儿茶酚胺分泌增多等，可引起红细胞的滤过性和变形性改变，使红细胞的脆性增加，红细胞易破裂、溶血；又由于肌肉的极度收缩，血流加快，挤压或牵伸造成相应部位微细血管，红细胞与血管壁之间撞击摩擦加剧，红细胞破坏增加。剧烈运动时，由于脾脏收缩释放较多溶血卵磷脂，使红细胞破坏增多。

（三）血浆稀释引起相对贫血

一些运动员特别是耐力运动员的运动训练，如竞走、长跑等，尤其是女青少年运动员容易发生溶血或血红蛋白尿，可引起血浆容量的明显增加，出现相对的血液稀释状态，表现为血红蛋白的浓度减少。这一增加视为机体的适应性反应，可增加心脏的每搏量和最大排血量。

（四）失血

剧烈运动时，若引起胃肠道出血、血尿、血红蛋白尿、痔疮、组织或内脏损伤、女运动员月经过多等都会造成不同程度的急慢性失血，从而导致运动性贫血。

（五）运动项目

田径特别是长距离径赛（如竞走、长跑、马拉松），以及举重、柔道、跆拳道、摔跤等运动项目，运动性贫血的发病率大大高于其他运动项目。灵巧型项目，如体操、跳水、舞蹈等项目的运动员也多见贫血，这可能与控制摄入量、维持较轻体重有密切的关系。

二、临床表现

运动性贫血症状的轻重与贫血产生的速度、原因和血红蛋白浓度降低的程度密切相关。一般来说，运动员的心血管系统代偿能力较强，所以，当运动员患轻度贫血时，在安静状态或中小运动量时不出现症状或症状不明显，仅在大运动量时才出现某些症状。轻度运动性贫血一般症状不明显。中度和重度运动性贫血，主要症状有头晕、乏力、疲倦，尤其是在训练后感觉明显眼花、头痛、记忆力下降、食欲下降等；运动中或运动后出现心悸、气促、心跳加快、体力明显下降，不能坚持正常的训练强度。运动成绩逐渐下降时，体检可发现皮肤、黏膜指甲等苍白，安静时心率加快，心尖可听到收缩期吹风样杂音，血液检查RBC＜正常值，Hb＜正常值；女运动员还可出现月经紊乱或闭经。

三、治疗

（一）一般处理

当男运动员血红蛋白＜100g/L、女运动员血红蛋白＜90g/L时，应停止大、中强度的训练，在医生指导下进行治疗。待血红蛋白值上升后，再逐渐恢复运动强度。当男运动员血红蛋白在100～120g/L、女运动员血红蛋白在90～110g/L时，可边治疗边训练。但要减轻运动负荷量和训练强度，避免长距离跑等。对中重度贫血的运动员以休息和治疗为主。

（二）西医治疗

积极治疗引起贫血的疾病，去除病因。对于血红蛋白低于120g/L者，须口服铁剂治疗。也可同时加服维生素C促进铁的吸收。常用治疗贫血的药物有硫酸亚铁、富马酸亚铁、叶酸、维生素B_{12}等。

（三）中医治疗

1. 心脾两虚证

症见健忘失眠，盗汗虚热，食少体倦，面色萎黄，或便血，皮下紫癜，妇女崩漏，月经超前，量多色淡或淋漓不止，舌淡，苔薄白，脉细弱等，治宜益气补血，健脾养心，方用归脾汤加减。水煎，温服，一日一剂，一日3次。

2. 气血两虚证

症见面色苍白或萎黄，头晕目眩，四肢倦怠，气短懒言，心悸怔忡，食欲减退，舌淡，苔薄白，脉细弱等。治宜益气补血，方用八珍汤加减。水煎，温服，一日一剂，一日3次。

3. 肾阳虚证

症见腰痛腿软，下半身常有冷感，少腹拘急，小便不利或反多，入夜尤甚，早泄，舌淡而胖，苔白，脉虚弱，尺部沉细等，治宜补肾助阳，方用金匮肾气丸。一次1丸，一日2次，空腹淡盐汤或温开水送服。

另外，可以服用生血1号（党参、鸡血藤、生地黄、地榆各30g，红枣10枚，地骨皮1.5g，白芍12.5g，乌梅5枚，仙茅10g，硫酸亚铁2.05g）治疗运动性贫血。其他如红桃K、健脾补血剂等，治疗贫血也有较好的疗效。

（四）推拿按摩

患者取坐位，术者立于患者身旁。术者取足三里、大椎、印堂、血海、鱼际等穴，用指针法进行治疗。一次10分钟，一日1次，1个月为一疗程，可连续治疗数个疗程。

（五）针灸治疗

针刺足三里（双）、肾俞（双）、命门等穴。然后用艾条灸，一日1次，一次灸10分钟左右，或以皮肤潮红为度，连续治疗7次。

（六）饮食调理

膳食平衡，营养合理。充分保证蛋白质、铁质和维生素的供应。平衡膳食包括谷类、食用脂肪类、肉蛋鱼类、根茎薯类、奶类、水果类、蔬菜类。在安排膳食时，要充分考虑到运动员的年龄、运动强度、运动项目以及气候、季节等因素。尤其是要多吃蛋白质含量丰富、含铁较多的食物，如动物肝脏、动物血、瘦肉、黑木耳、海带、紫菜、芝麻酱、蛋黄、豆类等，特别是动物性食物中的铁，不但铁含量高且不易受其他膳食因素的影响，吸收率高，是膳食铁的很好来源。切忌偏食和挑食。在运动前后适当补充一些抗氧化剂，如维生素C和维生素E，能够增强红细胞抗氧能力。

四、预防

(1) 遵守科学锻炼的原则，循序渐进，合理安排运动量。刚开始锻炼时，每次锻炼时间不宜过长，运动强度要适宜。充分做好运动前的准备活动和整理运动，以防止脚底受到过度冲击。为了保护足部健康，最好穿质地轻软的运动鞋。

(2) 加强医务监督，定期监测运动员的血红蛋白和血清铁蛋白。对田径的中长跑、马拉松，控制体重的举重、柔道、跆拳道、摔跤、体操等易患运动性贫血的运动项目，要做到全面的检测。特别是运动员在剧烈运动初期（如集训1~3周）、耐力运动员、女青年运动员应定期检查。做到早发现、早预防、早治疗。

附：红细胞数临床检测参考值：成年男子为400万~550万/μL，女子为380万~500万/μL。血红蛋白：男子为120~160g/L，女子为110~150g/L。

第四节　运动性心律失常

正常心律起源于窦房结。窦房结发出的冲动通过正常房室传导系统顺序激动心房和心室，按一定范围的频率不停地、有规律地搏动。健康成人的心脏搏动频率为每分钟60~100次。心律失常是指心律起源部位、心搏频率与节律以及冲动传导等任何一项异常，使心脏活动的规律发生紊乱，出现心律失常或心律不齐等。心律失常大多见于各种器质性心脏病，其中以冠状动脉粥样硬化性心脏病（简称冠心病）、心肌病、心肌炎和风湿性心脏病（简称风心病）为多见，尤其在发生心力衰竭或急性心肌梗死时。其他还有内分泌失调和水、电解质紊乱、胸腔或心脏手术、药物中毒者以及中枢神经系统疾病等。各种运动项目都容易出现运动性心律失常，但多见于过度紧张、运动性疲劳等，健康人也时有发生。

一、病因病理

心律失常按发病机理分为冲动起源异常和冲动传导异常两大类。

（一）冲动起源异常

1. 窦性心律不齐

窦性心律不齐有呼吸性和非呼吸性两种。呼吸性心律不齐常见于正常儿童及青少年，心律不齐与呼吸有关，吸气时快，呼气时慢。非呼吸性心律不齐与呼吸无关，心率时快时慢，多见于心脏病患者。心电图表现 P—P 间隔相互差异超过 0.20 秒时，称为显著的窦性心律不齐。窦性心律不齐常见于运动员特别是青少年运动员中，大多属于生理现象。运动员中出现显著的窦性心律不齐时，可能与过度疲劳有关。

2. 窦性心动过缓

每分钟从窦房结发出冲动频率低于 60 次者，称为窦性心动过缓。运动员中安静时窦性心动过缓发生率较高，据国内报道占 50% 以上，安静时最慢心率为每分钟 33 次。窦性心动过缓多见于从事耐力训练（马拉松、公路自行车等）的运动员。运动员窦性心动过缓是运动员长期体力训练产生的心脏适应性反应，是心功能改善及交感神经张力降低，迷走神经张力占优势的体现。如运动员心动过缓伴有其他心律失常等症状时，应结合临床表现与病理性窦性心动过缓相鉴别。

3. 窦性心动过速

每分钟从窦房结发出的冲动高于 100 次者，称为窦性心动过速。运动员在训练、比赛运动时常常出现窦性心动过速。但是安静时出现窦性心动过速者非常少见。如果运动员安静时出现心动过速，要考虑是否过度疲劳，注意排除甲状腺功能亢进症、感染等。

4. 期前收缩

期前收缩是由窦房结以外的异位起搏点过早地发出冲动引起的心脏搏动。又称为期前收缩、期外收缩或额外收缩。期前收缩常见于各种器质性心脏病或心脏神经官能症患者。情绪激动、精神紧张、疲劳、消化不良、过度吸烟、饮酒或喝浓茶、洋地黄类等药物的毒性作用、缺钾等都可引起发作。运动员中出现的期前收缩，与过度疲劳、感染、情绪因素密切相关。如运动员患马凡氏综合征，更容易出现期前收缩。

5. 阵发性心动过速

阵发性心动过速是一种阵发性、不规则而快速的异位心律，每分钟心律在 160~220 次。每次发作持续数分钟至数小时或数天。多见于各种器质性心脏病患者，常见于冠状动脉硬化性心脏病，特别是在发生急性心肌梗死时。运动员中出现的阵发性心动过速，大多属于功能性改变，一般无重大影响。如发作时间较长，每分钟心率在 200 次以上者，一般均不能进行正常训练和比赛。其他还有房室交界性逸搏、房室交界性心律、心房颤动等。

(二) 冲动传导异常

1. 窦房传导阻滞

窦房结产生的冲动不能传到心房,是一种罕见的心律失常,主要是因迷走神经张力增高和洋地黄类药物作用所致。运动员窦房传导阻滞是迷走神经张力占优势引起。过度疲劳时也可出现暂时性的窦房传导阻滞。

2. 房室传导阻滞

房室传导阻滞是指窦房结发出的冲动,从心房传导到心室的过程中发生障碍,使冲动部分或全部不能通过,多见于各种器质性心脏病患者,以及洋地黄药物毒性反应或通过迷走神经反射性刺激引起的传导组织的机能障碍等。运动员中出现的 1°房室传导阻滞,主要是因为迷走神经张力占优势,常出现在夜间、卧位或闭气试验时,应暂停训练和比赛。重度房室传导阻滞又称完全性心脏传导阻滞,心房的激动完全阻滞,不能下传到心室,可分为先天性和后天性,多属病理性。

3. 心室传导阻滞

包括所有在房室束分叉以下的传导阻滞。心室传导阻滞多见于各种器质性心脏病患者。据报道,马拉松运动员和竞走运动员,心室传导阻滞的发生率较高,这与过度训练密切相关。

二、临床表现

心律失常短暂的发作或偶然发作大多无明显症状。频发者可有心前区不适、胸闷、心悸、心跳增快或减慢,或头部、颈部出现发胀、有跳动感觉,乏力、头晕、恶心呕吐、面色苍白、出冷汗、气促、脉细弱甚至昏厥。心电图检查有异常。

三、治疗

(一) 对症处理

如果心律失常是因过度训练、过度疲劳所致,就要注意调整运动量,不宜参加剧烈运动。

(1) 窦性心律不齐、窦性心动过缓:一般说来,窦性心律不齐、窦性心动过缓和窦性心动过速大多不需治疗。如患者有头晕等症状,对症处理即可。

(2) 房室交界性心律短暂发作多无重要性,用阿托品治疗可能有效。持久的发作提示心肌损害,须用药物治疗。

(3) 期前收缩:期前收缩如无器质性心脏病,大多无须特殊治疗。但必须向患者解释清楚,消除顾虑,与烟、酒、茶、疲劳及消化不良有关者应予以纠正。如果情绪紧张或伴有自觉症状显著者,可试用小剂量镇静剂。发作频繁、症状显著者或伴有器质性心脏病者,可用药物治疗。

心律失常的治疗,应在专科医生指导下进行。目前临床常用的抗心律失常药物有近 100 种,主要有以下几类:

(1) 第一类抗心律失常药物又称膜抑制剂。

(2) 第二类抗心律失常药物即 β 肾上腺素受体阻滞剂,有普萘洛尔、阿替洛尔、美托洛尔、氧烯洛尔、阿普洛尔、吲哚洛尔等。

(3) 第三类抗心律失常药物系指延长动作电位间期药物,有溴苄铵、胺碘酮。

(4) 第四类抗心律失常药物系钙通道阻滞剂，有维拉帕米、硫氮卓酮、普尼拉明等。

(5) 第五类抗心律失常药物即洋地黄类药物，代表药物有毛花苷C、毒毛旋花子甙K+、地高辛等。

除此之外，还有司巴丁、卡泊酸、门冬氨酸钾镁、阿义马林、安地唑啉、常咯啉、醋丁洛尔、普拉洛尔等。

（二）中医治疗

(1) 气血不足，阳气虚弱证：症见心动悸，脉结代，虚羸少气，舌淡，舌光少苔，或舌体瘦小等，治宜益气滋阴，养血复脉，方用炙甘草汤加减。水煎，温服，一日一剂，一日3次。也可选用人参养荣汤、柏子养心丸等。

(2) 心脾两虚证：症见心动悸，脉结代，健忘失眠，盗汗虚热，食少体倦，面色萎黄，或便血，皮下紫癜，妇女崩漏，月经提前，量多色淡，或淋漓不止，舌淡，苔薄白，治宜益气补血，健脾养心，方用归脾汤加减。水煎，温服，一日一剂，一日3次。

(3) 心阴亏虚，心失所养证：症见心悸失眠，虚烦神疲，梦遗，手足心热，口舌生疮，大便干结，舌红少苔，脉细数等，治宜滋阴养血，补心安神，方用天王补心丸。口服，一次9支，一日3次。

(4) 心脉痹阻，心失所养证：症见心动悸，脉结代，胸闷，时有胸痛，痛如针刺，或向后背、上肢放射痛，唇甲青紫，舌质有瘀点或瘀斑，脉涩或结代，治宜理气止痛，活血化瘀，方用丹参饮加减。水煎，温服，一日一剂，一日3次。

（三）推拿按摩

患者取俯卧位，术者立于患者身旁。术者用一指禅推法，由上而下按摩脊柱两侧足太阳膀胱经穴位，如大椎、心俞、肝俞、脾俞、胃俞、肾俞等，两侧交替进行。按摩频率约60次/分，一次15分钟。

（四）针灸治疗

1. 体针

主选心俞、内关、神门等。期前收缩加三阴交，心动过速加足三里，心动过缓、房颤加膻中、曲池等穴。背俞穴应在穴之外方2分处呈45°进针，斜刺向脊柱，深1～1.5寸，得气后，提插捻转，使针感向前胸放射，以补法或平补平泻法刺激3～5分钟起针；四肢穴位可以深刺，予以中强刺激，平补平泻。留针20分钟，隔5分钟运针1次。

2. 电针

主选内关、间使、郄门、三阴交等，加足三里、心俞、膻中、肾俞。进针得气后，接通G6805电针仪，连续波，频率每分钟120次，强度以患者能耐受为度，通电15～30分钟。一日1～2次。

3. 耳针

主穴：内分泌、心、交感、神门、枕。

配穴：皮质下、小肠、肾，心动过速加耳中，心房颤动加心脏点（心脏点位于屏上切迹微前凹陷后下缘）。心律失常均取主穴3～4个，酌加1～2个配穴。中强刺激，留针1小时。如为阵发性心动过速，取耳中为主穴，配2～3个，留针30分钟～1小时；心房颤动取心脏点为主穴，加配 2~3 个其他穴位，留针 30 分钟，手法应轻，以防晕针。留针期间，宜行针 2~3 次。一日治疗 1 次，重者一日 2 次。

四、预防

（1）培养良好的个人卫生习惯、戒烟限酒，消除心律失常的诱因。早发现、早诊断、早治疗。

（2）科学选材，科学合理的训练，避免过度训练、过度疲劳，排除心律失常的发病因素。

（3）当出现心律失常，如前期收缩、阵发性心动过速、房室传导阻滞、期前收缩等时，应加强医务监督和健康检查，密切观察，注意排除器质性心脏病。

第五节　运动性晕厥

运动性晕厥是指在大强度的运动训练或激烈的比赛中或比赛后，由于大量血液分布于下肢等多种原因引起的一时性脑供血不足或脑血管痉挛所致的短暂意识丧失状态。发作时因肌张力消失不能保持正常姿势而倒地。运动性晕厥多见于长跑、足球、篮球、长距离滑雪、滑冰、公路自行车、举重、竞走、自行车练习、网球和马拉松等运动项目。青年和中老年均有发生，以中老年为多见。

一、病因病理

人脑重量占体重的 2%，脑血液供给量占心输出量的 1/6，脑耗氧量占全身耗氧量的 20%，维持意识所需的脑血流量的临界值为每分钟 30mL/100g，当脑血流量骤减至临界值以下就可以发生晕厥。运动性晕厥与运动项目、训练水平、身体状态、年龄和周围环境密切相关。

运动性晕厥的发病原因较多，多与身体健康水平较低、训练前饥饿、疲劳有关。另外，精神亢奋或过度紧张、周身血液循环加速、耗氧增加、带病参加运动训练或者比赛、长时间站立或久蹲后突然站起，患者缺乏锻炼，或者运动前没有做好准备活动，或者运动量过大、时间过长导致低血糖症等，都可能发生晕厥。还与某些潜在基础性疾病有关，如高血压病、冠心病、高脂血症等。运动性晕厥的病因病理可分以下几类：

（一）血管减压性晕厥

血管减压性晕厥又称单纯性晕厥，可以发生在正常人中。发病率占各类型晕厥的首位。发作前有情绪不稳定或强烈的精神刺激等因素，引起动脉压和全身骨骼肌肉的阻力降低，大脑血液灌注量减少出现晕厥。年轻女性运动员以及新入队的队员参加大型比赛，赛前紧张状态易促使本病发生。

（二）心源性晕厥

心源性晕厥发作与体位无关，主要是因为运动时心肌耗氧量增加，由于多种原因引起冠状动脉供血不足发生心肌缺血，导致心脏功能障碍，脑组织供血不足引起晕厥。运动可激发没有器质性心脏病的人发生心律失常，导致心脏射血功能障碍，脑组织供血不足，引起晕厥。另外，主动脉瓣或瓣下狭窄的人常在运动或体力劳动时发生晕厥。先天性心脏病人运动后由于明显的动脉低氧可导致晕厥。运动员伤病恢复期、过度疲劳以及停训后突然参加大强度的训练和比赛等，易发生心源性晕厥。

（三）体位性低血压晕厥

体位性低血压晕厥又称重力性休克性晕厥，多见于径赛运动项目。当运动员以下肢为主进行运动时，下肢肌肉的毛细血管大量扩张，其供血量比安静时增加20～30倍。此时，如果在大强度的训练或激烈的比赛中或比赛后立即停止不动，由于下肢毛细血管和静脉失去了肌肉收缩时对它们的节律性挤压作用，加上血液本身受到的重力影响，导致大量血液积聚在下肢舒张的血管中，造成回心血流量和心输出量的减少，使脑部相对供血不足引起晕厥，出现体位性低血压晕厥。如举重运动员在举重过程中胸腔内压可达160～220mmHg（21.3～29.3kPa），影响了左心室充盈，因此心输出量减少，血压可降至25～50mmHg（3.33～6.67kPa），脑血流减少，出现短暂的晕厥。或身体由水平位突然变为直立位时，由于体位突然变动，导致回心血量骤减和动脉血压下降，出现了一过性脑缺血，也可发生体位性低血压晕厥。

（四）低血糖性晕厥

低血糖性晕厥是运动性晕厥中较为常见的一种类型。人体运动主要消耗体内糖原储备转化为运动的能量。长时间剧烈运动后，如长跑、马拉松、长距离滑雪、滑冰和公路自行车等运动项目，血糖大量消耗而导致低血糖。如未能及时补充糖，可影响到脑组织的能量供应，造成脑功能严重障碍，导致晕厥甚至昏迷。有器质性或功能性低血糖病史的人，在运动时易诱发低血糖性晕厥。

（五）运动性中暑晕厥

运动性中暑晕厥多发生在高温、高湿环境中，运动时体内产热较多，如果通过蒸发、对流、传导和辐射等方式不能有效地散发体内过多的热量，人体的体温调节能力下降，体温升高。此外，由于大量出汗脱水，体内水、电解质失衡以及血容量减少，引起血压下降、脑供血不足和意识丧失，发生中暑昏迷。如没有降温措施而继续运动，可出现晕厥甚至死亡。

（六）脑源性晕厥

发生在有脑血管先天性畸形、脑动脉血管粥样硬化和颈椎病的练习者和教练中，运动时脑部血管可发生一时广泛缺血而出现晕厥。有高血压病的人参加激烈运动，可引起脑内小动脉痉挛、水肿和意识丧失。

（七）迷走反射性晕厥

迷走反射性晕厥又称血管抑制性晕厥。主要是由于大赛前情绪过于紧张激动，或竞赛中遭遇伤痛或强烈的精神刺激，通过交感神经反射，而诱发短暂的内脏血管扩张，回心血量减少，心输出量减少，血压下降，导致大脑供血不足而引起晕厥。

二、临床表现

轻度昏厥，一般在昏倒片刻之后清醒，精神不佳，仍有头晕、头痛、乏力等症状，可有恶心、呕吐。较重的昏厥，主要表现是晕厥前全身软弱无力、头晕、耳鸣、眼前发黑、面色苍白、出冷汗。有时伴有发绀、呼吸困难、颈静脉怒张，心率、心音和心电图多有异常表现。或有心悸、胸痛等症状。重度昏厥，昏倒后意识丧失，手足发凉、脉率上升或正常、血压下降或正常、呼吸加快或减弱（一般昏倒数秒，长者 3～4 小时）。无抽搐、大小便失禁，瞳孔大小正常，对光反射正常。无心、肺、腹及神经系统等病史。

（一）血管减压性晕厥

有明显的发作诱因如情绪不稳定、疲劳，发作前期有出汗、流涎、心动徐缓等前驱症状，上述症状持续数十秒至数分钟后意识丧失。血压下降，脉搏缓弱，意识丧失几秒至几十秒可自行苏醒。

（二）心源性晕厥

有明显的发作诱因如用力、情绪不稳定、疲劳等，发作与体位无关，发作前期有出汗、流涎、心动徐缓等前驱症状，出现眼黑、心悸、胸痛、面色苍白合并发绀、呼吸困难、颈静脉怒张，血压下降，心率、心音和脉搏有改变，心电图多有异常表现等。当心脏恢复搏动，脉搏可触及时，脸色突然转红。上述症状持续数十秒至数分钟后意识丧失。脉搏缓弱，意识丧失几秒至几十秒可自行苏醒。

（三）体位性低血压晕厥

发生在水平位置运动突然变直立位的运动项目，由于体位的突然变动，肌肉泵和血管调节功能发生障碍，致使回心血量骤减和动脉血压下降，出现一过性脑缺血，意识突然丧失，无前驱症状，可发生在完成游泳比赛后的站立位。

（四）低血糖性晕厥

前驱症状有头晕、无力、饥饿感、震颤、恶心、冷汗、心动过速和行为慌乱等，晕厥历时较长，补充糖后意识可恢复。

（五）运动性中暑晕厥

练习者在炎热夏天进行训练和比赛时，初始表现一般为头昏、头痛、胸闷、大汗、严重口渴、恶心、呕吐、心动过速和肌肉痉挛等，体温可高达 40℃ 以上，有的面色苍白、皮肤湿冷、脉细弱、血压下降、瞳孔缩小，有病理反射。如没有降温措施而继续运动，可出现晕厥甚至死亡。

（六）脑源性晕厥

晕厥发生时常伴有头痛、眩晕、呕吐、抽搐，有时伴有失语、轻偏瘫、患侧视力减退或失明等。

（七）迷走反射性晕厥

前驱症状有眩晕、出汗、恶心、面色苍白、肢体发软等，持续数分钟继而突然意识丧失，可在数秒或数分钟后自然苏醒。体检查不出器质性疾病，也不留后遗症。

三、治疗

（一）一般处理

（1）当运动员或健身运动者出现运动性晕厥的前期症状时，救护人员应立即上前搀扶其步行,或慢跑或慢走一段路程,然后平卧片刻待身体逐渐恢复。如果出现晕厥,立即将晕厥者置于仰卧位,或抬高下肢,以增加脑血流量。

(2) 松解紧身衣服,松开衣扣、腰带。头转向一侧,以免舌后坠堵塞气道。注意保暖。给予低流量吸氧,注意观察生命体征(体温、脉搏、呼吸、血压)。

(3) 面部及颈部冷湿敷,如体温低,加盖毛毯。如呼吸停止,应做人工呼吸。

(二) 急救处理

昏厥处置:发病后,必要时可给患者嗅有刺激性的氨味。或静脉注射25%~50%葡萄糖40~60mL。在知觉未恢复以前,不能给任何饮料或服药。如有呕吐,应将患者的头偏向一侧。意识恢复后,可服热饮料或少量白兰地或威士忌。如停止呼吸,应立即进行人工呼吸。

(1) 血管减压性晕厥和直立低血压性晕厥:采取上述处理方法,可缓解。

(2) 心源性晕厥:立即吸氧,心电图示房室传导阻滞时皮下注射阿托品;如为室性心动过速,立即静脉注射利多卡因50~100mg,1~2分钟注完。急性左心衰竭的处理方法为强心、利尿等。急性心肌梗死给予止痛、镇静、抗心律失常、抗休克或抗心衰处理。心源性晕厥经现场急救后再安全转运。

(3) 低血糖晕厥:静脉注射50%葡萄糖60mL。

(4) 中暑昏厥:将中暑昏厥者转移至阴凉通风处迅速降温,用冰水、冷水或酒精擦浴使皮肤发红,头部及大血管分布区放置冰袋,有条件的静脉点滴5%葡萄糖生理盐水。

(5) 脑源性晕厥:现场抢救措施有吸氧、保持呼吸道通畅、降压和降低颅内压等。静脉注射50%葡萄糖40mL,每4~6小时一次,血压过高者,利舍平1mg或25%硫酸镁10mL深部肌肉注射。合并抽搐时肌注副醛。

如果是游泳和潜水,意识突然丧失,通常从发生意识障碍到死亡的时间不超过2.5分钟,应迅速进行抢救。迅速使呼吸道通畅,立即撬开口腔将舌头拉出外以免堵塞呼吸道,并将溺水者头部下垂倒出积水,并进行人工呼吸。有心跳停止时同时做体外心脏按压。争取做气管内插管正压给氧和心脏起搏,同时给予呼吸兴奋剂和心内注射。

在救治过程中,若血压明显下降(收缩压低于85mmHg),可用多巴胺20mg+5%葡萄糖液250mL静脉滴注。并根据血压情况调节滴速。若发现呼吸困难及双肺底有湿性啰音,脉搏极不规则时,应减慢补液速度,静脉注射呋塞米20~40mg,毛花苷C 0.2mg。

(三) 中医治疗

(1) 元气大亏,阳气欲脱证:症见面色苍白,神情淡漠,肢冷多汗,呼吸微弱。脉微细欲绝。治宜益气固脱,方用独参汤,浓煎频服。也可用参附汤,水煎,温服,一日一剂,一日3次。

(2) 元气大亏,阳气暴脱证:症见手足逆冷,头晕气短,汗出黏冷,呼吸微弱,或上气喘急,面色苍白,脉微等。治宜回阳固脱,方用参附汤,水煎,温服,一日一剂,一日3次。

(3) 五脏中寒证:症见口噤,四肢僵直,失音不语,或猝然晕闷,手足厥冷等,治宜温脏散寒,回阳救逆,方用姜附汤,水煎,温服,一日一剂,一日3次。

(四) 推拿按摩

患者取仰卧位,术者立于患者身旁。术者自患者小腿向大腿(向心性)做重推摩和全身揉捏，以促进血液迅速回流心脏。

（五）针灸治疗

针刺人中或点掐（针刺）人中、十宣、百会、涌泉等穴，可以反射性地引起阻力血管和容量血管收缩，帮助血压回升，促使患者苏醒。

四、预防

（1）平时要坚持锻炼身体，增强体质，提高心脏功能和血管运动机能水平。坚持科学系统的训练原则，运动前要做好充分的准备活动，要控制好运动量和强度。疾病恢复期和年龄较大者参加运动必须按照运动处方进行。避免发生过度紧张、运动性疲劳等运动性疾病。

（2）久蹲后要慢慢站起，当有晕厥的前驱征象时，应立即俯身低头，以免晕倒。剧烈运动后不要立即停下来或坐下，而应继续慢跑，并做深呼吸，以避免回心血量骤降，造成重力性休克。

（3）慎重对待运动员长期训练引起的生理变化和病理状态。密切观察运动时出现的各种症状如胸痛、胸部压迫感。参加长时间剧烈运动项目者必须是经过训练的运动员。运动员应定期进行体格检查，尤其在重大比赛和大强度训练前。身体虚弱或患病时不要参加较剧烈的运动。

（4）避免在夏季高温、高湿或无风天气条件下，进行长时间的训练和比赛。饥饿或空腹时不宜参加运动。长距离运动要及时补充糖、盐、水。剧烈运动后应休息半小时后淋浴。

第六节　运动性猝死

猝死是急性症状发生后即刻或者 24 小时内出现的意外死亡（世界卫生组织认定）。运动性猝死是指运动员或进行体育锻炼的人在运动中或运动后 24 小时内发生的非创伤性意外死亡（我国大部分学者倾向于将猝死的时间限定在发病 1 小时内）。运动性猝死发病急、病程短、病情重，很难救治。运动性猝死多见于中长跑、短跑、跳高、足球、篮球、排球、网球、游泳和自行车等运动项目。

一、病因病理

运动性猝死的发生，大多伴有心脏器质性病变或心血管结构异常，以及高血压病、情绪激动、精神紧张、过度劳累等，这些都是导致运动性猝死的原因。运动医学界研究成果表明，运动性猝死的发病与以下因素密切相关。

（一）患者存在着心脏的器质性病变或心血管结构异常

主要有遗传性心血管系统疾病，如马凡氏综合征；先天性心血管疾病，如心居膈缺损、颅内动脉畸形等；后天性心血管疾病，如冠状动脉粥样硬化、冠状动脉畸形、病毒性心肌炎等。在激烈的运动中，由于心脏的器质性病变或心血管结构异常，导致冠状动脉供血不足、相对性局部缺血、冠状动脉急性栓塞或阻塞、心肌传导系统的急性紊乱等，发生运动性猝死。

（二）运动量超负荷或运动强度过大

在进行剧烈的、过量的运动时，生成大量的儿茶酚胺，对心肌起毒性作用。同时，在剧烈运动时，容易引起自主神经系统平衡失调及心肌电解质钾离子、钠离子的变化，引起心肌代谢性坏死。引起心肌缺血、缺氧，导致血管痉挛，心肌应激性增强，引起心律失常或心肌梗死，出现心脏停搏和脑血流中断，进而发生运动性猝死和脑性猝死。

（三）愤怒、冲动、恐惧等急性情绪应激史

体育运动心理的特殊情感体验掩盖了超负荷下的身体疲劳。例如，愤怒、冲动、恐惧等，引起血液中儿茶酚胺水平升高，增加发生心室颤动的危险性或激发冠状动脉痉挛。又如，在激烈的比赛过程中，不同程度地出现强烈的战胜欲和表现欲，当这种情感表现强烈时，强烈的心理活动必然影响到生理的变化。出现身体和心理的"忘我"，兴奋性增强，掩盖了运动时肌体较为敏感的疲劳感和疼痛感，使机体的疲劳感和疼痛感受到抑制。容易在不知不觉中出现超负荷运动，过分紧张、激动等，容易导致运动性猝死。

（四）滥用药物

滥用药物也是导致运动性猝死的因素之一。个别运动员在经济利益的驱使下，为了取得超常的成绩，冒着生命危险，在比赛前服违禁药物。一些药物使运动神经异常兴奋的同时，将加大心脏的工作负荷，严重时会导致运动性猝死。例如，滥用可卡因可引起冠状动脉血管的痉挛，增加血小板的凝血功能。又如，滥用挥发性药物（如吸入甲苯），也易造成房室传导阻滞或窦性心动过缓等。

二、临床表现

运动性猝死的先兆，主要有明显的疲乏感、短暂眼黑、眩晕、心慌、面色灰白、心悸、呼吸困难、大汗淋漓、血压下降、神经精神异常等，随后突然昏迷、意识不清、停止呼吸、心搏骤停、脉搏消失、神志不清、发绀、痉挛、瞳孔散大。如不及时抢救，将迅速死亡。

三、治疗

（一）现场急救

（1）立即吸氧，就地仰卧，松开衣领和腰带，保持呼吸道通畅，放低头部，抬高下肢并做向心性重按摩。建立一条静脉通道，立即静脉注射5％葡萄糖氯化钠注射液500～1000mL。清醒者给予适量口服补盐液。

（2）密切观察生命体征（体温、脉搏、呼吸、血压）变化，注意有无心脏、呼吸骤停及心律失常、心力衰竭和脑水肿等。静脉滴注5％葡萄糖氯化钠注射液500～1000mL。清醒后头痛严重者给予20％甘露醇125mL或50％葡萄糖40mL静脉推注。

（3）如发生心脏、呼吸骤停，立即施行心肺复苏术。

（二）中医治疗

（1）元气大亏，阳气欲脱证：症见面色苍白，神情淡漠，肢冷多汗，呼吸微弱，脉微细欲绝，治宜益气固脱，方用独参汤，浓煎频服，或参附汤。

（2）元气大亏，阳气暴脱证：症见手足逆冷，头晕气短，汗出黏冷，呼吸微弱，或上气喘急，面色苍白，脉微等，治宜回阳固脱，方用参附汤。水煎，温服，一日一剂，一日3次。

（3）暑邪内闭证：症见突然昏倒，不省人事，呼吸急促，牙关紧闭，痰涎壅盛，或兼有四肢不温，面色青白，舌蹇，脉沉伏等，治宜辟秽解毒、开窍醒神，方用红灵丹，口服，或外用少许吹鼻取嚏。内服作用较好，一般每次3～6g，温开水送服。

（三）针灸治疗

针刺或掐人中、合谷、中冲、十宣、涌泉等穴，用强刺激。

四、预防

（一）加强医务监督

要制订应急预案，掌握急救技能。体育教师、队医、教练员和运动员要了解心脏猝死的基本知识，掌握基本的急救常识。遇到紧急情况时，马上实施急救，包括人工呼吸、胸外心脏按压、止血、包扎、骨折处的固定等。如果运动中出现胸痛、胸闷、头痛、晕厥、心动过速、疲劳、呼吸困难等症时，应该考虑是否是运动性猝死的先兆症状，必须立即停止训练，进行详细检查。发现心血管系统可疑问题，应及时进行排查，及时发现，及时治疗。

（二）建立运动员健康档案

定期进行体格检查和运动能力的测定，做好赛前运动员机能状态的评定。运动前进行严格的体格检查，识别可能发生猝死的高危人群。详细询问运动员家族中有无心脑血管病史、高血压病史和猝死病史；运动员本人有无心脏病病史、昏厥等，以及是否有高脂血症、高血压病和糖尿病等。详细检查心脏大小、有无心脏杂音、心律失常、高血压等。必要时进行心电图、超声心动图检查和运动试验等，了解心脏功能情况。

（三）遵守科学训练的原则

运动训练要坚持循序渐进、系统性、个体化和量力而行的原则，保持良好的精神状态，避免过度紧张和运动性疲劳。训练和比赛前应做好准备活动，结束时做好整理活动。在体育教学、训练和比赛过程中，要合理安排运动量，把运动负荷控制在自身能够承受的范围内。体育健身运动者要在医生的指导下，选择适合自己的运动项目。根据运动处方，有目的、有计划、合理地进行体育健身。严禁患有先天性心脑血管异常的人，参加身体相互碰撞或容易导致情绪激昂的高强度、高负荷的体育运动。

（四）重视健康教育

保持健康的生活方式和生活习惯，不吸烟、不喝酒、少吃高脂食品和盐，避免暴饮暴食和饱食后立即进行剧烈运动；避免运动后立即热水浴；掌握运动的适应证、禁忌证；积极防治青少年的心肌病变；患有流感、急性扁桃体炎、麻疹等病后，不要过早参加剧烈运动。

五、运动性猝死的三级预防制度简介

运动性猝死的预防制度共分为三级。一级预防主要针对既往没有心脏疾病的人群，因为有25%的猝死者来自这一人群。二级预防主要针对患有冠心病或其他心脏异常的人群，因为猝死的绝大多数既往患有冠心病。三级预防主要针对治疗心搏骤停，防止发展为心脏猝死。

（一）一级预防

1. 加强健康教育，普及科学健身观念

进行训练、比赛和健身运动时，要遵循体育锻炼的基本原则，循序渐进，根据自身的健康状况和客观条件，有针对性地选择运动项目、方法、时间与运动负荷，避免过度训练和过度运动。运动促进健康是一个渐进的过程，不可能一蹴而就。如果盲目增加运动强度、提高运动难度，只能适得其反，危害身体健康。不顾身体的健康状况，一意孤行地盲目进行运动，正是导致运动猝死的重要原因。

2. 保证医学检查和随访

认真分析参加体育健身运动的人群是否存在与冠心病相关的危险因素，并对在非医学条件下进行运动负荷实验或健身锻炼的人群进行安全性评价。及时发现运动的禁忌证，认真采取预防措施以降低危险概率。运动员的健康检查包括常规体检和赛前体检，体检通常包括心血管系统、肌肉骨骼系统和肺部的检查以及心电图检查等。运动性猝死者中多数都有心脏病，如心肌炎、心室壁薄、心脏肥大等，这些在普通的体检中很难发现，有条件的需做心肺功能的全面检查。已有研究证实，在健康检查中配合应用超声心电图并不会增加经济负担和延长体检的时间，反而有助于更好地鉴别运动性心脏病和病理性心脏病，以及发现潜在的致病性的先天性心脏病。平时，利用测脉搏衡量身体状况也是一个客观、简单、有效的方法，一般在安静状态下男性的脉搏稳定在60~70次/分，女性在65~75次/分，如果每分钟突然增多了6次以上，就说明身体状况并不理想。

3. 遵循体育锻炼基本原则，避免过度运动和过度训练

运动前应做好充分的准备活动，运动后要做好放松整理活动，避免运动后立即热水浴，避免暴饮暴食，避免饱食后运动。同时，体育锻炼要循序渐进，避免过度训练，要遵循经常性、全面性原则，根据自身的健康状况和客观条件，有针对性地选择运动项目、方法、时间与运动负荷，有计划地坚持锻炼，养成锻炼的习惯。

制定合理的运动处方，结合个人的特点，以处方的形式，制定运动的项目、强度和时间，安排锻炼计划，掌握好运动强度，从而达到安全有效的运动效果。一般推荐中低强度的运动，低强度运动的脉搏为100次以内，中等强度为100~150次，高强度则为150次以上。

4. 重视自我保健，加强自我医务监督

对大多数青少年来说，他们自认为身体健康，在运动时出现胸闷、气促、心慌、心痛、恶心等情况，往往认为是运动过程中的正常反应而不予理睬，即使身体过度透支也并不在意，殊不知也许这就是发病的前兆。所以青少年要注重自我保健，加强医务监督，在运动中如果出现身体不适，应及时进行调整，减少运动强度，必要时要终止运动，观察身体反应，及时体检。培养良好的生活习惯，不吸烟、不喝酒、少吃高脂食品和盐；患有流感、急性扁桃体炎、麻疹等要及时治疗；积极防治青少年的心肌炎和心肌病等。

5. 各类体育活动组织者的职责

各类体育活动的组织者应根据活动的类型，制定相应的参与人员"准入制度"，并制订出现紧急情况时的救助预案。

（二）二级预防

二级预防是在患有冠心病或其他心脏异常的人群中进行的预防，关键是减少危险因素和及时发现前驱症状。

（1）注意观察猝死的先兆症状。据国外报道，运动猝死前有50%的人会出现发热、胸痛、胸闷、胸部压迫感、头痛、气急、肠胃不适、腹泻、极度疲乏等前驱症状；也可能毫无先兆，而在运动前、中、后出现较明显的胸闷、压迫感、极度疲劳等症状，应引起足够的注意，若症状明显，应及时中止运动，并进行详细的医学检查。

（2）明确体育活动的禁忌证。体育活动的绝对禁忌证有：体温增高的急性疾病、各种内脏疾病（如心、肺、肾、脑及胃肠道疾病等）的急性期、有出血倾向的疾病（如肺结核咯血、消化道出血不久等）、恶性肿瘤的转移期。对于感冒、急性扁桃体炎、麻疹、发热患者应避免体育运动，注意休息，不要以为通过锻炼就能使感冒痊愈，如不及时诊治会导致病毒侵袭，引发心脏疾病，从而导致心血管意外。

（三）三级预防

三级预防是指治疗急性心搏骤停，以防止发展为心脏猝死，主要是要提供现场医务监督和建立急救计划。实践证明加强运动现场的医务监督与急救工作是防止运动猝死发生的重要环节。抢救及时，使急性心搏骤停逆转，挽救生命，避免猝死的发生。抢救的原则是分秒必争，因为在心跳、呼吸停止4分钟后，每过1分钟，抢救成功率就会降低20%。因此，如果发现有人在运动中突然意识丧失而倒地时，发现者应立即将其平卧，拍击其面颊并呼叫，同时用手触摸其颈动脉部位以确定有无搏动，若无反应且没有动脉搏动，则立即进行心肺复苏救治。在抢救时首先应使患者头部后仰以畅通气道，然后进行有效的胸外按压，同时进行口对口人工呼吸，这些基本的救治措施应持续到专业急救人员到场。

上述三级预防措施在运动实践中的实施，对指导全民健身运动具有十分重要的意义。

第七节　运动性哮喘

运动性哮喘又称运动诱发性哮喘，是支气管哮喘的一种特殊的表现类型。运动可作为一种单独的诱因或为多种诱发因素的一种。运动性哮喘可发生于任何年龄组，女性多于男性，多见于儿童与青少年。一般在冬春季加剧或诱发，如寒冷季节在户外跑步、登山或从事球类等运动容易诱发运动性哮喘。运动性哮喘多见于越野滑冰、迎风骑自行车和自由跑等运动项目。

一、病因病理

运动性哮喘是剧烈运动后导致气道暂时性狭窄，呈现哮喘样发作的特有临床现象。运动性哮喘与运动的种类、条件、强度以及持续的时间有密切关系。运动性哮喘的发病机制主要与以下两点有关。

（一）温度学说

运动性哮喘与热量、水分的丢失和支气管的反应性复温与呼吸道热量交换密切相关。即在呼吸过程中，热能从支气管黏膜转移至气流中，造成气道在运动后出现冷却现象，当运动停止后，支气管出现快速的复温，从而引起支气管血管的充血，黏膜的通透性增加和水肿，导致支气管狭窄而引起气流受限。

(二) 渗透压学说

即运动后随着气道表面液体水分的蒸发，支气管黏膜表面的液体为高渗透压，形成的渗透压使附近细胞出现容量的减少，黏膜的干燥和渗透压增高的刺激，导致炎症介质的释放，引起支气管平滑肌的收缩而发生运动性哮喘。

以上两种观点是互为因果的。目前更趋向于两种学说的统一，即渗透压和温度学说密不可分。冷空气的吸入不仅冷却了气道，而且使支气管壁在温化过程中形成脱水，从而造成高渗状态。这种症状很可能与运动中肺内过敏介质的大量释放有关。比如，运动时呼吸加快，肺活量增大，肺脏受到过度通气的机械性刺激，或因出汗而消耗水分或干燥以及寒冷空气等不良因子的激发，使组织胺、乙酰胆碱等致敏性介质大量分泌，作用于高反应的支气管壁上，引起支气管痉挛而导致哮喘。在各种体育活动中，跑步最易引起哮喘。

二、临床表现

发病与运动密切相关，运动量越大，症状越严重。多数患者在进行1～5分钟剧烈运动后，或运动停止后1～10分钟，出现咳嗽、气短、胸闷、呼吸困难、喘息，严重者出现面色苍白、大汗淋漓、发绀，甚至危及生命。上述症状可在1小时内缓解，少数可持续2～3小时。还可有精神紧张、胃部不适、咽痛等症状。

体格检查：两肺可闻干啰音和哮鸣音。

个别患者的哮喘症状可出现在运动后1个小时，这种迟发性哮喘，临床称为运动诱发的迟发性哮喘反应。

三、治疗

（一）西医治疗

（1）一般在运动前15分钟开始吸入短效 β_{12} 受体激动剂，如喘乐宁（沙丁胺醇气雾剂），每次 $200\mu g$；或特布他林气雾剂，每次 $250\sim500\mu g$；或生理盐水 $20mL$ 加呋塞米 $20mg$ 雾化吸入 $15\sim20$ 分钟，即可缓解。

（2）症状严重又特别顽固的患者，使用支气管舒张剂，解除支气管痉挛。

①异丙肾上腺素 1：200 溶液气雾吸入，每次 $5\sim10mL$，一日 $4\sim6$ 次。

②泼尼松 $10\sim20\mu g$，每日 $2\sim3$ 次，危重病人、哮喘持续状态患者，可静脉首次给氢化可的松 $0.12\sim0.13\mu g$ 或地塞米松 $5\sim10\mu g$ 加 5% 葡萄糖溶液 $500mL$ 静脉滴注。

如是竞技运动员，在使用药物时，要避免使用违禁药物，如肾上腺素、类固醇激素和镇静剂。

（二）中医治疗

（1）肺热哮喘证：症见哮喘，皮肤蒸热，日晡尤甚，舌红苔黄，脉数等，治宜清泻肺热，平喘止咳，方用泻白散加减。水煎，温服，一日一剂，一日3次。

（2）寒饮哮喘证：症见背受寒邪，遇冷即发哮喘，胸膈痞满，倚息不得卧，舌淡苔白，脉细等，治宜温肺散寒，涤痰化饮，方用冷哮丸，每遇发病时，临卧生姜汤送服6g，羸者3g，一日3次。

(3) 风寒外束，痰热内蕴证：症见咳嗽痰多气急，痰稠色黄，或喉中有哮鸣音，胸膈胀闷，微恶风寒，舌苔黄腻，脉滑数等，治宜宣肺定喘，清热化痰，方用定喘汤加减。水煎，温服，一日一剂，一日3次。

(4) 风寒闭肺症：症见恶寒发热，无汗，咳嗽气喘，痰多稀白，胸膈胀闷，口不渴，舌淡红，苔薄白，脉浮紧等，治宜散寒宣肺，止咳平喘，方用加味麻黄汤。水煎，温服，一日一剂，一日3次。

(5) 肺肾两虚证：症见腰膝酸软，少气乏力，喘咳胸满，不能安寐等，治宜滋补肺肾，定喘止咳，方用人参胡桃汤加减。水煎，温服，一日一剂，一日3次。

(三) 推拿按摩

患者取坐位，术者用拇指指腹按摩双肺俞、膻中穴。每个穴位40～50次，一日治疗1次，7次为一个疗程。

(四) 针灸治疗

(1) 取大椎、灵台、命门、膻中、气海、肺俞、尺泽、足三里、丰隆、合谷、风池、风府等穴，艾柱灸。

(2) 取双侧肺俞、定喘、足三里、风门、合谷、丰隆、肾俞等穴，针刺后留针30分钟，每隔10分钟行针1次，一日治疗1次，7次为一个疗程。

四、预防

(一) 运动性哮喘关键在于预防

一般在运动前5～15分钟开始吸入沙丁胺醇气雾剂或色甘酸钠气雾剂，有较好的预防哮喘作用。运动前做好热身活动。冬春季在室外活动时宜戴口罩，避免吸入干冷空气。

(二) 注意运动中的调节

平时特别是在冬春季，在运动过程中要注意调节呼吸节律，避免大口吸入冷空气，有助于防止哮喘发作。如有轻微的运动性哮喘，只要注意调整呼吸节律，继续锻炼，有的可自行缓解。如发作严重，应停止锻炼并进行治疗。

(三) 注重加强锻炼

患有哮喘病、过敏体质或有运动性哮喘史者，要加强体能训练，提高哮喘患者的运动耐力。同时宜选择运动时间短、负荷量适中的运动项目，如散步、太极拳、舞剑、夏季游泳、划船、室内羽毛球、网球、体操、举重等较少诱发运动性哮喘的运动项目。运动速度先慢后快，避免在冷环境下剧烈运动。

第八节 运动性头痛

运动性头痛是由于运动负荷过大、运动强度增加过快，身体机能紊乱而引发的一种症状。运动性头痛多发生在运动过程中，严重时常使运动者被迫中止运动。其疼痛的程度与运动量、运动强度和运动速度等因素密切有关。在高原地区，运动性头痛的发生率更高。运动性头痛多见于中长跑、越野滑雪、高山滑雪、网球和壁球等运动项目。

一、病因病理

导致运动性头痛的原因主要有以下几个方面：

（1）平时缺少锻炼，或在海拔较高的地方进行运动时，由于剧烈运动时的过度换气和高原造成的低碳酸血症，导致颅内外血管扩张而出现运动性头痛。这是越野滑雪运动员、高山滑雪或短雪橇滑雪者发生运动性头痛的原因。

（2）剧烈运动时，由于胸内压力升高，全身血压骤然升高，引起颅内压一过性升高，造成静脉窦的扩张，而导致运动性头痛。

（3）原发性疾病所致，如患高血压病、慢性鼻窦炎，内耳疾病、贫血等，在运动时特别是剧烈运动时，可出现头痛、头昏等。

运动医学界认为，运动性头痛是心肌缺血的重要征兆。凡是反复发作的与运动或体力劳动等密切相关的头痛，应立即中止运动或劳动，及时检查治疗。要警惕心肌缺血发生心肌梗死或运动性猝死的可能性。

二、临床表现

运动后立即出现头痛，呈跳动性，以两侧颞部疼痛为甚，休息后可缓解，运动后又发作。伴头昏、头晕、面色苍白、肢体无力、出汗过多、恶心，甚至呕吐等症状。持续几小时后逐渐缓解，并可反复发作。

三、治疗

（一）西医治疗

吲哚美辛，一次 25mg，口服，一日 3 次。如头痛是由原发性疾病所致者，应治疗原发性疾病。

（二）中医治疗

（1）外感头痛：症见偏正头痛或巅顶作痛，恶寒发热，目眩鼻塞，舌苔薄白，脉浮。治宜疏风止痛，方用川芎茶调散加减。水煎，温服，一日一剂，一日 3 次。

（2）瘀血头痛：症见头痛头晕，或耳聋年久，或头发脱落、面部瘀斑，或酒渣鼻，或白癜风等。治宜活血通窍，方用通窍活血汤加减。水煎，温服，一日一剂，一日 3 次。

（3）肝阳偏亢，肝风上扰证：症见头痛，眩晕，失眠，舌红，苔黄，脉弦。治宜平肝熄风，补益肝肾，方用天麻钩藤饮加减。水煎，温服，一日一剂，一日 3 次。

（三）推拿按摩

1. 拇指点揉法

患者取坐位、仰卧或俯卧位，术者立于患者身旁。术者用中轻度手法，拇指揉百会、印堂穴各 15~20 次；由内向外推眉弓 15~20 次；用一指禅推法对上关、听会、睛明、承泣、期门、侠溪、太冲、行间、风池等穴施术，每个穴位 15~20 次。以上均取双侧穴位。最后用十指指端沿足太阳，足少阳、足阳明三经经脉走向，从头前发际到后发际，沿着头正中线向两侧梳理

15~20次。一日治疗1次，7次为一个疗程。

2. 推摩点揉法

患者取坐位、仰卧或俯卧位，术者立于患者身旁。术者用拇指罗纹面从印堂推摩至上星穴10~20次；拇指揉百会、神门、关元、气海、血海、三阴交、肝俞、脾俞、肾俞等穴，每个穴位各15~20次；指针合谷穴10~20次。以上均取双侧穴位。一日治疗1次，7次为一个疗程。

3. 掌揉止痛法

患者取坐位或仰卧位，术者立于患者正面或身旁。患者双目自然闭合，术者用双手掌掌根揉太阳穴20~30次。同时，可以拿捏印堂、风池、合谷、天柱等穴10~15次，以局部感酸麻胀为度，每日2~3次。

（四）针灸治疗

（1）取内关、足三里、百会、人中、合谷、风池、太阳、角孙、外关、涌泉等穴，针刺后留针30分钟，每隔10分钟行针1次，一日治疗1次，7次为一个疗程。

（2）取风池、阳白、太阳、百会、头维、印堂、丝竹空、天柱、丰隆、太冲等穴，针刺后留针30分钟，每隔10分钟行针1次，一日治疗1次，7次为一个疗程。

四、预防

（1）合理安排运动量，坚持科学的训练原则。根据参加体育健身运动和竞技体育者的年龄、性别、健康状况和运动技术水平，坚持循序渐进的原则，合理安排运动量。

（2）认真做好运动前的准备活动。根据运动训练内容或比赛情况、个人身体状况、气候条件等来确定准备活动的内容与活动量。准备活动以感到身体发热，微微出汗为宜。天气寒冷或运动持续时间较短，准备活动的强度宜大，时间宜长。反之，天气炎热或运动持续时间较长，准备活动的强度宜小，时间宜短。

（3）积极锻炼身体，提高身体素质和训练水平，增强颈部肌力，避免或防止剧烈运动引起的头颈部肌肉持续性收缩所致的运动性头痛。

第九节　运动性腹痛

运动性腹痛是由于运动引起或诱发的一种症状，多发生在运动过程中或结束时，严重时常使运动者被迫中止运动。其疼痛的程度与运动量、运动强度和运动速度等因素密切相关。运动性腹痛多见于中长跑、马拉松、自行车、篮球、排球和体操等运动项目。

一、病因病理

运动性腹痛的发病原因比较复杂，而胃肠痉挛或功能紊乱和肝脾郁血是引起运动性腹痛的主要原因，主要有以下几个方面：

（一）胃肠道局部血循环障碍

当剧烈运动和情绪紧张时，由于交感神经兴奋，大量的血液流向体表和四肢，胃肠血管收缩，胃肠道局部血液循环发生障碍，循环血量减少，导致胃肠道缺血、缺氧，胃壁、肠壁和肠系膜上的神经受到牵扯，使胃肠道平滑肌发生痉挛引起腹痛。腹痛性质可为钝痛、胀痛甚至是绞痛。

（二）心血管系统血流动力学障碍

当剧烈运动时，心血管系统的机能水平难以适应运动的负荷和强度，心脏负荷加重、心脏搏动不充分或无力，影响了心腔内血液的排空和静脉血液回流，导致下腔静脉压力上升，肝脾静脉回流受阻，血液瘀积在肝脾内，肝脾的张力增大，使其被膜上的神经牵扯而导致肝区或脾区疼痛。

（三）饮食刺激

饭后胃肠蠕动加快加强，如立即进行剧烈运动，大量血液就会从胃肠道流向四肢肌肉，造成腹腔内脏器官的相对缺血，因保护性反应产生腹部疼痛。同时饭后胃中充满食物，或者运动前饮食、饮水过多或空腹运动，或有不良的饭食习惯，以及胃酸或冷空气对胃的刺激等，腰腹部肌肉过度收缩，腹压增高，也将引起腹部疼痛等不适感觉。运动前食入易产生胀气或难消化的食物如豆类、薯类、韭菜、牛肉等，常常导致肠蠕动加快加强或肠痉挛。其疼痛多为胀痛或阵发性绞痛，疼痛部位多在脐周围。宿便刺激也可引起肠痉挛，其疼痛部位多在左下腹。

（四）腹内外疾病

腹内疾病如肝炎、胃炎、胆囊炎、泌尿系结石、阑尾炎、胆道蛔虫、肠道蛔虫等，由于运动时血液流向四肢和体表，内脏血管的收缩、缺氧、新陈代谢产物的刺激，腹膜炎症、胆道平滑肌的痉挛性收缩，腔道过度膨胀以及炎症或出血的刺激等因素，均可引起腹痛。尤其是肝胆疾病者，在剧烈运动时更容易出现腹痛。腹外疾病常见有右下肺炎、胸膜炎等，运动后引起反射性或牵扯性腹痛。

（五）其他

平时缺乏锻炼或训练水平低，或准备活动不足、运动时呼吸节奏掌握不好、速度突然加快以及运动时腹部受凉等，都可导致胃肠功能紊乱，胃肠道平滑肌发生痉挛，引起运动性腹痛。剧烈运动时，腹部肌肉过度收缩，腹压增高，也可引起腹部疼痛等。特别是进行跳跃动作时，会使胃肠震动，牵引肠系膜而出现腹痛。

例如，在运动中，腹部遭受拳击、足踢、冲撞（人与人或人与器械）等钝性暴力，造成单纯腹壁挫伤而出现腹痛等。

女性运动员在经期参加剧烈运动或比赛，由于运动强度过大，精神高度紧张、机体不适应，可出现腹痛。

二、临床表现

运动性腹痛的特点是安静时不痛，运动中或结束时腹痛。一般无其他伴随症状，肝功等化验检查正常。

大多数运动员在运动负荷小、运动强度低、运动速度慢时腹痛不明显。疼痛程度与运动负荷、运动强度、运动速度成正比。

腹痛的性质、腹痛的部位各具特点。肝、脾痛多表现为胀痛或钝痛或牵扯痛；胃、肠痉挛，结石病多表现为痉挛性疼痛或绞痛；胆道蛔虫、肠道蛔虫多表现为持续性胀痛阵发性加剧；阑尾炎多表现为转移性疼痛等。

腹痛的部位常与病变脏器位置有关：肝胆疾患或郁血多表现为右上腹痛；胃十二指肠溃疡、胃炎多表现为中上腹痛；脾郁血多表现为左上腹痛；肠痉挛、蛔虫病多表现为腹中部痛；宿便多表现为左下腹痛；呼吸肌痉挛多表现为季肋部和下胸部锐痛；阑尾炎在右下腹疼痛。

运动性腹痛要与腹内外疾病相鉴别。通过了解腹痛的性质、腹痛的部位、腹痛的出现与运动强度的关系、是否有外伤史等，进行鉴别诊断。必要时，进行血常规检查、肝功能化验、B超、腹部穿刺腹透等有助于诊断和鉴别诊断。

三、治疗

（一）一般处理

（1）如在运动中出现腹痛，应立即减慢运动速度，降低运动强度，调整运动节奏和呼吸节奏，加深呼吸，用手按压疼痛部位，或弯着腰跑一段距离，疼痛即可减轻或消失。一般来说，如果没有腹内外器质性疾病，采用本法，即可缓解疼痛。如无效或疼痛反而加重，应立即停止运动，认真检查。病情较重者应送医院处理。

（2）对因腹内外疾病所致的腹痛，治疗原发性疾病，包括中西医治疗、手术疗法、物理疗法等。

（3）对症治疗：解痉止痛药，口服颠茄片、阿托品、普鲁苯辛、十滴水等。

（二）中医治疗

（1）脾胃虚寒，气滞停饮证：症见腹痛，手不可近，呕吐痰涎，食少，舌淡，苔白腻，脉滑，治宜理中消痞，逐饮止痛，方用枳实理中汤加减。水煎，温服，一日一剂，一日3次。

（2）脾胃虚寒夹有湿热证：症见腹痛泄泻，呕吐酸水，口微苦，苔白，脉迟等，治宜温中祛寒，降逆止呕，方用连理汤加减。水煎，温服，一日一剂，一日3次。

（3）中阳虚，阴寒盛证：症见脘腹剧痛，呕不能食，腹中寒，上冲皮起，见有头足，上下痛而不可触近，舌苔白滑，脉细紧，甚则肢厥脉伏，方用大建中汤加减，或当归建中汤（当归12g，芍药18g，桂枝、生姜各9g，炙甘草6g，大枣4枚，饴糖30g）。水煎，温服，一日一剂，一日3次。

（三）推拿按摩

1. 推摩点按法

患者取俯卧位，术者立于患者身旁。术者由下而上推按患者两侧足太阳膀胱经，并点压胃俞、脾俞、胆俞等穴。如找到有明显的压痛点和条索状结节时，用双手拇指重压反应点，手指上下滑动，以产生酸胀感为度，可持续2~3分钟。同时，点按足三里穴，并嘱患者做深呼吸予以配合。全过程不超过20分钟。

2. 推摩揉捏法

患者取仰卧位，术者立于患者身旁。术者点按患者人中、足三里、涌泉、内关及阿是穴，然后按摩腹部4分钟左右，再推摩胸腹部，揉捏斜方肌、胸大肌、腰大肌，同时给适量的温开水或吸氧。

3. 抚摩按揉法

患者取俯卧位或坐位,术者立于患者身旁。术者按摩腹痛部位,按揉双侧合谷、肝俞、脾俞、胃俞穴 1 分钟。或予以腹部热敷,并适量饮些热饮料,一般可自行缓解。

4. 消除腹直肌疼痛的推拿按摩

方法一:推摩腹肌法

患者取仰卧位,术者立于患者身旁。术者用两手拇指外展,其余四指并拢由锁骨下开始,向下推摩至小腹处,反复操作 10～20 遍。放松腹部肌肉,缓解腹直肌疼痛。

方法二:按揉神阙法

患者取仰卧位,术者立于患者身旁。术者用双掌重叠于神阙穴,以肚脐为中心,做顺时针方向按揉 3 分钟。

(四)针灸治疗

(1) 体针:取足三里、三阴交、上巨虚、内关、合谷、神阙等穴,针刺得气后留针 15～20 分钟,一日 1 次,7 天为一个疗程。

(2) 耳针:取耳穴肝、肠、胃、膀胱、输尿管、子宫、膈肌等,用王不留行籽直接按压穴位,胶布固定。力度不宜过大,但要持续刺激,患者表现出强烈的耳痛反应,直至腹痛缓解。

四、预防

(1) 遵守科学训练、循序渐进的原则。逐渐增加运动量,加强全面身体素质训练,提高心肺机能,提高机体的适应能力,提高身体素质水平和训练水平,提高控制运动速度能力。

(2) 合理安排饮食,包括进餐与运动的时间、赛前进餐的质量"三少一高"(体积少、含产气食物少、含粗纤维少、高热量)。运动前不宜进食、饮水过多,进餐后休息 1 小时方可进行运动。夏季运动要适当补充盐分。

(3) 运动前准备活动要充分,训练内容和时间安排合理,训练强度应逐渐加大。运动中要注意呼吸节奏,宜进行深呼吸。中长跑时要合理分配运动速度。如发生运动时腹痛,应放慢运动速度,减少运动量,待疼痛缓解或消失后再逐步加快速度。同时轻轻按揉腹部,以减轻疼痛。夏季运动出汗时,要适当补充盐水,局部按摩腹直肌,做背伸运动拉长腹直肌可以缓解腹痛。

(4) 腹痛患者参加运动,应加强保健指导与医务监督。对于各种疾患引起的腹痛,应该检查确诊,彻底治疗。疾病未愈之前,应在医生的指导下进行体育运动。

第十节 肌肉痉挛

肌肉痉挛,俗称抽筋,指肌肉发生不自主地强直收缩,是运动中较为常见的一种症状。运动中最容易发生痉挛的肌肉是腓肠肌,其次是足底的屈拇肌和屈趾肌。多发生于运动时间长、运动强度大的运动项目,如游泳、足球、举重、长跑等。

一、病因病理

(一) 大量排汗

长时间剧烈运动时,特别是在夏季,由于温度过高,身体大量排汗,影响体内水盐代谢,电解质丢失过多,使体内氯化钠含量下降,引起肌肉神经过度兴奋,细胞膜的电位不停地变化,出现肌肉痉挛。

(二) 寒冷刺激

在气温较低的情况下进行体育活动,若准备活动不充分,肌肉突然受到寒冷空气(或冰凉的水)刺激时,就可能发生肌肉痉挛。

(三) 局部肌肉负荷过大,肌肉收缩失控

大运动量或大强度训练后,肌肉连续收缩或长时间处于运动状态,肌肉收缩舒张失调,连续快速地收缩,放松时间太短,特别是局部肌肉负荷过大,或重复练习间歇时间短,容易使肌肉发生疲劳,引起肌肉痉挛。

(四) 运动性肌肉损伤

肌肉在自身黏滞性较高时,如收缩过猛,引起局部肌肉纤维及结缔组织的细微损伤,并伴有肌纤维痉挛。其他还有致痛物质、缺血等,也可引起肌肉痉挛。

另外,在比赛中准备活动不充分,训练或比赛前神经系统、各器官和肌肉还未完全进入工作状态,如对局部肌肉连续刺激,并且刺激强度过大,就容易发生痉挛。此外,精神紧张或训练水平较低时,体力不支时也容易出现肌肉痉挛。

二、临床表现

发病急,局部发生不自主肌肉强直收缩,僵硬,疼痛难忍,而且一时不宜缓解,痉挛肌肉所涉及的关节,伸屈功能有一定的障碍。

三、治疗

(一) 紧急处理

(1) 腓肠肌痉挛:患者就地仰卧,两臂自然放于体侧,将伤肢抬起,与躯干约成120°,术者一手扶踝关节跟腱部,一手握住脚前掌,连续突然发力使踝关节屈伸,拉长腓肠肌,直到痉挛消除。

(2) 股四头肌痉挛:患者就地俯卧,两臂自然放于体侧,尽量抬起伤肢,屈小腿,术者一手扶胫骨上端,一手做局部按摩。

(3) 腰背竖脊肌痉挛:患者坐在地上,两腿伸直。术者两手扶于肩胛处适度发力使上体前屈,待痉挛消除后做局部轻微按摩。

(4) 屈拇、屈趾肌痉挛时,用力将足趾背伸。最好由同伴协助,但切忌施力过猛。

游泳中发生腓肠肌痉挛时,不要惊慌,先吸一口气,仰浮水面,用抽筋肢体对侧的手握住抽筋肢体的足趾,用力向身体方向拉,同时用同侧的手掌压在抽筋肢体的膝盖上,帮助将膝伸

直，即可缓解。

如以上措施不能在短时间内使痉挛消除，要马上送医院治疗。

（二）西医治疗

（1）烟酸肌醇 0.4～0.6g，一日 3 次，观察 4 周以上。腓肠肌痉挛次数明显减少或消失时，改为 0.2g，一日 3 次，维持服用 4 周或停药。

（2）钙糖片，口服，一次 5 片，一日 3 次。

（3）维生素 E 100mg，口服，一日 3 次，儿童酌减。治疗 1 周后改用 100mg，每日晚服 1 次，可长期或间断服用。

（三）中医治疗

（1）湿热蕴结，气血失调证：症见腓肠肌不自主强直收缩，僵硬，疼痛难忍，小便短赤，舌红苔黄腻，脉弦数等，治宜清热燥湿，调气和血，方用芍药汤（白芍 30g，当归、黄连、黄芩各 15g，槟榔、木香、炒甘草各 6g，大黄 9g，官桂 7.5g），水煎，温服，一日一剂，一日 3 次。

（2）中阳虚，阴寒盛证：症见腓肠肌不自主强直收缩，僵硬，疼痛，脘腹剧痛，呕不能食，腹中寒，上冲皮起，见有头足，上下痛而不可触近，舌苔白滑，脉细紧，甚则肢厥脉伏等，治宜温中补虚，降逆止痛，方用大建中汤加减。水煎，温服，一日一剂，一日 3 次。

（3）虚劳里急证：症见腓肠肌僵硬，疼痛，腹中挛痛，喜温喜按，面色无华，少气乏力，苔白，脉迟等，治宜温中补气，和里缓急，方用黄芪建中汤加减。水煎，温服，一日一剂，一日 3 次。

（四）推拿按摩

1. 点按揉捏法

患者取仰卧位，术者立于患者身旁。术者点按患者委中、承山穴各 1 分钟，然后按压膝关节上下端 1 次，再将踝关节屈伸 1 次，最后用按揉法、揉捏法按摩膝腓肠肌 4 分钟左右。

2. 牵拉捏摩法

患者取仰卧位，术者立于患者身旁。术者首先将患者踝关节背伸，即向上钩脚，将膝关节伸直，用手向后牵拉脚部，持续到痉挛缓解为止。痉挛解除后，可将膝部屈起，用手掌推小腿肌肉 1～2 分钟，然后再用捏法，按摩小腿肌肉 1～2 分钟，使局部肌肉得到放松。

3. 捏拿旋转法

患者取坐位，屈膝，小腿肌肉放松，术者立于患者身旁。术者用手掌自上而下推小腿肌肉，要有一定力度，由表及里。以拇指和余四指的对合力，由上至下捏拿小腿肌肉。以手掌自上而下旋转揉动小腿肌肉。按摩 1～2 分钟。

4. 按压叩击法

患者取坐位，术者立于患者身旁。术者将被按摩的小腿放在对侧的大腿上。用拇指自上而下按压小腿肌肉。以拇指自上而下，按而拨动小腿肌肉。握拳叩击小腿肌肉。

上述每种手法按摩 1～2 分钟。按摩后应感觉轻快，酸痛基本消失。

5. 重推捏拿法

患者取俯卧位，术者可采用重推、揉捏、叩打、点穴、滚、提拿法，在患侧小腿后侧腓肠肌处，重点在痉挛酸痛处，由上而下往返按摩 10 次；再用指按揉委中、阳陵泉、承山、昆仑、太溪及阿是穴。

（五）针灸治疗

（1）取双侧足三里、承山、委中、浮郄、合阳、跗阳等穴，用泻法，得气后留针25分钟。一日1次，连续治疗7次为一个疗程。

（2）针刺阳陵泉透阴陵泉、太冲、承山等穴，将艾条插在针柄上实施温针灸，待燃毕留针25～30分钟，一日1次，继续治疗7次。

还可用热敷、电疗等，有助于缓解痉挛。

四、预防

（1）运动前特别是在大运动量或大强度训练时，要充分做好准备活动，循序渐进。对容易发生痉挛的肌肉，可适当按摩。当身体处于疲劳、饥饿或局部有轻微伤病时，应适当减少运动量，不宜进行剧烈运动。及时进行心理调整，消除紧张状态，提高平时的训练水平，以适应高强度的比赛。

（2）加强体育锻炼，提高身体的耐寒能力和耐久力。游泳特别是冬泳下水前，应先用冷水淋湿全身以适应冷水刺激。水温低时，游泳时间不宜太长，更不能在水中停止运动和停留太长时间。

（3）夏季运动时，出汗过多，应注意适当补充淡盐开水及维生素。冬季室外锻炼时要注意保暖。必要时补充维生素E。适当补钙，可吃钙片。多吃含乳酸和氨基酸的奶制品、瘦肉、虾皮、豆制品等食品。

第十一节　运动性低血糖

血糖是血液中各种单糖的总称，主要是葡萄糖，以及半乳糖、果糖和甘露糖等。正常人清晨空腹时静脉血糖浓度为3.89～6.11mmol/L（70～110mg/dL）。临床上将空腹血糖浓度低于2.80mmol/L（50mg/dL），称为低血糖。低血糖不是一种独立的疾病，而是一种生化异常的表现。运动性低血糖是由于运动时间过长、运动量过大、血糖利用过度、葡萄糖过量消耗所引起的一种临床综合征。运动性低血糖多见于长跑、马拉松、长距离滑雪、滑冰和公路自行车等运动项目。

一、病因病理

运动性低血糖的发生是由于长时间剧烈运动后，体内血糖的大量消耗和减少引起。其次是由于运动前饥饿，肝糖原储备不足，不能及时补充血糖的消耗造成。病理变化是交感神经活动增强和反应性肾上腺素释放过多，以及中枢神经功能障碍，严重者可致低血糖昏迷。

二、临床表现

运动性低血糖起病急骤，轻者出现倦怠（进食前特别明显），心烦易怒，面色苍白、多汗或冷汗，身冷，体温低，心跳快速，呼吸浅促，眩晕，头痛，视力模糊，迅速或强烈的饥饿感等。

如不及时补糖，则出现视物模糊、焦虑、定向障碍（如赛跑运动员返身跑）、步态不稳、出现幻觉、狂躁、精神失常，最后意识丧失、昏迷。部分患者诱发脑血管意外、心律失常及心肌梗死。

三、治疗

（一）一般处理

一旦确认出现低血糖症状，患者平卧，保暖。应迅速补充含糖食物或饮料、糖果、碳水化合物的食物，如 1 杯甜果汁、1 杯糖水、1 汤匙蜂蜜、3～5 块饼干等。一般短时间后即可恢复。如果 10 分钟后症状无明显好转，可再吃一次。有条件的，应立即用血糖仪进行测定。

（二）急救

血糖小于 3.8mmol/L 者，若神志清醒，可口服葡萄糖 10～20g。如病情严重，神志不清，不能口服者，立即静脉注射 50% 葡萄糖 40～60mL。输入葡萄糖后仍不见效者，可给胰升糖素 1.0mg，肌肉或皮下注射。注射葡萄糖后，10 分钟以上症状仍得不到改善者，随后静脉点滴 10% 葡萄糖液，根据病情增减液体量。经以上处理，血糖浓度已恢复正常，但意识仍不清，称作"低血糖后昏迷"，说明已有脑水肿的存在，应加用甘露醇 200mL，20 分钟内滴完。

（三）中医治疗

1. 脾胃气虚证：症见饮食减少，体倦肢软，少气懒言，面色苍白，大便稀溏，舌淡，苔薄白，脉虚软等，治宜补中益气，升阳举陷，方用补中益气汤加减。水煎，温服，一日一剂，一日 3 次。

2. 脾胃虚弱，湿热郁滞中焦证：症见怠惰嗜卧，四肢不收，体重节肿，口苦舌干，饮食无味，食不消化，大便不调，小便频数，舌苔薄白，脉濡等，治宜益气升阳，清热除湿，方用升阳益胃汤加减。水煎，温服，一日一剂，一日 3 次。

3. 肝肾不足，阴亏血虚证：症见眩晕，倦怠无力，耳鸣口干，心悸，午后潮热，腰膝酸软，舌淡苔白，脉沉细弱等，治宜滋阴养血，补肝填精，方用六味地黄丸，口服，一次 1 丸，一日 3 次。

（四）推拿按摩

点揉按摩法：患者取卧位，术者立于患者侧面，术者点、揉按摩太冲、太溪、肾俞、气海俞、脾俞、巨阙、关元、三阴交等穴，每个穴位按摩 2～4 分钟，频率宜慢。

（五）针灸治疗

选取百会、足三里、涌泉、太渊、巨阙、脾俞、肾俞、气海俞、太冲、太溪、关元、三阴交等穴，行平补平泻法。一日 1 次，7 天为一疗程。

四、预防

（1）空腹时不要参加长时间的剧烈运动。尽量在餐后 1 小时左右进行运动。如进行剧烈运动或运动时间长（超过 1 小时者），可在运动过程中或运动结束后进食，以提高血糖水平。

（2）运动前检测血糖两次，每隔 30 分钟检测 1 次。合理安排运动量，每天的运动时间及运动量基本保持不变。大量运动前应适当进食。应准备一些含糖的饮料。或进食糖果、糖水或含糖饮食，以防止再次发生运动性低血糖。

（3）有低血糖症特别是患有糖尿病的人，宜少食多餐。饮食力求均衡，多食蔬菜、糙米、梨、魔芋、种子、核果、谷类、瘦肉、鱼、酸乳、生乳酪等，增加高纤维饮食。戒烟禁酒。外出时要随身携带糖果、饼干等食品以备不测。

第十二节 运动性蛋白尿

运动性蛋白尿是指健康人在运动后出现的一过性蛋白尿，属于功能性蛋白尿（或良性蛋白尿）。运动性蛋白尿多见于运动负荷量大和运动强度高的运动项目，如长距离跑、游泳、足球和自行车等。

一、病因病理

运动性蛋白尿发病机理比较复杂。运动性蛋白尿的检出率、检出量、检出成分与运动员个体差异、运动项目、负荷量、运动强度、情绪、内分泌、机能状态、年龄、运动时的自然环境（如温度、湿度、海拔）等因素密切相关。主要有以下几种学术观点：

（一）外伤

由于剧烈运动，肾脏的负荷过重。冲撞性运动使泌尿系统特别是肾脏受到直接或间接地挤压、牵扯甚至打击，导致肾组织和血管的微细损伤。这时可出现血尿伴随蛋白尿。典型的运动项目为拳击、跆拳道、橄榄球等。

（二）肾血流量减少

剧烈运动时，血液多流至下肢、肌肉。同时，运动时肾上腺素和去甲肾上腺素分泌增加，使其机能一时性障碍，肾血流量减少，造成肾脏缺血、缺氧，血管壁的营养发生障碍，滤过功能受影响，血浆蛋白通过肾小球膜进入，得以较多地排出。

（三）肾小球通透性增加和肾小管重吸收功能降低

剧烈运动时增加了血浆蛋白的排出，同时又使血浆肾素活动增加。有人认为，一方面为肾小球对蛋白的渗透性增加；另一方面为肾小管对蛋白质的重吸收达到"极限"。提出尤其在短时间剧烈运动时产生的运动性蛋白尿，属混合型—肾小球通透性增加和部分肾小管抑制某些蛋白质的重吸收。

（四）酸性代谢产物的刺激

运动性乳酸等酸性代谢产物增多，运动员大运动量后，乳酸增多，肾小球活动数目减少，出现代谢性酸血症增加尿蛋白量。

（五）泌尿系统器质性疾病

如肾炎、结石或感染等。剧烈运动时，对这些器质性变化刺激增加，易使其损伤或加剧其改变而导致蛋白尿。

二、临床表现

运动性蛋白尿仅在运动后短时间内出现蛋白尿，可伴血尿，无其他特异症状和体征，无明显的自觉症状，并在数小时至 24 小时内蛋白尿基本消失。主要靠体格检查和医务监督时发现。如果有严重蛋白尿，且持续时间较长者，才逐渐出现浮肿、头晕眼花、心悸气短、疲倦乏力、训练后感觉明显等。

运动性蛋白尿应与病理性蛋白尿和直立性蛋白尿相鉴别。

病理性蛋白尿有肾炎、肾病综合征、糖尿病等。有疾病史和持久的病理变化基础。一般来说，运动前尿常规检查已有蛋白尿、血尿、管型等，并在运动后加重，且持续、长久，伴随其他特异症状和体征。

与运动性蛋白尿一样，单纯直立性蛋白尿大多属于良性、无症状性蛋白尿。直立性蛋白尿是在一定姿势下（主要是直立前凸位）持续较长时间后出现的蛋白尿，而这些人在运动后不一定出现这一症状。通过专门的体位试验有利于诊断直立性蛋白尿。

三、治疗

（一）一般处理

发现有蛋白尿时，要查找原因。若为一时运动量过大所致，要调整训练计划，减轻运动量和运动强度。同时，加强医务监督。若小运动量后出现大量蛋白尿，则应排除适应能力差和器质性疾病的可能，严密观察。如有器质性疾病，应及时治疗。

（二）中医治疗

（1）肾阳虚弱，湿浊内蕴证：症见小便混浊如米泔水，或有滑腻之物而前阴涩痛，反复发作，淋出如脂，头昏无力，腰膝酸软，舌淡苔腻，脉细弱无力等，治宜温肾利湿，分清化浊，方用萆薢分清饮加减。水煎入盐 0.5g，饭前服，一日一剂，一日 3 次。

（2）脾肾两虚证：症见小便淋沥不已，时作时止，遇劳即发，腰膝酸软，尿频，遗尿，舌质淡苔白，脉虚弱等，治宜健脾利湿，补肾固涩，方用无比山药丸，一次 1 丸，空腹酒送下，一日 2 次。

（3）肾阳不足，精血亏虚证：症见腰痛，绵绵不绝，腿膝无力，遇劳更甚，卧则渐轻，面色白，手足不温，小便频多或尿少面浮，舌色淡，脉沉细无力等，治宜温补肾阳，填精益髓，方用龟鹿二胶丸，一次 6g，一日 3 次，温开水送服。

（4）肝肾阴虚证：症见腰痛、胁痛、心悸气短，惊恐不安，五心烦热，口燥咽干，两颧红赤，头晕乏力，舌红少苔，脉细数等，治宜滋补肝肾、养阴柔络，方用养阴脉安片，口服，一次 6 片，一日 3 次。

（三）针灸治疗

取穴大椎、肩髃、曲池、合谷、内关、太冲、血海、三阴交、曲泽、委中、足三里、阴陵泉、脾俞、肾俞等穴，针刺得气后留针 15~30 分钟，针后加灸。一日 1 次，7 次为一疗程，疗程间休息 3 天。

四、预防

（1）合理安排运动负荷量、运动强度，充分考虑参加体育健身运动和竞技体育者的年龄、性别、健康状况，运动负荷量、运动强度。遵守循序渐进的原则，逐渐增加运动负荷量、运动强度。

（2）加强保护和自我保护，树立牢固的安全意识，要认真做好运动场地、器械设备和个人防护用具的管理和安全卫生检查，及时维修损坏的场地设备，避免发生外伤。增强自我保健意识，学会正确使用各种防护用具（如护腕、护膝、护掌、护踝、支持带等），以减少创伤的发生。

（3）加强体育健身运动者和运动员的医务监督工作。定期对经常参加体育活动与专项运动的人进行体格检查，特别是尿常规检查。每天清晨测量脉搏，每周测1次尿常规。

第十三节　运动性中暑

中暑是指在高温环境下，人体体温调节功能紊乱而引起的中枢神经系统和循环系统障碍为主要表现的急性疾病。运动性中暑是中暑的一种，由运动导致或诱发。多见于年轻的体育锻炼者、长跑、马拉松、十公里越野跑、足球、铁人三项运动员以及在炎热季节进行长时间健身运动、训练和比赛者。

一、病因病理

健康人的体温经常保持在37℃左右，受体温调节中枢控制。人体的热源一是来自机体代谢生热；二是来自环境。在体温调节中枢的作用下，人体与外界环境间热交换的形式主要是传导、辐射、对流和蒸发等。人体主要通过出汗，以及皮肤和肺泡表面的蒸发等形式来散热，产热与散热取得平衡。当外界环境的温度越高，人体通过辐射散热的作用越少，当气温达到35℃或35℃以上时，人体只能通过蒸发出汗来散热。蒸发的快慢与空气的湿度及流动速度有直接关系，在外界环境空气湿度和温度相对高的条件下，空气又不流动，仅有的蒸发散热方式也大受影响。这时如果运动量很大，体内产热较多，热量积累的结果是体温明显升高，有时可升至41～42℃，产热大于散热或散热受阻，体内有过量热蓄积，即产生高热中暑。

二、临床表现

运动性中暑有轻重之分。重症中暑又分为热射病、日射病和热痉挛。

（一）轻症中暑

体温常常在38℃以上，头晕、口渴、面色潮红、大量出汗、皮肤灼热等表现，或出现四肢湿冷、面色苍白、血压下降、脉搏增快等。

（二）重症中暑

1. 热射病

热射病的症状轻重不等，轻者仅呈虚弱状态，重者有高热和虚脱。一般发病急、体温上升、大量冷汗，继而无汗、呼吸浅快、脉搏细速、躁动不安、神志模糊、血压下降，重者可引起昏迷，体温高达41℃以上，脉搏极快，而呼吸短促，最重者可因心力衰竭或呼吸衰竭而致死。

2. 日射病

日射病是因强烈的阳光照射头部，造成颅内温度增高引起机体的强烈反应。主要表现为剧烈头痛、头晕、恶心、呕吐、耳鸣、眼花、烦躁不安、神志障碍、脉搏细而频速、血压降低等，重者发生昏迷，体温可轻度增高。

3. 热痉挛

热痉挛与高温无直接关系，多发生在剧烈劳动与运动后。由于大量出汗，氯化钠（盐类）丧失过多，导致血钠、氯化物降低，血钾亦可降低，而引起肌肉疼痛和痉挛，称为热痉挛（俗称抽筋）。轻者只是对称性肌肉抽搐、口渴、尿少，但体温正常。重者大肌群也发生痉挛，并呈阵发性。负荷较重的肢体肌肉最易发生痉挛。

三、处理

（一）一般处理

（1）脱离高温环境，迅速将患者转移至阴凉通风处休息。患者平卧，头部抬高，松解衣扣。

（2）如果中暑者神志清醒，并无恶心、呕吐，迅速补充液体，可饮用含盐的清凉饮料、茶水、绿豆汤等。

（3）散热，可采用电风扇吹风等散热方法，但不能直接对着患者吹风，避免感冒。冰敷，可头部冷敷，在头部、腋下、腹股沟等大血管处放置冰袋（用冰块、冰棍、冰激凌等放入塑料袋内，封严密即可）。或者用冷水或30%酒精擦浴直到皮肤发红。每10~15分钟测量一次体温。

（4）在额部、颞部涂抹清凉油、风油精等，或服用人丹、藿香正气水等中成药。

（二）急救

（1）保持呼吸道畅通（必要时气管内插管），测量血压、脉搏、直肠温度，点滴输液，对严重者要及时送往医院抢救。

（2）针刺：昏迷者应指掐或针刺人中、涌泉等急救穴。或给氨水闻嗅，并在四肢做重推摩和揉捏。头痛剧烈者，冷敷头颈部，针刺或掐点太阳、风池、内关、合谷、曲池、足三里等穴。

（3）按摩：按摩太阳、推印堂、拿风池，点按合谷等穴。如有抽搐，立即针刺人中、十宣、内关、神门、合谷、涌泉等穴。口噤不开者，可用乌梅肉频擦牙龈，或用开关散搐鼻，或针刺下关、颊车等穴，并给予清热息风、补充津液。

（三）对症治疗

1. 热射病

采用迅速有效的全身降温。积极使用物理降温和药物降温方法。物理降温可用冷水（冰水）浴（温度保持在10℃左右）、冰帽、酒精擦浴，酒精擦浴，即用50%酒精溶液，擦洗全身较大动脉循行部位，以及面部、胸部、腹部等。药物降温可选用复方氨基比林。严重者可转送医院。采用盐酸氯丙嗪2mg与生理盐水300mL配，静脉注射等。对呼吸困难者应给氧。

2. 日射病

患者取头高足低位，头侧向一边。头部用冰袋或冷水湿敷。经上述处理后，较轻的中暑痉挛、日射病的预后良好。严重的日射病患者，若抢救不及时，有死亡的危险。体温超过42℃或昏迷的患者，死亡率亦高。

3. 热痉挛

纠正水盐代谢紊乱，静脉注射生理盐水或5%葡萄糖氯化钠注射液。神志清醒者可口服含氯化钠的饮料。神志昏迷者可针刺（指针）人中、涌泉等穴，肌肉痉挛者可牵伸痉挛的肌肉使之缓解。如肌肉痉挛者，可多服些盐开水，牵引痉挛的肌肉，并用纱布蘸白酒或醋在抽筋处反复擦摩，并及时送医院。

(四) 中医治疗

1. 热射病

(1) 中暑热症：症见口渴，心烦，脘闷不舒，舌苔黄腻，脉濡数等，治宜祛暑清热，方用黄连香薷饮加减。水煎，温服，一日一剂，一日3次。

(2) 湿温症：症见神志昏蒙，时昏时醒，似清似昧，身热不退，朝轻暮重，尤以胸腹之热为甚，夜多谵语，烦躁不寐，缠绵不解，喉中痰鸣，舌绛，苔白腻或黄腻，脉濡滑而数等，治宜清热化湿，豁痰开窍，方用菖蒲郁金汤加减。水煎，温服，一日一剂，一日3次。

昏迷者可针刺（指针）人中、涌泉等穴。

2. 日射病

温热病所致神昏谵语，高热抽搐等，治宜清热解毒，镇痉开窍，方用紫雪丹。口服，一次2g，一日2次。

3. 热痉挛

(1) 热邪初陷心包证：症见神昏谵语，高热烦躁，舌红脉数，以及小儿高热惊厥、中风窍闭等，治宜清热解毒，开窍安神，方用万氏牛黄清心丸。口服，一次1丸，一日2次。

(2) 暑邪内闭证：症见突然昏倒，不省人事，呼吸急促，牙关紧闭，痰涎壅盛，或兼有四肢不温，面色青白，舌蹇，脉沉伏等，治宜辟秽解毒、开窍醒神，方用红灵丹。口服，或外用少许吹鼻取嚏。内服作用较好，一般一次0.3~0.6g，温开水送服。

四、预防

(1) 合理安排训练和比赛的时间，特别是天气炎热时，更要合理安排训练和比赛时间，避免在一天中最热时间进行。耐力性运动训练宜安排在上午9点以前和下午4点以后。每次训练50分钟后，宜休息10分钟。饭后要有必要的休息时间。保证充足的睡眠。

(2) 加强医务监督，合理选择运动服装和保护装置。在比赛规则允许范围内以及训练时，宜穿有利于排汗散热的浅色、薄型、透气的丝、棉织品。有些运动项目可以戴通风遮阳帽。高温季节应加强医务监督，身体欠佳、饥饿、疲劳、肥胖者，不宜在高热环境中进行剧烈运动。

(3) 饮用防暑降温饮料。注意营养和饮水，注意适当增加食物中蛋白质的供给量，设法提高运动员的食欲，额外增加维生素B_1、维生素B_2、维生素C的补充量等。组织合理的水盐供应，如低渗含糖盐饮料。有的运动项目，如马拉松、公路自行车等，可在训练或比赛中每隔20分钟左右供给100~200mL的低渗含糖盐饮料。运动中大量出汗者，运动结束后也应注意补充适量的糖盐水。

(4) 普及中暑知识。让运动员了解中暑的早期（先兆）症状，如口渴、大量出汗或皮肤干燥、汗毛竖起、头部血管跳动明显、注意力不集中、四肢乏力、步态不稳、头昏眼花等，使其能够酌情终止运动。

第十四节　游泳性中耳炎

中耳炎是常见的耳部疾病，指中耳的普通炎症性疾病，以慢性居多。游泳性中耳炎主要是指在游泳时细菌随水进入中耳而感染引起的炎症。

一、病因病理

中耳包括鼓室、咽鼓管、乳突小房。在正常情况下，中耳充满新鲜空气（靠咽鼓管调节），当中耳内的压力和外界的大气压力相等时，鼓膜在接受音波的振动后才发生相应的振动作用。咽鼓管是中耳与咽部的通道。中耳炎多因咽鼓管梗阻或感染引起。

（1）在游泳池、天然游泳场、海滨浴场或水库、鱼塘游泳，由于水质不清洁，有致病菌生长，游泳后耳内有水积留，使人感到不适。如果用手或不清洁的棍、棒等器具掏耳，由于耳朵内的鼓膜已经被水泡软，容易破损，使细菌趁机入侵中耳，引起中耳炎。

（2）游泳者呛水使不清洁的水从咽鼓管进入中耳造成感染。

（3）原有鼓膜破裂或穿孔者，游泳时更容易造成感染。当机体抗病能力降低时，进入中耳的病菌易引起中耳炎。

（4）患有呼吸道炎症或感冒时游泳，也易引起游泳性中耳炎。

二、临床表现

耳朵内疼痛剧烈，听力减退，常伴有发烧，恶心呕吐，食欲不振，便秘等。如鼓膜破裂常有黄色浓液自外耳道流出。急性期如不根治，可变成慢性中耳炎，严重的可导致耳聋。

三、治疗

患游泳性中耳炎后，宜卧床休息，适当多喝开水，吃流质食物。迅速到医院治疗。如治疗不及时，可引起严重的，甚至致命的并发症。炎症可能会通过中耳骨壁的破坏区、中耳和血管、神经直接扩散到颅内，引起脑脓肿等严重病症。

（一）西医治疗

在医生的指导下口服或注射抗菌素，口服止痛剂（如止痛片）、消炎药，同时注射青霉素或口服磺胺类药等，控制炎症。如已化脓，需到医院进一步处理。如鼓膜已经穿孔、破损，可用双氧水洗涤，上消毒剂（如碳酸甘油等），然后用消毒棉球塞住外耳道。此外，还可以在乳突部位做热敷及红外线照射等。

（二）中医治疗

1. 内治

（1）风热邪毒外侵证：症见耳部灼热疼痛，张口、咀嚼或牵拉耳壳压迫耳屏时疼痛加剧。伴恶风发热，舌质红，苔白，脉浮数等。治宜疏风清热，解毒消肿，方用五味消毒饮加减。水煎，温服，一日一剂，一日3次。

（2）肝胆湿热上蒸证：症见耳痛剧烈，连及同侧头痛，听力下降；舌质红，苔黄，脉数等，治宜清泻肝胆，解毒消肿，方用龙胆泻肝汤加减。水煎，温服，一日一剂，一日3次。

（3）血虚耳窍失聪证：症见耳痒微痛，表皮粗糙，增厚，病程缠绵，舌质红，苔白，脉细等，治宜补脾益气，升清聪耳，方用益气聪明汤加减。水煎，温服，一日一剂，一日3次。

2. 外治

（1）经验方：疗疮散，三七粉、玉枢丹共研，用双氧水洗净耳道，香醋调药散呈糊状，棉条蘸，塞耳内。

（2）明矾、儿茶、苦参各10g，蛇蜕12g，共研细末，烘干，吹入耳内，每日2次。

四、预防

（1）游泳池的水必须符合卫生要求，保持清洁，不要在不清洁的水中游泳。游泳前要做体格检查，有上呼吸道感染、感冒或患有中耳炎时，不宜游泳。不要盲目进行深水潜泳。

（2）游泳时必须注意正确呼吸，避免呛水。鼻子呛进水后，应按住一个鼻孔轻轻将水擤出，或回吸至后鼻孔从口中吐出，不要同时捏住两个鼻孔用力擤，以免将水或鼻涕鼓入中耳而引起发炎。

（3）游泳时最好戴橡皮耳塞子，以防止池水进入耳内。当外耳道内有贮水时，应及时弄出。严禁用异物挖耳，可将贮水耳朝下倾，用同侧脚原地跳几次，以促使耳内水流出。也可用火柴棒卷少许脱脂棉将水吸出。还可采用吸引法，即将头偏向有水的耳朵一侧，用手掌紧压住耳朵，屏住呼吸，然后迅速提起手掌，即可将水吸出。

（4）跳水时要注意姿势和方法正确。一般应手和前臂先入水，而头部和身体垂直后入水。如果姿势和方法不正确，就会使身体和头部倾斜入水，造成耳部直接与水面接触，容易拍伤耳膜或使耳膜穿孔。

第十五节　溺水

溺水是在游泳过程中，由于技术上的原因，大量的水或水中异物同时灌入呼吸道或吞入胃中，呼吸道和肺泡充满水，造成喉、气管反射性痉挛，声门关闭，以及水中污物、水草堵塞呼吸道等，引起喉部肌肉痉挛，气体不能进出，导致窒息。如抢救不及时，4~6分钟内即可死亡。溺水后窒息缺氧合并心跳停止的，称为"溺死"，如心跳未停止的则称为"近乎溺死"，统称为溺水。

一、病因病理

在游泳过程中，气管内吸入大量水分阻碍呼吸，或因喉部肌肉强烈痉挛，引起呼吸道关闭，肺通气、换气功能障碍，窒息死亡。或者是未掌握游泳技术，不熟悉水性，精神比较紧张，在水中站立不稳，或误入深水区，淹没水中。或者是游泳时肌肉痉挛或体力不支，以及患癫痫、顽固性高血压病、先天性心脏病、严重冠心病、风湿性心瓣膜病、较严重的心动过速和心律失常有颅手术史者，以及头部受伤等原因，导致溺水。

二、临床表现

溺水轻者,落水时间短,吸水量 2mL/kg 时,出现轻度缺氧现象,面部青紫浮肿,双眼充血,四肢末端青紫,四肢发硬,呼吸表浅;溺水重者,落水时间长,吸水量在 10mL/kg 以上者,1分钟内即出现低氧血症,面色青紫,口鼻腔充满血性泡沫或泥沙,四肢冰冷,昏睡不醒,瞳孔散大,呼吸心跳停止。

检查时,呼吸困难或停止,心跳减弱或停止,血压下降为零。胃内积水者上腹部膨胀。

三、治疗

(一) 急救

急救措施和次序包括保持呼吸道通畅、倒水、人工呼吸与胸外心脏按压和吸氧。分述如下:

1. 保持呼吸道通畅

将溺水者救上岸后,立即清除口腔内的分泌物、呕吐物、泥沙及假牙等,松解衣领、纽扣、内衣、腰带和背带等。必要时将舌头用手巾或纱布包裹拉出,保持呼吸道通畅。注意保暖。

2. 倒水

(1) 急救者一腿跪在地上,另一腿屈膝,将溺水者腹部横放在其大腿上,使其头下垂,接着按压其背部,使胃内积水倒出。

(2) 急救者从后面抱起溺水者的腰部,使其背向上,头向下,也能使水倒出来。此外,还有肩托式或俯卧牛背法等倒水形式。

3. 人工呼吸与胸外心脏按压和吸氧

(1) 口对口人工呼吸法

人工呼吸的方法很多,口对口人工呼吸法效果较好。

A. 溺水者仰卧,头部尽量后仰并偏向一侧,尽量使气管伸直。急救者站在患者左侧,以左手托起溺水者下颌,防止舌根后坠;手掌轻压环状软骨,使软骨压迫食管,防止空气入胃。

B. 掰开溺水者口唇,上盖纱布数层,右手捏紧溺水者鼻孔,以防漏气。

C. 急救者深吸气一口,从溺水者口部吹入,至患者胸廓上部升起,吹气时间要短,约占呼吸周期的1/3。然后,放松鼻孔,让溺水者胸廓复原,使气自肺内排出,此时间约占呼吸周期的2/3。

D. 上法反复进行,1分钟吹气约 16~20 次(儿童 20~24 次/分),并与胸外心脏按压同时进行。即心脏按压4次,人工呼吸1次。如此反复进行。

(2) 胸外心脏按压

A. 溺水者仰卧在地板上或床上,急救者用一手的掌根部按在胸骨正中线的下半段,另一手压在该手的手背上,肘关节伸直,利用体重和肩臂力量向下做冲击性压迫,使胸骨下半段及其相邻的肋软骨下陷 3~4cm,然后突然放松压力,胸壁自然弹回,使心脏舒张,1分钟为 60~80 次(儿童用单手挤压即可,1分钟 90~100 次),直到自主恢复心脏跳动为止。

B. 注意事项:

只能用手掌根部加压于胸骨下半段,不应将手掌平放。

按摩与放松的时间应大致相等,舒张期不应过短,以免回心血量不足。

加压方向应对准脊柱,不能有偏斜,否则易引起肋骨骨折。

在进行心脏按压时,必须施行有效的人工呼吸,两者的比例为 4∶1。

如果按摩无效,应立即向心内注射 1∶1000 肾上腺素 1mL(在第 4 肋间胸骨左缘 1.5~2cm 处垂直刺入,抽得回血,即可注射)。如 5 分钟后,心脏仍无复跳现象,应立即改做开胸按摩。

如果施行得法,患者肤色、口唇转红润,散大的瞳孔开始缩小,可触及颈动脉或股动脉的搏动。能测到血压,上肢血压应在 60mmHg 为佳,并恢复自主呼吸,此时即可停止按摩。

在抢救的同时,应尽快送往医院,以进一步抢救。在转送医院途中,继续进行人工呼吸和胸外心脏按压。通过现场急救,溺水者心跳、呼吸恢复后,应迅速脱去湿冷的衣物,以毛毯、毛巾被等包裹全身保暖。如果在寒冷的天气或长时间的水中浸泡,在保暖的同时还应给予加温处理。将热水袋放入毛毯中,注意防止烫伤发生。可用干毛巾摩擦全身,自四肢、躯干向心脏方向摩擦,以促进血液循环。溺水者苏醒后要禁食,用抗菌素防感染。

(二)针灸治疗

针刺或掐人中、合谷、中冲、十宣、涌泉等穴。

(三)中医治疗

雷击散,取嚏通关开窍,每用少许吹入鼻内,使之喷嚏而来。必要时每隔 15~30 分钟重复 1 次。

四、预防

(一)加强医务监督和身体检查

有癫痫、心脏病、高血压病、肺结核病者不宜游泳。疲劳、饥饿、酒后不宜游泳。镶有假牙者,游泳时应将假牙取下,避免呛水时假牙落入食管或气管。

(二)加强群众性游泳的组织纪律性与安全教育

学生要在老师或熟悉水性的人的带领下去游泳。如果集体组织外出游泳,下水前后都要清点人数,并指定救生员做安全保护。深浅水域之间一定要标明标志。游泳场应配备足够的、有经验的救生员和救生用具。中老年人游泳要控制好运动负荷,游泳时间不宜过长。

(三)做好下水前的准备工作

先活动身体,如水温太低应先在浅水处用水淋洗身体,待适应水温后再游泳。在游泳中如果突然觉得身体不舒服,如眩晕、恶心、心慌、气短等症状,要立即上岸休息或呼救。若小腿或脚部抽筋,千万不要惊慌,可用力蹬腿或做跳跃动作,或用力按摩、拉扯抽筋部位,同时呼叫同伴救助。

(四)了解水文地质情况

在江河湖海中游泳时,必须了解水文情况,是否卫生,水下是否平坦,有无暗礁、暗流、杂草,水域的深浅等情况。最好不要独自一人外出游泳,更不要到不知水情或比较危险且宜发生溺水伤亡事故的地方去游泳。

第十六节 运动性冻伤

运动性冻伤是由于寒冷作用于肌体引起的体温调节功能障碍，血液循环和组织代谢不良引起的局部组织损伤以致体温下降。运动性冻伤是冬季的常见病之一，常常发生在10℃以下的寒冷环境中。手指、手背、足趾、足跟、耳轮、耳垂、面颊、鼻尖等处是冻伤的好发部位，可单侧或双侧发生，多见于滑冰、滑雪、冰球和登山等运动项目。冬季户外进行其他项目运动，如不注意防寒也可能发生冻伤。

一、病因病理

（1）由于冬季气候寒冷、潮湿或鞋袜过紧，影响患部周围血液循环，导致局部血管收缩、痉挛、血流减少、组织缺血、缺氧，出现皮肤苍白，继而血管扩张，毛细血管渗透性增高，局部出现水肿或水泡，而发生冻伤。

（2）长期缺乏运动、长时间站立不动、手足多汗、身体抵抗力低等原因，或长时间受冻，血流瘀滞，红细胞在血管腔内凝集，最后形成血栓，使组织坏死，皮肤呈紫褐色，而形成冻伤。

（3）肌体状况不良、老年人、某些慢性疾病如贫血、红斑狼疮、硬皮病、类风湿关节炎、心血管疾病、糖尿病肢端血液循环不良、营养不良、自主神经功能紊乱等，也是导致冻伤的诱因。

二、临床表现

冻伤初起，症见局部性红斑或暗红带紫色肿块，触之冰凉，有肿胀、麻木感、发痒、烧痛，受热后痒感加剧，有大小不等的水泡，水泡破后流出黄色浆液。可有糜烂、溃疡，疼痛加重，愈合缓慢，愈后有色素沉着和疤痕。

按损伤程度分为三度：

（1）轻度冻伤：受冻部位的皮肤苍白、开始麻木、发凉，继而红肿充血，发痒，热痛。

（2）中度冻伤：全层皮肤冻伤，局部红肿明显，表面有大小不等的水泡（草黄色），疼痛较重，甚至感觉迟钝，对冷、热、针刺不敏感。

（3）重度冻伤：深达皮下组织，甚至累及肌肉和骨骼，受冻部位颜色苍白，并出现紫褐色或黑褐色坏死状态，局部的感觉也完全消失，极易并发感染。

全身性冻伤称为"冻僵"，非常少见。"冻僵"后，由于周围血管强烈收缩，常常会出现寒战、四肢发凉、苍白或发紫，进而感觉麻木，反应迟钝；神志模糊，甚至昏迷休克，后果极为严重。

三、治疗

运动性冻伤的治疗，早期要迅速复温。后期关键在保护末梢血管功能，改善血液循环，增强机体抵抗力，预防感染，改善和提高全身状况等。严禁使用有害的救治方法，急救时严禁用火烤、雪擦、冷水泡和捶打受冻部位，避免弄破伤部，或向伤部涂抹没有消毒的油膏，以免加重伤情。

（一）对症处理

迅速将患者脱离寒冷的环境，送到温暖的室内，脱去潮湿的衣服、鞋袜，并保持室温在 20～25℃左右。口服维生素C，一次100～200mg，一日3次。

1. 轻中度冻伤，局部经常用酒精棉球轻轻揉擦，使皮肤微热即可，同时涂冻疮膏，注意患部保暖。应注意冻伤部清洁，温水轻洗或浸泡，不要用热水泡或火烤，也不要用雪擦和冷水浸泡，至冻伤处有湿感或僵木消失为止。

2. 出现水泡者，对局部进行消毒后，用针刺破水泡后进行包扎。对已破溃的水泡，可涂抹紫药水或消炎软膏，再包扎。有硬块者用红灵酒或姜汁、辣椒频擦，使气血畅通。皮肤上有小疤时，可用蜂蜜70%、猪油30%混合成油膏外敷。溃烂后用马勃1块或马勃膏（马勃20g、凡士林80g）、生肌玉红膏外敷，一日1次。有感染者还可用九一丹、红油膏盖贴。腐脱新生，则改用生肌散、生肌白玉膏以利收口。

3. 重度冻伤或全身性冻伤者，应迅速送往医院处理。

（二）中药治疗

1. 血虚寒厥证：症见手足厥寒，口不渴，舌淡苔白，脉沉细或细而欲绝等，治宜温经散寒，养血通脉，方用当归四逆汤。水煎，温服，一日一剂，一日3次。

2. 阴寒内盛证：症见四肢厥逆，恶寒蜷卧，脉微而复自下利，利虽止而余症仍在者，治宜回阳益气，救逆固脱，方用四逆加入参汤。水煎，温服，一日一剂，一日3次。

3. 寒邪直中三阴，真阳衰微证：症见恶寒蜷卧，四肢厥冷，神疲欲寐，吐泻腹痛，口不渴，舌淡苔白，脉沉微，甚至无脉等，治宜回阳救急，益气生脉，方用回阳救急汤。水煎，温服，一日一剂，一日3次。

（三）推拿按摩

患者取坐位或卧位，术者立于患者侧面，术者取足太阳膀胱经心俞、脾俞、肾俞等穴，先按揉气冲，后按揉心俞、脾俞、肾俞等穴，再按揉涌泉穴，以感觉到热为宜。每晚睡前按摩1次，7日为一疗程。

四、预防

（1）坚持冬季室外锻炼，或经常进行冷水锻炼，如冷水洗脸、擦身、淋浴等。增强体质，提高人体的耐寒力。运动服和鞋要保暖和宽松，防止过紧而影响血液循环。鞋袜要保持干燥，运动后和比赛的间歇期间，应及时穿上衣服。

（2）寒冷及气候骤变季节要在容易出现冻伤部位注意保暖，天冷外出时面部及手部暴露部位应涂一些油脂类防冻霜，患处须戴手套，鞋袜不能过紧，穿厚袜、棉鞋，必要时戴护耳帽或耳罩。每晚睡觉前用热水浸泡手脚，涂油脂类防冻霜并进行按摩。

（3）饮食中多食含蛋白质和维生素丰富的食物。在冬天宜多吃狗肉、羊肉等食物以增加热量，御寒增温。

第十七节　血管运动性鼻炎

血管运动性鼻炎是自主神经、内分泌对鼻黏膜的血管、腺体功能调节失常引起的鼻病。它既不是过敏性鼻炎，也不是因感染引起的鼻炎。而是与运动密切相关的一种特殊的鼻病。血管运动性鼻炎多见于田径、篮球、排球、足球、自行车、划船和游泳等运动项目。

一、病因病理

鼻黏膜含有丰富的血管床和大量腺体，它依靠神经—血管、神经—内分泌等活动，维持着鼻腔与内外环境的平衡。鼻黏膜的功能：一是通过脑下垂体借助于内分泌，进行体液调节；二是通过自主神经系统直接进行神经调节。如自主神经功能紊乱或内分泌失调，影响体液调节或神经调节，如发生功能改变，就会引起鼻黏膜血管、腺体功能失调、反应性增强，导致血管运动性鼻炎。血管运动性鼻炎的发病主要与下列因素有关：

（1）长期精神紧张、过度疲劳、情绪波动是致病的根本原因。

（2）运动、气温、湿度的突然改变，大气污染如烟雾、粉尘、酒精、油漆、染料及其他化学物品等，都可诱发本病。

（3）内分泌因素影响，如青春期、月经期和妊娠期、更年期、老年人以及糖尿病、动脉硬化、甲状腺功能低下患者，也是本病的诱因。

（4）药物作用：高血压病、高血脂患者长期服用降血压、降血脂药，可引起鼻黏膜水肿。慢性鼻炎、鼻窦炎患者长期使用滴鼻药物，引起药物性鼻炎，导致鼻黏膜自主神经系统功能紊乱而诱发本病。

二、临床表现

本病常年发作，季节性加重。常见阵发性喷嚏、流水样鼻涕、鼻塞等症。根据临床表现可分为两种类型：

（一）鼻塞型

症状以鼻塞为主，多为间歇性。时有喷嚏，喷嚏后鼻塞可暂时缓解。头昏、嗅觉减退，患者对气候和环境温度的变化异常敏感。晨起鼻塞严重，白天减轻或消失。鼻塞或夜晚加重。鼻塞常与体位变化有关，呈交替性鼻塞。

（二）鼻溢型

症状以水样鼻涕增多为主，鼻痒，多伴有发作性喷嚏，头昏，嗅觉减退等。症状持续数天或数周后可自行减轻或消失。经过一段时间后，在一定诱因作用下又可发病。

鼻镜检查：鼻黏膜充血暗红色，或见浅蓝色，或苍白色。有的一侧鼻黏膜充血暗红，另一侧却苍白水肿。鼻甲肿大。

血管运动性鼻炎要与变应性鼻炎、感染性鼻炎、非常变态反应性嗜酸细胞增多性鼻炎、过强反向性鼻炎等进行鉴别。

三、治疗

(一) 西医治疗

1. 鼻减充血剂：对以鼻塞为主要症状者可选用。但在应用时要注意药物性鼻炎的发生。三磷酸腺苷钠（ATP）每次 40mg，一日 3 次，对缓解鼻塞有显著疗效。可采取间断性或交替性给药。

2. 抗胆碱药：适用于以鼻溢为主要症状的患者。溴化异丙托品气雾剂，每鼻孔 80μg，一日 4 次，可有效控制鼻溢。

(二) 中医治疗

1. 外感风寒证：症见鼻塞，流清涕，发热恶寒，头痛，舌红，苔白，脉浮紧。治宜辛温通窍，疏散风寒，方用加味香苏散加减。水煎，温服，一日一剂，一日 3 次。

2. 外感风热证：症见鼻塞，流黄涕，发热，恶风，头痛，口渴，舌红，苔黄，脉浮数。治宜辛凉通窍，疏风清热，方用银翘散加减。水煎，温服，一日一剂，一日 3 次。

3. 肺经郁热证：症见鼻塞多为交替性或间歇性，口干，咳嗽，痰黄，舌红，苔黄，脉数等，治宜清肺散邪，行气通窍，方用金沸草散加减。水煎，温服，一日一剂，一日 3 次。

(三) 推拿按摩

1. 按揉推掐法：患者取坐位，术者用两手中指或食指指腹分别按揉迎香、睛明、太阳、印堂、风池、足三里、肾俞等穴，每个穴位 2~4 分钟，然后，用拇指指端或指甲掐按合谷穴，由轻渐重，掐揉 2~4 分钟。一日 2 次。

2. 患者取坐位，术者揉按迎香、鼻通、印堂等穴，每个穴位 2~4 分钟，每日早晚各 1 次。

(四) 针灸治疗

1. 取印堂透鼻根，四白透鼻根，迎香透鼻根，列缺、合谷、风池透刺穴。一日 1 次，7 日为一疗程。

2. 取印堂、申脉（双）、照海、迎香（双）等穴，捻转行针，针感可穿越鼻腔，鼻塞立即解除。留针 15~20 分钟，一日 1 次，7 次为一疗程。

(五) 外科治疗

如经保守治疗 1 年以上，症状未见好转，且有加重趋势者；鼻内结构解剖畸形明显影响通气或鼻窦引流者；不可逆病变组织如鼻黏膜增殖性改变或较大息肉者，可考虑外科治疗。

四、预防

(1) 避免或去除诱发因素，努力改善工作条件和环境，合理调整饮食，多食易于消化及清淡的高蛋白、高维生素、高热量、低脂肪饮食，戒烟、戒酒及辛辣食物。

(2) 经常参加体育锻炼，以增加机体抵抗力。掌握生活节奏，不要过度疲劳与紧张，稳定情绪。常做鼻部按摩，长期冷水洗脸。注意不要骤然进出冷热悬殊的环境。

(3) 季节性发作前 1 周，服用鼻窦康胶囊或鼻窦康雾化复合剂。发作期间，要注意保暖。尽量设法避免接触致敏源。

第十八节 运动性血尿

健康人的尿液中没有红细胞或偶见个别红细胞。如尿液经过离心沉淀后,在光学显微镜下每高倍视野有3个以上红细胞者,称为血尿。运动性血尿又称运动性血红蛋白尿,是指健康人在运动后出现的一过性血尿,经临床检查、化验检查及特殊检查找不到其他原因者,属于功能性血尿。运动性血尿多见于运动负荷量大和运动强度高的运动项目,如长跑、三级跳、竞走、足球、篮球、拳击以及跳跃训练(蛙跳、单足跳、蹲跳、纵跳)等。男性多于女性。

一、病因病理

运动性血尿的发病原因和机理尚不完全清楚,多数学者认为与下列因素有关:

(一)泌尿系统损伤

在剧烈运动时,由于肾脏血管收缩,导致肾小球基底膜细胞间隙加大,通透性增强,血液中的红细胞过滤到肾小球囊腔内而引起。冲撞性运动使泌尿系统,特别是肾脏受到直接或间接地挤压、牵扯或打击,导致肾组织和血管的微细外伤。例如,三级跳、蛙跳、拳击、跆拳道、摔跤、自行车等,都可造成肾组织和血管的微细损伤,从而引起血尿。

(二)肾脏缺血、缺氧

当剧烈运动时,全身血液重新分配。大量血液流向心肺系统和运动系统,肾脏血流量相对减少,造成肾小球供血相对不足,使其机能一时性障碍,造成肾小球毛细血管壁通透性增加,其滤过功能受影响,导致红细胞、蛋白等物质漏出。同时,由于肾上腺素和去甲肾上腺素分泌增加,肾血管收缩,肾脏缺血、缺氧,大量乳酸使肾小球通透性增加,出现红细胞外溢,形成运动性血尿。

(三)肾静脉压增高

在直立位下,运动员连续长时间的蹬地动作,又由于肾周围脂肪较少(如长跑运动员),导致肾脏位置下移,肾静脉与下腔静脉之间的角度变锐,在两静脉交叉处容易发生扭曲,引起肾静脉压增高,红细胞溢出,出现血尿。

(四)泌尿系统有器质性疾病

泌尿系统器质性疾病,如肾炎、泌尿系结石或感染等,剧烈运动时,对这些器质性疾病刺激增加,易使其损伤或加剧其改变而导致血尿。

(五)运动不当

男子长跑运动员在长跑过程中,当膀胱内尿液充盈不足时,又加上双脚蹬地面对身体产生的震动,导致膀胱后壁反复受到撞击,引起膀胱壁出血,出现血尿。

二、临床表现

运动性血尿有4个特点:

(1)运动后骤然出现血尿,运动性血尿的严重程度与运动员身体适应能力、运动项目、负荷量、运动强度、情绪、机能状态、性别和运动时的自然环境（如温度、湿度、海拔）等因素密切相关。多数表现为镜下血尿，少数呈肉眼血尿，小便颜色为樱桃红色，或红葡萄酒色，或褐色，或浓茶色等。

（2）伴全身乏力、头晕、肢体沉重感、尿道有烧灼感、偶感腰部不适等。血尿严重程度与运动负荷和运动强度密切相关。

（3）停止运动后，血尿迅速消失，绝大多数在3天内血尿停止。

（4）血液化验、肾功能检查、腹部X线检查及肾盂造影等检查均属正常。

运动性血尿要和泌尿系疾病相鉴别。泌尿系疾病包括肾小球肾炎（急性肾炎、慢性肾炎）、泌尿系感染（膀胱炎、尿道炎、肾盂肾炎）、泌尿系结石（膀胱结石、输尿管结石、肾结石）、泌尿系结核（肾结核、膀胱结核）等。泌尿系器质性疾病所致的血尿，其血尿程度与运动负荷无明显关系，同时伴有各种症状，如尿频、尿急、尿痛、腰痛、浮肿、发热、脓尿等。

三、治疗

（一）一般处理

运动后无任何症状，仅出现镜下血尿，如是一时运动量过大所致，可适当调整运动量和运动强度，减少跑跳动作，加强医务监督，定期验尿。如果出现肉眼血尿，不论有无症状，均应暂时停止剧烈运动，做相关检查。如有器质性改变，应按病情轻重，及时治疗。运动性血尿，一般休息1周后可完全消除。

（二）西医治疗

可试用一般止血药。注射卡巴克洛、ATP、维生素B_{12}肌注；VK止血。

（三）中医治疗

1. 下焦瘀热证：症见尿血，小便频数，赤涩热痛，舌红苔黄，脉数等。治宜凉血止血，利水通淋，方用小蓟饮子加减。水煎，温服，一日一剂，一日3次。

2. 血热证：症见尿血、鼻衄、咯血、呕血、便血和崩漏等。血色鲜红，发热，舌红，苔黄，脉数等，治宜清热凉血、散瘀止血，方用荷叶丸，一次9g，一日3次，空腹，温开水送服。

四、预防

（1）遵守运动训练的科学原则，循序渐进，运动量逐渐增大，切忌过量运动。根据运动员身体状况合理安排运动负荷。运动量、运动强度和动作难度必须与身体水平相适应。避免骤然加大负荷和训练强度，避免过度训练。

（2）在剧烈运动过程中适当补充水分，合理安排运动量，特别要注意运动器官负荷量和伤后的体育锻炼。可用弹性腿套或弹性护踝套，以缓冲地面对足底的应力，减少红细胞的破坏。

（3）加强体育健身运动者和运动员的医务监督工作。定期对经常参加体育活动与专项运动的人进行体格检查。赛前体检，特别是尿常规检查。每周做1次尿常规检查。

第十九节　运动性月经失调

月经是指子宫内膜周期性变化而出现的周期性子宫出血，正常月经周期受下丘脑—垂体—卵巢轴功能调节，而直接影响卵巢内分泌功能的激素是垂体分泌的促卵泡激素和黄体生成素。如果其中的某个环节发生障碍就会发生月经失调。因运动而引起的月经失调，称为运动性月经失调。运动性月经失调是女运动员的常见病，主要表现为月经初潮推迟，月经先后不定期及闭经。随着女子参加剧烈运动项目的增多，运动性月经失调的发生率亦相应增高。

一、病因病理

脑垂体分泌促性腺激素，其具有调节卵巢功能和维持月经的作用。如果下丘脑或脑垂体功能失调，就会影响促性腺激素的分泌，进而影响卵巢的功能。卵巢功能失调就会导致月经失调。影响下丘脑功能失调的原因很多，如精神刺激、紧张劳累、悲伤忧虑、恐惧不安、环境改变和寒冷刺激等。运动性月经失调的原因主要有以下几个方面：

（一）剧烈运动导致内分泌失调

月经受下丘脑—垂体—卵巢轴功能调节，而直接影响卵巢内分泌功能的激素是垂体分泌的促卵泡激素和黄体生成素。剧烈运动影响内分泌功能，导致月经失调。运动强度越大，持续时间越长，黄体期越短，就越容易导致月经失调。

（二）长期过度精神紧张

女运动员过度精神紧张，长期超负荷训练造成的下丘脑—垂体—肾上腺轴持续性激活，抑制了性腺轴功能，使神经内分泌系统持续处于精神应激状态，最终导致内分泌失调，引起月经失调。

（三）药物的影响

个别运动员为了提高运动成绩，违禁使用类激素药物，引起下丘脑—垂体负反馈作用，干扰正常的垂体卵巢轴功能调节，影响卵巢内分泌功能，导致月经失调。长期过度负荷训练干扰了下丘脑垂体—性腺轴的正常内分泌活动，使其趋于抑制状态，下丘脑垂体—卵巢轴系统功能失调，卵巢功能趋于低下，但是未发生不可逆的器质性改变。

（四）注意饮食

个别芭蕾舞演员或芭蕾舞学员为了体形，热量摄入严重不足，导致体重减轻，体脂含量减少，引起人体激素转化，代谢异常，最终引起月经失调。

二、临床表现

运动性月经失调可分为月经先期、月经后期、月经过多或月经过少。这几种类型常常同时出现，如月经过多常与月经先期并见，月经过少常与月经后期并见。

运动性月经失调的类型主要有：

(一）月经先期

1. 气不摄血证：症见月经先期，量多色淡，质清稀，或淋漓不止，甚至崩漏，伴有心悸气短，神疲乏力，面色苍白，食欲不振，舌淡苔薄，脉细弱无力。

2. 阳盛血热证：症见月经先期，月经量多，色鲜红或紫红，伴有面赤，烦躁易怒，口渴，饮食减少，口苦口干，头晕目眩，舌质淡红或边尖赤，苔薄黄，脉多弦滑或弦细等。

（二）月经后期

1. 血虚型：症见月经后期，量少色淡，质清稀，伴有眩晕，失眠，心悸，面色苍白，神疲乏力，舌淡，脉弱无力。

2. 血寒型：症见月经后期，量少色暗，有块，或色淡质稀，伴有小腹冷痛，喜温喜按，得热则减，或畏寒肢冷，小便清长，大便稀薄，舌淡，苔薄白，脉沉紧或沉迟无力。

3. 气郁型：症见月经后期，量少色暗有块，排出不畅，伴有小腹胀痛，乳胀胁痛，精神抑郁，舌正常或稍暗，脉弦涩。

（三）运动性痛经

症见参加运动训练至经前，腰酸痛，下腹部坠痛难忍，直至行经结束后才逐渐减轻，经血量少色暗，如不参加训练，则无痛经发生。

（四）运动性闭经

因精神过度紧张，导致月经停止一个月以上者，多属下丘脑闭经。

三、治疗

（一）对症治疗

1. 行经期减少运动量甚至停训。
2. 可用氨甲苯酸或酚磺乙胺等止血剂，对难以控制的出血，可用避孕药。

（二）中医治疗

1. 月经先期

（1）气不摄血证：治宜益气补血，健脾养心，方用归脾汤加减。水煎，温服，一日一剂，一日3次。

（2）阳盛血热证：治宜清热凉血止血，方用清热凉血方加减。水煎，温服，一日一剂，一日3次。

2. 月经后期

（1）血虚证：治宜补血益气，方用人参养荣汤加减。水煎，温服，一日一剂，一日3次。

（2）血寒证：治宜益气补血，温经止痛，方用镇痛散，上药研粗末，每次15g，水煎去渣后分2次热服。

（3）气郁证：治宜疏肝行气，活血止痛，方用柴胡疏肝散加减。水煎，温服，一日一剂，一日3次。

3. 运动性痛经

（1）瘀血积滞证：症见痛经、闭经、产后恶露不尽等，治宜活血化瘀，通利血脉，方用失笑散。于经前3天，连服3剂，连续治疗数个月经周期。（注：无瘀血者不宜用，血虚者禁用）。

（2）血虚气滞证：症见经期腹痛，月经不调，纳食减少，晨起口苦，舌淡苔根微黄，脉弦而虚等，治宜补血疏肝，通利血脉，方用香附丸。一次9g，一日2～3次。于经前3天，连服3剂。连续治疗数个月经周期。下腹部放置热水袋。

（3）肝郁血虚证：症见经前少腹疼痛，拒按，经量少或行而不畅。经色紫暗有块，但血块排出后则痛减。伴头晕口苦，胸胁胀满，舌质红，苔黄，脉弦或滑数等，治宜疏肝理气，养血滋肝，方用宣郁通经汤加减。水煎，温服，一日一剂，一日3次。连服4剂。

4. 运动性闭经

一般情况下，不需要给药或使用黄体酮催经。可采用减少训练或停训，增加营养及避免精神过度紧张，一段时间后即可恢复。

（1）气滞血瘀闭经：症见经事不行多月，带下，大便不爽，苔薄，脉濡滑，治宜活血化瘀，理气调经，方用通经汤加减。水煎，温服，一日一剂，一日3次。

（2）血虚血瘀闭经：症见经事不行多月，小腹疼痛，苔薄白，脉细涩，治宜滋补阴血，化瘀调经，方用七制香附丸，一次6g，一日3次。

（三）推拿按摩

运动性痛经：患者取坐位或卧位，术者立于患者侧面，术者取关元、气海、足三里、三阴交、肾俞、太溪、太冲、天枢等穴，施以一指禅推法、按法、擦法等。用揉法揉小腹部。

（四）针灸治疗

1. 体穴：选用百会、气海、阳陵泉、太冲、足三里、血海、中极、内关、三阴交、肝俞、期门、膈俞、太冲等穴，用捻转补泻法，每次取3～4穴针刺。一日1次，每次留针30分钟，7次为一疗程。

2. 耳穴：子宫、肝、内分泌、神门。每次取2～3穴。

四、预防

（1）合理安排训练强度和训练持续时间，不宜长期在大运动强度下训练。超负荷训练的持续时间不宜过长。训练强度应以次最大运动量为限。

（2）合理安排饮食，把摄入的总热量提高到正常水平。蛋白质、脂肪的摄取应大于非运动员，以利于身体的正氮平衡。

（3）女运动员不宜服用人体激素来提前或推迟月经来潮。但对临近比赛，为了进入最佳竞技状态，可采取月经提前法和月经推迟法。

第九章　运动员伤病康复训练措施

第一节　肌肉骨骼康复训练的原则与方法

康复训练又称功能锻炼，它是通过伤者自身的各种运动来锻炼身体，促进损伤愈合及功能恢复的一种治疗方法。

运动损伤治疗的最终目标是使运动员早日恢复训练，按时参加比赛，并取得更好的成绩。因此对运动员来说，伤后康复训练有着更为特殊的意义。

康复的短期目标主要有：缓解疼痛，保持或提高柔韧性，恢复或增加肌力，恢复神经肌肉支配和维持心肺功能水平。康复的长期目标是使受伤运动员尽快重新安全地进行训练和比赛。实现康复的长期和短期目标比较简单，难点在于，为有效达到这些目标，如何根据运动员的个体情况制订个性化的康复方案。

一、康复训练的目的

（一）防治停训综合征

运动员在长期训练中已获得的良好训练状态，会因损伤或停止训练而受到影响，会使长期建立的各种条件反射性联系遭到破坏，从而产生严重的机能紊乱（如神经衰弱、胃肠功能紊乱、内分泌失调等），即所谓停训综合征。若在停训后仍然保持一定强度的运动，可有效防止和减轻停训综合征。

（二）减轻停训后身体机能下降

突然停训后，身体状态良好的运动员的身体素质普遍会迅速下降。肌肉力量、耐力和协调性会下降。特别在损伤部位固定一段时间后，肌肉、关节、韧带、骨、神经肌肉支配的效率以及心肺系统都会产生一系列的失用性变化。比如，肌肉萎缩、神经对肌肉的支配效率下降、韧带和骨的强度下降、关节退化、心肺系统功能下降等。康复训练，可最大限度地维持和恢复伤部的运动能力。

（三）促进恢复

通过适当的锻炼和训练，可促进损伤的痊愈和局部功能的恢复，加强关节的稳定性，改善伤部组织的代谢和营养，减少组织粘连，关节僵硬及活动受限，减轻损伤的不良影响，缩短恢复时间，使运动员尽早重返运动场。

二、康复训练的目标

康复方案的主要目标是使受伤运动员恢复损伤前的竞技水平，尽快重返赛场。一个好的康复方案必须达到以下几个主要的短期目标：缓解疼痛、维持心肺功能水平、恢复全身关节运动、恢复或增强肌肉力量、重建神经肌肉调节以及逐步恢复功能等。康复训练包括以下几个方面：

（一）缓解疼痛

受伤后运动员会感到疼痛。疼痛与损伤的严重程度、运动员对疼痛的个体反应和感觉以及损伤时的周围环境有关。损伤后即刻采用 RICE 法可以缓解急性疼痛。理疗师还可通过各种药物来减轻疼痛。

持续疼痛会影响力量或柔韧训练，从而影响损伤的康复。因此每个运动员的损伤治疗都必须注意消除疼痛。采取适当的治疗方法，如各种冷疗法、温热疗法和电刺激等，均有助于在康复过程中缓解疼痛。

（二）维持心肺功能

通常认为，恢复力量和柔韧性是损伤康复的主要目标，而对维持心肺系统的功能水平则不太重视。平时为使心肺系统能够适应高水平比赛的要求，运动员花费了大量时间进行锻炼。损伤后，运动员被迫停止训练，心肺系统的功能迅速下降。因此，损伤恢复期运动员必须进行某种替代练习，以维持原有的心肺功能水平。

根据损伤状况的不同，运动员可采取多种替代运动。如下肢损伤时采用无负重的运动方式。水中运动是一种极好的康复锻炼方法，固定蹬车运动也可对心肺系统产生积极的影响。

（三）恢复关节运动幅度

关节损伤后总会造成某些运动功能的下降。关节运动功能的下降可能与多种病理变化有关，如韧带、关节囊和结缔组织挛缩，肌肉、肌腱和肌膜组成的肌肉肌腱单位对牵拉产生阻抗，以及两者合并存在等。

（四）恢复肌肉力量和耐力

要使损伤肢体的功能恢复至损伤前状态，肌肉力量的恢复是其中最重要的因素。等长练习、等张练习和等动练习均可促进肌肉力量的恢复。无论采用哪种力量练习方式，都必须注意监控训练可能引起的疼痛。进行力量训练的主要目的是恢复关节的全幅度无痛运动。

（五）恢复本体感觉、肌肉运动觉和神经肌肉调节

所有损伤的康复都必须重建本体感觉、肌肉运动觉和神经肌肉调节。本体感觉，即判断关节在空间中的位置能力。肌肉运动觉，则是指肌肉感觉运动的能力。

除皮肤、视觉和前庭的神经传入外，机体还通过肌肉和关节的机械性刺激感受器感知关节在空间中的位置。神经肌肉调节通过中枢神经系统整合本体感觉和肌肉运动觉信息，然后控制肌肉和关节进行协调运动。

三、康复训练的原则

（1）无论进行何种康复训练或功能锻炼，都应以不加重损伤，不影响损伤的愈后和正常的治疗为前提。应尽可能不停止全身或局部的活动，并且对伤部肌肉的训练越早越好。

（2）康复训练要根据损伤的性质、程度、部位、病程以及患者的具体情况来决定练习的方法，即做到分别对待，个性治疗。

（3）在整个康复训练中要贯彻局部与全身兼顾、动静结合的原则。在损伤初期，因局部肿胀充血、疼痛、功能障碍，应以全面身体运动为主，在不加重局部肿胀和疼痛的前提下，适当进行局部运动，随着损伤逐渐好转，局部运动量和时间可逐渐适当增加。在损伤后期，应对受伤部位安排有针对性的康复练习，促进局部功能恢复，保持良好的整体机能状态。

（4）伤后训练的运动量安排，必须遵守循序渐进的原则。康复训练的幅度、频率、持续时间，负荷量的大小等都应逐渐增加，以不引起疼痛肿胀为宜，切忌粗暴的被动活动。

（5）加强伤后训练的医务监督。伤后训练应做好准备活动，有条件的应尽量使用保持支持带。训练后注意伤部反应，发现异常情况应及时调整运动量和训练内容，训练后应采取适当的恢复措施并进行积极治疗。

四、康复训练方案的制订与效果评估

只有经过精心设计，康复训练计划才会比较适宜。康复训练计划的设计必须考虑到各种因素，包括损伤状况以及明确的实际实施计划等。

（一）康复训练方案的制订

1. 评价损伤状况

制订康复训练计划，必须要全面了解损伤的状况，如受伤的原因，损伤的主要解剖结构、程度，以及其愈合状况或所处的愈合阶段等。

2. 制订并实施康复计划

通常在损伤进入愈合阶段，功能能力部分恢复后，即开始进行损伤的康复。康复练习必须与其他治疗方法，如热疗、冷疗和肌肉电刺激等结合使用。肿胀和肌肉痉挛会限制运动，实施训练计划时必须注意。

运动医学的康复训练，通常可根据损伤愈合的 3 个时期而划分为 3 个阶段。

第一阶段：损伤急性期；

第二阶段：修复期；

第三阶段：重塑期。

由于损伤的类型和程度不同，个体损伤愈合的反应也不同。锻炼阶段中，微小损伤会经常出现，因此，训练治疗中必须注意训练量，并能够采用适当的方法及时处理。每一阶段中的康复目标及其递进到下一阶段的标准，都必须慎重考虑。

3. 康复期间的保护运动

保护运动对疤痕组织形成、血管再造、肌肉重建、肌纤维类型转变和拉伸性能的影响都优于固定。但在急性炎症期，固定损伤组织可控制炎症反应，从而减轻临床症状促进损伤愈合。损伤进入修复期后，在支持带的调节保护下进行运动，可恢复正常的柔韧性和肌肉力量。通常在损伤修复末，临床症状和体征消失。重塑期开始后，应进行渐进的主动关节幅度运动和肌肉强健练习，促进组织重塑和重排。康复过程中损伤结构的负荷量必须逐渐递增。

（二）康复效果评定

为了检验康复训练是否有效，以及运动员受伤后何时能够从事正规训练和比赛，有必要对康复训练效果进行正确的判断与评定。评定的内容包括以下几个方面：

1. 测定患肢肌力、关节活动范围、肢体围度等来衡量机能恢复情况

一般认为肌力恢复到正常水平的95%左右，关节活动度基本正常，患侧围度为健侧的90%以上即可参加正规训练和比赛，否则应继续一定的康复训练，并不断调整康复训练计划，以期达到最终目的。

2. 功能测验

功能试验采用逐步功能恢复中的训练方法，以评定运动员完成某种特定活动的能力。功能测验可采用单次最大运动，以评定运动员的恢复程度。运动员功能的评定可采用多种功能测验，如各种灵敏训练（8字跑、往返跑、卡里奥克舞）、侧滑步、纵跳、不同时间或距离的单脚跳，以及协同（联合）收缩试验。

（三）完全康复的标准

所有康复计划都必须确定损伤完全康复的标准。通常损伤完全康复即意味着运动员完全恢复，重新达到关节全幅度运动、肌肉力量、神经肌肉控制、心血管功能和运动专项技能。除身体健康外，运动员还必须对重新训练具有十足的信心。

损伤愈合康复期限将结束时，运动医学小组中参与康复过程的每个成员需慎重考虑运动员是否结束损伤恢复治疗，完全恢复运动训练。由队中的医师负责作出最终决定。决定运动员是否可以恢复训练，必须考虑下列因素：

(1) 损伤恢复的生理限制；
(2) 疼痛状况；
(3) 肿胀；
(4) 关节活动幅度；
(5) 肌肉力量；
(6) 本体感觉、肌肉运动觉和神经肌肉调节；
(7) 心肺功能；
(8) 运动的专项要求；
(9) 功能试验的结果；
(10) 是否使用防护带、支持带或护垫；
(11) 运动员的任务；
(12) 损伤的可能性（趋势）；
(13) 心理；
(14) 运动员的教育和预防执行程序。

五、常用的康复训练方法

（一）力量训练

1. 肌肉等长收缩、等张收缩和等动收缩练习

（1）等长练习

等长练习主要用于关节固定一段时间后的早期康复阶段。此时，若进行全幅度的抗阻运动可能会加重损伤，而等长练习则比较有效。

（2）等张练习

等张练习是肌肉力量康复中最常用的一种方法，阻力可由重物、训练器或橡皮筋提供。递增抗阻练习中肌肉工作形式通常是等张收缩。

（3）等动练习

等动练习在康复中通常用于损伤康复的后期。

2. 肌肉向心收缩和离心收缩练习

（1）向心收缩：指肌肉工作时外界阻力小于肌肉力量，肌肉的起止点相互接近，肌肉的长度缩短。

（2）离心收缩：指肌肉工作时外界阻力大于肌肉力量，肌肉的起止点相互远离，肌肉被迫拉长。

长期以来，人们一直重视向心收缩力量练习，而忽略离心收缩力量练习。实际上，离心收缩力量练习非常重要，它对提高肌肉康复质量、预防肌肉拉伤和帮助突破向心收缩力量练习的平台都有重要作用。

下面以肩关节损伤为例，说明力量训练的常用方法。

肩关节是全身活动范围最大的关节。肩部运动是各关节的协调运动。由于盂肱关节其关节盂小，肱骨头大，因此其活动范围大增，灵活性增加，但关节稳定性也相对较差。

肩关节稳定性练习，主要是通过加强稳定肌群的力量和增强肩带肌肉运动感觉及本体感受功能训练来实现的。肩关节稳定训练应贯彻以下原则：加强对肩关节周围肌肉力量的训练；注意拮抗肌之间的力量平衡，稳定肌群力量与动力肌群力量的协调发展；增强肩带肌肉运动感觉及本体感受功能训练。

（1）三角肌群的训练（图9-1）

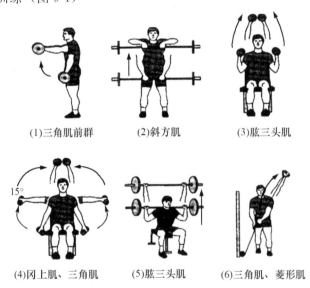

(1)三角肌前群　(2)斜方肌　(3)肱三头肌

(4)冈上肌、三角肌　(5)肱三头肌　(6)三角肌、菱形肌

图9-1　三角肌群练习

设计训练动作时应考虑到三角肌的前、中、后 3 个部分，分别拉动上臂从/向躯干的前、中、后 3 个方向上举。

（2）肩袖肌群的训练（图 9-2）

肩袖肌群的力量与肩关节的稳定性密切相关，肩袖肌群有使上臂外展、旋内、旋外的作用。其中主司旋内的肌肉（肩胛下肌）与主司旋外肌群（冈下肌、小圆肌）之间的力量平衡非常重要。

肩袖肌群训练主要以上臂完成外展、内旋、外旋负重运动为主。肩袖肌群属小肌群，开始阶段负荷不宜过大，应当逐渐负重。

(1) 肩胛下肌　　(2) 大圆肌、小圆肌　　(3) 三角肌前部　　(4) 三角肌后部、菱形肌

图 9-2　肩袖肌群练习

（3）胸大肌的训练

胸大肌的训练主要以卧推、俯卧撑、硬拉、俯卧硬拉和引体向上等练习为主（图 9-3）。水平后拉、垂直后拉则可以很好地训练肩胛提肌和菱形肌（图 9-4）。

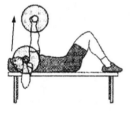 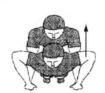 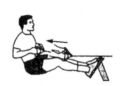 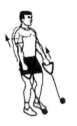

(1) 卧推　　　　　(2) 俯卧撑　　　　　(1) 水平后拉　　　(2) 垂直后拉

图 9-3　胸部肌群练习　　　　　　　图 9-4　菱形肌、肩胛提肌练习

（二）柔韧性练习

一些运动项目对于人体某些关节的活动范围有较高的要求，通过专门增加关节活动范围的练习，可预防损伤同时提高运动表现。练习方法见图 9-5 到图 9-8。

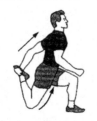 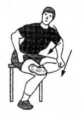

(1) 股四头肌伸展　　(2) 股后肌群伸展　　(3) 臀部及大腿外侧伸展

图 9-5　下肢柔韧性练习

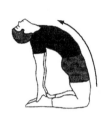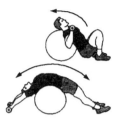

(1)徒手腹部伸展　　(2)腹部平衡球伸展

图 9-6　腹部柔韧性练习

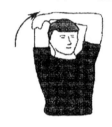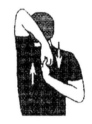

图 9-7　肩带柔韧性练习

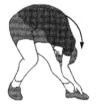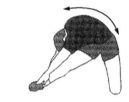

(1)大腿后群肌及背部伸展　　(2)大腿内侧及背部伸展

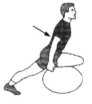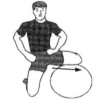

(3)大腿外侧伸展　　(4)大腿内侧伸展

图 9-8　腿部柔韧性练习

(三) 运动感觉及本体感受功能训练

运动中的神经肌肉控制能力是预防运动损伤的重要素质。神经肌肉能力总体上可分为两类：一类为机体的整体控制能力，主司机体整体平衡的控制，如机体的位移、起伏、旋转、加速及空间位置及全身肌肉的协调等，其功能主要由小脑、前庭分析器、视觉来调节；另一类为躯干和肢体的平衡，主要由神经系统通过肌梭和腱梭、韧带、关节囊、皮肤感觉之间的协调作用，自动完成对局部关节、肌肉张力的调节而实现的。无论是中枢的运动感受系统，还是外周（躯干和肢体）感觉系统均受神经中枢的控制。绝大多数运动项目的训练和比赛，既需要整体平衡的控制，又需要肢体的精确控制。德国专家认为，肢体平衡问题实际上是神经系统对肢体进行精确控制的问题。在进行激烈的训练活动之前，第一步，也是最重要的一步，就是建立神经肌肉控制,具体来说就是要建立良好的运动感觉机制,建立起良好的向心收缩和离心收缩控制,使肢体及关节的活动状况能够很好地反馈到神经中枢或脊神经,使肢体及关节的活动状况始终处在良好的控制状态,完成动作过程中肢体的位置感觉和肢体的位置控制。比如,人们跑步时,虽然路不是很平,但我们既不会摔倒,也不会扭伤踝关节。对控制器械的项目而言,如网球、标枪、击剑、射击、足球、乒乓球、羽毛球等,都有控制器械的问题,如肢体的位置、器械的位置、器械的角度等,都是通过本体感受器对肌肉活动的精确控制实现的。

因此,为了避免损伤,必须加强机体运动感觉系统功能的训练。通过这种专门的训练,可显著提高运动过程中保持关节自稳(joint homeostasis)的功能,从而减少损伤的发生。

1. 核心区运动感觉及本体感受功能训练（图9-9）

本体运动感觉系统(sensorimotor system)功能的训练,即(肌梭、腱梭)对肌肉张力的自主调节和控制能力的训练,主要通过一些平衡球、平衡板及特殊的仪器设备训练来完成。本体运动感觉功能训练可帮助我们在运动中迅速调节关节周围肌肉紧张度,从而使动作更加协调,更快地从易受伤体位调整过来,避免损伤的发生。它既是伤后康复锻炼的重要内容,也是预防损伤发生的有效手段。

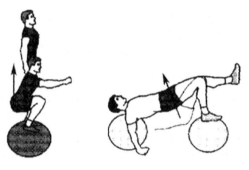

图9-9 核心区本体感受平衡球练习

2. 肩带本体感受功能训练

肩带本体感受功能训练的各种方法如图9-10所示。

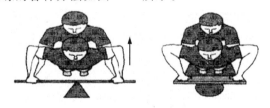

图9-10 肩带本体感受功能训练

此外,利用多关节全身无轨迹力量康复设备进行三维立体训练,既有利于锻炼小肌群,又可将提高身体协调性、发展力量、提高平衡能力融为一体。

3. 本体感觉神经肌肉促进法

本体感觉神经肌肉促进法（Proprioceptive Neuromuscular Facilitation, PNF）是利用本体感觉、皮肤和听觉的神经传入来改善运动传出神经支配功能的一种治疗训练方法,是多种运动损伤康复的重要组成部分。PNF推荐用于增强肌肉力量、增加柔韧性以及改善神经肌肉系统的协调反应。PNF应用原则和方法的主要依据是牵张反射的神经生理机制。

(1) 本体感觉神经肌肉促进法的操作方法

PNF 技术在康复中主要用于增强肌肉力量和加大关节的运动幅度。通过收缩—放松、静持—放松和慢速—往返—静持—放松技术可提高柔韧性。而重复收缩、慢速往返、节律性启动和节律性稳态练习则可增强肌肉力量。

①肌肉强健技术

要增强运动员的肌肉力量、肌肉耐力和协调性，可采用下列方法：

A. 节律性启动（Rhythmic initiation）。节律性启动包括一系列渐进性运动。首先进行被动运动，然后是主动助力运动，随后原动肌主动收缩。节律性启动的目的是使运动受限的运动员逐步恢复肌肉运动范围的力量。

B. 重复收缩（Repeated contraction）。当某一肌肉、肌群力量不足或在其运动幅度的某一点软弱无力时，可进行重复收缩练习。运动员对抗最大阻力进行等张收缩直至感觉疲劳。然后在运动范围内感觉疲劳的位点牵拉肌肉，促使肌肉产生更大的收缩力量。所有施加的阻力都必须根据运动员的力量水平进行调节。由于重复收缩练习运动员进行的是最大抗阻收缩，因此有某些损伤的运动员应禁止使用。

C. 慢速往返练习（Slow reversal）。运动员对抗最大阻力进行全幅度抗阻运动。阻力用以增强拮抗肌和原动肌群，并保证动作流畅和运动的节律。一动作完全结束时，立即开始进行反向运动。这种 PNF 技术的主要作用是促进原动肌群和拮抗肌群的正常协调配合。

D. 慢速往返—静持（Slow‐reversal‐hold）。运动员肢体的原动肌群先等张收缩，在等张运动结束时，立即进行等长收缩。这一技术的主要目的是增强肌肉在运动幅度中某一特定点的力量。

E. 节律性稳态练习（Rhythmic stabilization）。节律性稳态练习中，原动肌先等长收缩，随后拮抗肌等长收缩。原动肌群和拮抗肌群重复联合收缩，可使稳态点的肌肉力量达到最大。

②牵拉方法

为增加关节的运动幅度，可采用下列 PNF 技术，通过反牵张反射放松肌肉。

A. 收缩—放松（Contract‐relax）。损伤肢体被动运动直至出现组织抵抗，此时运动员等张收缩拮抗肌。等张收缩可抗阻持续 10 秒，或直至疲劳。然后运动员肌肉放松约 10 秒钟。这时运动员的肢体可被动移动到一个最大的限度。收缩—放松练习可重复 3 次。

B. 静持—放松（Hold‐relax）。静持—放松技术与收缩—放松技术类似，不同的是静持—放松练习采用等长收缩。运动员将损伤肢体运动到抵抗点后，肌肉抗阻等长收缩持续 10 秒。然后运动员放松肌肉 10 秒钟，这时运动的肢体可主动或被动地移动到一个最大的限度。静持—放松练习应重复 3 次。

C. 慢速—往返—静持—放松（Slow‐reversal‐hold‐relax）。运动员主动运动肢体到抵抗点，肌肉抗阻等长收缩持续 10 秒。然后肌肉放松 10 秒钟。这种练习可使原动肌收缩时放松对抗肌，从而使肢体运动到一个最大限度。

(2) PNF 技术应用的基本原则

PNF 操作时应遵循下列原则，以便做出正确的反应动作。

①简洁、扼要地向运动员说明各个 PNF 联系的动作模式，包括从起始位置到动作终点的一系列动作。

②运动员学习动作模式时应注视运动肢体，以便对运动方向和位置进行反馈控制。
③口头指令必须坚定而且简洁——如推、拉或静持。
④可用手辅助肢体完成动作反应。
⑤操作者施加阻力时，必须运用正确的身体技巧。
⑥施加阻力的大小应促使肢体达到最佳运动反应，即动作流畅、协调。
⑦各种PNF练习方式都必须重复进行。
⑧在各种PNF练习过程中，肢体远端应先开始运动，而且应在整个动作的中途之前完成。
⑨加强每种练习中的稳固环节，以促进薄弱环节的提高。
⑩挤压关节可提高关节的稳定性，而关节牵引则会拉开关节，促进关节活动。
⑪快速拉伸肌肉可引起肌肉的牵张反射。

(四) 水中运动

水中运动作为一种康复手段在运动医学中已逐渐普及。水中是极佳的训练治疗环境，可用于损伤康复的各个阶段。根据水的浮力和压力的不同，水中运动可分为助力运动、支持运动和抗阻运动。

由于水的浮力和流体静压力的作用，在水中运动时运动环境可根据个体需要发生改变。运用适当的方法，运动员可减轻肌肉痉挛，放松紧张的肌肉，增大关节运动幅度，重建正确的动作模式，并且最重要的是，可以增加肌肉力量、肌肉功率和肌肉耐力。水中运动主要适用于肥胖、肌肉软弱无力及关节僵硬者进行康复治疗。

第二节 肌肉骨骼常见病损的康复

一、颈椎病

颈椎病又称颈椎综合征，为颈椎或其周围软组织的退行性病理改变，如颈椎肥大、颈椎间盘变性、部分脱出等，可损伤、刺激或压迫颈脊髓、神经根或椎动脉而出现一系列症状。其表现为头、颈、肩、背和臂部有固定的疼痛和麻木。颈部活动时，症状可见加重，致使颈部活动受限，疼痛从颈部放射至肩、臂部，部分患者还可出现颈肌萎缩。本病多发于中老年人，尤以长年伏案工作者多见。康复体育锻炼是本病首选治疗方法，大多患者可通过康复体育锻炼而使症状缓解或消除。

(一) 康复体育锻炼的作用

(1) 调整与改变颈椎关节和周围软组织的解剖关系，缓解对脊髓、神经根和血管的压迫与刺激。

(2) 改善局部血液循环，解除颈部肌肉的痉挛利于神经根水肿的消退，减轻或解除局部疼痛。

(3) 通过医疗体操可发展颈部肌肉力量，增进颈椎的稳定，预防和减缓脊椎的退行性改变。

(二) 康复体育锻炼的方法

颈椎病康复体育锻炼的方法主要是采用医疗体操。首先，编制原则为加强肌力的锻炼与调节肌肉放松,并与增大关节活动范围的运动相结合。其次,运动由简而繁,使患者有一个适应的过程,可减少不必要的痛苦。最后,局部作用要与全身作用相结合。体操各节中既应包括颈椎的各种功能活动,又应包括大肌肉群的各种运动,使身体的功能得到全面恢复。

下面介绍一套治疗颈椎病的医疗体操,以供参考。

颈椎病医疗体操

第一节——屈肘扩胸运动(2~4个8拍)

预备姿势:两手持铃下垂,分腿直立。

动作:1拍两臂向下经前举,再屈臂后振扩胸(手心相对,两肘挟紧);2拍还原成预备姿势;3~4拍动作与1~2拍相同,但方向相反。

第二节——斜方向击铃运动(2~4个8拍)

预备姿势:两臂弯曲,两手持铃,分腿直立。

动作:1拍上体稍右转,左臂伸直,向右前斜方击铃;2拍还原成预备姿势同时用力后振;3~4拍动作与1~2拍相同,但换右臂做。

第三节——单臂侧举运动(2~4个8拍)

预备姿势:两手持铃,分腿直立。

动作:1拍左臂侧举(手心向下);2拍还原成预备姿势;3~4拍动作与1~2拍相同,但换右臂做。

第四节——单臂上举运动(2~4个8拍)

预备姿势:两手持铃,分腿直立。

动作:1拍左臂经前上举;2拍还原成预备姿势;3~4拍动作与1~2拍相同,但换右臂做。

第五节——肩绕环运动(1~2个8拍)

预备姿势:两手持铃,两臂后侧下举,分腿直立。

动作:1~2拍两肩胛骨用力向内挟紧,同时两肩向后绕环一周;3~4拍动作与1~2拍相同。

第六节——肩后展运动(1~2个8拍)

预备姿势:稍含胸,两手持铃,两臂前斜下举,分腿直立(手心相对)。

动作:1拍两手持铃经侧下向后振(手心向外);2拍还原成预备姿势;3~4拍动作与1~2拍相同。

第七节——前后摆臂运动(1~2个8拍)

预备姿势:两手持铃,右臂前上举,左臂后举,两腿前后开立。

动作:1拍左臂经前上举后振,同时右臂经前下后振;2拍动作与1拍相同,但换右臂做;3~4拍动作与1~2拍相同。

第八节——头部运动(共4个8拍)

预备姿势:分腿直立。

动作:(1)1~2拍头后屈(抬头),头直立;3~4拍头前屈,头直立,还原成预备姿势。

(2)1~2拍头左侧屈,头直立;3~4拍头右侧屈,头直立,还原成预备姿势。

(3)1~2拍头向左转,还原成预备姿势;3~4拍头向右转,还原成预备姿势。

(4)1~2拍头向左绕环;3~4拍头向右绕环。

（三）注意事项

（1）锻炼要循序渐进，逐渐加大运动量。

（2）在急性期过后，遇有颈部活动障碍且在活动中出现疼痛时，应顶着疼痛方向做适应性运动锻炼。

（3）每日坚持锻炼1～2次，应持之以恒。

（4）体疗与牵引配合时，应先做牵引。

二、肩关节周围炎

肩关节周围炎简称肩周炎，又名冻结肩，是常见的肩部软组织疾病，有严重的肩部疼痛和关节活动功能受限。本病主要为关节囊和关节周围软组织的慢性退行性变化，所以多发生于中老年人，且女性多于男性，并以单侧发病为多。起病原因较复杂，一般与轻度损伤和体质虚弱、代谢障碍有关，另一常见重要原因则为肩关节周围软组织（包括肌腱、韧带、滑囊）的慢性劳损。本病初起时为肩部酸痛，逐渐发展为肩部较广泛的疼痛，肩部活动时常引起剧烈的疼痛。静止痛是本病的特征之一，表现为昼轻夜重。当疼痛逐渐减轻或消失后，所遗留的肩关节周围组织粘连，引起肩关节功能障碍，严重影响患者的工作和生活。

（一）康复体育锻炼的作用

康复体育锻炼在早期主要是改善全身状态，改善局部血液循环，促进炎症吸收，防止组织粘连、肌肉萎缩，预防肩关节活动受限；在后期，主要是松解粘连，发展肩带肌肉群的力量，增加肩关节活动的范围。在整个病理中坚持康复锻炼可以增强肩关节周围肌肉、韧带的力量和弹性，帮助肩关节恢复正常的功能。

（二）康复体育锻炼的方法

肩关节周围炎的康复体育锻炼方法主要是采用医疗体操。首先，编操的原则是通过肩关节各个方向的功能锻炼，使患者的肩关节功能得到恢复，疼痛减轻。其次，以主动运动为主，借助体操棒、肋木及滑轮的帮助，靠患者健侧上肢的力量使患侧肩关节进行锻炼。最后，体操的动作应由简而繁，由易到难，使患者易于掌握，并使患侧肩关节有一个适应的过程，避免剧疼的反应。

下面介绍一套治疗肩关节周围炎的医疗体操，以供参考。

1. 持棍运动

第一节——持棍上举（2～4个8拍）

预备姿势：两手持棍（稍宽于肩），分腿直立。

动作：1拍两手持棍，两臂上举；2拍还原成预备姿势；3～4拍动作与1～2拍相同。

第二节——肩侧屈棍后置运动（2～4个8拍）

预备姿势：两手持棍（稍宽于肩），分腿直立。

动作：1～2拍两臂经上举屈肘置棍于肩后（两臂肩侧屈）；3～4拍还原成预备姿势。

第三节——持棍侧举（2～4个8拍）

预备姿势：两手持棍两端（掌心相对），分腿直立。

动作：1～2拍一臂伸直经侧上举，另一臂稍屈持棍向上推（先做健侧臂，然后做患侧臂）；

3～4拍还原成预备姿势；5～8拍动作与1～4拍相同，但方向相反。

第四节——持棍后举（1～2个8拍）

预备姿势：两手于体后持棍，分腿站立。

动作：1拍两臂尽量后举；2拍还原成预备姿势；3～4拍动作与1～2拍相同。

第五节——持棍体后上拉（2～4个8拍）

预备姿势：健侧手在上（臂弯曲），虎口向下握棍，患侧手在下，于体后虎口向上握棍。

动作：1～2拍健侧臂逐渐伸直，用手持棍向上拉患侧手；3～4拍还原成预备姿势。

2. 滑轮运动

第一节——持环上举

预备姿势：两手握环，健侧臂上举，患侧臂下垂，分腿直立。

动作：1拍患侧臂上举，健侧臂下压；2拍还原成预备姿势。两动为一次，做15～30次。

第二节——持环侧上举

预备姿势：两手握环，健侧臂侧上举，患侧臂侧下垂，分腿直立。

动作：1拍健侧臂下压，同时患侧臂侧上举（两臂尽量伸直）；2拍还原成预备姿势。两动为一次，做15～30次。

第三节——持环体后上拉

预备姿势：健侧臂上举握环，患侧臂稍屈体后握环（掌心向后）。

动作：1拍健侧臂下压，同时患侧臂尽量弯曲上举；2拍还原成预备姿势。两动为一次，做15～30次。

第四节——肩固定侧上举

预备姿势：两手握环，健侧臂侧上举，患侧臂侧下垂，患侧肩用带固定。

动作：1拍健侧臂下压，同时患侧臂侧上举；2拍还原成预备姿势。两动为一次，做15～30次。

3. 肋木运动

第一节——单臂上举

预备姿势：面向肋木直立。

动作：患侧臂上举，依次摸肋木，尽量向上伸，然后还原成预备姿势。做8～16次。

第二节——双手握木悬垂

预备姿势：面向肋木直立。

动作：两手握木，两脚悬空，挂于肋木上；然后逐渐增加悬垂时间（以不引起明显疼痛为准）。初练时脚可不悬空，只屈双膝做握木悬垂。做2～3次。

第三节——挺身拉肩运动

预备姿势：背向肋木站立，两手握肋木。

动作：1拍两臂伸直，重心前移，挺胸背弓，向前拉肩，体后屈；2拍还原成预备姿势。做3～5次。

第四节——背后握木下蹲运动

预备姿势：背向肋木站立，两手握肋木（手心向上）。

动作：1拍两手握住肋木，屈膝下蹲；2拍还原成预备姿势。做3～5次。

第五节——侧举握肋木下蹲运动

预备姿势：背向肋木站立，两臂侧举，两手握住肋木（掌心向下）。

动作：两臂侧举，屈膝下蹲，蹲至蹲不下时为止。做3～5次。

4. 持球运动

持球臂绕环运动

预备姿势：两脚分开，前后站立，患侧手持实心球。

动作：1拍由前向后抡球做臂绕环运动15～30次；2拍动作与1拍相同，但方向相反。绕环次数可因人而异。

（三）注意事项

(1) 锻炼要循序渐进，逐渐加大运动量，切勿操之过急，以避免剧痛反应。

(2) 锻炼中允许有轻微的疼痛，勿因此而停止锻炼。

(3) 每日锻炼1～2次，必须认真坚持。

三、脊柱畸形

常见的脊柱畸形有后凸（胸椎过度后曲成驼背）、前凸（腰椎过度前曲）、侧凸，脊柱可呈"C"形或"S"形等弯曲。

青少年中常见的是脊柱侧凸（弯）畸形。引起脊柱侧弯的原因较多，如先天脊柱发育不良、脊柱自身病变、脊柱结核病等所致，但由于长期身体姿势，如坐姿、立姿、劳动姿势不正确而引起的脊柱侧弯最为多见。

脊柱畸形因病程长短、病理改变的程度不同，临床上一般可分为三度。

Ⅰ°脊柱畸形是由于肌肉疲劳和无力所致，在主动或被动牵伸脊柱时，畸形可以消失。通过医疗体操增强脊柱周围的肌肉力量，恢复脊柱周围肌力的平衡，可以使畸形较快地得到矫正。

Ⅱ°脊柱畸形在牵伸、悬吊身体时，畸形不消失，脊柱畸形处的肌肉、韧带已有挛缩。此时通过体疗可以增强脊柱的活动性，即拉长凹入侧缩短的韧带和肌肉，加强凸出侧的韧带和肌肉力量，通过较长时间的锻炼畸形可以逐步得到矫正。

Ⅲ°畸形除肌肉、韧带形态改变外，还有骨与软骨的形态学改变，此类脊柱畸形的体疗效果较差。

（一）康复体育锻炼的作用

Ⅰ°脊柱侧弯者，因肌肉、韧带尚无结构、形态上的改变，因此，康复体育锻炼的作用是在增强全身肌肉力量的同时，重点锻炼畸形部位的肌肉，以增强肌肉力量和恢复脊柱周围肌力的平衡。

Ⅱ°脊柱侧弯者，通过康复体育锻炼拉长凹入侧已挛缩的肌肉、韧带，增强凸出侧已被拉长、弯弱的韧带、肌肉力量，逐渐恢复周围肌力平衡，使畸形逐渐得到矫正。

Ⅲ°脊柱侧弯者，通过康复体育锻炼可控制畸形的发展，增强肌力，防止劳损，减轻或缓解疼痛症状。

（二）康复体育锻炼的方法

脊柱畸形的康复体育锻炼方法主要是采用矫正体操。编操原则是进行与畸形方向相反的脊柱运动，选择性地加强凸出侧的肌肉力量及牵伸凹陷侧已挛缩的组织。矫形操内容可包括，各种悬垂、牵引、攀登、压迫、凸出侧脊柱及卧平板等，可徒手进行，也可借助肋木等器具、器械进行。全过程中注意把主动矫正练习与被动矫正手段结合起来进行。

下面介绍一套矫正体操，以供参考。

脊柱全右凸矫正体操

1. 预备姿势：仰卧位，左臂向上，右臂向下紧张伸展

第一节——头部支撑下挺胸及抬起肩部，放下。

第二节——右腿伸直抬高，放下。

第三节——右膝屈曲，足踩床面，抬起臀部，挺起胸腰部，同时左腿伸直抬起，两膝同高，放下。

2. 预备姿势：左侧卧，左臂向上，右臂向下紧张伸展

第四节——抬起头、肩及上胸部，放下。

第五节——同上，上身抬起后维持30s放下，重复2~3次，间歇30s。必要时可压住下肢，后期可于头上置1.5~2.5kg重沙袋，以增加负荷。

第六节——右腿伸直向上抬起，放下。

第七节——同上，右腿抬起后维持30s放下，重复2~3次，间歇30s。后期可于小腿上扎1~1.5kg重沙袋，以加重负荷。

3. 预备姿势：俯卧位，左臂向上，右臂向下紧张伸展

第八节——抬起头、肩及左臂，放下。

第九节——右腿伸直抬起，放下。

第十节——抬起头、肩、左臂，同时右腿伸直抬起，放下。

4. 预备姿势：坐位，右臀下垫高1~2寸，左肩扛起3.5~5kg重沙袋，维持至适度疲劳

说明：（1）如畸形为全左凸，则必须将以上动作的左、右方向完全颠倒过来。

（2）运动量可按如下步骤逐渐增加：

①重复从10次渐增至20次；

②第四、五节练习后停30s，再重复1~2次；

③练习时右腿扎1.5~2kg重沙袋，第四、六、八节左手持沙袋进行。

（三）注意事项

（1）做矫正体操时动作力求正确，否则达不到矫正目的。

（2）做矫正操应长期坚持，并将主动与被动的矫正结合起来练习。

（3）日常生活中应注意养成正确的身体姿势。

四、骨质疏松

骨质疏松是以骨量减少和骨组织微细结构损伤为特征的骨系统疾病，通常导致骨骼的脆性增高，以至细微的外伤都能导致骨折。骨质疏松包括骨矿密度（BMD）和骨质量的下降。当骨密度丢失低于平均水平1~2.5个标准差即可确诊为骨质丢失，此时处于骨质疏松危险的较高水平。骨质缺失患者随着年龄的增长，骨折的危险也越来越高。

（一）骨质疏松的危险因素

骨质疏松的危险因素包括：家庭史、性别（主要指女性）、雌性激素缺失、降体重、饮食因素、吸烟、皮质类激素的长期使用及缺乏体育锻炼。

体育运动疗法，尤其是基础力量训练和克服体重的运动，可增强骨质和调节一些骨质疏松危险因素，包括肌肉力量、骨矿密度和动平衡能力。

早期的骨量获得可能决定着一生的骨骼健康。营养、体育锻炼和体成分对骨密度起着关键的作用。儿童和青年时期经常进行体育锻炼对骨量达到峰值起着积极的影响，对成年人保持（甚至能轻微增加）骨密度也起重要作用，对老年人则能减缓骨质的丢失。体育锻炼计划的制订应尽可能完善骨质健康，并注意低骨矿密度人群的运动安全性。

（二）健身测试

（1）确定测试危险度是医务监督递增负荷试验的首要条件。

（2）测试推荐使用功率自行车，防止锻炼者在测试时跌倒。

（3）出现骨质疼痛者应终止测试。

（4）辅助测试应包括平衡能力、肌肉力量及步态测试。

（三）康复体育锻炼的方法

（1）锻炼者在无疼痛感时，推荐承受自身体重的有氧运动（5~7天/周）和力量训练（2~3天/周）。

（2）应加强提高平衡能力和日常活动能力的针对性训练。

（3）提高心肺功能的锻炼（如水中运动、步行、骑车）强度应在40%~70% VO_2R或HRR。

（4）做负荷直接作用在骨的长轴上的抗阻训练时，如拉力器练习，每周锻炼2天，每天1~2组，每组重复8~10次，运动中RPE保持在13~15。应避免脊柱弯曲的运动，运动中保持直立体位。

（5）运动频率：每周5~7天。

（四）注意事项

（1）避免采用爆发力的运动和对骨有强负荷的冲击活动，如跳跃练习、赛跑和慢跑等。

（2）减少腹部运动，如仰卧起坐。过多的脊柱弯曲及两种形式交叉的运动是危险的。需要腰部向前弯曲或过分扭转的运动（如高尔夫挥杆）会使脊柱间的压力增高，从而增加骨折的危险性。

五、关节炎

全球有10%~14%的人患有关节炎和风湿性疾病，这些疾病可造成肌肉力量减弱、疲劳、疼痛、僵硬、关节肿胀，并影响到身体其他支撑结构，如肌肉、肌腱、韧带和骨骼健康。

（一）关节炎的病变特点及患者的体能现状

关节炎和风湿性疾病中常见的两种类型是骨关节炎和风湿性关节炎。

1. 骨关节炎

骨关节炎是退化性的关节疾病，主要影响髋、膝、足、脊柱和手部关节。影响骨关节炎发生的全身性因素有年龄、性别、骨密度、营养状态、遗传等。局部因素有肥胖、关节损伤、关节畸形、运动损伤以及肌肉软弱等。此病以老年女性发病率较高。

运动与骨关节炎的发生有一定关系。局部负荷过大或撞击力超过人体的适应能力可使关节软骨损伤；而逐渐增加负荷，关节软骨可表现出良好的适应能力。研究表明，中等强度的健身运动不会加重骨关节炎患者的软骨损伤。过长时间的体力活动，如每天 4 个小时以上的重体力劳动，可加重关节炎患者的软骨损伤。高撞击性运动或者扭力明显的运动，也会加重关节炎患者的软骨损伤。未累及关节软组织损伤的可造成关节稳定性下降，使骨关节炎患病率增加。

2. 风湿性关节炎

风湿性关节炎是一种慢性影响关节滑膜的系统性炎症性疾病，是风湿病的一部分，主要累及全身的大关节，如髋、膝和踝关节。风湿性关节炎可单独发生，也可于风湿病前后或同时发生。主要病变特点是关节滑膜的增生和渗出性炎症，一般无关节软骨的损伤。

关节炎的并发症可使生活中的活动方式减少。然而伴有炎症性关节炎或退行性关节炎的患者可通过有规律的健身运动，逐渐改善其健康状态。

（二）健身目标

关节炎患者的健身目标是，在参加一般的日常活动中不出现明显疲劳和疼痛，同时提高心血管和骨骼肌功能，增强柔韧适能，减少关节的疼痛和肿胀。

（三）健身测试

（1）生理机能的测试与评价包括心肺功能、神经肌肉状态和柔韧性。

（2）应根据关节功能受限和早期疲劳的起始点，修改传统测试方案。

（3）健身测试应选择不引起关节疼痛的方式，可以采用活动平板和功率车的方案。在患者出现较少疼痛的情况下，可采用脚踏功率车和手摇功率车相结合的方法测试，以利于更精确地评价患者的心肺功能。

（3）大多数患者可使用症状限制性运动负荷试验。

（四）康复体育锻炼的方法

（1）关节炎患者的运动方式、持续时间和负荷的组成，以及抗阻和柔韧性练习见表 9-1。

表 9-1 关节炎患者锻炼概要

健身计划	频率	强度	持续时间	运动方式
心肺功能	3～5 天/周	40％（50％）～85％HRR 或 VO_2R 55％（65％）～90％HRmax12～16RPE	20～60min	大肌群参与的动力性运动
抗阻	2～3 天/周	在自我感觉疲劳出现前停止 2～3 次（如 16RPE）	每次练习重复 3～20 次（如 3～5 次，8～10 次，12～15 次）	8～10 组，包括所有大肌群练习
柔韧	最少 2～3 次/周 理想 5～7 天/周	运动结束后进行拉伸练习，以不出现疼痛为限	拉伸运动 2～4 次，每次 15～30s	静力拉伸所有主要的大肌群

（2）每次运动首先从受病变影响的关节柔韧性练习开始，然后做神经肌肉功能练习（力量和耐力），再做有氧运动（负重和/或非负重练习）。

（3）每天进行 1~2 次柔韧性练习，以动作时无痛感为练习强度。

（4）心血管功能起始练习以短时间（约 10 分钟）开始，每次增加 5 分钟直至 30 分钟，强度也随之增加。水中运动、步行和骑自行车都是理想的运动方式。

（5）抗阻练习（无负重的、机械阻力、弹性阻力、等长练习）从 2~3 次的重复逐渐增加至 10~12 次，每周 2~3 次，抗阻力负荷以无痛感为适宜强度。

（6）每天应进行功能练习（如登楼梯、坐站运动）。

（7）运动初始阶段，应采用低强度和短时间的渐进方法。对于功能较差的患者应采用 5~10 分钟的间歇性练习。

（8）应有变换练习或者交叉练习方式。

（9）关节炎急性发作期应避免运动。

（10）停止运动的指征包括：出现异常或持续疲劳、虚弱加重，关节活动范围缩小，关节肿胀加重和运动后持续疼痛超过 1 小时。

（五）注意事项

（1）对于服用非类固醇抗炎药物（NSAIDs）的关节炎患者，水疗法可减轻疼痛和僵硬，并且减少对 NSAIDs 的依赖性。

（2）经常服用 NSAIDs 易导致因胃肠出血引起的贫血，并且掩盖肌肉与骨骼的疼痛。

（3）关节炎的运动禁忌证包括：大强度、关节不稳的多重复性练习，过度拉伸和过度运动。

（4）有明显晨僵的风湿性关节炎患者应避免晨练。但有些患者也可能从强化的循环练习中获益。

第三节　按摩与康复

一、按摩概述及作用

按摩亦称推拿，在我国流传已有数千年历史。按摩是运用一定的手法作用于人体相应的部位引起局部或全身反应，从而调节机体增进健康，达到防治伤病，提高机体机能的目的。

按摩是一种操作简便，疗效独特的自然疗法。它门类繁多，运用范围广泛，一般分为运动按摩、自我按摩、保健按摩、治疗按摩、小儿按摩、美容按摩等。在体育运动中按摩广泛运用于运动训练和比赛的各个环节，只要掌握操作，得其要领，就能收到良好的效果。

1. 对神经系统的作用

大强度的运动训练和比赛，往往会对人体机能带来较大的影响，表现在神经系统方面运动员会出现情绪紧张、失眠、多梦或倦怠，疲乏无力等神经功能调节障碍。通过一定按摩手法的良性刺激，对神经系统可起到兴奋或抑制作用。不同的按摩手法对神经系统可起到不同作用，而同一手法其操作方式或操作部位不同亦可起到不同作用。例如，叩打、重推摩可起到兴奋作用，而轻推摩、轻揉可起到抑制作用；在操作方法上，一般频率快、力量重、时间短者可起兴奋作用，相反手法轻缓柔和、时间长者可起镇静催眠作用。此外，运用一定的手法刺激具有相应作用的穴位，亦可收到兴奋或抑制的效果。

2. 对皮肤的作用

皮肤分布有大量的毛细血管、末梢神经。按摩的机械作用，可使皮肤衰亡的上皮细胞得以清除，皮脂分泌通畅，皮肤柔润，富有光泽；按摩还可以增强皮肤的弹性，加快代谢，减少皮下脂肪的堆积有助于减肥。冬季经常对皮肤进行按摩，可使局部皮肤温度升高，有助于防止冻伤。

3. 对运动系统的作用

按摩能使肌肉中的毛细血管扩张和闭塞的毛细血管开放，增强肌肉的血液供应，改善肌肉的营养，增强肌肉的弹性和收缩力，提高肌肉的工作能力。按摩还可使疲劳肌肉中的乳酸尽快得以排除，有助于消除运动后的酸痛和疲劳。

按摩能使关节周围的韧带、肌腱、关节囊的弹性和柔韧性增强，拉长挛缩的韧带，促进关节滑液的分泌，从而增大关节的活动度和灵活性；适宜的按摩还能收缩松弛的韧带，使关节的稳定性、坚固性得以加强。

实验证明，按摩还能促进钙质的沉积，增加钙的吸收，有利于防治骨质疏松和脱钙。

4. 对循环系统的作用

按摩能促进人体的血液循环使周围血管扩张血流加快，从而降低大循环的阻力，减轻心脏的负担。按摩还能加速静脉血液和淋巴液的回流，调整血液的合理分配，改善肌肉和内脏的血流量，以适应内脏活动和肌肉紧张工作的需要。按摩还能改变血液成分和提高机体抗病能力。

近年来，不少临床医生将按摩用于治疗冠心病，它既可以调节大脑的兴奋和抑制状态解除精神紧张、恢复血管的正常功能缓解心绞痛的发作，又可改善心脏的功能促进全身的血液循环及心脏冠状动脉侧支循环的形成，从而起到防治冠心病的作用。

还有实验表明，用揉捏手法对男女两组小腿按摩后，无论是向心方向或是逆心方向，其血流图都显示出每搏量上升，尤以男性升高更为明显，与按摩前有显著性差异（$P<0.01$）。值得一提的是，对左小腿按摩后，右小腿的血流图表现出与左小腿一致的变化规律，这说明按摩不仅影响局部，而且通过神经反射还影响整个循环系统。

5. 对呼吸和消化系统的作用

按摩两侧胸大肌可以使呼吸加深，使氧的需要量增加10%～11%，二氧化碳的排出量也会相应增加，具有健肺和宽胸降气的作用，从而增强人体的抗病能力。经常按摩面部和颈后部，不但可以使呼吸道通畅防治上呼吸道感染，还能使面部皮肤红润富有弹性，有利于美容。

按摩对消化系统的作用有两个方面：一是机械刺激作用，二是神经调节作用。直接按摩腹部，可以促进胃肠蠕动提高胃肠的消化吸收能力，从而增进食欲。对于食欲不振、消化不良、腹部胀满、便秘及腹泻等有较好的防治作用。对一定部位进行按摩，还可通过神经调节使胃活动功能处于相对平衡状态。实验表明，按摩脾俞及胃俞穴可引起胃运动增强；而按摩公孙穴则大多引起胃运动抑制。值得注意的是，在胃活动增强时按摩后往往使其运动减弱，而当胃活动减弱时按摩后则会使其增强，所以按摩可使胃肠活动功能处于相对平衡状态。

6. 对运动损伤的治疗作用

按摩是防治运动损伤的重要手段之一，其作用主要表现在以下几个方面：

(1) 改善血液循环，消肿止痛

按摩可直接作用损伤局部，对损伤产生的瘀血肿胀进行适当的手法，可促进肿胀消散，加快瘀血吸收和静脉血液、淋巴液的回流，达到消肿止痛的目的。

按摩还可引起一部分细胞内的蛋白质分解，产生组织胺和类组织胺物质，使毛细血管扩张、开放。局部血流增加，循环加快，缓解伤部由神经反射引起的血管和肌肉痉挛，解除对伤部末梢神经的压迫，可减轻或消除疼痛。

按摩在临床治疗中的止痛效果早已证实。对损伤性疼痛，可直接点压局部以达镇痛的目的，如果疼痛剧烈则可在伤部邻近选取一些穴位，用强手法按摩，即可使疼痛得以缓解。对陈旧性损伤的局部疼痛，可用揉、拨、掐等手法强刺激，有利于缓解疼痛。

(2) 促进再生，加速修复

适当的手法可使移位骨折得到有效的整复，使脱位的关节得到良好的复位。对损伤部分断裂的肌腱、韧带等，可用按摩手法进行对合、理顺，为再生修复创造良好的条件。

按摩能加速静脉血液和淋巴液的回流，改善伤部循环状况。按摩还能加快伤部细胞内蛋白质的分解，使局部毛细血管扩张、开放，使局部血流量增大，伤部营养状况改善就能促进损伤的再生。适当的按摩手法又能使损伤在愈合过程中所产生的机化和瘢痕组织得以消散和吸收，加速损伤的修复。

(3) 分解粘连，防止萎缩

疼痛是所有损伤都会有的症状。为了减轻疼痛，机体往往会产生一种保护性的反应，这种反应常会产生肌肉痉挛来限制损伤部位的活动，以减轻疼痛防止损伤进一步加重。但是，时间长了就会导致关节发生挛缩，伤部淤滞的组织液、血液就会形成纤维化，在组织间形成粘连，造成肢体和关节活动严重障碍。再则，由于损伤后肢体还需适当地控制活动，以防影响损伤的再生修复；但长期地制动，又会使肢体造成失用性萎缩。通过适当的按摩，既可使肌肉痉挛得以解除，粘连的组织得以松解；同时由于按摩能使损伤局部和肢体的血流量增加，组织的营养供给得到改善，肌肉、肌腱、韧带的弹性、柔韧性和力量得到提高。按摩还可使肌纤维的横切面积增大，能有效防止肌肉、肌腱、韧带、关节囊的萎缩。

7. 对某些运动性病症的作用

按摩对多种运动性病症有良好的治疗作用。例如，紧张的训练和比赛往往使运动员心理负担过重，造成情绪紧张、失眠、头痛，甚至神经衰弱。通过适当的手法按摩，可起到镇静、催眠、缓解紧张情绪促进睡眠，以良好的精神状态从事训练和比赛。

肌肉痉挛在激烈的训练和竞赛中比较常见，尤以炎热的夏季和寒冷的冬季容易发生，其部位以小腿三头肌、手屈肌、腹肌等较常见。通过手法按摩和牵拉痉挛的肌肉，就可使肌肉痉挛迅速解除。

运动中腹痛，常见于中长跑、马拉松、竞走和自行车等项目。一般认为，由于运动时间长而引起的胃肠痉挛、肝脾瘀血、腹直肌痉挛等，均会造成运动中腹痛。此时可降低速度加深呼吸，按摩疼痛部位，并酌情进行腹部按摩和背伸动作拉长腹肌，亦可用手指点按内关、足三里、大肠俞等穴，腹痛一般会得到缓解。

疲劳是运动训练和竞赛中常见的一种征象，根据表现一般将其分为精神疲劳、肢体疲劳和内脏疲劳等，按摩可以加速疲劳的消除，恢复和提高机体的能力。实验表明，对小腿用牵拉手法可以提高小腿肌肉的工作能力，按摩腹部可提高胃肠功能而有助于消化和吸收，按摩头部和有关的穴位可以调节大脑的兴奋和抑制状态，尽快消除疲劳不至于造成疲劳的积累，有助于防止过度训练综合征。

二、按摩注意事项

（一）讲究卫生

按摩是通过按摩者的一定手法作用于人体来达到治疗目的的。因此，按摩者的双手一定要保持清洁，剪短指甲，手上不佩戴装饰物。寒冷时，手要保持温暖。被按摩者亦应保持皮肤的清洁，按摩前最好洗澡。

（二）适宜的体位和姿势

按摩时被按摩者所采取的体位是以肌肉放松便于操作为宜；按摩者则根据按摩的部位操作方便，节省体力为宜。医患双方要协调配合方能收到好的效果。

（三）按摩的方向

按摩的方向要求主要针对运动按摩而言，一般按淋巴液和静脉血液回流方向进行有利于消除因运动产生的血液和淋巴液在肢体远端堆积以及促进乳酸的排除，同时可增加肢体的血流量和营养供应，促进疲劳的消除（图9-11）。

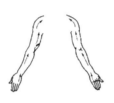
上肢按摩方向

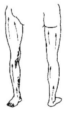
下肢按摩方向

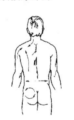
背部、腰部、臀部按摩方向

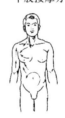
胸腹部按摩方向

图9-11　上肢、下肢、腰背臀的、胸腹按摩方向

用于治疗按摩的方向一般根据损伤的部位、病情及按摩手法确定按摩循行的方向，应视其病情需要而定。

（四）按摩的时间、次数和强度

1. 时间和次数

按摩的时间不是越长越好，要因人而定。对一个部位的按摩一般以10～15分钟为宜，最多不超过25分钟；对劳损性的损伤（如腰肌劳损）其按摩时间可酌情增加；而对运动后的全身按摩（消除运动后疲劳）每次则需半小时以上。

按摩次数一般隔日一次，或每日一次，每日最多不超过两次。次数的多少主要根据病情需要而定。

2. 强度

主要根据病情、个体差异和手法本身特点而定，要求强度适中，力达病所。

（1）对各种手法的用力都应由轻到重，循序渐进，力量平稳，不能忽重忽轻。操作时要注意被按摩者的表情，并询问其对手法的感受。切忌粗暴动作，最后以轻缓柔和的手法结束。

（2）对初次接受按摩者、女性、年老体弱和儿童，一般用力宜轻，频率宜稍慢；而对于长期接受按摩者、体强的男性，则手法宜稍重，频率亦可快些才能达到目的。

（五）按摩的禁忌证

按摩对防治疾病增进健康具有良好作用，但如使用不当亦会造成不良后果。因此，必须掌握其禁忌证，一般有以下情况不宜进行按摩：

（1）对各种肿瘤的局部严禁按摩。

（2）妇女的月经期和妊娠期不能做腹部和腰部按摩。

（3）对血友病、紫癜病以及有出血趋向疾病患者一般不做按摩。

（4）局部患皮肤病、皮肤破损、淋巴结和淋巴管炎、脓肿等，不宜做按摩。

（5）闭合性软组织损伤（肌肉、肌腱、韧带、关节囊等）急性期者（伤后24～48小时内），局部不宜按摩。

（6）骨折、关节脱位固定期间不宜按摩。

（7）精神病患者及与医生不能很好配合者亦不宜做按摩。

（六）按摩常用介质

介质又称为递质。其作用是按摩时为了减少按摩的阻力，避免皮肤擦伤以及为了取得按摩和药物协同作用，提高按摩的效果。在按摩时可酌情选用粉剂、水剂、乳剂、油剂和酒剂。

例如，夏季或出汗较多时按摩，可选用医用滑石粉、爽身粉、痱子粉等有吸水、芳香、清凉、润滑作用的介质。

如用于损伤的治疗按摩，可酌情选用舒活酒、虎骨木瓜酒、风湿酒等，以取得药物的协同治疗作用。

其他介质还很多，如油剂、乳剂等，可根据需要和条件选用。

三、按摩基本手法

（一）推摩

可用手指指腹、全掌、掌根和虎口在身体一定部位做单向直线或弧形推动，称为推摩。由于力量大小不同，可分为轻推摩和重推摩。

1. 操作方法

轻推摩：操作时根据按摩部位，可分别用手指指腹、掌根、虎口或拇指分开，其余四指并拢贴于皮肤上，移动时肘关节微屈，沿着向心方向或淋巴液流动的方向轻轻向前推动。

重推摩：手法与轻推摩基本相同，仅用力较重。

拇指推摩：用单拇指或双拇指指腹贴于皮肤上，其余四指做支撑，向一定方向做直线或弧形推动。

2. 运用部位

推摩手法具有镇静、恢复神经感觉，加速静脉血及淋巴液回流，消肿散瘀，提高皮肤温度的作用，适用于全身各部。轻推摩应用于按摩的开始和结束；重推摩多用于按摩中间，常与揉捏、按压等手法交替使用。

3. 操作要领

操作时多为单向直线向前或弧形移动，以肘催手，力量均匀，速度不宜过快。手撤回时不离开皮肤。

4. 注意事项

（1）轻推摩力量仅达皮肤，重推摩力量可达皮下甚至肌肉。

（2）用于治疗损伤瘀肿，可由损伤局部向四周推动，以达消肿散瘀的目的。

（二）擦摩

擦摩用拇指或四指指腹、大鱼际、小鱼际、掌根贴于皮肤上，做来回往返的直线摩动，称为擦摩。

1. 操作方法

拇指指腹和大鱼际擦摩法：用两手拇指指腹和大鱼际贴于皮肤上，其余四指托住被按摩部位做来回往返地擦摩。

指腹擦摩：四指并拢，拇指分开，与四指呈钳形钳住被按摩部位做来回往返地擦摩；或以四指为支点用拇指指腹做擦摩。

全掌或掌根擦摩：将手掌或掌根贴于皮肤上做来回往返地擦摩。

2. 运用部位

擦摩能使局部皮肤温度升高，加强局部的血液循环，故它可应用于四肢、腰背、关节韧带和肌腱等部位，操作时可根据不同部位采用不同的手型。

3. 操作要领

力量要均匀，手法轻缓柔和，手不离开皮肤，作用力主要在皮肤上，亦可达皮下组织，操作时被按摩的皮肤有热感。

4. 注意事项

力量不宜过大，速度不宜过快，以免擦伤皮肤。

（三）揉

用手指或手掌在身体某部位做揉动的手法，称为揉。

1. 操作方法

指揉法：用拇指或食指指腹紧贴于皮肤上做不移动的圆形揉或移动的螺旋形揉动。

掌揉法：用全掌、掌根、大鱼际或小鱼际紧贴于皮肤上做移动的螺旋形揉动或不移动的圆形揉动。

2. 运用部位

揉手法能促进血液循环，加速组织新陈代谢，松解组织粘连，使疤痕组织软化，还能缓和强手法刺激，减轻疼痛。揉法适用于身体各部位，尤以损伤局部瘀血凝滞经久不散，以及腹部胀满、习惯性便秘等，用揉法缓解病情或促进痊愈，效果显著。

3. 操作要领

操作时手指或掌不离开接触的皮肤，使皮肤随手或掌的揉动而移动，频率不宜过快，一般每分钟做60次左右。此外，可依不同部位采用适合的手型。力量的大小、频率的快慢、组织受力的深浅，亦可视病情需要而定。

4. 注意事项

揉动时的圆形或螺旋形的力量一定要均匀，且不可过大，以免损伤皮下组织。

（四）揉捏

用拇指和其余四指在身体某一部位同时做揉和捏的动作，称为揉捏。

1. 操作方法

手掌自然伸开，四指并拢，拇指分开与四指相对，手成钳形，全掌紧贴皮肤上，手指和掌心用力，同时做有节律的揉和捏的动作。操作时，可做不移动的揉捏或螺旋形或直线形的向前移动的揉捏；移动到一定距离，手不离开皮肤迅速抽回，如此往返进行。

2. 运用部位

揉捏手法能松解深部肌肉、肌腱、韧带和关节囊的粘连，同时能刺激深部血管和神经，促使新陈代谢旺盛，是消除疾病和散瘀消肿的有效手法。可用于全身各部肌肉劳损疲劳酸痛、损伤瘀滞经久不散所致硬块、硬条样病变、损伤后关节强直和功能障碍等。

3. 操作要领

揉捏手法是掌心、拇指和其余四指同时用力产生揉和捏的动作，操作时要连贯，动作要圆滑，力量大小可视病情而定，力大而深时可达肌肉深部甚至骨面。掌心主要产生揉的力量，拇指和其余四指均有揉和捏的动作，而拇指圆形揉的动作更加明显。

4. 注意事项

拇指用力不可过大，要与四指用力平衡，且拇指整个圆周的力量要均匀，控制好向前推的力量，不能有跳动的感觉。

（五）搓

用双手手掌紧贴于皮肤上做快速往返搓的动作，称为搓。

1. 操作方法

两手自然伸开，五指伸直紧贴于皮肤上，相对用力，方向相反，来回搓动肌肉。

2. 运用部位

搓手法能使皮肤、肌肉松弛，血液流畅。具有促进组织代谢，消除肌肉疲劳酸胀和提高皮温及肌肉工作能力的作用。适用于四肢、胸部和腰背部，以及肩、臀、膝等部位，一般用于按摩后阶段或结束前。

3. 操作要领

沉肩，垂肘，腕关节放松，两手夹紧伤患部位，做上下或前后往返的搓动。双手力量要均匀，动作轻快协调、连贯。频率较快，每分钟可达150～200次，力量的轻重可视病情而定。

4. 注意事项

搓手法负荷较重，要求按摩者有较好的耐力，平时应加强训练，否则不易熟练掌握。此外，操作时应尽量减少手的摩擦力,最好用适宜的介质,以免皮肤受到损伤。

(六) 按压

用手指指腹、掌根或手掌紧贴于皮肤上,在体表某一部位、关节或穴位上逐渐用力下压的手法,称为按压。可根据不同部位和病情采用适宜的手形进行操作。

1. 操作方法

指按压:用一手拇指或食指指腹按压穴位或痛点,亦可用拇指以外的其余四指指腹按压(如腹部按压),操作时如力量不足,可将另一手重叠操作,以加强力量。

掌按压:将一手或双手的手掌或掌根贴在皮肤上,用较大力量向下按压。操作时可双手并列,亦可双手重叠操作,力量大小可视病情而定。按压腰部时其频率有两种,一种是间断按压法,其频率慢,有间隙,且力量足,每分钟按压20次;另一种连续按压法,频率快,发力连续,每秒钟2～3次。

2. 运用部位

指按压穴位和痛点有镇静和止痛的作用,可用于全身各部穴位的刺激和肌肉酸痛以使紧张的肌肉放松,消除肌肉疲劳酸痛。可用于腰背、四肢肌肉酸胀痛,还可用于轻微关节错位、腰椎小关节紊乱、腰椎间盘突出症等的治疗。

3. 操作要领

指按压时力量逐渐增加,到力量适中时可稳定持续一段时间。掌按压时上体略向前倾,肘伸直,充分塌腕,手紧贴在皮肤上,用力由轻到重,必要时可借助按摩者的体重施压于患部。

4. 注意事项

每次操作时间不宜过长,指按压时一次持续10秒钟左右,可连续操作2～3次;掌按压的间断法,每次可做1分钟,而连续法每次持续30秒钟左右即可。

按压的力量一定要适当,不能盲目过大,以免造成新的损伤。

(七) 叩打

用手指指尖或握成空拳或用手掌的尺侧叩击肌肉的一种方法,称为叩打或叩击。

1. 操作方法

根据不同部位所采取的不同手型,操作方法一般可分为以下五种:

(1) 指尖叩击:各手指自然分开,指间关节微屈使食、中、环、小指指尖基本处在一个平面上,腕关节和各指间关节放松,用食、中、环、小指指尖,有节奏地叩击按摩部位。

(2) 空拳竖击:两手半握拳,呈空拳状,用拳的尺侧面交替叩打按摩部位。

(3) 空拳盖击:两手握成空拳状,以各指中节背侧和掌根部交替叩击按摩部位。

(4) 掌侧击:两手手指伸直并略分开,用两手的尺侧交替叩击按摩部位。

(5) 拍击:用手指或手掌在按摩部位做有节奏的轻轻拍击动作,单手或双手操作均可。

2. 运用部位

叩打手法能使肌肉受到较大振动,故有兴奋肌纤维和神经的作用。能消除伤后瘀血凝滞,促进血液循环,消除肌肉疲劳酸胀和神经麻木。适用于头部以及背、腰、臀和下肢肌肉丰厚的部位。

3. 操作要领

指尖叩击和拍击多采用单手进行,而空拳竖击、盖击和掌侧击则多以双手操作。操作时应协调、轻快而有节奏，手腕要求放松而不僵硬。力量要均匀，由轻到重，快慢适中，不可用力过猛。空拳盖击、拍击和指尖叩击发力在腕，而空拳竖击和掌侧击则发力在肘，其中以掌侧击用力较重，且频率较快，而拍击和指尖叩击则用力稍轻，频率亦稍慢。

4. 注意事项

几种叩打手法均要求力量适中，协调柔和。尤以指尖叩击头部时力量一定不可过重，应视患者的感受而定。

掌侧击时频率可较快，且以掌侧与被叩击的肌纤维成垂直为宜。

（八）抖动

以术者双手或单手作用于被按摩者的肌肉或肢体使之产生连续、快捷、波浪式或摇摆式的运动，称为抖动。

1. 操作方法

抖动的方法根据需要可以运用于以下部位：

（1）腕部抖动：被抖动的手自然下垂，腕关节充分放松，按摩者两手握住腕关节上部，轻轻来回地柔和摆动。

（2）肘部抖动：被抖动的肘关节微屈，按摩者一手握住患肢的手，另一手握住肘关节上部，轻缓柔和地做上下或左右方向的抖动。

（3）肩部抖动：按摩者一手按住患者的肩峰部加以固定，另一手握住患者的手，在向下牵引的同时轻轻抖动肢体。另一种肩部抖动方法，是按摩者双手握住被按摩的手，并使前臂尽量旋前且肘关节伸直，做上肢上下方向的抖动。

（4）腰部抖动：患者俯卧，双手上举固定于按摩床沿，按摩者站于足端（如床高可踏于小凳上），双手握小腿下端，提起下肢，在牵引同时做上下方向的抖动。

（5）髋部抖动：患者取俯卧位，按摩者双手握住小腿下端使膝关节伸直，做下肢的上下方向的抖动。

（6）肌肉抖动：嘱患者肌肉放松，按摩者用拇指和四指轻轻抓住肌肉，做快速左右的摇摆动作。

2. 运用部位

肌肉和四肢关节的抖动，可以使肌肉松弛，增加关节的灵活性，消除肌肉的疲劳，抖动法常用于四肢大关节和肌肉丰厚的部位。腰部的抖动，可以增大椎间隙，有利于椎间盘突出物的还纳，解脱小关节绞锁或滑膜嵌顿，常用于腰椎间盘突出症和腰椎小关节紊乱等。

3. 操作要领

抖动时按摩者用巧劲，而不用猛力，抖动的幅度应由小到大逐渐增加。抖动腕关节和髋关节时，医者双手拇指分别固定腕和小腿摆动的幅度，使抖动的幅度适中，力量均匀。

4. 注意事项

按摩者抖动的关节、肌肉一定要松弛，幅度和力量不宜过大，患者不能有关节疼痛和难受的感觉。

（九）运拉

按摩者一手握住患者关节近端肢体，另一手握住关节远端肢体，连续做伸屈、展收、旋转、环转及牵引等活动的手法，称为运拉。

1. 操作方法

（1）颈部运拉法：按摩者一手扶按患者枕后部，另一手托住下颌部，轻轻地做左右旋转和前俯后仰的伸屈活动。

颈部拔伸法：患者取坐位，按摩者站于其身后，用双手拇指顶住患者枕后两侧，其余四指托于两侧下颌部，两前臂置于患者两肩后部并向下压，然后两手同时缓慢用力向上托顶。

另一种颈部拔伸法：患者取坐位，按摩者站于其身后，用一上肢屈肘将患者颈部环抱，使其下颌部搁置于按摩者的前臂上，头后部贴于按摩者胸壁，另一手扶托于患者的头后部，逐渐用力向上提拉，可连续做2~3次。

（2）肩关节运拉法：按摩者一手握住肘部，并使肘部伸直，另一手按于肩上以固定，做肩部的前屈、后伸、内收、外展、内旋、外旋及环转等活动。

（3）肘关节运拉法：按摩者一手握住患者肘后部，另一手握前臂远端，做肘关节的屈伸和旋转活动。

另一种肘关节运拉法：按摩者一手握患肢的腕部，另一手托着肘关节后部，然后在屈肘的同时使前臂旋后，待屈肘到一定程度（以不感觉疼痛为限），握肘后部的手在上托的同时迅速上翻并向下压，另一手协调牵拉使肘关节伸直。

（4）腕关节运拉法：按摩者一手握腕关节上部，另一手握住手的四个指头，做腕关节的屈、伸和环转活动。

（5）指关节运拉法：按摩者一手握手掌，另一手捏住指端，做掌指关节或指间关节的屈伸和环转活动。

（6）髋关节运拉法：按摩者一手握住踝关节上部，另一手按于膝关节上，使膝关节屈曲并保持成锐角，做髋关节由内向外，或由外向内的运动和适当的伸屈活动。

（7）膝关节运拉法：患者取仰卧位，按摩者一手握住小腿下端，另一手扶于膝上做支撑，使膝关节做屈伸和内外旋转活动。

（8）踝关节运拉法：按摩者一手握住小腿下端，另一手握住足部，做踝关节的屈伸、内翻、外翻和环转活动。

2. 运用部位

运拉法能松解关节囊、肌腱、韧带的粘连，增加关节活动度，解除关节功能障碍，保持肌肉和韧带的柔韧性。广泛运用于四肢各大、小关节，一般在按摩结束前使用。

3. 操作要领

按摩时需双手协调，平稳用力，活动度由小到大逐渐增加，其活动幅度不能超过关节的生理活动范围。

4. 注意事项

按摩时必须遵守循序渐进的原则，不能使用暴力强行搬拉。对于因损伤后所致关节强直或功能障碍，需先采取其他手法按摩、理疗或中药熏洗，使关节周围肌肉、韧带和关节囊松弛、软化后，再做适当的关节运拉法，逐渐增大关节活动度。

（十）滚法

以小鱼际及手背的尺侧在人体某部做滚动的动作，称为滚法。

1. 操作方法

按摩者手指自然分开并微屈，以手掌的尺侧置于按摩的部位上，用力做连续不断的旋前、旋后的滚动，旋后的同时并使腕关节微屈，力量均匀，有节奏地逐渐向前移动。可单手操作，亦可双手同时操作。

2. 运用部位

滚法有活血散淤，消肿止痛和松解粘连的作用，常用于腰背、臀部及大腿等肌肉面积宽大和丰厚的部位。

3. 操作要领

按摩时手呈半握拳状，小鱼际侧接触按摩部位按压用力向前滚动的同时使腕部稍屈，各指略微分开，手背平贴于按摩部位，逐渐向前移动，到一定距离时再将手抽回还原成半握拳状，如此有节奏地滚动，每分钟120次左右。

4. 注意事项

滚动时不能有跳动或击打感觉，移动时不能摩擦皮肤；双手操作多在腰背及大腿部进行。

（十一）弹筋

用手指将肌肉、肌腱提起并突然放下的动作，称为弹筋，亦称提弹。

1. 操作方法

根据不同部位的需要，按摩者用拇指与食、中指或拇指与其他四指将肌肉或肌腱提起，然后突然放开，似木工弹墨线，并伴有被弹的肌肉或肌腱的收缩跳动感。

2. 运用部位

弹筋能强烈刺激神经、肌肉和肌腱，有助于缓解肌肉的紧张和痉挛，促进血液流畅和神经感觉的恢复，防止肌肉肌腱萎缩。可用于治疗肌肉萎缩，酸胀疼痛，肌肉痉挛麻痹。常用于胸锁乳突肌、斜方肌、三角肌、胸大肌、背阔肌、肱二头肌、股直肌、比目鱼肌、腓肠肌和跟腱等的紧张痉挛和麻痹萎缩的治疗。

3. 操作要领

抓住肌肉或肌腱提弹时要有力而迅速，快提快放。每处可提弹1～3次。

4. 注意事项

按摩时提捏的力量不宜过大，以能抓住提起肌肉为度。提弹后可配合柔和的手法进行按摩，以缓解肌肉的酸胀和强刺激。

（十二）分筋

用手指指端做与肌腱、肌纤维和韧带相垂直方向拨动的手法，称为分筋，亦称拨筋或拨法。

1. 操作方法

用拇指或食、中指指端压住肌肉或肌腱，做与其成垂直的左右拨动动作。

2. 运用部位

分筋有拨离粘连，缓解肌肉痉挛，恢复神经感觉，促进局部血液循环的作用。常用于肌肉、肌腱和韧带的慢性损伤。

3. 操作要领

按摩时一般用拇指的侧面或食、中指的末端进行拨动，力量大小可视病情和部位而定。速度适中。

4. 注意事项

按摩时力达肌肉或肌腱部，不能在体表滑动。拨动的幅度不宜过大，以免使局部损伤加重。

（十三）理筋

用指腹顺着韧带、肌纤维或肌腱的方向将其理顺的手法，称为理筋或顺筋。

1. 操作方法

按摩者用一拇指指腹压于伤部上端，固定损伤的肌纤维、肌腱或韧带，另一手拇指则顺着其韧带、肌腱或肌纤维的方向自下而上，推理其筋，持续均衡用力，反复数遍，使断裂的纤维相互对合、靠拢，以利愈合。

2. 运用部位

理筋法有调和气血，理筋归位，消肿镇痛的作用。可用于肌肉断裂或部分断裂，以及肌腱、韧带损伤的治疗。

3. 操作要领

按摩时可用一拇指按住伤部固定一端，另一拇指将伤部另一端向其推进，使之归位靠拢；亦可用两手拇指由伤部的两端向中间推理，最后在两断端间做轻按固定动作，使之对合和减轻疼痛。

4. 注意事项

疼痛敏锐的痛点一般为损伤的局部，切忌在操作时由痛点向两个相反的方向推理，这样会使损伤组织更加回缩，对愈合不利。

（十四）刮法

用指端或光滑的钝器（如瓷调羹）做单向刮动患部的方法，称为刮法。

1. 操作方法

按摩者拇指末节屈曲，用单或双拇指的指端，在伤部做连续的单向刮动。亦可用瓷调羹代替拇指进行操作。

2. 运用部位

刮法能松解病变部位粘连，消除硬结，使局部充血，改善营养供给，达到促进损伤修复，缓解疼痛的目的。常用于髌骨劳损、肌腱末端病及狭窄性腱鞘炎的治疗。

3. 操作要领

按摩时力量均匀，由轻到重。随着操作时疼痛的减轻而逐渐增加力量，可收到立竿见影的效果。

4. 注意事项

操作时力量适中，力达病变部位，不能停留在皮肤表面，否则极易刮伤皮肤。

（十五）切法

用拇指指端切压肿胀局部皮肤的方法，称为切法。

1. 操作方法

按摩时用拇指指端从肿胀局部的远心端，用轻巧深透的力量向近心端切压皮肤，逐渐缓慢向前推移。切压后即可见局部皮肤受指端切挤而下陷。

2. 运用部位

切法有较快消肿止痛的作用。可广泛用于软组织损伤所致的肿胀疼痛。

3. 操作要领

按摩时用拇指指端切压，以其余四指做支撑，力量深透均匀，移动缓慢而密集，反复进行数次，使肿胀局部形成一道密集的指压痕，这是因切压后肿胀消退与周围未切压部位形成的差异，可酌情反复切压，直至肿胀完全消散为止。

4. 注意事项

力量要求深透，但仍应酌情掌握，不可盲目过大。急性软组织损伤在24~48小时内，勿做切压法。新损伤（痛点）局部切压应很轻，或不做切压，以免加重损伤。

（十六）扳法

按摩者用双手对患者的一个关节或多个关节向同一方向或相反方向用力，改变关节内压力或使关节活动度加大的方法，称为扳法。

扳法有四肢关节的扳法和颈部、腰部的扳法，四肢关节的扳法为关节的被动功能活动。这里主要介绍腰部的扳法。

1. 操作方法

腰部扳法常用的有侧扳和斜扳两种。

（1）侧扳法：患者取侧卧位，靠床面的下肢自然伸直放松，靠上一侧下肢屈曲。按摩者站于其体侧，用两手或两肘分别置于肩前或髋部，两手或两肘同时向相反方向用力扳动，使腰部被动扭转。

（2）斜扳法：又称扳腿按腰法。患者俯卧于床上，双下肢伸直。按摩者站于患者左（右）侧，以左（右）手按压其下腰部，右手握其右（左）小腿下端向上提起扳动，左（右）手亦同时用力按压腰部，两者协同用力，可有"咔咔"响声。

另一种扳法：患者俯卧，按摩者一手置于患者双下肢的膝部，将两腿抱起，向上提扳的同时，另一手用力按压腰部。

2. 运用部位

扳法能增大关节活动度，矫正小关节错缝，改变椎间隙的压力，有助于突出的椎间盘还纳。常用于退行性脊柱炎、腰椎间盘突出症和腰椎小关节紊乱的治疗。

3. 操作要领

按摩时两手用力平稳，动作协调，当扳到一定程度时两手同时加力，有时可听到响声。

4. 注意事项

按摩时要求患者放松，要因势利导，不能强拉硬扳。

遵守循序渐进的原则，逐渐增大腰部的活动度，但不能超过其生理活动范围，否则会造成新的损伤。

（十七）背法

将患者背起做腰部摇晃或牵引的动作，称为背法。

1. 操作方法

按摩者和患者背对背靠近站立，互相肘挽肘，按摩者的臀部抵在患者的腰骶部将其背起，嘱其肌肉放松，先做摇摆晃动后再做上下抖动。

2. 运用部位

背法能使腰部肌肉得到牵引放松，消除腰背肌肉疲劳酸痛。加大椎体间隙，矫正腰椎生理弯度，有利于突出的髓核还纳和纠正腰椎小关节错位。运用于运动后腰部肌肉疲劳酸痛、腰椎间盘突出症和腰椎小关节紊乱等的治疗。

3. 操作要领

背起时两肘一定要挽紧，背部紧贴，摆动摇晃和抖动的幅度应逐渐增加，不宜突然过猛。

4. 注意事项

对腰部损伤或疾病患者，在做此法前应经过适当检查，排除脊柱或其他病变方可运用背法。摇摆的幅度和抖动的力量应因人而异，不可用力过猛。

四、穴位按摩方法

穴位按摩又称经穴按摩、指针按摩、点穴按摩或指针疗法。它是运用一定的手法，作用于人体相应穴位，借以"疏通经络，平衡阴阳，扶正祛邪，内外通达"。它不但具有针灸的作用，同时还具有按摩的功能，既有局部治疗之效，又有全身调节之功。将其应用在体育运动之中，不但可调节人体机能，消除运动后疲劳，而且还能防治伤病，促进愈合，增进健康。是一种方便易行，效果良好的医疗保健方法。

（一）经络的基本知识

1. 经络及功能

经络是经脉与络脉的总称。经，有路径之意。经脉是经络的主干，主要包括十二经脉、奇经八脉等。络，有网络之意。络脉是经脉别出的分支，比较细小，它纵横交错，遍布全身。络脉包括别络、孙络和浮络3类。

经脉的主要内容为十二经脉和任脉、督脉。十二经脉又分成六条阴经和六条阳经，即手三阴，足三阴，手三阳，足三阳。分别属于肺、大肠、胃、脾、心、小肠、膀胱、肾、心包、三焦、胆、肝十二脏腑。其走向为手三阴经从胸走到手，手三阳经从手走到头，足三阳经从头走到足，足三阴经从足走到胸。任脉和督脉分布于人体前后正中线。任脉在前，督脉在后。十二经脉和任、督二脉统称十四经脉，它们相互连接在人体上，共同构成一个贯通上下，沟通内外，如环无端的循环流注系统（图9-12）。

经络的功能主要表现在生理、病理和治疗三个方面。

（1）经络的生理功能为运行气血，协调阴阳。因气血是维持人体生命活动的精微物质，它是通过经络来输布于全身，如果某一脏腑、经络的功能紊乱或失调，经络就可以通过自身调节保持阴阳平衡而不致发病。

（2）经络将气血输布全身，一是维持人体的正常生理活动，二是抗御病邪，如果某一脏腑有病变，其传变过程和征象都会通过经络表现出来。

（3）在体表、经络或腧穴上采用按摩或针灸的一定手法进行刺激，就可通过经络的传导作用，达到补虚泻实，调节盛衰，治愈疾病的目的。

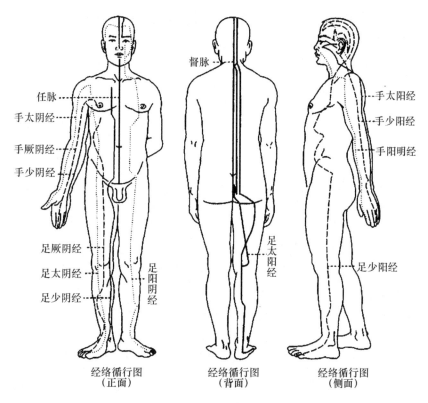

图 9-12 十四经脉循行图

2. 穴位及功能

穴位是脏腑、经络之气输注于体表的一些点。经络与脏腑相连，形成了"经穴—经络—脏腑"三者统一的有机整体。

穴位的功能主要表现在对疾病的诊断和治疗两个方面。

在诊断方面，由于穴位通过经络内联脏腑、器官，外络皮肉筋骨，具有输注气血，反映疾病的作用。当人体某部位有病变时，常会在邻近的穴位或远部所属经络的穴位上出现异常反应，为临床诊断提供依据，如胃肠疾病，可在足三里等穴位出现异常等。

穴位的治疗作用是通过按摩和针灸等方法来实现的。一是局部和邻近治疗作用即刺激某一穴位能对其穴位局部和邻近部位的伤病产生治疗作用；二是远部治疗作用，即刺激某一穴位，除能对局部伤病产生治疗作用外，还能治疗本经远隔部位的病变；三是特定治疗作用，即某些穴位对某些病变有特殊治疗作用，如大椎穴对退烧有特效作用等。

（二）穴位按摩方法

1. 穴位按摩的选穴原则

穴位按摩是在相应的穴位上实施一定按摩手法，达到治疗目的。因此，不同部位的不同伤病，应选择具有相关功能穴位并进行适当的组合，才能取得最佳效果。

选穴的原则一般有局部取穴、邻近取穴、远隔取穴和特定取穴四个方面。

（1）局部取穴：是在损伤局部选取集中的痛点或最敏感点。相当于取"阿是穴"。例如，陈旧性软组织损伤，局部可能出现疼痛，酸胀或硬结、硬条等变性改变，即可在此实施穴位按摩。

另外，有些损伤局部，即为穴位所在部位亦可选取。例如，髌韧带损伤可选犊鼻；腓长肌损伤可选承山等。但急性损伤和新伤，一般不在局部取穴，以免加重出血或损伤。

（2）邻近取穴：是在伤患部的上下左右选取适当的穴位进行按摩治疗。例如，小腿三头肌损伤，可选取承山、委中、阴陵泉、悬钟等；腰部损伤疼痛可选腰眼、肾俞、命门；颈椎病可选风池、肩井等。

（3）远隔取穴：多属循经取穴。根据"经脉所过，主治所及"的理论选穴，所选的穴位离伤患部位较远。例如，腰背损伤疼痛取委中、昆仑、承山；胸胁部损伤疼痛取内关；胃肠疾患取足三里等。

（4）特定取穴：又可称为随症取穴。即对某些伤患病症有特殊作用的穴位进行按摩治疗的取穴方法。例如，失枕可取落枕穴；休克、低血糖、晕厥取人中、百会、足三里等。

2. 穴位按摩手法

（1）点法：用手指指端点压穴位的方法，称为点法。

①拇指点穴时，拇指伸直，其余四指屈曲，且食中指指端紧贴扶于拇指指间关节处，用拇指指端做点压的手法。

用中指点穴时，中指伸直、拇指和食指紧紧夹住中指远侧指间关节以助力支撑，再用中指指端点压穴位。

在肌肉丰厚部位的穴位，可用肘尖点压。操作时肘关节屈曲，用鹰嘴部的肘尖点压穴位，如点压环跳、腰眼等。

②操作要领：按摩时先用较轻的力量找准穴位后，再逐渐加力，切忌猛然重按。待患者有酸、麻、胀的感觉时，即为施术得当，不能有痛的感觉。可持续均匀用力，亦可有节奏地进行点压。

③运用部位：此法用于穴位所在部位面积稍大和肌肉的深层，常与其他按摩手法配合使用。

（2）掐法：是用手指指尖压在身体某一部位或穴位上持续地进行掐压，称为掐法。

①操作方法：拇指末节呈屈曲状，其余四指自然伸直，以拇指指尖部深掐身体某部穴位。或拇指微屈，其余四指握拳，食指紧贴拇指，以助发力。

②操作要领：按摩时需先用指端分开穴位附近的血管、筋膜或肌腱，"得气"后（即患者有酸、麻、胀重等感觉），再使用较重的力量进行掐按。力量应贯注于指端而深达骨面，其强度以有酸胀为宜。动作不宜过猛，以免损伤组织。

③运用部位：掐法是一个刺激作用较强的手法，常应用于晕厥、休克、中暑、低血糖、运动损伤疼痛、运动中腹痛等病症的急救，可选择人中、百会、合谷等穴进行掐。由于掐法有强烈的刺激作用，因此，在临床运用时常与揉法、推摩等轻缓柔和手法配合使用，以缓和强手法的刺激。

（3）拿法：用两手指指端同时对向挤压两个对称的穴位或肌肉、肌腱的方法，称为拿法。

①操作方法：用拇指和食指或拇指和中指屈曲成弧形，扣压在两个对称的穴位上（如阴陵泉、阳陵泉、左右风池穴等），两指端同时对合用力按提，以患者有酸、胀、麻的感觉为度。

②操作要领：按摩时首先用较小的力量摸准两个对称的穴位，待患者有"得气"的感觉后，便可逐渐加力，力应始终贯注于指端，可持续用力拿，亦可有节奏地提拿患者的穴位。

提拿肌肉或肌腱时，两手指同时用力提起肌肉或肌腱后，再做对合用力提拿，可连续反复操作 3~6 次。

③运用部位：因为拿法是同时作用于两个穴位，故有类似针灸的"透穴"作用，常用于人体两个对称穴位。例如，治疗膝关节风湿性或劳损性疼痛，可拿阴陵泉、阳陵泉；治疗颞下颌关节半脱位时，可拿左右两个颊车；头痛感冒可拿左右风池；胸胁痛、胃痛可拿内关、外关等。

五、身体具体部位的按摩

（一）颈部按摩法

1. 手法

推摩、擦摩、揉、揉捏、叩打、运拉、点法及拿法等。

2. 操作步骤

患者取坐位，按摩者站立（或坐）于其后方，两手分别置于颈部两侧，首先用双手自颈上部向下做推摩或擦摩手法，一直到肩峰部，亦可用单手在颈部一侧做推摩或擦摩，反复操作 2~4 次，其方向可上下往返。

紧接着用单手拇指和食指在颈肩部做揉的手法，由下而上反复操作 2~4 次，再用双手拇指和食指自肩峰部向颈根部做揉 2~4 次，可单手或双手交替进行。

揉法操作的同时可配合揉捏手法，亦可用单手揉捏颈部或双手揉捏肩峰至颈根部，反复操作各 2~4 次。

接着叩打肩背部反复数次后，再用点、拿的手法，刺激风池、肩井等穴，最后做颈部运拉结束，整个操作时间 15~20 分钟。

3. 注意事项

颈部按摩的力量应因人而异，其手法操作由轻而逐渐加重，再由重而轻结束。凡颈部新伤的局部不宜按摩，更禁止做运拉手法。对震动易引起头昏者，不做叩打手法。

（二）腰背部按摩法

1. 手法

推摩、擦摩、揉、按压、叩打、扳法、背法、点法及拿法。

2. 操作步骤

患者俯卧于床上，头偏向一侧，两上肢置于体侧，手心向上。按摩者站立于其身侧，先自腰到肩胛部做大面积的轻推摩 2~4 遍后，做 2~3 次擦摩，力量由轻到重。接着在腰背部用全掌、掌根做大面积的揉 2~4 遍。当手移动到两侧腰三角部时手掌就变为用小鱼际揉两侧凹陷处，使力量能达肌肉深层，操作 2~4 遍，再做腰背部大面积擦摩。紧接着从背部至腰做叩打手法，可酌情采用叩击、拍击和切击，重复 2~4 遍。最后用点法，点压腰部腰眼、肾俞、命门等穴位。再用单手或双手拿肩部两侧斜方肌结束，整个操作时间 20~30 分钟。

如为腰椎间盘突出症或腰椎小关节紊乱等，可采用按压、侧扳法或背法，使之还纳复位。

3. 注意事项

在体育运动中腰背部肌肉损伤、劳损，腰背肌肉疲劳酸痛最为常见，采用按摩方法能收到立竿见影的效果，必须很好地掌握。对于有腰部骨折的患者，要慎用按压手法，且禁止使用侧扳法或背法，否则会造成严重的后果。

在整个操作过程中仍应遵守循序渐进，力量由轻到重，再由重到轻结束。前述的几种手法可反复交替使用。

(三) 上肢按摩法

1. 手部按摩

(1) 手法

推摩、擦摩、揉、运拉及掐法。

(2) 操作步骤

患者取坐位，按摩者与其面对站立或坐。由手指开始沿着淋巴液流动方向，先在手指的掌面和背面做横行的推摩和擦摩2～4次后，沿手指两侧向上推摩2～4次，用揉法在手指的掌面、背面和两侧操作2～4次后，移到手背部沿着掌骨骨间隙进行推摩、擦摩和揉，每种手法可操作2～4次，用掐法刺激合谷穴等。最后对每个手指进行运拉结束，整个操作时间5～10分钟。

(3) 注意事项

推摩和揉的手法不宜过重。手指肌腱、关节囊和韧带损伤急性期，不做运拉手法。对指间关节挫伤早期局部不做按摩，否则会使关节肿胀加大，关节增粗，久不愈合。

2. 腕部按摩

(1) 手法

推摩、擦摩、揉、运拉、抖动及掐法。

(2) 操作步骤

患者取坐位，按摩者面对其坐（或站）着。一手握患者手指，保持固定，另一手掌放在腕关节背侧，向上推摩腕部。然后便前臂旋前，掌心向上，推摩腕关节掌侧，各推摩2～4次。再做腕关节背侧和掌的擦摩各2～4次。接着用拇指指腹揉腕关节掌侧和背侧各2～4次。亦可用双掌对腕关节进行按压。按压操作时按摩者两手十指交叉，两掌根夹住患者腕关节，做相对用力，力量由轻而重，再由重而轻，反复数次。用掐法刺激大陵等穴位，然后做腕关节的运拉和抖动，最后以轻推摩结束。整个操作时间10～15分钟。

(3) 注意事项

腕关节按摩的重点在掌侧和背侧的肌腱和肌肉部位。在腕关节桡动脉搏动的部位做揉法时用力宜轻。如腕关节有肌腱、肌肉、软骨损伤未愈者不宜做运拉和抖动手法。

在做腕关节抖动时，两手要紧握腕部，以控制腕关节抖动的幅度，以免引起疼痛。

3. 前臂按摩

(1) 手法

推摩、擦摩、揉、揉捏、按压、搓、点法及拿法。

(2) 操作步骤

患者取坐位，按摩者与其面对略靠侧方坐（或站）着。一手握患者手部，使之固定，另一手置于其前臂的掌侧或背侧，先用轻推摩自腕部直至肘部，在掌、背侧各操作2～4次。接着做擦摩手法，亦是在掌、背侧各做2～4次。再用单手在前臂由下而上做揉捏，反复操作4～6次。做搓的手法2～4次。亦可酌情用两手十指交叉做前臂的按压，以放松肌肉。最后用点法或拿法刺激内关、外关、手三里等穴结束。整个操作时间15～20分钟。

(3) 注意事项

前臂按摩手法主要为揉捏、搓、按压等。在做揉捏时拇指和其余四指力量要均匀,特别是拇指力量不宜过大,否则患者不但感觉不舒服,甚至会擦伤皮肤。

4. 肘部按摩

(1) 手法

推摩、擦摩、揉捏、运拉、抖法、点法。

(2) 操作步骤

患者取坐位,按摩者与其面对面坐(或站)着,用一手扶持其前臂,并使肘关节微屈,另一手先在肘部前后左右做轻推摩2~4次,接着做擦摩2~4次,再用拇指指腹做揉的手法,前后左右各做2~4次,亦可用拇指和其余四指做肘部的揉捏手法4~6次。最后做肘关节的运拉和抖动手法,点压肘关节曲池、尺泽等穴位结束。

(3) 注意事项

肘关节内侧血管表浅,血液循环丰富,故揉捏按摩时,手法宜轻。肘关节的抖动手法,幅度要控制好,避免患者有疼痛的感觉。肘关节部损伤或脱位整复后,肿胀明显者,局部不宜做按摩,否则会继发骨化性肌炎而致肘关节功能障碍。

5. 上臂及肩部按摩

(1) 手法

推摩、擦摩、揉、揉捏、搓、抖动、运拉、点法及拿法。

(2) 操作步骤

患者取坐位,肢体外展屈肘,按摩者站于其肢体侧方。首先由肘部向腋下及肩部方向做轻推摩、擦摩各2~4次,然后在肱二头肌、肱三头肌、三角肌、肩关节周围做揉和揉捏手法各4~6次,交替进行,以揉捏为主。接着从肘至肩部做搓法,来回反复做2~4次。搓肩部时,一手紧压在肩关节前面,另一手紧压在肩胛骨中上部搓动。亦可将患者肢体屈肘,腕部置于按摩者前臂上。肩部外展,按摩者两手夹住上臂及肩部进行搓动。最后做肩部抖动、运拉等手法,再点肩髃等穴位,拿肱二头肌、肱三头肌、三角肌结束,以放松肌肉。

(3) 注意事项

对肩关节功能障碍者做运拉和抖动手法时,应根据其活动范围逐渐增大运拉和抖动幅度,不可操之过急,否则会造成新的损伤。

(四) 下肢按摩法

1. 足及踝部按摩

(1) 手法

推摩、擦摩、揉、运拉及点法。

(2) 操作步骤

患者取坐位或仰卧位,按摩者一手握足趾,另一手由足背至踝部做推摩、擦摩,反复各做2~4次,接着用拇指或其余四指指腹在足背、踝关节前部及两侧做揉,来回反复操作4~6次。用点法刺激踝部周围穴位如太溪、昆仑等,接着运拉踝关节,最后以轻推摩手法结束。

（3）注意事项

足踝部肌肉较少，在做揉法时不能用力太大。踝关节韧带损伤未完全恢复者，慎用运拉手法。

2. 小腿按摩

（1）手法

推摩、揉捏、搓、抖动及点法。

（2）操作步骤

患者取坐位，亦可取仰（或俯）卧位，膝关节屈曲。按摩者与其面对站立（或坐着），一手握踝部，另一手在小腿前、后侧由下而上做推摩手法，反复操作4～6次，紧接着做揉捏手法，重点在小腿三头肌和胫骨前肌，反复操作4～6次。做小腿的搓后，再做小腿三头肌的抖动。最后点压承山、阳陵泉、阴陵泉、悬钟等穴位结束。

（3）注意事项

小腿按摩容易操作，重点是小腿三头肌，肌肉放松可做搓或抖动手法；如有肌肉损伤则不宜做抖的手法，搓的力量亦应相对较小。

3. 膝关节按摩

（1）手法

推摩、擦摩、揉、揉捏、刮法、运拉及掐法。

（2）操作步骤

患者取仰卧位或坐位，膝关节伸直放松，按摩者站（或坐）在患肢关节的同侧，一手握小腿下段，另一手在膝关节前面及左右两侧做轻推摩，每次从小腿上段开始，直至大腿下段。然后在膝关节及其周围做揉和揉捏手法，各操作4～6次。接着用双手在膝关节两侧做擦摩，反复操作4～6次，再做搓和运拉手法。如有髌骨劳损，可在髌骨上、下边缘用拇指端做刮法，力量由轻到重，反复操作数次，最后用掐法刺激犊鼻、委中、血海、梁丘等穴位，并以轻推摩结束。

（3）注意事项

膝关节肌肉较少，且结构复杂，滑液囊特别多，因此按摩时要紧贴皮肤，使力量达到皮下组织，不能浮于皮肤上，否则易引起擦伤。对于膝关节脂肪垫损伤及滑囊炎有肿胀、压痛者，局部不宜做按摩，否则会加重病情。

4. 大腿及髋部按摩

（1）手法

推摩、擦摩、揉、揉捏、搓、叩打、抖动、运拉及点法。

（2）操作步骤

患者取坐位或仰卧位，屈膝屈髋。按摩者站（或坐）于其身侧。用单手在大腿前后左右做推摩手法2～4次；再用双手做擦摩2～4次，接着用拇指或掌根在大腿前部做揉，从下而上反复操作4～6次。用拇指和其余四指做揉捏4～6次。从下而上来回做搓法4～6次。再用单手或双手叩打大腿前部肌肉。最后抖动肌肉，运拉髋关节，点压风市、承扶、梁丘等穴位，以轻推摩手法结束。

（3）注意事项

大腿肌肉丰厚，操作时一定要使肌肉放松。在做揉和揉捏手法时，要紧贴皮肤，力达深部方能有效。

六、自我按摩方法

自我按摩，就是按摩者用单手或双手对其自身的相应部位进行一定手法的按摩，以达强身健体，防治伤病和消除疲劳的目的。与其他按摩方法一样，可以运用于运动训练和比赛的各个环节。既可和准备活动结合，又可作为训练和比赛的恢复手段，只要坚持运用就能收到良好的效果。

（一）下肢按摩

1. 脚部按摩

（1）体位：取坐位，按摩足背时一腿伸直，被按摩腿弯曲，用足跟支撑于床面。按摩脚趾、脚底时，其脚外踝靠于另一大腿上。

（2）手法：推摩、擦摩、运拉法。

（3）操作步骤：首先在足背、足底和踝部做推摩，力量由轻而重，接着做擦摩，最后做足趾和踝关节运拉结束。

2. 小腿按摩

（1）体位：取坐位，被按摩的下肢屈膝屈髋，另一侧大腿微外旋。

（2）手法：推摩、揉捏、搓、叩打、点法。

（3）操作步骤：先在小腿做大面积的推摩后，做揉捏手法，再做搓，最后叩打小腿三头肌、胫骨前肌等部位。用中指或食指点按承山、昆仑、足三里、阳陵泉等穴结束。

3. 膝关节按摩

（1）体位：取坐位，一腿屈于床沿，按摩腿伸直于床面。

（2）手法：推摩、擦摩、揉、搓、刮、点法。

（3）操作步骤：开始在膝关节前部做推摩、擦摩后再做揉和搓的手法。如有髌骨劳损者可在髌下边缘做刮的手法，最后点压犊鼻、膝眼等穴位。

4. 大腿部按摩

（1）体位：其体位同膝关节按摩。按摩内、后群肌肉时微屈膝，大腿同时微外旋。

（2）手法：推摩、揉捏、搓、叩打、抖动、掐。

（3）操作步骤：先做广泛性的推摩，接着做揉捏手法，重点在股四头肌和股内收肌，反复操作数次后做搓的手法，最后做叩打和抖动各数次，掐按血海、梁丘、风市等穴位结束。

5. 臀部按摩

（1）体位：取站立位，被按摩的一侧微屈膝，躯干略前倾，将身体重量支撑于另一侧下肢，用同一侧手进行按摩。

（2）手法：擦摩、揉、叩打、点法。

（3）操作步骤：先用全掌在臀部做擦摩，手法由轻到重，接着四指指腹或全掌做揉，上下往返各数次。再用半握拳的手背侧打击臀大肌数次，最后用中指和食指指端点按环跳等穴位。

（二）上肢按摩

1. 手及前臂的按摩

（1）体位：取坐位，被按摩的前臂支持于同侧大腿上。

(2) 手法：推摩、擦摩、揉捏、运拉、掐法。

(3) 操作步骤：先做手、腕及前臂的推摩、擦摩手法，接着用拇指和其余四指做揉捏，上下往返数次，最后运拉手指及腕关节，掐合谷、列缺、内关、外关、手三里等穴位。

2. 上臂按摩

(1) 体位：取坐位，按摩肱二头肌时其体位基本同前臂。为操作方便，应将上臂外旋。按摩肱三头肌时，上臂内旋略内收，肘关节伸直，前臂置于两腿之间。按摩三角肌时，同侧下肢屈髋屈膝，脚底置于床面上，同侧肘关节弯曲，靠于膝关节上，且上臂微内旋。

(2) 手法：推摩、揉、揉捏、叩打。

(3) 操作步骤：先做推摩，接着用拇指或其余四指做揉法，重点在肱二头肌、肱三头肌和三角肌。与揉捏手法交替进行，反复数次，最后用空拳盖击上臂内外侧肌肉及三角肌等部位。

（三）躯干按摩

1. 腰背部按摩

(1) 体位：取站立位，在操作过程中可根据手法要求适当前倾或后仰。

(2) 手法：推摩、擦摩、揉、叩击。

(3) 操作步骤：先用两手的手指在腰背部进行推摩和擦摩交替进行，反复数次，接着两手半握拳用两手背部分别揉腰背部及其两侧肌肉，上下往返，反复数次。最后仍两手半握拳，用两手背或桡侧部打击腰背部，反复数次结束。

2. 胸部按摩

(1) 体位：取坐位，被按摩一侧上肢自然下垂，前臂置于大腿上，用对侧手做按摩。

(2) 手法：推摩、擦摩、揉、叩打。

(3) 操作步骤：首先用单手在胸部做广泛性推摩和擦摩，两手轮流操作，反复数次，再用单手揉胸大肌等肌肉，亦是两手交叉操作，最后半握拳用空拳盖击两侧胸部，可单手操作，亦可双手同时操作。

3. 腹部按摩

(1) 体位：取仰卧位，双下肢屈膝屈髋，放松腹部肌肉。

(2) 手法：推摩、擦摩、揉、点法。

(3) 操作步骤：先用四指指腹或全掌做腹部推摩和擦摩，反复交替操作各数次，再做揉的手法，最后可酌情点按腹部中脘、气海、关元、神阙等穴位。

4. 头、颈部按摩

(1) 体位：取坐位或站位。

(2) 手法：推摩、擦摩、揉、揉捏、点法、拿法。

(3) 操作步骤：按摩头部时用双手置于头顶，以手指指腹插入发间擦摩和推摩头皮，一般由前向后反复操作数次。

按摩颈前部时，拇指与四指分开置于胸锁乳突肌上，向下做推摩和轻揉手法，两手交替进行。

按摩颈后部时，用单手或双手指腹做推摩，并由上而下分开至两侧，然后做揉、揉捏手法，最后可点按或拿太阳、上星、风池等穴。

（四）全身按摩的顺序

1. 躯干及颈部

取坐位或站立位，由胸部开始，然后背部，再转向颈后、背部。近脊柱处可半握拳，以掌指关节的凸起部向下按摩腰部，其手法前面已作叙述。最后做颈、腰部的屈伸、侧屈和旋转等活动。

2. 上肢

从手、腕部开始，接着为前臂、肘部、上臂、肩部。先按摩屈侧，后按摩伸侧。各关节在擦摩、揉捏等手法之后做主动活动。一侧做完后，再做另一侧。

3. 下肢

从脚趾、脚底、脚背开始，接着依次为小腿后侧、前侧。擦摩膝关节后进行大腿的按摩，先按摩前面，然后内侧面、后面；接着按摩臀部。下肢按摩也是两侧交替进行。最后按摩腹部。

全身自我按摩时间15～20分钟。

第四节　运动处方

一、运动处方概述

（一）运动处方的概念

通俗讲，处方是指医师给病人开的药方。处方最显著的特点就是针对性，不同的病或同一种病因程度不一样，当然不能使用同一处方。同样，要科学的锻炼身体，提高自身的健康水平，预防或治疗疾病，必须也要有针对性的运动处方，才能"对症下药"，达到预期效果。

20世纪50年代，美国生理学家卡波维奇率先提出了"运动处方"这一概念，1960年，日本生理学家猪饲道夫教授首先使用了"运动处方"这一术语。1969年，运动处方（Prescribed Exercise）被世界卫生组织（WHO）采用，并得到国际上的广泛认可。

体育运动处方是指对从事体育锻炼的人（含病人），由康复医师、体育教师、教练员、社会体育指导员，根据医学检查资料，包括运动试验及体能测试，按其年龄、性别、健康状况、身体素质、心血管功能状况，结合生活环境和运动爱好或训练条件等主、客观条件，用处方的形式制定对身体练习者适合的运动内容、运动量、运动时间及频率，并指出运动中的注意事项等，以达到健身和康复身体的目的。运动处方就是在身体检测的基础上，根据锻炼者身体要求，按科学健身的原则，为锻炼者提供的量化指导方案。简言之，就是以处方形式规定运动参加者的练习内容、运动负荷，这是一种指导人们有目的、有计划、科学的身体练习形式。

（二）运动处方与药物处方的区别

运动处方类似于临床医药处方，与医学中的药物处方有相同之处，但也有不同之处。医药处方是医生给病人开药，为病人治病的医疗措施，医生根据病人的病情结合药物性质，给病人提供相应药物，并叮嘱用药方法、剂量和次数；运动处方是康复医师、体育教师、教练员、社会体育指导员、根据医学检查资料和锻炼者的情况，选择适宜的运动内容，制定运动量，并指出注意事项等。运动处方与医药处方的关系见表9-2。

表 9-2　运动处方与医药处方的对比

运动处方	医药处方
运动内容	药物名称；运动量、运动强度和持续时间
锻炼频率	剂量/次 次/日
主要事项	用药方法及注意事项

运动处方与药物处方的不同在于：一是目的不同，运动处方是用来提高体适能、促进健康或防治疾病，医药处方是为了治疗疾病；二是使用终点不同，医药处方在病人痊愈后即停止使用，而运动处方在人的一生中都可以发挥重要作用。为了获得良好的体能水平，必须终身进行适当的体育锻炼。按照运动处方进行科学的锻炼，既安全可靠，又有计划性，可以在短期内达到强身健体和疾病康复治疗的双重目的。

（三）运动处方的发展史和研究现状

世界上最早的运动处方可追溯到我国战国时期（公元前475～前221年）的作品《行气玉佩铭》。此玉佩上刻有45个字，郭沫若先生译为"行气，深则蓄，蓄则伸，伸则下，下则定，定则固，固则萌，萌则长，长则道，道则天。天几春在上，地几春在下。顺则生，逆则死。"在2000多年前就指出了"运动则生，不运动则死"的道理，及现代所说的"生命在于运动"。《吕氏春秋》还提倡"动形以达郁"，认为人之精气血脉以通利流畅为贵，若郁则不畅达，则百病由之而生。战国末期荀子提出"养备而动时，则天下能病；养略而动罕，则天下能使之全"。明确指出了"动"对于健康的重要性。《黄帝内经》中有"形劳而不倦""久视伤血""久行伤筋""久立伤骨""劳倦伤脾"。晋代张华所著《博物志》里云："体欲常少劳，无过度。"他们都反对过度运动。东汉末年的名医华佗积极推行战国时期吕不韦的运动延年论时，提出要注意适度性问题。他曾对弟子吴普说"人体欲得劳动——动摇则合气得消，血脉流通，病不得生，譬犹户枢不朽是也"（《三国志·方使传》）。除了上述这些精辟的理论外，我国古代还有许多丰富的运动形式。最早的资料有汉代（公元前168年）的《导引图》。这套图是从长沙马王堆三号汉墓出土的珍贵文物。图画高50厘米，长约100厘米，上绘有44个男女老少分四行排列练功的各种姿势和动作，形象生动、逼真。《五禽戏》是三国时期的华佗（公元141～203年）提出的一套既可合又可分的医疗体操，这是世界上最早的医疗体操。"五禽戏"是模仿虎、鹿、熊、猿、鸟五种动物的姿态、行动特征、象形编制的。华佗认为，人只要经常活动，就可以血脉流通不生疾病，如果觉得身体不舒适，起来做一种模仿禽兽动作的体操，稍出汗就停止，这样就可以感觉轻松。宋明以后，易筋经、八段锦、太极拳等成套的康复体操在民间流传甚广。

西方的运动疗法源于古希腊。古希腊的神庙壁画中就有运用运动治病的图画。公元前460～前377年，古希腊医学家Herodicus及其学生希波克拉底（Hip pocrates）认为运动可增加肌力，促进精神、体质的恢复和改善，并可推迟衰老。公元前460～前377年，古希腊医学家希波克拉底（Hippocrates）最早用体操来治疗疾病，他的论著《运动疗法》《健身术》是运动处方的萌芽。在其的论著《Preidiaites》（《论养生》）中，论述了四季运动卫生、运动前后卫生的注意事项，进行运动的合理顺序及准备活动、整理活动的必要性，此论著被称作运动处方的萌芽。公元 2 世纪后，Caelus Aurelianus 首次提出了对瘫痪病人使用滑轮悬挂肢体、步行及在温泉中运动等治疗方法，还提出了创伤应早期进行运动，以加速创伤的愈合。文艺复兴后，1569 年 Hieronymus Mercurialis 提出了一系列运动的观点，如运动的目的是为了保持健康，运动要适合身体的可能，运动要经常进行，患者应根据各自不同情况进行运动，过度运动会引起疾病发作，出现不良反应时须及时停止运动等。16 世纪，Fuchs 提出了"两种运动"理论：一是单纯运动；二是既是运动又是工作。这可能是最早提到的运动治疗。1780 年，Tissot 敦促骨科医师用运动促进伤后关节肌肉的功能恢复。

近代运动处方从 19 世纪开始，瑞典的 Peret·H·Ling（1776～1839 年）创造了利用肋木，配合徒手操进行康复锻炼的方法，创编了专门锻炼身体各个部位的医疗体操，从而使运动处方治疗系统化。在采用抗阻练习以发展肌力中，他还对运动负荷、重复次数等进行定量。1845 年，William 进行了有控制的体操与步行以促进心脏功能的恢复。1876 年，Scott 兄弟以步行进行心脏病的后期治疗，并以体操作为步行的准备练习。

现代运动处方始于 20 世纪 50 年代，至今仅有 60 年左右的时间。现在运动处方已发展成为指导人们进行健身锻炼、康复的重要方法。全美运动医学会在运动处方的发展过程中，起到了非常重要的作用，该学会于 1975 年首次出版《运动试验和处分指导》以来，至今已出版了数版。每一版都综合了当时世界各国专家的研究成果，对上一版的内容进行补充修改，使该书内容一直代表运动处方的最新研究成果。日本、美国、德国等国家在运动处方的理论和应用方面进行了大量的研究工作。在日本，运动生理学家猪饲道夫教授于 1970 年倡议政府成立了"日本体育科学中心"。1971 年该中心又成立了运动处方研究委员会，专门研究如何为国民制定运动处方。通过努力于 1975 年出版了《日本健身运动处方》一书。在美国，20 世纪 60 年代末到 70 年代初，军医库珀提出了著名的耐力测试法——有氧训练法，出版了最有影响的《有氧代谢运动——通向全面身心健康之路》一书，为世界多国所采用。在德国，1953 年黑廷格和缪拉发表了"不同运动强度、持续时间和频率对人体产生不同影响"的论文，对健康运动处方的兴起起到了积极的作用。进入 21 世纪以来，运动处方的研究取得了很大的进展，其发展趋势为：由应用于康复领域，发展到预防和健身领域；由心脏康复运动处方，发展到各种慢性疾病防治的运动处方；由单一提高心肺功能的运动处方，发展到多方位的力量处方、耐力处方、柔韧处方等；功能评定方法由繁到简；处方程序由手工发展到信息化处理等。

我国于 20 世纪 80 年代初引入运动处方的概念和理论，近 30 年来在应用推广和科研方面，取得了长足进步，国内一批医院开展了运动处方应用与研究工作，还有许多院校开设了运动处方的课程，培养了一批专业人才。但与国外相比，基础性研究、运动处方的开发与应用方面还存在一定差距。例如，在日本从 20 世纪 80 年代政府就提出体育发展的两项基本任务：一是推广应用运动处方的理论和方法；二是改善体育设施，并在大、中、小学的学校体育中推广运动处方。这两项任务的落实使日本人的体质大大增强。目前，我国政府高度重视国民体质健康，出台了《全民健身计划纲要》，人们普遍认识到了健康的重要性，及时提高广大群众科学健身的能力就成为全民健身运动能否取得更大成效的关键。因此，一方面要进一步加强对全民健身运动的组织与落实；另一方面还要加大群众体育的科研力度，加强对运动处方的研究，加快运动处方的推广应用。

二、运动处方的分类

随着运动处方的不断完善，对"不同的身体状况、不同的锻炼目的应采取不同的锻炼方法"的要求更加严格，尤其是那些身体患有疾病的人，必须严格地按照运动处方进行体育医疗。按照不同的标准将运动处方进行分类，有助于我们认识运动处方的特点，更有效地发挥它的作用。

（一）按目的分类

1. 健身运动处方

健康人进行运动处方锻炼，是以增强体质和提高健康水平为目的的。这类运动处方又可以根据不同年龄分为老年人健身运动处方、成年人健身运动处方、青少年健身运动处方、幼儿健身运动处方、女子健身运动处方等；还可以根据不同的工种分为企业工人健身运动处方、公务员健身运动处方、科教人员健身运动处方等。

2. 竞技运动处方

是针对从事专项运动的运动员，为增强其身体素质和提高运动技能水平为目的而制定的运动处方。可根据发展某项身体素质分为力量性运动处方、耐力性运动处方、速度性运动处方、灵敏协调性运动处方等；也可根据训练计划分为周期性训练处方、周训练处方、课训练处方等。

3. 康复治疗运动处方

用于慢性病患者和残疾者，以辅助治疗疾病、提高康复医疗效果为目的。用于某些疾病或损伤的治疗和康复，它使医疗体育更加定量化、个别对待化。例如，肥胖症运动处方、高血压运动处方、糖尿病运动处方、冠心病运动处方、癌症运动处方等。

（二）按构成体质的要素分类

1. 改善身体形态的运动处方

身体形态主要通过身高、体重、坐高、胸围、腰围、臀围和皮褶厚度等指标反映。制定相应的运动处方，通过锻炼使身体形态得到改善。如增加身高运动处方、控制体重运动处方、改善胸围运动处方等。

2. 增强身体机能的运动处方

身体机能是人体各器官、系统及整体所表现出来的生命活动现象。制定相应的运动处方，能增强各器官、系统的功能，提高健康水平。如增强心血管功能运动处方、增强肺功能运动处方、促进消化功能运动处方等。

3. 增强身体素质的运动处方

人体肌肉活动中所表现出来的力量、速度、耐力、灵敏度及柔韧性等能力统称为身体素质，它是人体为适应环境变化所储存的身体能力要素。为增强身体素质制定的运动处方有增强力量素质运动处方、增强速度素质运动处方、提高耐力素质运动处方、发展灵敏性素质运动处方等。

4. 调节心理状态的运动处方

健康的心理可以维持人的正常情绪，保持人的正常生理功能，以适应内外环境的各种刺激。制定有关的健心运动处方，通过锻炼增进心理健康。例如，培养意志品质运动处方、增进健康情感运动处方等。

5. 提高适应能力的运动处方

适应是指与周围环境间的关系发生较大变化时人体采取的一系列被动性与主动性调整，这些调整大部分属于保护性反应。通过提高适应能力运动处方的锻炼，可以提高人体对内外环境各种变化的适应能力，增强对疾病和有害生物因素的抵抗能力，以及对各种社会心理性紧张刺激的应激能力。

（三）按照锻炼的器官系统分类

1. 心血管系统的运动处方

以提高心血管系统功能为主，用于各种心血管疾病的治疗、康复和预防。如冠心病、高血压等。

2. 呼吸系统的运动处方

改善和提高呼吸系统功能，以预防、治疗和康复各种呼吸系统疾病。如哮喘、肺结核、气管炎等。

3. 神经系统的运动处方

改善和提高神经系统功能，以预防、治疗和康复各种神经系统疾病。如改善睡眠的运动处方、预防和治疗神经衰弱症的运动处方等。

4. 消化系统的运动处方

改善和提高消化、吸收功能，以预防、治疗和康复各种消化系统疾病。如治疗消化不良的运动处方等。

5. 运动系统的运动处方

以改善和提高运动系统的功能为主，预防、治疗和康复运动系统疾病。如治疗肩周炎的运动处方、预防关节炎的运动处方等。

（四）按实施运动处方的环境分类

1. 社区运动处方

社区健身是以基本社区为区域范围，以辖区的自然环境和体育设施为物质基础，以全体社区成员为主体，以满足社区成员的体育需求，增进社区感情为主要目的，就地、就近开展的区域性体育活动。针对社区健身特点制定的运动处方，称为社区健身运动处方。由于社区健身活动的内容极其丰富，形式多种多样，所以制定社区健身运动处方要综合考虑社区各类人群的年龄、身体状况以及社区内场地和器材的使用等各种情况。通过社区健身运动处方的应用推广，使社区健身成为扩大我国体育人口、增强国民体质、实现全民健身计划的重要途径。

2. 健身房健身运动处方

利用健身房的条件制定的运动处方称为健身房健身运动处方。健身房运动处方包含各种徒手练习、健身操和运动器械练习等。

3. 家庭健身运动处方

家庭健身是以家庭成员为主要参与者，以自己的住处为环境进行的一些健身练习。针对家庭健身而制定的运动处方称为家庭健身运动处方。家庭健身运动处方要充分利用家庭环境条件，结合家庭成员的年龄、性别特点来制定。

4. 学校健身运动处方

学校健身是以学校的体育设施为物质基础，以全体学生为主体，开展区域性体育活动。利用学校健身条件和环境制定的运动处方称学校健身运动处方。学校健身运动处方的内容应依据学生生理、心理和年龄的特点，针对学生存在的问题，根据学校的场地、器材及地理环境等条件制定。

运动处方的分类并不是绝对的，各种分类也互有交叉，如按实施运动处方的环境可分为社区健身运动处方、健身房健身运动处方、学校健身运动处方和家庭健身运动处方。这其中的任何一种运动处方又可以按年龄分为幼儿运动处方和青少年运动处方、成年人运动处方和老年人运动处方。而任何年龄段的运动处方又可以按照构成体质的基本要素分为改善身体机能的运动处方、增强身体素质的运动处方等。不同的运动处方的分类研究角度不尽相同，侧重点也各不相同，在具体使用过程中，应根据研究或应用的目的、条件、需要和能力来决定选择合适的分类标准。

三、运动处方的主要内容

运动处方的主要内容一般包括：运动目的、运动种类、运动强度、运动时间、运动频率和注意事项等；其中运动种类、运动强度、运动时间、运动频率为运动处方的四大要素。

（一）运动目的

运动处方就是要通过各种科学合理的身体练习，以达到健身的目的。依据年龄、性别、职业、爱好、健康状况不同，其目的各有侧重。具体讲，运动处方的目的主要有下列几个方面：

（1）促进生长发育、增进健康、愉悦身心。

（2）疾病的预防、治疗和康复。

（3）提高身体素质、增强运动技能以提高运动成绩等。

（二）运动种类

运动种类即依据个人运动处方的目的而选择的运动项目。正确选择运动种类直接关系到运动处方的效果，在选择何种运动时要考虑几方面的条件：锻炼的主要目的；是否获得医学检查的许可；锻炼者个人的运动经历、兴趣爱好及特长；运动的环境、条件、是否有同伴和指导等。其中必须满足锻炼的主要目的和医学检查的许可这两个条件。运动处方的运动种类可分为以下三类：

1. 有氧运动

有氧运动也就是耐力性运动，是运动处方最主要、最基本的运动手段。在健身运动处方中，有氧运动是保持全面身心健康、保持理想体重的有效运动方式。在康复运动处方中，主要用于心血管、呼吸、代谢、内分泌等系统慢性疾病的治疗、康复和预防，以提高和改善人体各系统的功能。如有氧运动对增强心血管系统运输氧的能力、清除代谢产物、调节做功肌肉的摄氧能力等有明显的促进作用，锻炼后可促使心率减慢、血压平稳、心输出量增加等。

有氧运动的项目有：步行、慢跑、走跑交替练习、登山、上下楼梯、游泳、自行车、跳绳、滑冰、滑雪、划船、室内功率自行车、运动跑台、步行车、非竞赛性球类运动等。

2. 力量性运动

肌肉力量是人体活动的动力。肌肉在肢体正常活动中，在神经系统的支配下起"动力"作用，如果失去肌力或神经支配失常，肢体将无法正常活动。足够的肌力，不仅与跑得更快、跳得更高、投得更远、举得更重有关，而且与正常生活甚至生命活动也息息相关。

力量性运动主要以发展和维持肌肉力量为目的。在运动处方中，用于运动系统、神经系统等肌肉神经麻痹或关节功能障碍的患者，以恢复肌肉力量和肢体活动功能为主。成年人或中老年人随年龄增加肌肉力量会不断下降，故力量性运动应作为成人身体素质训练的重要部分。力量性运动可以增加肌肉力量、改善神经肌肉协调性、增加关节活动度等，一般对神经麻痹、骨质疏松和关节活动障碍的人比较适用。大量研究表明，适宜的力量刺激对延缓骨质疏松的发生具有十分重要的作用。

力量性运动根据其特点可分为：主动运动、被动运动、助力运动、免负荷运动（即在排除肢体重力负荷的情况下进行主动运动，如在水中运动）、抗阻运动等。其中抗阻运动包括：等张练习、等动练习、等动和短促最大练习（即等张练习与等动练习相结合的训练方法）等。

3. 伸展性运动

伸展性运动是指人体活动时，拉伸肌肉韧带、加大关节活动范围的练习。伸展性运动可以用于治疗、预防疾病，也可以用于健身、健美。其主要功效是能有效地放松精神、消除疲劳、改善体型和机体的柔韧性，能有效防治高血压和神经衰弱等疾病。

伸展性运动主要有：拉伸关节练习、舒展躯干的运动、太极拳、五禽戏、八段锦、易筋经、保健气功、广播体操、医疗体操、矫正体操等。

（三）运动强度

运动强度是指身体练习对人体生理刺激的程度。是构成运动量的主要因素之一。运动强度对运动效果和安全有直接的影响，因此确定运动强度是制定运动处方的重要一环。在制定运动强度时要考虑几个方面的内容：运动目的（康复、治疗、健身、竞技）、医学检查结果、个人体能状况、锻炼内容、年龄、性别、运动经历等。

1. 评定耐力性运动强度的指标

评定耐力性运动强度的指标有：最大吸氧量（VO_{2max}）、心率、代谢当量（METs）、自觉疲劳分级（RPE）等。在运动实践中，确定运动强度时常采用靶心率和自觉疲劳程度相结合的方法。即先按适宜心率进行运动，然后在运动中结合自觉疲劳分级来掌握运动强度。

（1）最大吸氧量

最大吸氧量是指极量运动时人所能吸取（消耗）氧的最大数值。是心肺功能最高水平、人体最大工作能力的主要指标。最大吸氧量越大、运动强度越大，二者之间存在相对固定的关系。所以，在制订心肺耐力运动处方时，可以用最大吸氧量来评定运动强度。

在运动实践中，不需要克服自身体重的运动（划船、自行车等），可用每分吸氧量（L/分钟）来计算运动强度；需要克服自身体重的运动（大多数运动），可用每千克体重每分吸氧量（$mL \cdot kg^{-1}$/分钟）来计算运动强度。在制定运动处方时，由于个人的最大吸氧量不同，即便处于同一吸氧量水平，只要体力不同实际负担也大不相同，所以常用最大吸氧量的百分比来表示运动强度。

采用最大吸氧量来表示运动强度是比较科学的方法，广泛用于体育科学研究工作中。最大吸氧量的测定需要专业的仪器设备要求和测定方法较为复杂，实际上采用得不多。

(2) 心率

心率是最简便、最易测量的生理指标,除去环境、心理、疾病等因素,心率与运动强度之间存在线性关系。用心率来评定运动强度的方法被国内外广泛采用。

用心率来评定运动强度的常用方法:

年龄减算法:运动适宜心率=180(或170)-年龄。此法适用于健康人群,60岁以上或体质较差者则用170减去年龄。

靶心率:是指能获得最佳运动效果并能确保安全的运动心率。

个体最大心率=220-年龄

上限靶心率=(个体最大心率安静心率)×0.8+安静心率

下限靶心率=(个体最大心率安静心率)×0.6+安静心率

(3) 代谢当量

代谢当量是指运动时的能耗量与安静时的能耗量的比值(译音为"梅脱")。1METs是指每千克体重、每分钟活动、消耗3.5毫升的氧,表示为:3.5mL·kg^{-1}/分钟;1METs的活动强度相当于健康成人坐位安静代谢的水平。按运动时的吸氧量和代谢当量来划分,通常将运动强度分为五级(表9-3)。

表9-3 运动时的吸氧量和代谢当量确定的运动强度

性别	运动强度	梅脱(METs)	kJ/分钟	L/分钟	mL·kg^{-1}/分钟
男	轻	1.6~3.9	8.4~20.0	0.4~0.99	6.1~15.2
	中等	4.0~5.9	21~31	1.0~1.49	15.3~22.9
	重	6.0~7.9	31.4~41.4	1.5~1.99	23.0~30.6
	很重	8.0~9.9	42~52	2.0~2.49	30.7~38.3
	过重	10.0~	52.3~	2.5~	38.4~
女	轻	1.2~2.7	6.3~14.5	0.3~0.69	5.4~12.5
	中等	2.8~4.3	14.7~22.6	0.7~1.09	12.6~19.8
	重	4.4~5.9	23~31	1.1~1.49	19.9~27.1
	很重	6.0~7.5	31.4~39.4	1.5~1.89	27.2~34.4
	过重	7.6~	40~	1.9~	34.5~

测定各种活动的METs值,需要通过测定运动时的吸氧量,同样对仪器设备要求较高,测定技术复杂。目前,国内外学者已经对许多人体日常生活活动(表9-4)和常见运动项目(表9-5)的METs值作了研究,可作为参考。

表9-4 日常生活活动的METs值

活动内容	METs	活动内容	METs	活动内容	METs
(生活活动)		(自我护理)		(娱乐活动)	
刮脸	1.0	坐位自助餐	1.5	织毛衣	1.5~2.0
自己进食	1.4	上下床	1.65	打牌	1.5~2.0
如厕	3.6	穿脱衣	2.5~3.5	缝纫(坐)	1.6
穿衣	2.0	站立热水浴	3.5	写作(坐)	2.0
站立	1.0	备饭	3.0	交谊舞(慢)	2.9

续表

活动内容	METs	活动内容	METs	活动内容	METs
洗手	2.0	铺床	3.9	交谊舞（快）	5.5
淋浴	3.5	扫地	4.5	弹钢琴	2.5
坐床	1.2	擦地（跪姿）	5.3	吹长笛	2.0
坐床边	2.0	挂衣	2.4	拉小提琴	2.6
坐椅	1.2	园艺工作	5.6	拉手风琴	2.3
步行（1.6km·h^{-1}）	1.5～2.0	劈木	3.9	击鼓	3.8
步行（2.4km·h^{-1}）	2.0～2.5	擦窗	3.4	（职业活动）	
步行（4.0km·h^{-1}）	3.0	拖地	7.7	秘书（坐）	1.6
步行（5.0km·h^{-1}）	3.4			机器组装	3.4
步行（6.5km·h^{-1}）	5.6			砖瓦工	3.4
步行（8.0km·h^{-1}）	6.7			挖坑	7.8
下楼	5.2			焊接工	3.4
上楼	9.0			轻木工活	4.5
慢跑（1.6km/10分钟）	10.2			油漆	4.5
骑车（慢速）	3.5			开车	2.8
骑车（中速）	5.7				

表 9-5　常见运动项目的 METs 值

运动项目	METs	运动项目	METs
徒步旅行	3～7	射箭	3～4
高尔夫	2～7	手球	8～12
篮球（练习）	3～9	划船	3～8
篮球（比赛）	7～12	骑马	3～8
保龄球	2～4	跳绳	12
自行车（20.8km·h^{-1}）	9	慢跑	7～15
韵律体操	3～8	爬山	5～10
打猎（小枪）	3～7	水球	8～12
打猎（大枪）	7～14	帆船	2～5
旱冰、滑冰	5～8	潜水	5～10
仰卧、坐位上肢练习	1～2	桌球	2～3
橄榄球（进攻）	6～8	滑雪	5～12
乒乓球	3～5	舞蹈	3～7
羽毛球	4～9	击剑	6～10
钓鱼	2～6	冲浪	5～7
足球	5～12	上台阶	4～8
游泳	4～8	网球	4～9
排球	3～6	垒球	3～6

（4）自觉疲劳分级

自觉疲劳分级（Rating of Perceived Exertion，RPE）是瑞典生理学家 Borg 首先于 1970 年提出的概念，RPE 是用主观感觉来反映身体负荷强度的一种方法。在修订运动处方时，可用来调节运动强度。Borg 将运动强度的自我感觉分为 6～20 级，共 15 级，RPE 分级运动反映与心肺、代谢的指标有高度相关，如吸氧量、心率、通气量、血乳酸等（表 9-6）。

不同强度运动的 RPE 分值乘以 10，大约相当于当时的心率值（如 13 级约等于 130 次/分），这一规律适用于健康年轻人群。大部分参加锻炼者的运动强度应为 12～16。在训练开始阶段，可先掌握运动中心率和 RPE 之间的关系，在以后的运动中就可以用 RPE 来调节运动强度了。

表 9-6　RPE 的 15 级分类与运动强度的对应关系

RPE 分级	自我感觉	心率、吸氧量储备/（%）	最大心率/（%）
6	—	—	—
7	非常非常轻松	<20	<35
8	—	(RPE<10)	(RPE<10)
9	非常轻松	—	—
10	—	20～30	35～54
11	尚且轻松	(RPE10～11)	(RPE10～11)
12	—	40～59	55～69
13	有点吃力	(RPE12～13)	(RPE12～13)
14	—	—	—
15	吃力	60～84	70～89
16	—	(RPE14～16)	(RPE14～16)
17	非常吃力	—	—
18	—	≥85	≥90
19	非常非常吃力	(RPE17～19)	(RPE17～19)
20	—	100	100

2. 评定力量性运动强度的指标

力量训练的运动强度以局部肌肉反应为准，而不是以心率等指标为准。在力量性运动处方中，负荷强度是影响锻炼效果的关键。如大强度的训练，发展的是肌肉最大力量；小强度训练，则发展肌肉耐力，而达不到发展肌肉力量的目的。在等张练习或等动练习中，运动量由所抗阻力的大小和运动次数决定。在等长练习中，运动量由所抗阻力和持续时间决定。在各种力量性练习中，最终以重量千克、磅或千克·米、英尺·磅（等速训练）为单位来表示负荷强度。

评定力量性运动强度的指标有：负荷强度、持续时间、重复次数、完成组数等。

（1）负荷强度

指所抗阻力的重量。一般以千克、磅为单位，等速训练中的负荷以千克·米、英尺·磅为单位。确定负荷强度的原则是用"RM"（Repetition Maximum）。RM 的含义是，可重复某一次数的最大重量。如 1RM 指只能重复 1 次的最大负荷重量；10RM 指能重复 10 次的最大负荷重量。

（2）持续时间

指完成一次练习的时间。即由起始姿势开始运动，至还原到起始姿势所需的时间。

(3) 重复次数

指连续完成的次数。中间没有间隔，静力性练习规定有短暂的间隔时间。

(4) 完成组数

连续完成次数，称为一组。完成组数，将规定一共需完成几组。

3. 评定伸展性运动强度的指标

(1) 有固定套路的伸展运动及健美操的运动量

有固定套路的伸展运动及健美操的运动量，如太极拳、广播操、健美操等，其运动强度相对固定。例如，太极拳的运动强度一般在4～5METs或相当于40%～50%的最大吸氧量，运动强度较小。增加运动强度可以通过增加套路的重复次数或动作的幅度，身体姿态的高低来完成。

(2) 一般的伸展运动及健美操的运动强度

一般的伸展运动及健美操的运动强度可分为大、中、小三类。小运动量指四肢个别关节的简单运动，轻松的腹背肌肉运动等，运动间隙较多，一般在8～12节；中等强度指多个关节或肢体的联合运动，一般在14～20节；大强度指以四肢及躯干大肌肉群的联合动作为主，可加负荷，有适当间隙，一般在20节以上。

（四）运动时间

运动时间指运动的持续时间，是除必要的准备与整理活动外，每次运动持续的时间。在运动处方实践中，运动的持续时间要与运动强度成反比，即运动持续时间越长运动强度应越小，反之持续时间越短则强度越大。

1. 确定运动时间的依据

(1) 临床检查和功能检查的结果。

(2) 运动试验及体力测试的结果。

(3) 所确定的运动内容。

(4) 所确定的运动强度。

(5) 受试者的年龄、运动经历等。

研究表明，锻炼心血管系统功能的健身运动处方一般要求锻炼时的运动强度达到靶心率后，至少要持续运动15分钟以上。美国大学运动医学学会推荐进行20～60分钟持续的有氧运动。一般健康成人可采用中等强度、稍长时间的配合；体力弱者可采用小强度、长时间的配合。

2. 常见运动项目运动时间的确定

(1) 耐力性运动的运动时间

据研究每次进行20～60分钟的耐力性运动是比较适宜的。从运动生理来说，5分钟是全身耐力运动所需的最短时间，60分钟对于坚持正常工作的人是最大限度的时间，库珀研究认为，心率达到150次/分以上时，最少持续5分钟即可开始收到效果，如果心率在150次/分以下，那就需要5分钟以上才会有效果。一次必要的运动时间，也是根据运动强度、运动频度、运动目的、年龄及身体条件等的不同，不能一概而定。这要看某种强度的刺激对呼吸、循环功能，从运动开始到达到恒常运动所需的时间。为了给予呼吸、循环系统有效的刺激，使各种生理功能充分发动起来，达到恒常运动的时间如下，轻运动时为5分钟左右，强运动时需3分钟左右。由此可见，5分钟以内的运动对呼吸、循环系统的刺激还是不充分的。因此，在达到恒常运动以后需要继续运动一段时间,这样合计运动时间则为 10 分钟以上。再加上准备活动及整理活动至少需要 5~8 分钟,所以,实际所需要的时间为 15~20 分钟。这是比较客观的最低限度。一般可在持续有氧运动 20~60 分钟范围内,按运动强度及身体条件决定必要的活动时,便是运动处方的要点。

(2) 力量性运动的运动时间

力量性运动的运动时间主要是指每个练习动作的持续时间。例如,等长练习中的肌肉收缩的维持时间一般认为在 6 秒以上较好,最大练习是负重屈膝后再维持 5~10 秒。在动力性练习中,完成一次练习所用的时间实际上代表动作的速度。

(3) 伸展性运动和健美操的运动时间

成套的伸展运动和健美操的运动时间一般较为固定,而不成套的伸展运动和健美操的运动时间有较大差异。例如,24 式太极拳的运动时间约为 4 分钟;42 式太极拳的运动时间约为 6 分钟;广播体操的运动时间大多在 8 分钟;8~12 节伸展运动的运动时间约为 12 分钟。伸展运动或健美操的总运动时间由一套或一段伸展运动或健美操的运动时间以及套数或节数来决定。

不论何种运动,不同的运动时间与运动强度的组合都可决定运动量的大小。一般来说,健康成年人宜采用中等强度、长时间的运动;体力弱而时间充裕的人,可采用小强度、长时间的配合;体力好但时间不富余者,可采用大强度、短时间的配合(见表 9-7)。日本体育科学中心建议人们采用后三种中等运动量的锻炼,即 15 分钟—70%VO_{2max};30 分钟—60%VO_{2max};60 分钟—50%VO_{2max}。

表 9-7 运动时间与强度 (%VO_{2max}) 的配合

运动量	运动时间(分钟)				
	5	10	15	30	60
	运动强度(%VO_{2max})				
小	70	65	60	50	40
中	80	75	70	60	50
大	90	85	80	70	60

(五)运动频率

指每周的锻炼次数。运动锻炼所获得的效果应遵循生理学"刺激—反应—适应"原理。运动刺激到机体适应是一个由量变到质变的过程。过大或过小的运动频率都难以取得良好的锻炼效果。确定运动处方的运动频率,主要应考虑的依据与确定运动时间类似。有的研究观察到:当每周锻炼多于 3 次时,最大吸氧量(VO_{2max})的增加逐渐趋于平坦;当锻炼次数增加到 5 次以上时,最大吸氧量(VO_{2max})的提高就很小;而每周锻炼少于 2 次时,通常不会引起改变。由此可见,每周锻炼 3~4 次是最适宜的运动频率。但由于运动效应和蓄积作用,间隔不宜超过 3 天。作为一般健身保健或处于退休和疗养条件等,坚持每天锻炼一次当然更好。

1. 耐力性运动的运动频率

据日本池上晴夫的研究结果显示,一周运动 1 次时,运动效果不蓄积,肌肉痛和疲劳每次都发生,运动后 1~3 天身体不适且易发生伤害事故;一周运动 2 次,疼痛和疲劳减轻,效果一点点地蓄积,但不显著;一周运动 3 次,基本上是隔日运动,不仅效果可充分蓄积,也不产生疲劳。如果增加频率为每周4次或5次，效果也相应提高，但也增加了运动损伤的可能。小运动量或次日不留疲劳的运动，可每日进行，关键是运动习惯性或运动生活化，即个人可选择适合自己情况的锻炼次数，但每周最低不能少于2次。

2. 力量性运动的运动频率

美国国家的航空和宇宙航行局的科学家们证实，肌肉一旦停止锻炼，退化之快是惊人的。一个人3天不运动，他的肌肉的最大力量会丧失1/5。运动效果要靠不断运动来取得，而无法把它储存起来。实验表明，在48～72小时之后，一个人必须使他的肌肉再次"取得"合乎需要的物理效果，否则难达目的。因此，必须每天坚持锻炼20分钟，才能保持锻炼效果。若因故中断，每周至少也得锻炼3次。

3. 伸展性运动和健美操的运动频率

采用伸展性运动或健美操锻炼，在运动量不大的情况下，坚持每天锻炼1～2次可取得良好的锻炼效果。

（六）注意事项

为了确保安全，有下列情况者属体育活动的禁忌证：体温增高的急性疾病；各种内脏疾病；有出血倾向的疾病，如肺结核、咯血者消化道出血不久等；恶性肿瘤转移阶段；女子月经过多或严重痛经者，经期禁忌大强度、大运动量的活动。

在适合锻炼的人群中，实施运动处方时，要根据参加锻炼者或患者的具体情况，提出相应的注意事项。

主要包括四方面的注意事项：

一是指出禁忌的运动项目和某些易发生危险的动作；

二是提出运动中自我观察指标及出现指标异常时停止运动的标准；

三是每次锻炼前后都要做好充分的准备活动和整理活动；

四是明确运动疗法与其他临床疗法的配合。

1. 耐力性运动的注意事项

用耐力性运动进行康复和治疗的疾病多为心血管、呼吸、代谢、内分泌等系统的慢性疾病，在进行运动处方的锻炼时，要根据各类疾病的病理特点，每个参加者的具体身体状况，提出有针对性的注意事项，以确保运动处方的有效性和安全性。一般的注意事项有：

（1）运动的禁忌证和某些易发生危险的动作。例如，心脏病人运动的禁忌证有病情不稳定的心力衰竭和严重的心功能障碍等。又如，患有心脑血管疾病的人，锻炼时要注意少做一些急蹲、急起的动作和过多的低头动作等。

（2）运动中自我观察指标及出现指标异常时停止运动的标准。例如，心脏病人在运动中出现胸闷、无力、头晕、气短等应停止运动。

（3）每次锻炼前后都要做好充分的准备活动和整理活动。

（4）明确运动疗法与其他临床疗法的配合。例如，糖尿病人的运动疗法须与药物治疗、饮食治疗相结合；运动时间应避开降糖药物和血浓度达到高峰的时间；运动前、中、后，可适当增加饮食，以避免出现低血糖等。

2. 力量性运动的注意事项

（1）力量练习不应引起明显疼痛。

（2）力量练习前、后应做好充分的准备活动及放松整理活动。

（3）运动时保持正确的身体姿势。

（4）必要时给予保护和帮助。

（5）注意肌肉等长时间收缩引起的血压升高反应，以及屏气用力时心血管的负荷增加。有轻度高血压、冠心病或其他心血管系统疾病的患者，应慎做力量练习；有严重心血管系统疾病的患者忌做力量练习。

（6）经常检修器械、设备，确保安全。

3. 伸展性运动和健美操的注意事项

（1）根据动作的难度、幅度等，应注意循序渐进，量力而行。

（2）指出某些疾病应慎用的动作。例如，高血压患者、老年人等应该不做或少做过分用力的动作，以及幅度较大的弯腰、低头等动作。

（3）运动中注意正确的呼吸方式和节奏。

由于个人的身体条件千差万别，不可能预先准备好适应各种场合的处方。接受运动处方的人，首先按处方锻炼，在实行过程中如若出现不适合自己条件的地方，可以自己进行微调整，以求适合自己的条件。一次微调整不成功，可从反复实践中进行修正，最终找到自己独特的、最适合自身条件的运动处方。这样有自己的加工，才会安全、有效而且愉快地运动。

四、运动处方的制定

（一）制定运动处方的基本原则

采用任何形式的体育运动来促进身心健康、预防疾病、提高身体素质等，都必须遵循人体活动的生理规律，同时也要符合个人的心理特点，设计运动的内容、强度、时间要符合身体特点和锻炼重点的要求，才能取得良好的锻炼效果。因此，在设计制定和实施运动处方时要遵循以下几条基本原则：

1. 个性化原则

运动处方制定的个体性由其目的性决定，不同的人通过运动所达到的效果是不同的，由于每个人的身体条件千差万别，同样的运动刺激在不同人身上所产生的反应和适应是不同的，而个人的身体或客观条件也在经常变化，要按运动处方的执行情况，及时调整处方的内容。所以，必须根据每个人的具体情况，因人而异，个别对待。

2. 循序渐进与可调整原则

在制订运动处方时，要考虑运动者的身体承受能力，过小的运动刺激身体不会产生反应，过大的运动刺激又会使身体产生不适应或不良反应。开始运用运动处方时，不能因运动量较小、完成起来比较轻松，就擅自增加运动量和运动频率，使运动负荷增加太快。在负荷未达到足够程度时，这样做可取得一些表面成功，但很快就会因过度疲劳而不得不中途放弃，甚至因勉强所为而出现事故。勉强所为，还可以使原来愉悦身心的锻炼变成一种痛苦的负担，对运动产生厌恶感。这就很难将此变成一种终生需要的健身活动。正确的方法是，以"最佳运动强度"为依据，循序渐进增加负荷，使运动强度既产生足够刺激，又力所能及。

某些即便是被公认的运动处方，应用于多数人时，有的人适应、也有的人不适应。有些用计算机设计出来的所谓科学运动处方，也不一定在各方面都是最适合的处方。因此，对于初定的处方在实行过程中，要进行一次或多次的微调整，使之成为符合锻炼者条件的运动处方。须知，一个安全、有效、愉快的运动处方，不是别人给予的，而是自己制定的。书刊上的运动处方，应看作是制定运动处方的指导原则。

3. 以全身耐力为基础的原则

在制定运动处方时，体力的差别比性别和年龄的差别更为重要。因此，即使不根据性别、年龄来制定处方，而只以体力（全身耐力）情况作为基础来制定运动处方也是适宜的。

4. 安全性与有效性原则

为了提高全身耐力水平，必须达到改善心血管和呼吸功能的有效强度，这就是靶心率范围。如果运动超过这个上限，就可能有危险性，这个运动强度或运动量界限，称为安全界限。而达到这个有最低效果的下限，称为有效界限。安全界限和有效界限之间，就是运动处方安全而有效的范围。如果身体条件差的人（年老、体弱、成人病者），容许的运动条件受限制多些，制定处方时必须严格规定运动内容；反之，身体条件好的人，自由度大、运动内容规定就不那么严格。例如，高龄者从散步到步行是容许的运动，而强健的壮年，从跑步到所有的运动都是处方的内容。

运动强度、时间和频率等越高，效果也越大，但它有个最高和最低限度。具体地说，危险性小而且效果好的适宜强度是 $60\% \sim 85\%$ HRmax 相当于 $57\% \sim 78\%$ VO_{2max} 的心率值（即靶心率）。

5. 体质基础与运动效果的特异性原则

锻炼前体质差的人，从事强度小的运动也能收到显著效果，而锻炼前体质强的人则要求更高的运动强度的刺激，才能见效。

运动时身体的生理适应，根据运动种类或方法有所不同，这称为运动效果的特异性。一般认为运动效果是有特异性的，因此根据目而选择适合的运动种类很重要。例如，以自行车训练程序的效果，只在自行车运动时才有特异的发挥；仅一条腿进行训练时，只在训练的腿上出现生理学变化等。所以想进行增强体力运动的人，自己应知道要用什么方法训练身体的哪个部分。而不必盲从教练、指导者的指示。明确自己锻炼的目的、意义和方法，这是坚持长期锻炼并收到效果的重要问题。

（二）确定运动处方目标的依据

健康体适能的测定结果是制定运动处方锻炼目标的主要依据，同时也是对锻炼参加者进行健康教育、追踪观察锻炼效果的依据。

1. 体适能

体适能是 Physical Fitness 的中文翻译。世界卫生组织将体适能定义为："身体有足够的活力和精力进行日常锻炼事务，而不会感到疲劳；并且还有足够的精力享受休闲活动和应付突发事件的能力。"我国学者将其定义为："人体所具备的有充足的精力从事日常工作（学习）而不感到疲劳，同时有余力享受康乐休闲活动的乐趣，能够适应突发状况的能力。"

体适能是以体适能商的高低评价。体适能商是健康体适能和技能体适能的综合反应，体适能商的得分是两者之和，即健康体适能和技能体适能各占 50% 为记分依据，也就是身体成分、肌力和肌肉耐力、心肺耐力和柔软素质总共占 50 分，而灵敏、平衡、协调、速度、爆发力和反应时间亦总共占 50 分。体适能商越高就代表身体机能越好。

据《美国医学会杂志》(Journal of the American Medical Association) 报告，一项由哥伦比亚南卡罗莱纳州立大学 Steven Blair 教授牵头的研究显示，体适能商高者比体适能商低者更为长寿，体适能商高者的死亡率还未到体适能商低者的一半，且他们伴发高血压、高甘油三酯或糖尿病等心血管疾病的危险因素的概率也少得多。

健康体适能，是在制定运动处方前应当测定的内容，并将成为确定运动处方锻炼目标的主要依据。

2. 体适能的内容及提高健康体适能的意义

美国运动医学学会认为，体适能包括健康体适能和技能体适能。

健康体适能包括心肺耐力、肌肉力量和耐力素质、柔韧素质、身体成分。

技能体适能包括灵敏、平衡、协调、速度、爆发力和反应时间等，这些要素是从事各种运动的基础，但没有证据表明它们与健康和疾病有直接关系。

（1）心肺耐力

又称有氧耐力，是机体持久工作的基础，被认为是健康体适能中最重要的要素。代表人体心血管系统和呼吸系统摄入、运送、吸收利用氧气，进行新陈代谢，产生能量的能力。良好的心肺耐力的适应能力，是以充分的精力和能力从事日常活动，防治某些慢性疾病，促进身心健康的基础。

（2）肌肉力量和耐力素质

肌力是肌肉所能产生的最大力量，肌肉耐力是肌肉持续收缩的能力，是机体正常工作的基础。对一般人群来说，身体各肌群的力量应当得到适度的、均衡的发展，同时还需要有能够重复多次，或持续一段时间的耐力，这样才能适应日常生活、工作、休闲活动和应付突发事件的需要。

（3）柔韧性素质

柔韧性是指在无疼痛的情况下，关节所能活动的最大范围。它对于保持人体运动能力，防止运动损伤有重要意义。良好的柔韧性素质，保证肢体有较大的活动范围，可自如地完成各种动作，提高应付突发事件的能力，并在意外的情况下，预防肌肉拉伤、关节韧带扭伤的发生，或减轻损伤的程度。

（4）身体成分

身体成分是指身体总体重中的脂肪组织和去脂肪组织（瘦体重）重量的百分比。身体成分中的脂肪成分增加，肌肉成分必然下降。身体中没有收缩功能的脂肪组织较多，进行各种活动的能力下降，基础代谢水平降低，肥胖症、冠心病、高血压、糖尿病、高血脂等慢性疾病发病率增加。所以身体成分也是健康体适能的重要内容之一。

总之，如果健康体适能中的每一种素质都保持良好的状态，那么疾病或功能性障碍的发病危险就会大大降低。因此，通过规律性运动及良好的生活行为习惯来提高、保持良好的健康体适能，对于个人整体健康的维护和健康促进有着重要的意义。良好的健康体适能可以使人体有充足的体力来适应日常生活、工作及学习等活动，有精力享受休闲娱乐生活，更有应付突发事件的能力；有助于保持旺盛的精力和良好的精神状态，并获得身心的全面发展；有利于预防疾病，提高生活质量；还可以帮助人们养成良好的、健康的生活方式和习惯。

3. 我国当前评价健康体适能的标准

根据健康体适能包括的内容，各个国家和地区都有不同的测试方法和评价标准，这些测试结果成为指导人们进行科学锻炼的基础。目前，我国健康体适能的评价标准主要有以下几种：

(1) 国民体质测定标准

国家体育总局根据《中华人民共和国体育法》和《全民健身计划纲要》等有关法规，建立了国民体质监测系统，规定每5年进行一次全国性的国民体质监测，获取我国国民体质状况的资料，并在这些监测数据的基础上制定了《国民体质测定标准》，用于指导全民进行科学健身锻炼。

《国民体质标准》建立了3～69周岁人群的测试指标体系和评价标准，按照年龄分为幼儿、青少年、成年人和老年人4个部分。国民体质监测系统的测试指标包括：形态指标、技能指标、素质指标3个部分。包含了健康体适能中的心肺耐力、肌肉力量和耐力素质、柔韧素质等，见表9-8。这一监测标准是目前我国最主要的评价国民体质的标准，可以用于制定运动处方，确定运动处方的锻炼目标。

表 9-8 各类人群检测指标

	测试指标	幼儿 (3～6周岁)	成年人 (20～39周岁)	成年人 (40～59周岁)	老年人 (60～69周岁)
身体形态	身高	●	●	●	●
	坐高	●			
	体重	●	●	●	●
	胸围	●	●	●	●
	腰围		●	●	●
	臀围		●	●	●
	上臂部皮褶厚度		●	●	●
	腹部皮褶厚度		●	●	●
	肩胛部皮褶厚度		●	●	●
身体机能	脉搏（心率）	●	●	●	●
	收缩压		●	●	●
	舒张压		●	●	●
	肺活量		●	●	●
	台阶试验		●	●	
身体素质	立定跳远	●			
	网球掷远	●			
	坐位体前屈	●	●	●	●
	10米折返跑	●			

续表

	测试指标	幼儿 (3~6周岁)	成年人 (20~39周岁)	成年人 (40~59周岁)	老年人 (60~69周岁)
身体素质	走平衡木	●			
	双脚连续跳	●			
	握力		●	●	●
	背力		●		
	纵跳		●		
	俯卧撑		●		
	一分钟仰卧起坐		●		
	闭眼单脚站立		●	●	●
	选择反应时		●	●	●

《国民体质测定标准》各项指标的测定结果分为 1~5 分，共 5 个级别。建议凡某项素质达不到"4"或"5"分者，该项素质应当被纳入运动处方的锻炼目标之中，表 9-9 为成年人部分综合评级标准。

表 9-9 国民体质（成年人）评级标准

等级	得分	
	20~39 周岁	40~59 周岁
一级（优秀）	>33 分	>26 分
二级（良好）	30~33 分	24~26 分
三级（合格）	23~29 分	18~23 分
四级（不合格）	<23 分	<18 分

(2) 学生体质健康标准

《学生体质健康标准》是由教育部、国家体育总局共同研制的，为《国家体育锻炼标准》的一个组成部分。《学生体质健康标准》是学生体质健康的个体评价标准，也是促进学生体质健康发展、激励学生积极进行身体锻炼的教育手段，并是学生毕业的基本条件。该标准体系中，也包含健康体适能所要求测定、评价的内容，可作为制定运动处方的依据。

《学生体质测定标准》测定结果分为"优秀""良好""及格""不及格"4 个级别。凡能到达"优秀"水平的素质，可以暂不作为锻炼的重点。

(3) 普通人群体育锻炼标准

《普通人群体育锻炼标准》也是《国家体育锻炼标准》的一部分。由国家体育总局组织有关专家、学者，对 1975 年国务院正式批准的《国家体育锻炼标准》进行补充、修改而成。《普通人群体育锻炼标准》主要适用于 20~59 周岁的成年人群，补充了我国成年人锻炼标准的空白。该锻炼标准的测试项目，包括耐力指标、速度指标、柔韧性指标、灵敏指标和力量指标 5 大类，其评价标准也可作为制定运动处方的依据。

《普通人群体育锻炼标准》的测定结果与《国民体质测定标准》的评价方法相同，分为 5 个级别。凡达不到"4"或"5"分者，应纳入锻炼目标。

（4）其他

除了以上3个评价标准体系外，《国家体育锻炼标准》还包括《军人体育锻炼标准》《军人体能标准》《公安民警体育锻炼达标标准》等。其中有关健康体适能的评价结果，也可作为制定运动处方的参考。

以上各评价标准，包含了对健康体适能中心肺耐力素质、肌肉力量和耐力素质、柔韧素质的评价，但均缺乏对身体成分的测试与评价，需要另行测定。

（三）运动处方的制定程序

为确保健身运动的安全性和有效性，制定运动处方时，应该按照一定的程序进行系统的检查，获得为制定运动处方所必需的全面资料，这样所制定的运动处方才能切实符合个人的身体条件。

运动处方的制定程序包括：一般调查、临床检查、运动负荷试验及体力测试、制定运动处方、实施运动处方、运动中的医务监督、运动处方的修改与微调等步骤。制定程序如图9-13所示。

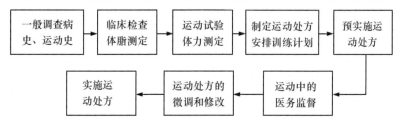

图9-13 运动处方的制定程序

这个程序除一般的医学检查外，还有为从事运动而进行的运动负荷试验及体力测验，因此也可统称为运动医学检查，最后再经过运动教育讲座（商谈、咨询）进入运动实施。

日本池上晴夫提出运动处方可按一定流程进行制定，运动处方制定的流程如图9-14所示。

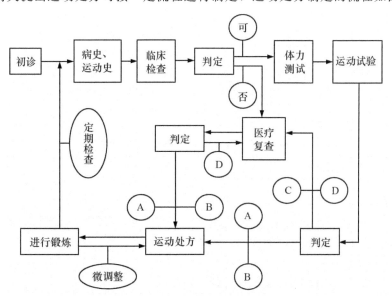

图9-14 运动处方制定的流程图

1. 一般调查

通过运动处方的一般调查可了解参加锻炼者或病人的基本状况和运动情况。一般调查包括：询问病史及健康状况、了解运动史、了解健身或健康的目的、了解社会环境条件。

（1）询问病史及健康状况

询问病史及健康状况包括：既往病史、现有病史、家族史、身高、体重、目前的健康状况、疾病的诊断和治疗情况，女性还须询问月经史和生育史。

（2）了解运动史

在一般调查中应了解：参加锻炼者的运动经历、运动爱好和特长、目前的运动情况（是否经常参加体育锻炼、运动项目、运动量、运动时间、运动中、后的身体反应情况等）、是否发生过运动损伤等。

（3）了解健身或康复的目的

了解参加锻炼者和病人健身或康复的目的、对通过运动来改善健康状况的期单等。

（4）了解社会环境条件

了解参加锻炼者或病人职业、工作与劳动条件、生活环境、经济、营养等条件，周围能够利用的运动设施，有无指导等。

2. 临床检查

运动处方的临床检查主要包括：运动系统的检查、心血管系统的检查、呼吸系统的检查、神经系统的检查等。

检查的目的：对现在的健康状况进行评价；判明能否进行运动、运动负荷试验；是否具有潜在性疾病或危险因素，预防事故。总之，医学检查的基本目的在于掌握个人的状况，为制定运动处方提供必要的信息。

（1）运动系统的检查

①肌肉力量的检查和评定

肌肉力量的检查方法主要有：手法肌力测试、器械测试、肢体围度的测试、步态分析等。

A. 手法肌力测试：手法肌力试验是最早应用的肌肉力量测试方法。

基本方法是：让受试者在适当的位置肌肉做最大的收缩，使关节远端做自下而上的运动，同时有测试者施加助力或阻力，观察其对抗地心引力或阻力的情况。表9-10为手法肌力测试（MMT）的分级标准。

表9-10 手法肌力测试（MMT）的分级标准

测试结果	分级	占正常肌力的百分比（%）
能抗重力及正常阻力完成动作或维持姿势	5 5⁻	100 95
能抗重力及正常阻力完成动作或维持姿势，但仅能抗中等阻力	4⁺ 4	90 80
能抗重力及正常阻力完成动作或维持姿势，但仅能抗小阻力	4⁻ 3⁻	70 60
能抗重力维持运动或维持姿势	3	50

续表

测试结果	分级	占正常肌力的百分比（％）
加较小助力完成运动或在平面上维持运动	3⁻	40
加中等助力完成运动或在平面上做中等幅度运动	2⁺	30
加较大助力完成运动或在平面上做小幅度运动	2	20
见到或摸到微弱的肌肉收缩或腱收缩，无关节活动	2⁻ 1	10 5
无可测知的肌肉收缩	0	0

手法肌力测试的优点：适用于全身各肌肉群的测试；适用于"0"～"5"级各级肌力的评定（而器械测试只能测试和评定"3"级以上的肌力）；使用广泛等。其不足是分组较粗，缺乏客观数据。

B. 器械测试：当肌力达到"3"级以上时，可利用测力计等进行测试。目前使用较多的器械有：握力计、捏力计、背力计、手提测力计、专门的等速测力仪器等。

C. 肢体围度的测试：肌力的大小与肌肉的横断面积有关，当肌肉出现萎缩、肌力下降时，肢体的围度减小，通过测量肢体的维度可间接了解肌肉的状况。采用的指标有：上臂围度、前臂围度、大腿围度、小腿围度、髌骨上5cm的围度、髌骨上10cm的围度等。使用肢体围度指标时须注意肌肉和脂肪的变化可影响肢体围度的大小。

肌肉力量检查的注意事项：测试前要做简单的准备活动，测试的姿势和位置要正确，测试的动作要标准化。避免在运动后、疲劳时或饱餐后测试。心脏病或高血压的患者要慎用肌力测试；有较严重的心血管系统疾病的患者禁用肌力测试；有慢运动性损伤者测试时应小心；有急性运动性损伤者禁用肌力测试；关节活动度受限时，只做等长或短幅等速的测试。

肌肉力量评定的注意事项：若采用不同的测试方法，其结果不同，缺乏可比性。每次进行肢体肌力的测试，须做左右对比（因健康肢体的肌力也有个体差异及生理性波动），一般两侧差异大于10％～15％才有意义。

②关节活动度的检查

关节活动度是评定肢体运动功能的基本指标和评定柔韧性的指标。

A. 主动ROM和被动ROM：ROM的检查应包括主动ROM检查和被动ROM检查，主动ROM检查是指患者主动活动关节时ROM的大小，被动ROM检查是指在外力的帮助下所能达到的ROM。

检查结果分析：主动ROM和被动ROM均无障碍者为正常；主动ROM和被动ROM均有部分障碍者为关节僵硬、关节内或外有骨阻滞、关节粘连、肌肉痉挛、皮肤瘢痕挛缩等；被动ROM正常，主动ROM不能者为神经麻痹。

主动ROM和被动ROM均不能者为关节僵硬、关节或周围组织有激烈疼痛或肌肉痉挛等。

B. ROM的检查方法：有传统量角器测量法、重力量角器测量法、电子量角器测量法。

传统量角器测量法：传统量角器在圆规或半圆规的圆心处有两个臂，一个为固定臂，另一个为活动臂。使用时让关节活动到最大限度，将量角器的圆心放在关节运动的轴心，两臂分别放在两端肢体长轴上的骨性标志上，在半圆规或圆规上读出关节活动的角度。

重力量角器测量法：重力量角器是利用重力的原理制成的。常用的重力量角器有方盘量角器、金属重锤量角器、液体或滚珠圆盘量角器等。重力量角器的特点是使用时不用摸骨性标志，操作方便，误差小，精确度高；对腕关节、踝关节等的测量结果更为合理。

电子量角器测量法：现有的电子量角器包括三维电子量角器、Cybex edl-320型ROM测量器。

C. ROM检查的注意事项：测试的位置要正确，操作要规范，最好由专人负责；ROM有正常的个体差异，评价时应做左右对比；不应在关节运动后短时间内进行ROM的检查。主动ROM和被动ROM不一致时，结果应分别记录，评价时应以被动ROM为准。

③步态分析

在运动系统疾病患者的检查中，应包括步态分析。步态分析是将生物力学的方法应用在临床和康复中。步态分析的方法有：

A. 视诊。视诊的方法简单易行。让患者反复行走，对其步态仔细观察。只有了解正常步态的结构要素并能识别步态中的任何变化，才能对步态进行正确的诊断。

B. 摄影分析。用摄像机将步态拍摄下来，选择其中的关键部分进行分析。用此种方法可保存步态的资料，便于进行前后对比。

C. 步态分析室分析。由三维测力仪、高速摄像机、录像机、解析仪、肌电图仪、计算机、气体分析仪等设备组成的步态分析室，可对步态进行综合的分析评定。

（2）心血管系统的检查

心血管系统的检查包括：静态检查和动态检查。

常用的心血管系统的检查指标有：心率、心音、心界、血压、心电图等。

心血管系统的功能检查一般采用定量负荷试验，常用的有台阶试验、一次负荷试验、联合机能试验、PWC170等。

①心率。正常的窦性心率为60～100次/分钟。超过100次/分钟为心动过速；低于60次/分钟为心动过缓。

②心音。心脏在一个心动周期内可产生四个心音。正常情况下可听到第一心音和第二心音。儿童少年常可听到第三心音，如成年人能听到第三心音时，一般病理性的可能性较大。婴幼儿和中老年人心脏正常时有时可听到第四心音。

心脏出现异常的声音为心脏杂音。在心脏上舒张期出现杂音常表示心脏有器质性病变；在心脏收缩期出现的杂音可分为生理性杂音和病理性杂音两类，而生理性杂音在儿童少年中较多见。出现杂音时，应进行进一步的检查，以确定心脏杂音的性质和分级。

③心界。心界常采用X线测量的方法，在胸片上测量心脏的横径、纵径和宽径，用以下公式计算：

实测心脏面积 = $0.7019 \times$ 纵径 $\times$ 横径 $+ 2.096$

预测心脏面积 = $0.6207 \times$ 身高 $+ 0.6654 \times$ 体重 $- 42.7946$

用心脏实测面积与心脏预测面积进行比较，若超过预测面积的10%以上时，可以认为有心脏肥大的现象，若出现心脏肥大的现象，应进一步进行检查。

④血压。健康成人的收缩压为12～17.3kPa（90～130mmHg），最高不超过12kPa（140mmHg）；舒张压为8～11.3kPa（60～85mmHg），最高不超过12kPa（90mmHg）；脉差为

4～5.33kPa（30～40mmHg）。

⑤心电图。心脏的特殊激动传导过程可以通过心电图仪将每一心动周期中的生理电流的变化记录下来。通过对心电图上的各种波的分析以判断心脏的功能。

（3）呼吸系统的检查

呼吸系统的检查包括：肺容量测定、通气功能检查、呼出气体分析、屏气试验、日常生活能力评定等多方面。

常用的指标有：肺活量、五次肺活量、时间肺活量、最大通气量等。

①肺活量。是测定肺容量最常用的指标，是指深吸气后做最大呼气的气量。正常值为：男性3470mL，女性2440mL。

②五次肺活量试验。让受试者连续测五次肺活量，每次间隔15秒（呼气时间在内），记录每次肺活量的结果。五次肺活量值基本相同或有增加者为机能良好，逐渐下降者为机能不良。

③肺活量运动负荷试验。先测安静时的肺活量，然后进行定量负荷运动，运动后即刻测量肺活量，每分钟测1次，共测5次，并记录测量结果。评价方法同五次肺活量测试。

④时间肺活量。也称用力呼气量，是指一次深吸气后快速用力将气体呼入肺计量计内，记录其呼气曲线并计算出呼气总量以及时间肺活量。正常第1秒、第2秒、第3秒的时间肺活量值为83%、96%、99%。若成年人第1秒时间肺活量低于70%，老年人低于60%，表示有气道堵塞。

⑤最大通气量。是指单位时间内所能呼吸的最大气量，反映通气功能的潜力。测定时让受试者快速深吸气15秒，测定其通气量，然后乘以4为每分最大通气量。正常值男性为104L，女性为82L。

⑥闭气试验。是让受试者安静坐位，分别测量深吸气后的闭气时间和深呼气后的闭气时间，记录结果。正常时，吸气后的闭气时间，男性为40秒左右，女性为25秒左右；深呼气后的闭气时间，男性为30秒，女性为20秒左右。

⑦呼吸气体测定。使用呼吸气体分析仪，测定肺通气量、吸氧量、二氧化碳排放量等各项气体代谢指标。

（4）神经系统的检查

神经系统的检查包括自主神经功能检查，视、听、位、味觉、体表感觉神经功能检查，反射检查，神经肌肉功能检查等。

①自主神经系统功能检查

卧倒—直立试验：让受试者卧床休息3分钟后测1分钟的心率，然后站立，再测1分钟的心率，比较前后两次的心率数。正常时心率数每分钟增加12～18次，若超过正常值，表示交感神经兴奋性强；若增加次数在6次以下，表示交感神经兴奋性弱。

直立—卧倒试验：测受试者安静直立时1分钟的心率，然后让受试者缓慢躺下，15秒后测1分钟的心率，比较前后两次的心率数。正常时心率每分钟减少6～10次，若超过正常值，表示迷走神经兴奋性增强。

②视、听、位、味觉、体表感觉神经功能检查

视神经检查：包括视力检查（远视力和近视力检查）、视野检查、眼底检查等。

听觉神经检查：包括一般听觉神经检查、空气传导检查、骨传导检查等。

位神经检查：可采用"双指（臂）试验""指鼻试验""转椅试验"等。

味觉试验：包括酸、甜、苦、咸等味觉的检查。

皮肤感觉试验：包括皮肤的痛觉、触觉、温度觉等感觉检查。

③反射检查

浅层反射：是刺激皮肤或黏膜而引起的反射。通常有角膜反射、腹壁反射、足趾反射等。

深层反射：通常的深层反射有二头肌腱反射、三头肌腱反射、桡骨骨膜反射、膝腱反射、跟腱反射等。

④神经肌肉功能检查

神经肌肉功能检查在康复医学中有重要意义。它包括坐位平衡、移动平衡、站立平衡、日常生活技巧、步行检查等。

⑤其他系统功能的检查

其他系统功能的检查有肝功能检查、肾功能检查、代谢功能检查等。

3. 运动负荷试验及体力测验

（1）运动负荷试验

运动负荷试验用于评定心脏功能、体力活动能力，是制定运动处方的基本依据之一。运动负荷试验的方法很多，根据检查的目的，被检查者的特点来选择适合的方法。现在最普遍常用的方法是"递增负荷运动试验"。这是利用活动平板（跑台）或功率自行车等，在试验过程中逐渐增加运动负荷强度，同时测定某些生理指标，直到受试者达到一定用力程度。

①运动试验的方法

目前，运动试验常用的方法有活动平板（跑台）或功率自行车。

A. 活动平板运动试验

活动平板是一种可以改变坡度和速度的步行器。活动平板运动试验最常用的是Bruce方案，即让受试者在活动平板上行走，每3分钟增加一级负荷（包括速度和坡度），共分七级，运动中不休息。运动中连续用心电图监护。如表9-11所示。

表 9-11 Bruce 方案

分级	速度			坡度（%）	时间（分）	代谢当量（METs）
	英里/小时	公里/小时	米/分钟			
1	1.7	2.7	45	10	3	5
2	2.5	4.0	67	12	3	7
3	3.4	5.5	92	14	3	10
4	4.2	6.8	113	16	3	13
5	5.0	8.0	133	18	3	16
6	5.5	8.9	148	20	3	19
7	6.0	9.7	162	22	3	22

活动平板运动试验的优点是：运动方式自然，较接近日常生活的生理特点；运动为全身运动；容易测得最大运动强度；诊断的敏感性和特异性较高；运动强度固定，可直接测得METs值；可供儿童测试；在试验中连续用心电图监测，提高了安全性。

活动平板运动试验的缺点是：价格昂贵；占地面积大；运动强度较大时，不易测定生理指标;在运动中要加强保护等。

B. 功率自行车运动试验

功率自行车运动试验是让受试者连续蹬自行车,逐步增加蹬车的阻力而增加运动负荷,共有七级运动负荷,每级运动3分钟。在测试的过程中,连续心电图监测,并定时测定血压。男性从300千克·米/分钟开始,每级增加300千克·米/分钟;女性从200千克·米/分钟开始,每级增加200千克·米/分钟。表9-12为功率自行车运动试验负荷分级表。

表9-12 功率自行车运动试验负荷分级表

分级	运动负荷（千克·米/分钟）		时间
	男性	女性	（分钟）
1	300	200	3
2	600	400	3
3	900	600	3
4	1200	800	3
5	1500	1000	3
6	1800	1200	3
7	2100	1400	3

功率自行车运动试验的优点有:噪声小,价格较低,占地面积小;运动时上身相对固定,测量心电图、血压等生理指标较容易;受试者的心理负担小,运动较安全,适合年龄较大、体力较弱的受试者使用等。

功率自行车运动试验的缺点有:对体力较好的人（如经过系统训练的运动员）,常达不到最大的心脏负荷;对体力较差的人尤其是两侧下肢肌肉力量不足者,常达不到运动试验的目的;由于局部疲劳,所测得的结果低于活动平板运动试验等。

②运动试验的禁忌证

A. 严重的心脏病患者（如心力衰竭、严重心律失常、不稳定的心绞痛和心肌梗死、急性心肌炎、严重的心瓣膜病等）。

B. 严重的高血压。

C. 严重的呼吸系统疾病,代谢系统疾病,肝、肾疾病,以及贫血（如严重的糖尿病、甲亢）等。

D. 急性炎症、传染性疾病等。

E. 下肢功能障碍、骨关节病等。

F. 精神疾病发作期间。

③运动试验的终止指标

在运动试验中出现下列症状应立即终止运动:

A. 运动负荷增加,而收缩压下降。

B. 运动负荷增加,而心率不增加或下降。

C. 出现胸痛、心绞痛等。

D. 出现严重的运动诱发的心律失常。

E. 出现头晕、面色苍白、冷汗、呼吸急促、下肢无力、动作不协调等。

F. 病人要求停止运动。

④运动试验的注意事项

A. 避免空腹、饱食后立即进行运动试验。

B. 运动试验前2小时禁止吸烟、饮酒。

C. 试验前停止使用影响试验结果的药物，如病情需要不能停药的，在分析试验结果时应充分考虑药物的影响因素。

D. 运动试验前一天内不进行激烈运动。

E. 运动试验前休息半小时左右。

（2）体力测试

体力测试必须是运动负荷试验无异常的人，才能接受体力测试，即进行肌力、爆发力、柔韧性等运动能力和全身耐力测试。根据库珀和日本学者的实验研究，认为12分钟跑测验与最大摄氧量相关系数最高。所以，库珀提出的有氧代谢运动的体力测试包括走、跑、游泳三种方式，可以任选其中之一，用来检查和衡量心血管系统功能。由于是测试，它们的运动强度就应比平常锻炼高，并要求尽全力而为之。

①参加测试的人必须符合下列三个条件之一：

A. 35岁以下，身体健康。

B. 有半年以上运动经历。

C. 按库珀介绍的锻炼计划至少运动了6周。

②测验的方法

为保证12分钟跑测验的安全性和准确性，在进行12分钟跑测验前，应先进行6周的准备练习。

A. 准备练习

可安排6周的准备练习时间，每周练习1～3次，练习的内容可参考库珀介绍的锻炼计划，即分4个阶段进行以下练习：

a. 12分钟以快走为主，中间穿插慢跑。

b. 12分钟步行与慢跑交替。

c. 12分钟慢跑。

d. 12分钟按测验要求尽力跑。

普通人在进行一个阶段的锻炼后，应感到有信心或不疲劳，才能从上一阶段进入下一阶段的锻炼；经常进行耐力练习的人，可以直接从第二阶段、第三阶段或第四阶段开始，至少也应在正式测验前进行一次测验跑。

B. 测验须知

a. 最好用400米的田径跑道，每隔20米或50米用标志表示。

b. 测验前要做充分的准备活动。

c. 测验中出现不适或异常症状，应减慢速度或停止运动。

d. 完成12分钟跑后，应该进行放松整理活动，不要立即停止运动。

e. 记录受试者在12分钟内所跑的距离。

③测验的评分标准

12分钟跑测验的评分标准是按不同年龄及性别的受试者12分钟内所跑的总距离来评定的。评分标准如表9-13所示。

表9-13 12分钟跑体力测验评分标准（单位：米）

年龄（岁）	1级（很差）		2级（差）		3级（及格）	
	男	女	男	女	男	女
13～19	<2080	<1600	2080～	1600～	2190～	1890～
20～29	<1950	<1540	1950～	1540～	2100～	1775～
30～39	<1890	<1500	1890～	1500～	2080～	1680～
40～49	<1825	<1410	1825～	1410～	1985～	1570～
50～59	<1650	<1345	1650～	1345～	1855～	1490～
60以上	<1390	<1250	1390～	1250～	1630～	1375～
年龄（岁）	4级（好）		5级（良好）		6级（优秀）	
	男	女	男	女	男	女
13～19	2500—	2065—	2750—	2290—	>2975	>2415
20～29	2385—	1950—	2625—	2145—	>2815	>2320
30～39	2320—	1890—	2500—	2065—	>2705	>2225
40～49	2225—	1775—	2450—	1985—	>2640	>2145
50～59	2080—	1680—	2305—	1890—	>2530	>2080
60以上	1920—	1570—	2110—	1745—	>2480	>1890

注：速度定义为：跑步>180米/分钟；慢跑135～189米/分钟；走跑交替115～135米/分钟；步行<115米/分钟。

4. 制定运动处方

通常根据以上检查的结果，可以掌握锻炼者的健康状况、体力水平及运动能力的限度等，从而可以按其具体情况制定运动处方，处方中主要是规定出运动强度的安全界限和有效界限，一次必要运动量（运动时间）以及一周的运动频度，运动中的注意事项等内容。

制定运动处方的注意事项包括：

（1）认真做好锻炼前的身体检查和预备性锻炼

通过身体检查和体力测定，把握身体状况和对运动负荷的承受能力，以保证锻炼的安全性。预备性锻炼是十分重要的，切不可心急求快而造成事倍功半。

（2）科学确定处方的运动负荷

一方面要注意运用运动生理学、运动医学的有关知识，确定适合且可行的锻炼方案；另一方面要对锻炼者的工作、生活和体力活动情况进行综合判断，保证运动负荷的科学合理性。

（3）要指出处方锻炼的某些特定要求，并督促锻炼者遵照执行

首先，要指出禁忌的运动项目和某些易发生危险的动作；其次，要指出处方锻炼中对负荷进行自我观察监督的指标和当指标异常时停止运动的标准；最后，是关于生理卫生的有关常识指导。

（4）要督促锻炼者定期进行身体状况复查和体力测定

一般来说，每锻炼3～6个月后，就要进行一次健康检查和体力测定，以评价身体健康水

平，同时还要评价锻炼的效果，提供反馈信息，为制定新的运动处方提供依据。

(5) 以身体的基本素质为基础

制定运动处方时，体力的差别比性别和年龄的差别更为重要。因此，不要只根据性别、年龄来安排运动处方，还要根据身体素质情况来制定运动处方。

(6) 环境因素

环境可以影响运动产生的生理反应，比如炎热和寒冷、高原和空气污染等。当运动环境改变时，运动处方也应随之改变，以使参加者保持理想的安全水平。环境热应激是温度、相对湿度和辐射热作用的结果。此外，过多出汗和心血管呼吸系统功能差也会增加热应激。在热环境中应限制运动，运动中和运动后应补充适当水分。寒冷天气运动应防止冻伤，应注意头部和四肢的保暖，有症状者应在温和天气中运动。

(四) 运动处方的修改和微调

运动处方的制定最初并不固定，首先设一个"观察期"，使锻炼者习惯于运动，并能对实施运动处方所引起的身体反应等进行观察研究。然后设一个"调整期"，对运动处方的内容，反复调整、修改、逐步确定。在以后的一个时期，相对固定实施。在相对固定的时期，对运动处方也要进行必要的调整。在实施过程中，可根据锻炼者的具体情况，对运动处方进行微调，使锻炼者找到最适合自己条件的运动处方，不断提高锻炼效果。

(五) 运动处方的基本格式

目前，对运动处方的格式没有统一的规定，主要有两种格式，一种为叙述式，另一种为表格式。无论哪一种格式，它都应全面、准确、简明、易懂并包括以下内容：

(1) 一般资料。

(2) 临床检查结果。

(3) 临床检查与功能检查结果。

(4) 运动试验与体力测验结果。

(5) 运动目的和要求。

(6) 运动内容。

(7) 运动强度。

(8) 运动时间。

(9) 运动频度。

(10) 注意事项。

(11) 医师签字。

(12) 运动处方制定的时间。

五、外科疾病的康复运动处方

康复治疗运动处方主要是针对慢性病患者和残疾者，以医学和体育科学为理论依据，根据疾病的特点和病人的功能情况，选用合适的运动方法，采取适当的运动量，以辅助治疗疾病、提高康复医疗效果为目的的方法。例如，肥胖症运动处方、高血压运动处方、糖尿病运动处方、冠心病运动处方、癌症运动处方等。

第九章 运动员伤病康复训练措施

以医学和体育科学为理论依据,根据疾病的特点和病人的功能情况,选用合适的运动方法,采取适当的运动量,以治疗疾病和康复身体为目的的方法称为康复运动处方。康复运动处方是一种通过运动提高自我控制能力的治疗方法,需要病人积极主动地参与并认真坚持才能取得相应的效果。采用运动疗法,既有积极锻炼的效果,又有强烈的精神因素的影响。这种处方可以明显改善病人对疾病悲观失望的情绪,这是其他治疗方法无可比拟的。康复运动处方是一种全身治疗,通过肌肉运动对局部组织器官起到锻炼作用,同时也对全身脏器产生积极的影响,能促进疾病的痊愈,加快功能恢复。其影响主要体现在以下几个方面:

第一,对摄氧能力的影响。

人的最大摄氧能力在20岁左右达到最高点,自25岁以后,随着年龄的增长而逐渐减退,至65岁时约为25岁的75%。患病或少动时,也会降低摄氧能力。肌肉运动对于摄氧能力影响最为显著。据报道,系统地采用康复运动进行锻炼,可提高摄氧能力10%~20%。

运动提高摄氧能力,主要是提高肌肉的有氧代谢能力。康复运动处方中的一般运动都是不太剧烈的,主要表现为有氧代谢。此时,氧的主要来源是肌肉中与肌红蛋白相结合的氧及由血液输送来的氧。肌肉有氧代谢率的提高主要依赖于肌细胞中的线粒体。无氧代谢能力同样可通过训练而有所提高,表现为对乳酸的耐性增强。

第二,对脂肪代谢的影响。

不少疾病,如冠心病、脑血管病、高脂血症等均伴有不同程度的脂质紊乱,具体表现为血脂增高、高密度脂蛋白胆固醇减少。再加上肾上腺素的影响,还有香烟中某些物质对吸烟者的作用,可促使动脉皮细胞收缩变形,改变血管内细胞的通透性,并促进内细胞吞噬脂质的能力。由于低密度和极低密度脂蛋白质在内膜大量沉积形成粥斑隆起,同时低密度脂蛋白还可刺激动脉中层的平滑肌细胞增殖,从而形成动脉粥样硬化的病理基础。但高密度脂蛋白颗粒小,很易通过弹力层细胞间隙进入血管间隙,并由淋巴管回流,不在内膜沉积,并且还能对动脉壁平滑肌细胞中积聚的胆固醇起消除作用。采取任何措施提高高密度脂蛋白胆固醇或降低极低密度和低密度脂蛋白胆固醇的含量均有助于防止血管硬化。运动特别是耐力性运动时的能量消耗的重要来源之一就是游离脂肪酸。以最大有氧能力的40%强度运动时,游离脂肪酸的氧化约占肌肉氧耗的60%。同时,运动可提高脂肪组织脂蛋白脂酶的活性,加速富有甘油三酯的乳糜和极低密度脂蛋白的分解,从而降低血脂特别是甘油三酯的含量。因此,采用康复运动锻炼既能降低血脂的量,又可改变血脂的质,显示出具有抗动脉粥样硬化的能力。

第三,对糖代谢的影响。

运动可明显调节糖的代谢,剧烈运动可促进糖的无氧酵解,缓和耐久性的运动则以糖的有氧代谢分解为主。休息时葡萄糖通过弥散进入细胞内并受胰岛素的调节。有人认为,运动可增强肌细胞利用葡萄糖的能力,其机理可能是胰岛素以某种方式维护肌细胞膜,使其能在收缩反应中增加葡萄糖的输入。还有人认为,胰岛素参与了由收缩肌肉所释放的所谓"肌肉活动因子",这种因子具有类胰岛素特性的肽类。因此,对非胰岛素依赖型糖尿病人,采用康复运动可改善其血糖稳定性;对胰岛素依赖型病人,可减少胰岛素的需要量。

第四,对运动系统的影响。

形态和功能有着密切的相互依赖关系,形态被破坏直接限制了功能,功能丧失可促进形态被进一步破坏。

（1）长期不动可导致骨质疏松、软骨变性，肌肉萎缩、关节挛缩，甚至可发生关节面粗糙，关节间隙变窄和消失，功能受限。运动可加快血流，扩张血管，增加关节滑液分泌，改善软骨营养，牵伸挛缩和粘连组织，维持正常形态，改善功能。

（2）老年时脊柱椎间盘变形，关节囊松弛，肌肉无力，脊柱稳定性遭到破坏，容易形成骨刺。因此，老年人容易患腰背痛和颈椎病，且活动范围也受限制。运动可提高肌肉张力，改变和纠正异常症状，改善血液循环，既可减缓蜕变进程，又可增大老年人的活动范围。

（3）某些肢体功能的恢复只有通过运动才能获得。随着功能的恢复，才有可能减轻肌肉萎缩和某些并发症，避免某些后遗症。

（一）颈椎病的康复运动处方

颈椎病是颈椎间盘组织退行性改变及其继发性病变后压迫颈部神经根、脊髓、椎动脉或交感神经所引起的病症。现代生活中颈椎病已成为常见病和多发病，且发病率不断上升，发病年龄不断提前。国内报道该病发病率为17.3%，多常见于低头伏案工作的人群。

1. 运动目的

颈椎病可导致全身各部肌肉因神经营养失调的原因而发生明显的肌肉萎缩。并导致肌肉劳损、肌肉筋膜炎，颈椎周围的肌肉、关节囊、关节韧带等组织也会由于炎性反应以及缺少运动而出现粘连。运动处方的目的首先是引导颈椎病人进行有效和安全的活动，以减少出现肌肉萎缩的可能性或降低萎缩的程度，同时防止各种炎性反应和组织粘连。具体而言，颈椎病人的运动处方的主要目的有：

（1）提高神经系统功能，提高中枢神经的紧张性、兴奋性和反应性，增加中枢神经系统的调节。

（2）改善颈椎血液循环，改善颈椎间关节功能，增强肌肉、韧带，关节囊等的紧张力，加强颈椎稳定性。

（3）提高病人的心肺功能。

（4）提高药物疗效。运动处方可改善器官系统的功能和新陈代谢，有助于药物的吸收，提高治疗效果。

（5）矫正不良的身体姿势等。

2. 运动种类

一般而言，康复锻炼3个月内特别是前两周的颈椎病人应以伸展运动为主，尤其是以颈部伸展为主、有氧运动为辅；康复锻炼3个月后以伸展运动和有氧运动结合为主，在保持伸展运动的同时，逐渐增加有氧运动的内容，以增强心血管系统功能，尤其是急性发作期卧床时间长的病人更应增加有氧运动内容，后期可做一些克服自身阻力的轻微力量性练习；安全康复后的病人应采取伸展、有氧和力量三管齐下的锻炼方式，以进一步增强体质和抵抗疾病侵入的能力。

3. 运动强度

一般采用心率来控制颈椎病人运动处方的强度，按年龄最大心率预计值的计算公式较符合中国人的特点：男性心率（次/分钟）＝220－0.7×年龄；女性心率（次/分钟）＝220－0.8×年龄。颈椎病人康复期的运动心率相当于最大心率的60%～85%，颈椎病人在康复3个月内、康复3个月后以及完全康复后的适宜心率分别可近似地确定为最大心率预计值的60%、75%和85%。

4. 运动时间

运动时间依据病人的身体情况而定，时间由短到长，一般采取每次 40~60 分钟，包括分别 5~10 分钟的准备活动和整理活动，实际锻炼时间不少于 20 分钟。

5. 运动频率

颈椎病人运动频率可以控制在每周 3~5 次。研究发现，每周小于 3 次时，最大吸氧量通常不引起改变；每周大于 5 次时，最大吸氧量提高很小；而每周 3~5 次时，人体最大吸氧量的增加较为明显。但是，由于运动效应和运动蓄积的作用，锻炼间歇不宜超过 3 天，最好采取隔天 1 次的运动频率。

6. 注意事项

（1）运动疗法并非适用于所有颈椎病患者，有以下表现者不宜进行康复训练。急性发作期内的颈椎病人，原则上应该保持静止和卧床休息，禁止任何形式的运动和锻炼，特别是发病的躯体部分更应该禁止运动。另外，有颈椎化脓性病变、颈椎结核、恶性肿瘤等病症的病人也应该尽量避免或至少暂时避免运动。

（2）防治颈椎病的关键在于增强体质，增强肌力。因此，颈椎病人康复后应从改善内脏器官的功能着手，同时增强肌肉力量，从根本上增强体质。

（3）康复后两周内的每次锻炼时间最好控制在 10~15 分钟内，以坐姿锻炼为主，辅以室内慢步走和室外短时散步。各种运动均应在医生的同意和监督下进行，锻炼后如有任何不适，应及时征求医生的意见，同时停止或减少活动量；康复后 3 个月内以伸展、有氧练习为主，只有在第 3 个月的最后才能在医生的监督下进行一些轻微的、克服自身阻力的力量性练习；3 个月以后的抗阻练习也必须在有关人员的监督下循序渐进地进行，并定期检查身体、评价处方效果、修改并制定下一阶段处方的内容。

（4）通过自我心率检测方法严格控制运动量、运动强度和运动的持续时间，适宜的运动可使人睡眠良好，第二天精力充沛，精神饱满。

（5）运动前后必须做好颈部按摩。活动开始前的按摩可使颈部韧带的伸展性和关节的灵活性得到提高，肌肉力量增强，减少运动损伤，一般采用轻快的手法，时间为 3~5 分钟。活动结束后的按摩目的在于消除颈部的疲劳，放松肌肉、韧带等软组织。一般先采用较重的手法用力至深层组织，再用轻松缓慢的手法使软组织逐渐放松，时间为 5~10 分钟。

（6）颈椎病人运动的同时还应该控制自己的生活和工作习惯，特别要注意：

①睡姿正确：正确的睡姿是指不会影响或加重人体的心肺负担，不会引起形体尤其是头颈的畸形，能使颈部肌肉放松，有利于休息的睡姿。正确的睡姿一般以仰卧、侧卧为宜。

②枕头合适：柔软且宽度超过人体肩宽 10~20 厘米，压缩后略高于自己的拳高（10~15 厘米）的圆枕为合适的枕头。枕应置于脖子后方，用以托住颈曲。

③坐姿正确：工作和学习时的正确姿势是身体自然放松，躯干胸段前倾约 15°，头从躯干前倾 15°，腰部轻靠椅背，前臂放于桌上，但肘部不负担身体重量，仅起稳定作用。

（二）四肢骨折病人的康复运动处方

骨折是较为常见的损伤，或单独存在或合并其他伤病。它的愈合往往需要较长的时间，复位、固定和功能锻炼是骨折治疗的 3 个基本环节。对于持续固定、长期制动和卧床所引起运动功能的一系列不良的改变（肌肉萎缩、关节僵硬、骨质疏松），需要通过及时、合理、有效的功能锻炼，即医疗体育来加以预防和矫治。医院对骨折的处理大多注重保证和促进损伤良好地愈合，而保持和恢复运动功能则需要患者自身的积极参与和努力。

1. 运动目的

（1）促进局部血液循环，促进血肿、水肿的吸收，改善和消除全身及局部症状。

（2）刺激和加速骨痂生长，促进骨折愈合。

（3）对抗肢体的失用性改变及骨质脱钙等。

（4）促进运动功能、日常生活活动和工作能力的恢复。

（5）保持乐观，增强信心，促进代谢，防止运动不足引起的并发症。

2. 运动种类

骨折患者的功能锻炼按运动性质分为以下几类：

（1）被动运动：患者肌肉无力，尚不能自主锻炼时，在他人或患者自己健肢的帮助下所进行的一种辅助性运动。

（2）助力运动：在疼痛好转、肌力有所恢复、患者进行主动锻炼时，由他人或患者自己用手施予助力，以协助伤肢进行的功能锻炼。

（3）主动运动：由患者独立自主完成的各种徒手运动，是功能锻炼的主要形式。

（4）抗阻运动：在给受伤的肢体和肌肉施加重力的情况下，患者对抗阻力进行收缩肌肉、活动关节的主动运动。

3. 运动强度

骨折的愈合过程一般分为3个时期：第1期为外伤炎症期，即骨折发生后1~2周；第2期为骨痂形成期，骨折处于临床愈合中，也称愈合期；第3期为骨痂成熟期，骨折已达临床愈合，患者处于功能恢复过程。鉴于此，可将功能锻炼分为两个阶段来进行，其划分以解除外固定为界。功能锻炼第一阶段系骨折愈合的第1、2期，受伤部位处在外固定或连续牵引时；功能锻炼第二阶段系骨折愈合的第3期，此时外固定已去除。

骨折患者于第一阶段进行伤肢局部肌力练习及伤肢关节活动训练时，运动强度大小以引起轻度疲劳感或局部轻微疼痛为度；第二阶段进行局部及全身功能锻炼时，运动强度大小则以心率作为评判指标。运动时有效心率的确定可根据年龄简单计算：（220－年龄）×（65%~85%），即运动中心率保持在最大心率的65%~85%、有效心率范围为110~140次/分钟为适度。锻炼时，一般从最小运动强度开始，随着体力的适应和病情的好转，逐步加大至最大有效强度，并于锻炼前做好准备活动，锻炼结束时做一些放松运动，逐步放慢节奏、降低强度（"220－年龄"为最大心率）。

4. 运动时间

第一阶段持续时间较短，一般在30分钟以内，以患者的主观感觉为评定依据；第二阶段可以延长到40分钟以上，但最好不要长于70分钟。

5. 运动频率

在刚开始进行康复锻炼阶段，由于每次运动量较小，可采取每天锻炼1次，也可以一天的运动量分两次或多次完成；锻炼一段时间后，可采用每周3~5次或隔天锻炼的方式进行。

6. 注意事项

（1）功能锻炼在骨折经复位、固定后，征得医生的同意后即可开始。开始越早，康复效果越好。

（2）对年老、体弱的骨折患者，更要强调早期锻炼，谨防发生肌肉萎缩、关节挛缩及全身并发症。

（3）肌力锻炼应和关节锻炼相互协调配合，使肌力的增长与关节活动幅度的增长相平行，加速患肢功能尽快恢复。

（4）功能锻炼必须循序渐进，必须在无痛范围内进行或以引起轻微疼痛为限，不可出现明显的疼痛，不能让患者感到疲劳。

（5）助力运动、被动运动及关节牵引必须由医生来进行或由他人在医生的指导下进行，以免违背关节肌肉的生理解剖特征，造成再度损伤。

（6）为保证锻炼效果，锻炼时负荷量的大小、持续时间的长短、频度的掌握须由医生根据病情和患者的具体情况确定。

（7）骨折复位不稳，有早期骨化性肌炎、创伤性关节炎时，局部禁止运动。

（三）半月板损伤病人的康复运动处方

膝关节损伤在创伤性关节损伤中比较常见，而半月板损伤是常见的膝关节损伤，其原因是膝关节内紊乱所致，半月板损伤同时常伴有关节软骨损伤。半月板有其复杂的结构特征和独特的生存环境，并且有一定的隐蔽性和难愈性，伤后的功能锻炼更加复杂。

1. 运动目的

（1）增强膝关节周围的血液循环，增强周边软组织的循环功能，促进损伤的半月板修复。

（2）通过合理的引诱性旋膝活动，使膝关节得到良性刺激，对膝关节的旋转运动形成适应性。

（2）增强股四头肌中股直肌、内侧肌和外侧肌的肌力，以及协同膝关节运动的相应肌群，改善关节内滑液的分泌，使关节周边的肌肉力量增大、弹性增强，随着肌张力的增加，血液循环加强，从而改善关节囊软组织，循环量增强，使半月板营养丰富，滑液分泌增加，滋润半月板中间，灵活性增强。另外，可以消除强制性的运动，在紧张的活动后，得到充分的放松和自主运动，使血液循环重新趋向平衡。

2. 运动种类

对于半月板损伤的功能恢复可采用变速走、站蹲、旋膝、股四头肌肌力锻炼、静力性训练、支撑腰腿、放松等动作和方法练习。具体方法如下：

（1）变速走：开始速度较慢，以1～3km/小时为宜，逐渐增加到5km/小时。速度、时间以自觉膝关节活动轻松即可，通常需6分钟。

（2）站蹲：保持半蹲位（120°～150°），以股四头肌感觉紧张为宜，5～8分钟。

（3）旋膝：半蹲位，双手按压髌骨上方，两膝并拢，顺时针和逆时针方向分别旋转膝关节；双足开立，两膝分开约20厘米，双手按膝，分别做膝关节的内旋和外旋活动4×8节拍。

（4）股四头肌肌力锻炼：靠近固定肋木举腿练习，增强股直肌的肌力和张力，以自己所能做到的最大高度定位；抗阻伸小腿，先坐姿后卧（仰）姿，以增强股内侧肌、股外侧肌和股中肌的力量，负重的重量由轻到重，循序渐进，以自己能够适应为限；仰卧举腿空跑，两肘关节撑地，手托腰部，髋关节离地，做2×8节拍。

(5) 静力性训练：跪地后撑，脊柱最大限度伸展，最大张力时保持5秒以上。

(6) 支撑腰腿：一腿支撑，另一腿分别前后摆腿和斜45°摆腿，前摆高度为大腿与地面平行，后摆尽量置于最高高度，最后平举腿抖动各约1分钟。

(7) 放松：放松运动可根据自己平常养成的习惯进行操作，主要为放松下肢肌肉和关节的紧张度，时间因人而异，以自觉肢体没有紧张感为宜。

3. 运动强度

半月板损伤恢复的运动强度不宜过大，通常采用中小强度，运动后以膝关节和下肢肌肉无紧张感为宜，最高强度不能引起运动结束后膝关节的疼痛。

4. 运动时间

运动时间控制在40~60分钟，但准备活动、整理活动的时间分别不低于10分钟，尤其应使膝关节充分放松，提高锻炼效果，防止损伤加重。

5. 运动频率

由于上述动作和方法运动量较小，可以所有动作每天进行1次或一天中分2次完成，也可以根据医务人员的建议进行适当调整。

6. 注意事项

(1) 运动强度严格遵循医生或运动处方进行，以防强度过大引起半月板重复受伤，且强度由小及大，循序渐进。

(2) 有高血压的患者，操作过程中注意不要低头。

(3) 有肌肉拉伤和后十字韧带严重损伤者，肋木举腿高度需要严格限制。

(4) 有侧副韧带损伤者，旋膝时应注意严格控制幅度，不要偏离最大活动范围，以免引起再伤。

参 考 文 献

[1] 李彦林．运动医学——新兴的朝阳学科［J］．昆明医科大学学报，2014（3）．

[2] 杨溟源，王龙．运动医学对骨科运动损伤的新研究进展［J］．中国医药科学，2012（22）．

[3] 张淑兰．探讨运动医学的地位及作用［J］．当代体育科技，2012（24）．

[4] 朱文辉，王予彬．运动医学专科为运动员巡诊服务工作探讨［J］．中国运动医学杂志，2012（7）．

[5] 邹军，吴瑛等．中医运动医学科研现状与分析［J］．中国中医基础医学杂志，2011（4）．

[6] 邱芬，秦子来，崔德刚．大学生的体育活动风险认知与运动损伤和锻炼行为的关系［J］．武汉体育学院学报，2015（6）．

[7] 禹洋．关节运动幅度与运动损伤的关系模型仿真［J］．计算机仿真，2014（7）．

[8] 杨杰，杨飞等．基于运动解剖学理论的身体功能训练对预防运动损伤的思考［J］．局解手术学杂志，2014（2）．

[9] 陈爱国，颜军．运动损伤问题的心理学研究述评［J］．心理科学进展，2006（5）．

[10] 吴放．北京市大学生足球联赛运动员运动损伤特征与预防对策研究［D］．北京：北京体育大学，2014．

[11] 何晴晴．功能力量训练对预防健美操运动损伤作用的实验研究［D］．武汉：华中师范大学，2014．

[12] 杨声起．拉伸训练对拳击运动员运动损伤预防的观察分析［D］．北京：首都体育学院，2014．

[13] 邴特．在高校羽毛球教学中常见的运动损伤及预防［D］．吉林：吉林体育学院，2013．

[14] 刘丽，刘景生．大学生运动创伤或运动疾病的发生与医学卫生监督［J］．保健医学研究与实践，2011（2）．

[15] 吴建华．体育运动中常见运动疾病与损伤的预防［J］．现代阅读（教育版），2013（3）．

[16] 张维珂，刘国忠等．运动处方式教学对提高大学生体质预防运动性疾病的试验研究［J］．体育科技文献通报，2014（6）．

[17] 翟伟．冬季大课间跑操中运动性疾病防治［J］．成功（教育），2013（3）．

[18] 贾杰亚．大学生运动性非外伤性疾病调查分析［J］．淮阴师范学院学报：自然科学版，2006（4）．

[19] 邹克扬，贾敏．运动医学［M］．北京：北京师范大学出版社，2010．

[20] 王瑞元．运动生理学［M］．北京：人民体育出版社，2002．

[21] 黄秀容．逆针灸预防运动员关节损伤应用研究［D］．广州：广州中医药大学，2010．

［22］曹冰．常见运动损伤的水中康复方法及实证研究［D］．北京：北京体育大学，2011．

［23］王超义．体操普修课教学中学生专项身体素质水平对预防运动损伤的影响［D］．成都：四川师范大学，2012．

［24］Roald Bahr，Lars Engebretsen．运动损伤的预防［M］．北京：人民卫生出版社，2011．

［25］王安利．运动医学［M］．北京：人民体育出版社，2008．